W0344134

KANDINSKY

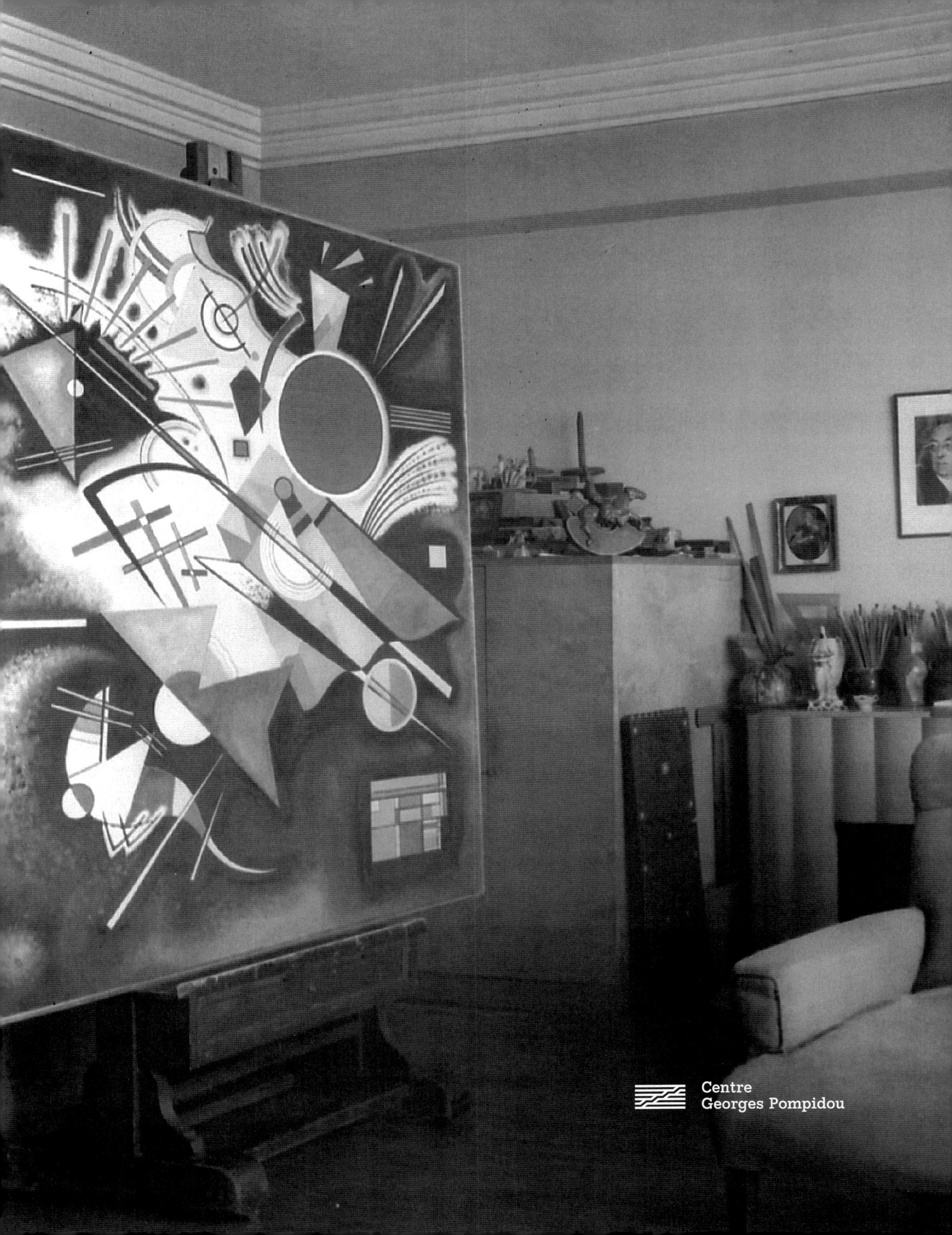
Centre
Georges Pompidou

Kandinsky

Hauptwerke aus dem Centre Georges Pompidou Paris

Kunsthalle Tübingen
2. April bis 27. Juni 1999

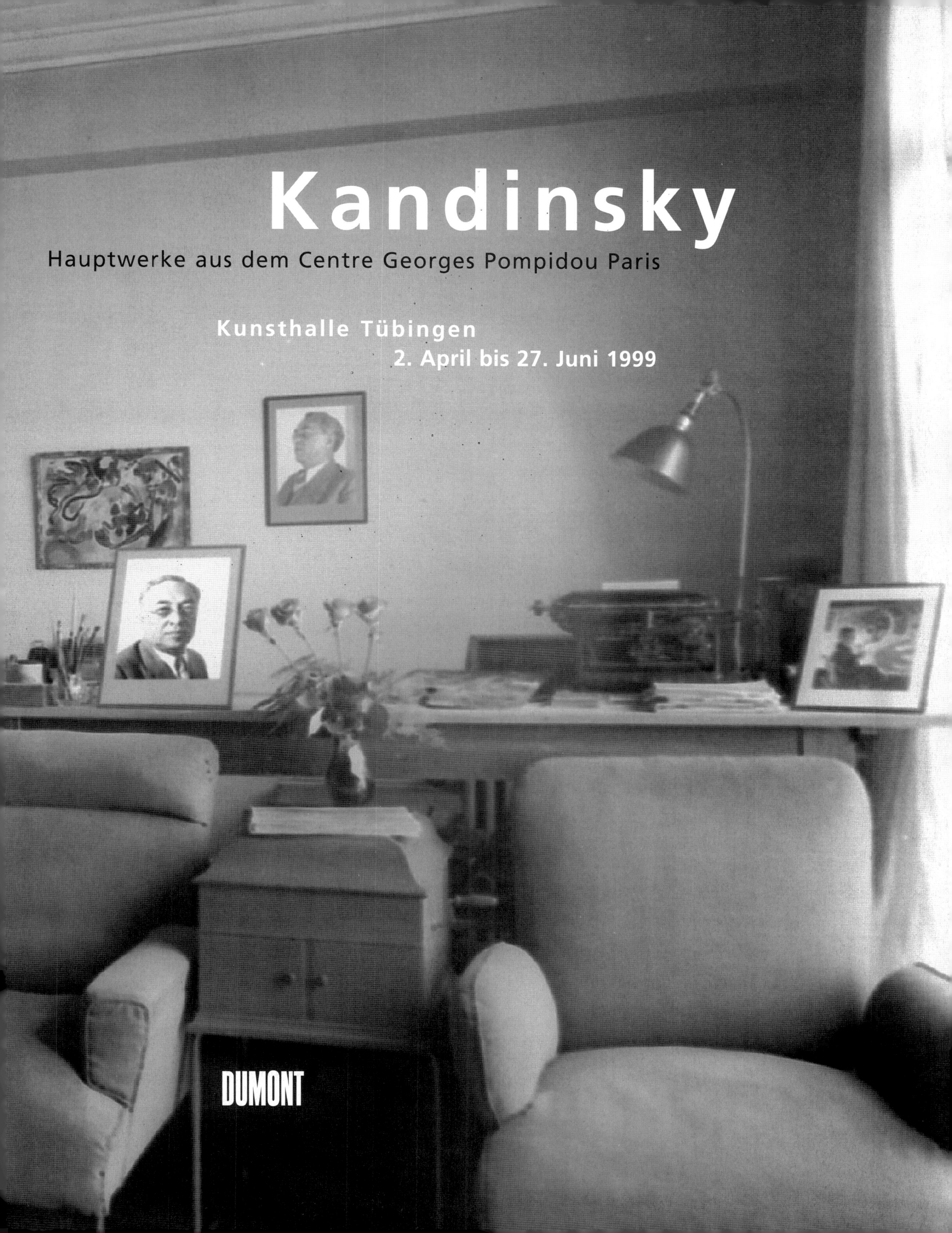

Das Buch erscheint als Katalog der Ausstellung
Kandinsky, Hauptwerke aus dem Centre Georges Pompidou Paris
Kunsthalle Tübingen, 2. April bis 27. Juni 1999
Ausstellungskonzeption: Götz Adriani und Fabrice Hergott

Inhalt

5 Jean-Jacques Aillagon
Zum Geleit

6 Werner Spies
Vorwort

7 Götz Adriani
Zur Ausstellung

8 Fabrice Hergott
Wassily Kandinsky – Leben und Werk

30 Will Grohmann
Über das Geistige in der Kunst

86 Macha Daniel
Kandinskys Rückkehr nach Rußland:
Die Zeichnungen der Jahre 1915 bis 1921

112 Osamu Okuda
Verwandlungskraft und Mut zum Neuen
Klees Verhältnis zu Kandinsky

158 Christian Derouet
Knappheit und Fülle

174 **25 Briefe von Kandinsky an Pierre Bruguière**

208 Fabrice Hergott
Eine abstrakte Wirklichkeit
Bausteine zur Stellung Kandinskys in Deutschland nach seinem Tod

220 Frank Stella
Über Kandinsky

228 **Ausgewählte Literatur**
229 **Fotonachweis**
230 **Register**
232 **Impressum**

Zum Geleit

Im Zuge der Restaurierungs- und Modernisierungsarbeiten am Gebäude des Centre Georges Pompidou, die im Herbst 1997 begonnen wurden und im Dezember 1999 abgeschlossen sein werden, haben wir ein umfangreiches Programm von Veranstaltungen extra muros beschlossen. Mit diesem Ausstellungsprogramm, das aufgrund der Verfügbarkeit der Sammlungen möglich wurde, möchte das Centre Georges Pompidou seinem Auftrag als nationale öffentliche Einrichtung gerecht werden und zugleich seinen europäischen Kulturanspruch wahrmachen.
Annähernd 15 französische Städte und ebenso viele Großstädte in Amerika, Asien und Europa werden so in den Genuß von Ausstellungen kommen, die, zumeist gemeinsam, anhand der Sammlungen des Musée national d'art moderne konzipiert worden sind.
Die Tübinger Ausstellung bietet dem deutschen Publikum die einmalige Gelegenheit, durch den Fonds Kandinsky des Musée national d'art moderne einen für die Kunst des 20. Jahrhunderts unverzichtbaren Künstler neu kennenzulernen. Daß das Museum innerhalb seiner Sammlungen ein so einzigartiges Werkensemble hat aufbauen können, ist vor allem der Großzügigkeit der Witwe des Künstlers, Nina Kandinsky, zu danken, die 1981 der Schenkung der Sammlung Wassily Kandinsky an das Centre Georges Pompidou zustimmte.
130 Werke aus diesem Fonds, darunter einige Meisterwerke Kandinskys, ein bemerkenswertes Ensemble von Zeichnungen – insbesondere aus der russischen Periode – sowie Arbeiten des Künstlers aus dem Besitz von Paul Klee, sollen in dieser Ausstellung den Schaffensprozeß Kandinskys veranschaulichen und gleichzeitig die Beziehungen erhellen, die er mit den Künstlern seiner Zeit und deren Schaffen unterhielt.
Ausstellung und Katalog sind das Ergebnis enger Zusammenarbeit zwischen den Verantwortlichen und Mitarbeitern der Kunsthalle Tübingen und des Centre Georges Pompidou, denen die Société Kandinsky unter dem Vorsitz von Madame Georges Pompidou stets in konstruktiver Verbundenheit zur Seite gestanden hat.
Diese beispielgebende gemeinschaftliche Veranstaltung sollte die Verantwortlichen der großen Kulturinstitutionen – an erster Stelle das Centre Georges Pompidou und die Kunsthalle Tübingen – dazu ermutigen, den Austausch weiterzuentwickeln, neue Synergien zu schaffen und noch mehr gemeinsame Projekte mit ihren europäischen Partnern in die Wege zu leiten.

Jean-Jacques Aillagon
Präsident des Centre national d'art
et de culture Georges Pompidou

Vorwort

Die Kunsthalle Tübingen hat es immer wieder verstanden, bedeutende Retrospektiven zusammenzutragen. Götz Adriani konnte – wenn wir uns die Ausstellungsgeschichte der letzten zwei Jahrzehnte einmal vornehmen – ein vorbildliches, genaues Programm verwirklichen. So lag es auf der Hand, daß das Centre Georges Pompidou der berühmten und angesehenen Kunsthalle seine Partnerschaft anbot. Die Ausstellung Kandinsky fällt in die Monate, da die Schätze des Musée national d'art moderne nicht im eigenen Haus gezeigt werden können. Während der Umbauzeit, die in einigen Monaten zu Ende gehen wird, präsentiert das Centre Georges Pompidou außerhalb der eigenen Wände zahlreiche Ausstellungen. Sie gelten unter anderem Miró, Matisse, dem Kubismus, Giacometti, Duchamp-Villon, Gonzalez, Picasso, der Kunst der fünfziger und der sechziger Jahre. Wichtige Teile der Sammlung waren in Tokyo und New York zu sehen. Auch die Tübinger Werkschau, die Kandinsky gilt, kann auf einen überreichen Fundus des Museums zurückgreifen.

Kandinsky am Ende des Jahrhunderts: Es ist faszinierend, noch einmal eine Gewißheit zu erleben, festzustellen, daß dieses Werk zu den unersetzlichen Posten in der Bilanz der Moderne zählt. Die improvisatorischen Gesten der frühen Jahre gehören zu den entscheidenden Momenten der jüngsten Kunstgeschichte. Sie ziehen zur theoretischen Begründung den Hinweis auf das Geistige heran. Man versuchte immer wieder, in völkerpsychologischer Vereinfachung, den seelischen Mehrwert der freien Improvisation dem Kalkül des Kubismus entgegenzusetzen. Aus der Rückschau sehen wir dies anders. Wir haben erfahren, daß die Zergliederung, zu der Picasso im analytischen Kubismus greift, keineswegs mit grammatikalischer Genauigkeit abgeleitet oder berechnet werden kann. Und wir wissen andererseits, wie stark Kandinsky darauf angewiesen war, die Flugbahnen seiner Improvisation im voraus so zu berechnen, daß sie nicht der Entropie der malerischen Geste verfielen. Doch darüber hinaus haben beide, Picasso wie Kandinsky, etwas Gemeinsames realisiert, das uns aus der Rückschau zutiefst erregt: die Negation des avantgardistischen Dezisionismus. Picasso wandte sich rasch biomorphen Formen zu. Diese privilegieren das Wuchernde, den Automatismus. Und Kandinsky versuchte in der Bauhaus-Zeit und in den Jahren, die er in Paris verbrachte, ein *more geometrico* in den Vordergrund seiner Bildstrategie zu stellen. Hier und dort stehen wir vor dem Wunsch, sich einer stilistischen Finalität, der Unumkehrbarkeit von Geschichte, zu entziehen.

Götz Adriani sei für die freundschaftliche Zusammenarbeit gedankt. Er und Fabrice Hergott, die Mitarbeiter des Centre Georges Pompidou und der Kunsthalle Tübingen sowie die Autoren des Katalogs haben dafür gesorgt, daß dieses grenzüberschreitende Unternehmen auf so mustergültige Weise realisiert werden konnte. Nicht zuletzt freuen wir uns aufrichtig darüber, daß die Société Kandinsky diese Ausstellung zum Anlaß einer Zusammenkunft in der Stadt Hölderlins genommen hat.

Werner Spies
Directeur du Musée national d'art moderne/
Centre national d'art et de culture Georges Pompidou

Zur Ausstellung

Götz Adriani

Die Auswahl von 123 Gemälden, Aquarellen und Zeichnungen Kandinskys aus den umfassenden Beständen des Centre Georges Pompidou in Paris ist gleichsam der krönende Abschluß einer in der Kunsthalle Tübingen gezeigten Ausstellungstrilogie, die 1994 mit dem russisch-deutschen Frühwerk des Künstlers begann und die von Januar bis März dieses Jahres jene Münchner Zeitspanne thematisierte, in der Kandinsky zusammen mit Franz Marc den Almanach *Der Blaue Reiter* herausgab.

Im Kontext dieser Ausstellung liegt es daher nahe, Kandinskys Anfänge seit 1896 nur anzudeuten, dafür aber den konsequenten Weg zur Ungegenständlichkeit sowohl mit Hauptwerken als auch mit selten oder noch nie gezeigten Studien und Skizzen ausführlicher nachzuzeichnen. Besonders gewichtet werden dann die Jahre am Bauhaus in Weimar und Dessau sowie die elfjährige Spätzeit in Paris. Anhand einer Fülle wesentlicher Bildbeispiele kann so ein Werdegang aufgezeigt werden, der keineswegs von einer in sich schlüssigen, kontinuierlich vollzogenen Entwicklung getragen ist. Statt dessen spiegeln sich in Leben und Werk dieser wahrhaft europäischen Künstlerpersönlichkeit Dramatik und Dynamik der politischen und künstlerischen Sensationen aus der ersten Hälfte des 20. Jahrhunderts auf eindrucksvolle Weise wider.

Der im zaristischen Rußland beheimatete Kandinsky wurde im wilhelminischen Deutschland zum Protagonisten der Abstraktion. Im von der Revolution geprägten Rußland war er an der Durchführung einer ersten Kulturerneuerung beteiligt, um nach 1924 in der sowjetischen Öffentlichkeit über sechs Jahrzehnte lang totgeschwiegen zu werden. Zurück in Deutschland, berief ihn Gropius 1922 als Lehrer ans Bauhaus mit den Stationen Weimar, Dessau und Berlin. Der völlig unpolitische Kandinsky, der 1928 die deutsche Staatsbürgerschaft erhielt, wurde gleich zweimal Opfer der politischen Verhältnisse in Deutschland. 1914 mußte er als feindlicher Ausländer bei Ausbruch des Ersten Weltkrieges das Land verlassen, und 1933 entzog er sich dem Zugriff der Nazis durch die Übersiedlung nach Paris. Als französischer Staatsbürger starb er dort 1944 kurz nach der Befreiung der Stadt von der deutschen Besatzungsmacht.

Trotz dieser folgenreichen Passagen von Ost nach West erlahmten Kandinskys bemerkenswerte Produktivität, seine Experimentierfreude und die Offenheit seines konzeptuellen Vorgehens nur selten. Nach dem farbenprächtigen, »oberbayerisch barocken« Pathos der »Geniezeit« vor dem Ersten Weltkrieg folgte am Bauhaus ein strenge Systematisierung der Formensprache, die als Impuls auch den großen Atem des Spätwerks durchzieht. Bezeichnenderweise trägt sein letztes 1933 in Deutschland gemaltes Bild den Titel *Entwicklung in Braun* (Kat.-Nr. 103). Dagegen erscheint die Serenität des Pariser Spätwerks vom Druck der politischen Ereignisse unberührt. Man kann die psychischen Belastungen nur mutmaßen, denen der in Deutschland als »entartet« disqualifizierte, ewige Exil-Russe noch in seinen späten Lebensjahren während der deutschen Besatzung in Paris ausgesetzt war. Ungemein produktiv durchdringen sich bis zuletzt kalkulierte Spontaneität und spontanes Kalkül in seinen tief im »Großen Realen« verwurzelten, abstrakten Gegenwelten.

In Deutschland wurden die hinterlassenen Werke Kandinskys, die dank einer Schenkung der Witwe des Künstlers ins Centre Georges Pompidou gelangten, noch nie in dieser Ausführlichkeit gezeigt. Daß das Ausstellungsprojekt überhaupt und in einem solchen Umfang zustande kommen konnte, dafür danke ich insbesondere Jean-Jacques Aillagon, dem Präsidenten des Centre Georges Pompidou, sowie Werner Spies, dem Direktor des Musée national d'art moderne/Centre de création industrielle; mein Dank gilt der Société Kandinsky und nicht zuletzt Fabrice Hergott, dem für die Ausstellung zuständigen Konservator am Musée national d'art moderne.

Wassily Kandinsky – Leben und Werk

Fabrice Hergott

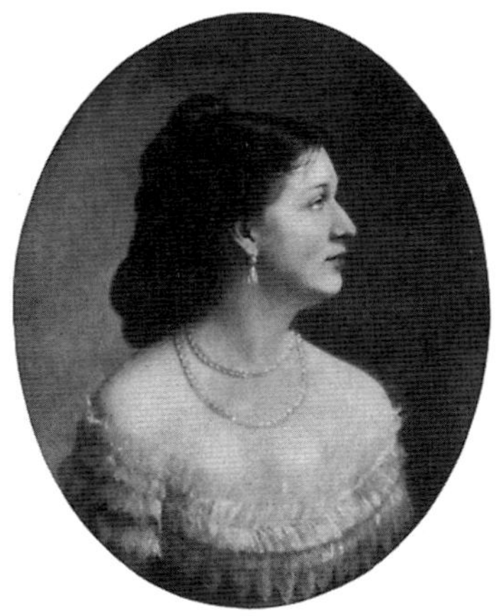

Kandinskys Mutter, von einem italienischen Maler in Rom porträtiert

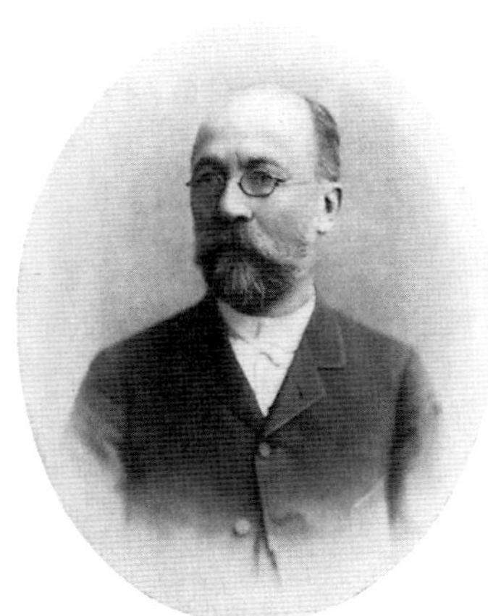

Kandinskys Vater

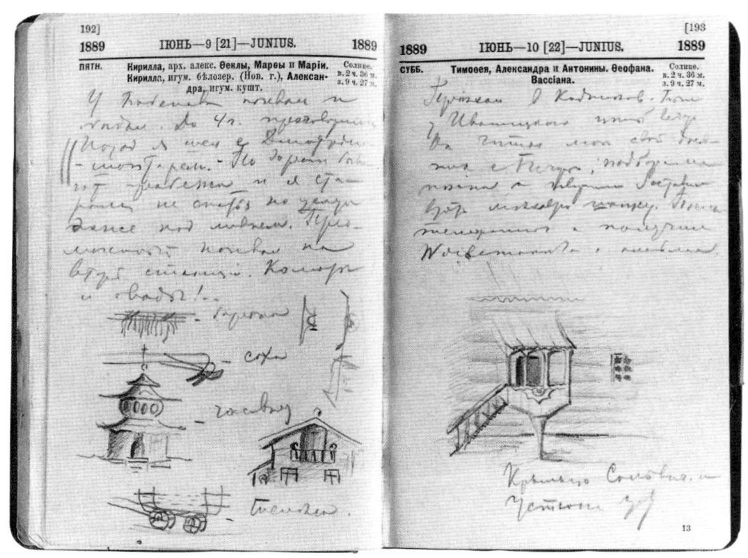

Notizbuchseiten mit Kandinskys Eintragungen von der Wologda-Expedition, 1889

1866
Wassily Kandinsky kommt am 4. Dezember (nach dem bis 1917 gültigen Julianischen Kalender am 22. November) in Moskau zur Welt. Er erhält den Vornamen seines Vaters, dessen Familie aus Sibirien stammt. Kandinskys Mutter Lydia geborene Ticheeva ist Moskowiterin. Die Familie Kandinsky zählt zu den wohlhabendsten und einflußreichsten in Moskau. Kandinskys Vater leitet eine große Teefirma. Als Kandinsky vier Jahre alt ist, ziehen seine Eltern wegen gesundheitlicher Probleme des Vaters nach Odessa um. Als seine Eltern sich scheiden lassen, bleibt Wassily bei seinem Vater. Die Schwester seiner Mutter kümmert sich fortan um seine Erziehung. Er lernt gleichzeitig Deutsch und Russisch und erhält Zeichenunterricht sowie Klavier- und Cellostunden. Das Violincello wird sein Lieblingsinstrument. Jeden Sommer hält er sich mit seinem Vater in Moskau auf. Im Jahr 1886 beginnt er in Moskau das Studium der Rechtswissenschaft und Volkswirtschaft.

1889
Vom 28. Mai bis zum 30. Juni nimmt er an einer wissenschaftlichen Exkursion in das nördliche Gouvernement Wologda teil, die von der ›Gesellschaft der Freunde der Naturwissenschaften, der Anthropologie und Ethnographie‹ organisiert wird. Tief beeindruckt von dem Erlebten, verfaßt er einen Artikel über die Relikte heidnischer Religionen sowie über das Bauernrecht. Kandinsky reist zum ersten Mal nach Paris.

1892
Kandinsky heiratet seine Cousine Anja Šemjakina und beginnt mit den Vorarbeiten zu einer Promotion im Fach Rechtswissenschaft. Da ihm die intellektuellen Kreise im äußerst konventionellen zaristischen Rußland nicht zusagen, wendet er sich verstärkt dem Westen zu. Im Jahr darauf erwirbt er mit der Promotion ›Über die Gesetzmäßigkeit der Arbeitslöhne‹ die Lehrbefähigung für die Universität. Er wird zum Attaché der juristischen Fakultät der Universität Moskau ernannt und erhält einen Lehrauftrag. Als er die Eremitage zu Sankt Petersburg besichtigt, wird er sich angesichts von Rembrandts Gemälden seiner künstlerischen Berufung bewußt. Zweite Reise nach Paris.

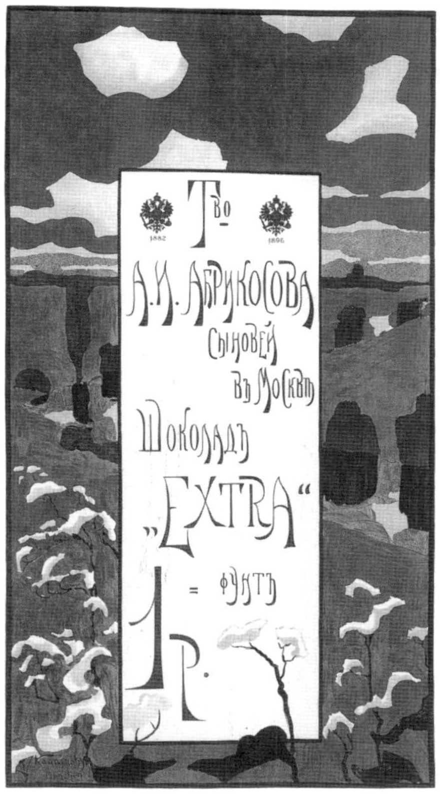

Plakat Kandinskys für die Schokoladenfabrik seines Schwagers Abrikosow, 1897/98

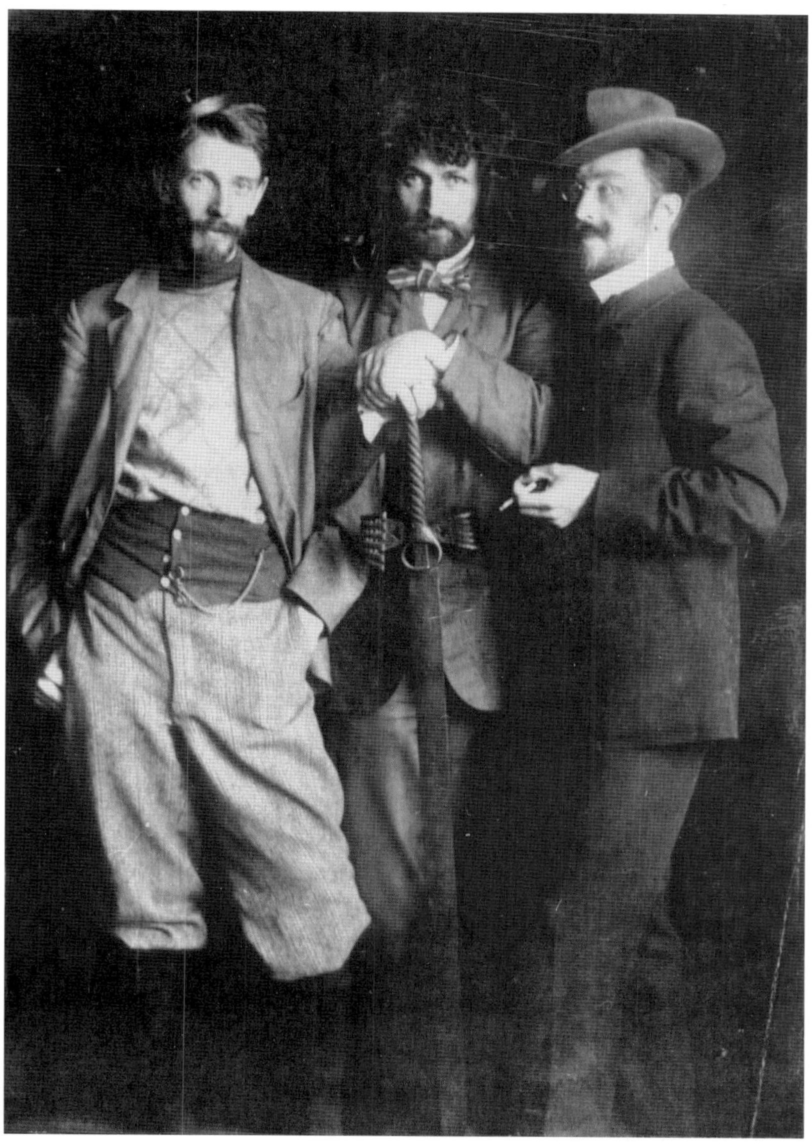

Nicolas Seddeler, Dimitrij Kardovskij und Wassily Kandinsky in der Malschule von Anton Ažbè München, um 1897

1896

Kandinsky ist wie gebannt von einem der Bilder aus Monets Serie *Der Heuhaufen*, das im Kontext einer Ausstellung französischer Kunst und Industrie in Moskau gezeigt wird. In ›Rückblicke‹ beschreibt er dieses Schlüsselerlebnis 20 Jahre später in aller Ausführlichkeit: »Und plötzlich zum ersten Mal sah ich ein *Bild*. Daß es ein Heuhaufen war, belehrte mich der Katalog. Erkennen konnte ich ihn nicht. Dieses Nichterkennen war mir peinlich. Ich fand auch, daß der Maler kein Recht hat, so undeutlich zu malen. Ich empfand dumpf, daß der Gegenstand in diesem Bild fehlt. Und merkte mit Erstaunen und Verwirrung, daß das Bild nicht nur packt, sondern sich unverwischbar ins Gedächtnis einprägt und immer ganz unerwartet bis zur letzten Einzelheit vor den Augen schwebt. Das alles war mir unklar, und ich konnte die einfachen Konsequenzen dieses Erlebnisses nicht sehen. Was mir aber vollkommen klar war – das war die ungeahnte, früher mir verborgene Kraft der Palette, die über alle meine Träume hinausging.« Um dieselbe Zeit entdeckte er mit *Lohengrin* die Musik Richard Wagners: »Ich sah alle meine Farben im Geiste, sie standen vor meinen Augen. Wilde, fast tolle Linien zeichneten sich vor mir. Ich traute mich nicht, den Ausdruck zu gebrauchen, daß Wagner musikalisch ›meine Stunde‹ gemalt hatte. Ganz klar wurde mir aber, daß die Kunst im allgemeinen viel machtvoller ist, als sie mir vorkam, daß andererseits die Malerei ebensolche Kräfte wie (sie) die Musik besitzt, entwickeln könne.«
Als ihm ein Lehrstuhl für Recht an der Universität Dorpat (in Estland, damals zu Rußland gehörig) angetragen wird, lehnt Kandinsky ab und übernimmt statt dessen die künstlerische Leitung der Druckerei Kušnerev in Moskau. Im Dezember übersiedelt er nach München, um dort an der Schule von Anton Ažbè Kunstunterricht zu nehmen. Diese Schule wird auch von zahlreichen anderen jungen russischen Künstlern wie Dimitrij Kardovskij, Igor Grabar, Alexej von Jawlensky und Marianne von Werefkin besucht.

1898

Kandinsky nimmt ohne Erfolg an der Aufnahmeprüfung für die Münchener Kunstakademie teil. In seiner Heimat beteiligt er sich erstmals an einer Gemeinschaftsausstellung in Odessa. Sein Schwager, der reiche Moskauer Schokoladenfabrikant Abrikosow, bestellt bei ihm ein Werbeplakat. Kandinsky taucht ganz und gar in die dekadente Atmo-

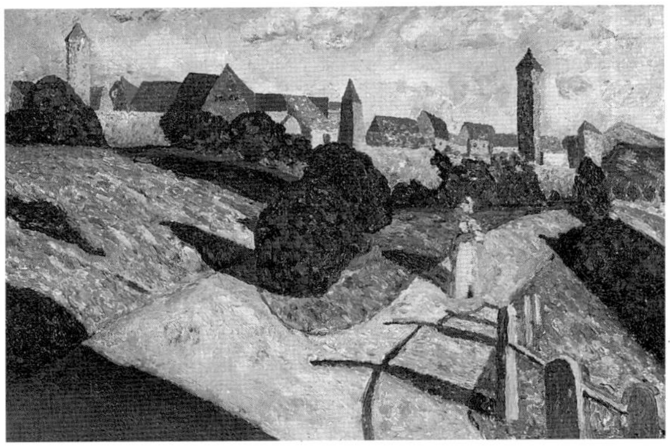

Alte Stadt II, 1902.
Öl auf Leinwand, 52 x 78,5 cm.
Vermächtnis Nina Kandinsky, 1981.
D/B 18

Kandinsky mit seinen Schülern der ›Phalanx‹ in München, in der Mitte am Tisch sitzend Gabriele Münter, um 1902

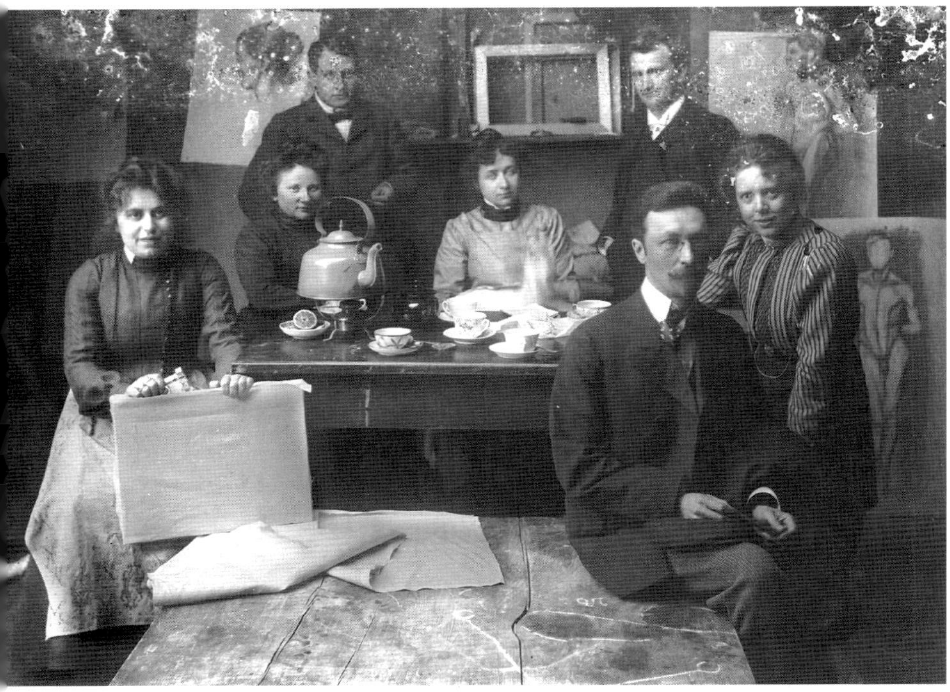

Kandinsky mit den Schülern der Malschule ›Phalanx‹ am Kochelsee, um 1902

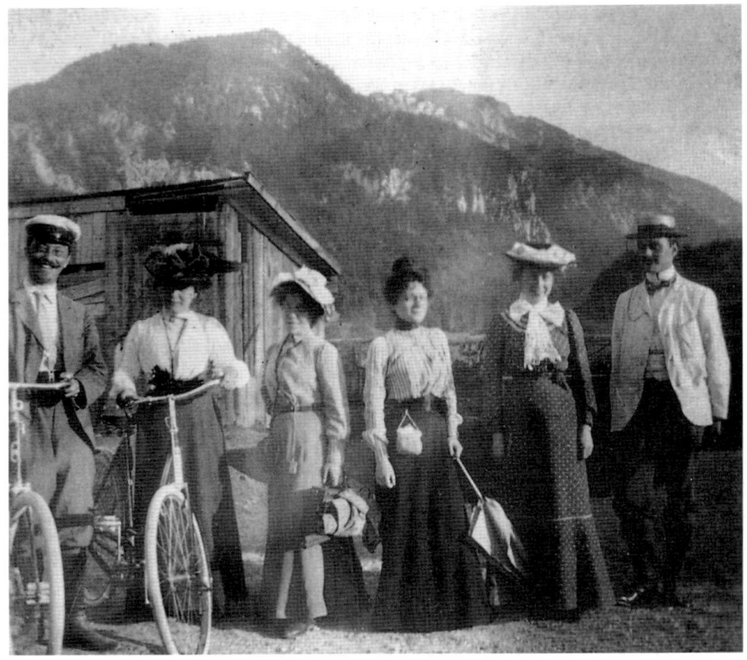

sphäre der damaligen Zeit ein. Er liest Maeterlinck und sucht seine persönlichen Intuitionen in Bilder umzusetzen. Diese Bilder enthalten zahlreiche Anleihen, die von den Präraffaeliten bis hin zum Postimpressionismus reichen.

1900
Im Februar beteiligt er sich an der Ausstellung des Moskauer Künstlerbundes, die er bis 1908 alljährlich beschickt. Er wird zur Münchener Kunstakademie zugelassen und besucht die Klasse des von ihm bewunderten Franz von Stuck. Der Abschluß seiner künstlerischen Ausbildung erfolgt relativ spät (Kandinsky ist schon über dreißigjährig).

1901–1903
Kandinsky ist Mitbegründer von ›Phalanx‹, einer Malschule, die sich – wie seinerzeit auch bei anderen westlichen Künstlern weit verbreitet – an William Morris und John Ruskin leitbildhaft orientiert. Die Künstlervereinigung bietet ihren Mitgliedern Unterricht ohne pädagogischen Anspruch und organisiert Ausstellungen zeitgenössische Kunst. Die erste Ausstellung findet von August bis November statt. Das stark vom Jugendstil beeinflußte, von Kandinsky entworfene Plakat betont den kämpferischen Charakter der Künstlervereinigung (es zeigt zwei griechische Soldaten, die sich – über ihre Opfer hinweg – auf die Mauern einer Stadt zubewegen). Kandinsky lehrt Geschichte der Malerei und Aktzeichnen, doch zieht er es vor, mit seinen Schülern den Münchener Stadtrand aufzusuchen, um Landschaftsansichten zu malen. Anders als an den traditionellen Kunstakademien sind auch Frauen zugelassen. Kandinsky begibt sich mit seinen Schülern regelmäßig an den bayerischen Kochelsee. Dort verfaßt er in ländlicher Umgebung Artikel über das Münchener Kunstleben, die in der Sankt Petersburger Zeitschrift ›Mir Iskusstva‹ (Welt der Kunst) erscheinen. Die bayerische Umgebung beeinflußt Kandinsky sehr stark, so daß man ihn zum Kreis der vom Westen geprägten russischen Künstler zählt. Im Rahmen der Berliner Sezession und der Künstlervereinigung

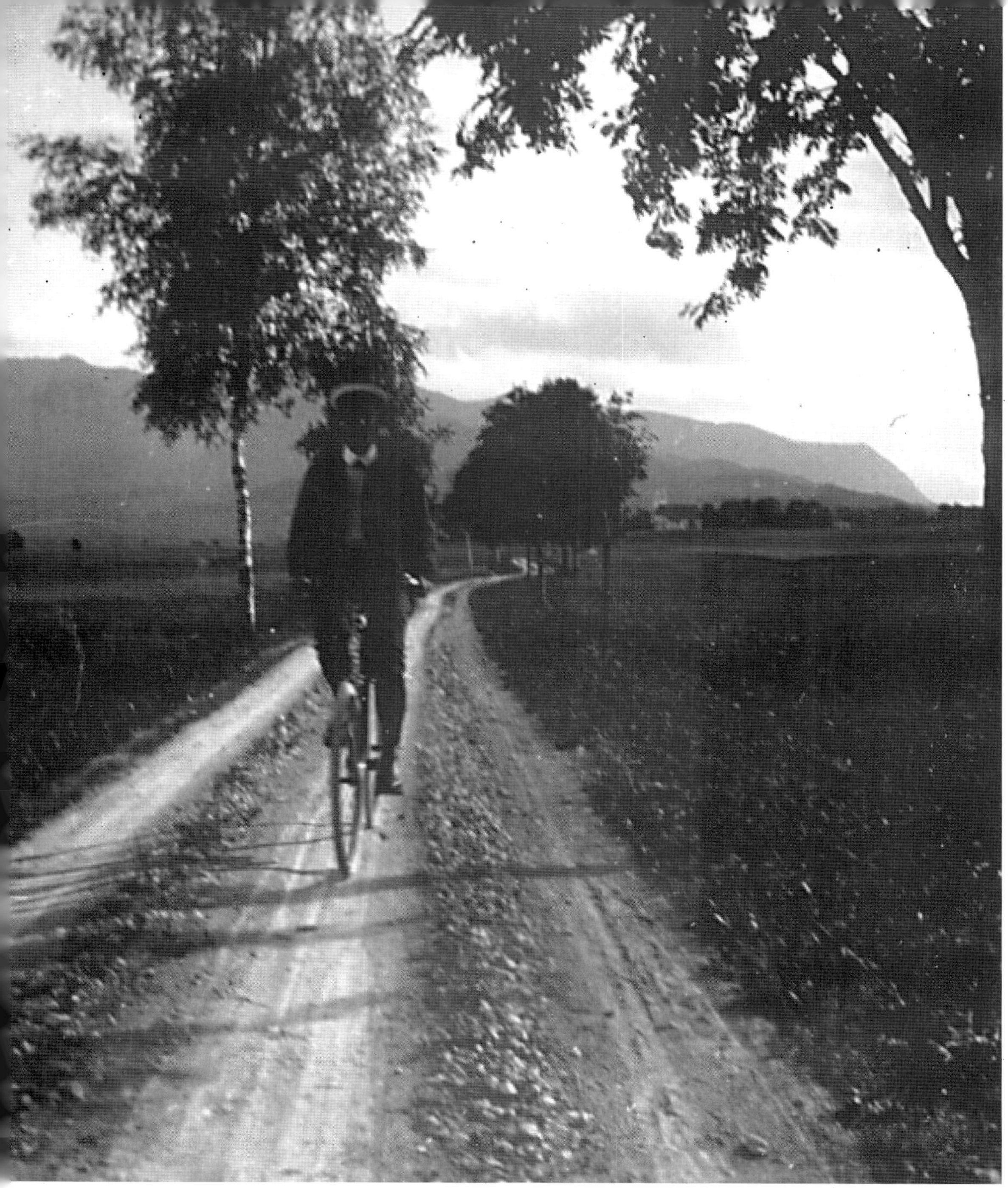

Kandinsky bei einer Radwanderung in der Umgebung von Murnau, um 1902

Ausstellung der ›Phalanx‹ mit Werken von Claude Monet, Mai 1903

›Phalanx‹ beteiligt er sich an einer Ausstellung in Sankt Petersburg. In zunehmendem Maße wendet sich Kandinsky der Graphik zu und fertigt zahlreiche Holzschnitte in Schwarzweiß an. Im Frühjahr 1902 begegnet er Gabriele Münter, die seine Malkurse besucht; im Sommer entwickelt sich zwischen beiden eine intensive Liebesbeziehung. Reisen nach Odessa und Moskau. Seine gute finanzielle Lage ermöglicht Kandinsky viele Reisen und die Beteiligung an Ausstellungen in den wichtigen Städten Europas. 1903 organisiert ›Phalanx‹ eine Ausstellung, unter deren Exponaten sich 16 Bilder von Monet befinden, die der deutsche Kunsthändler Paul Cassirer beigesteuert haben dürfte. Peter Behrens trägt Kandinsky die Leitung der Klasse für dekorative Malerei an der Kunstgewerbeschule in Düsseldorf an, die dieser jedoch ausschlägt. In München begegnet er dem Bildhauer und späteren Mäzen Wladimir Izdebsky.

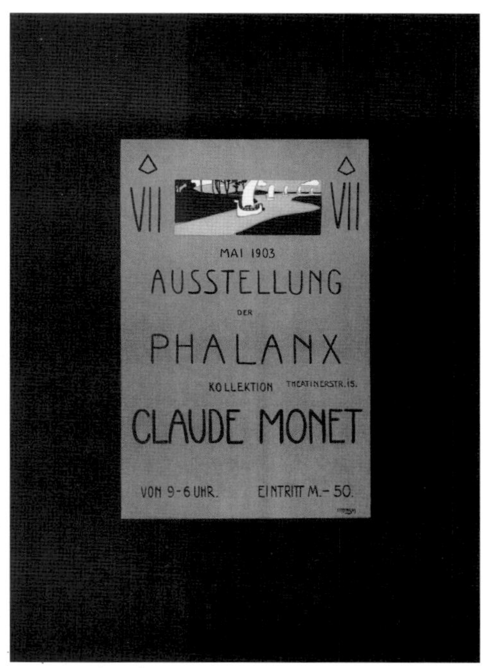
VII
VII
MAI 1903
AUSSTELLUNG
DER
PHALANX
KOLLEKTION
CLAUDE MONET
VON 9-6 UHR.
EINTRITT M.-50.

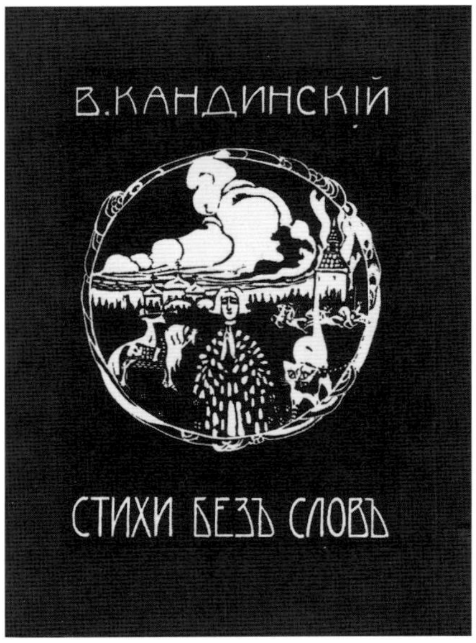

Umschlag des in Moskau erschienenen Albums *Gedichte ohne Worte* mit Holzschnitten von Kandinsky, 1904

Brief des Generalsekretärs der Société du Salon d'Automne an Kandinsky, Paris, 4. November 1904

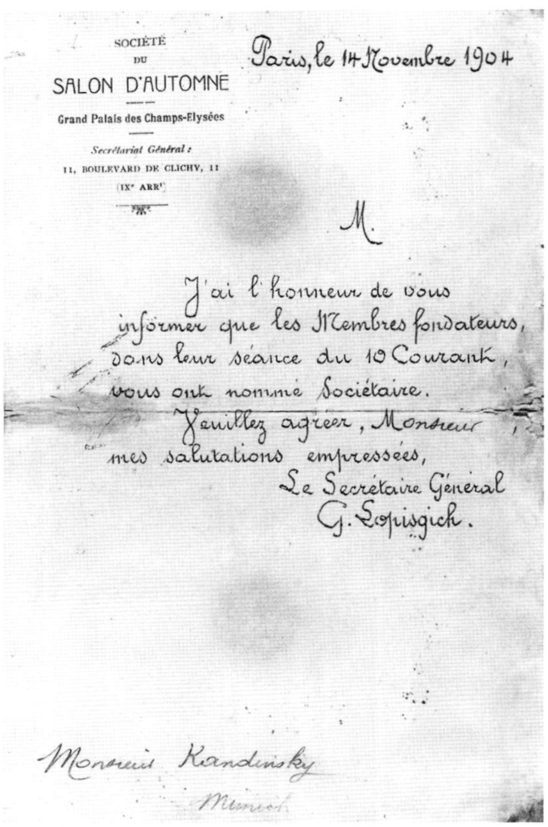
SOCIÉTÉ
DU
SALON D'AUTOMNE
Grand Palais des Champs-Elysées
Secrétariat Général :
11, BOULEVARD DE CLICHY, 11
(IXe ARRt)

Paris, le 14 Novembre 1904

M.

J'ai l'honneur de vous informer que les Membres fondateurs, dans leur séance du 10 Courant, vous ont nommé Sociétaire.
Veuillez agréer, Monsieur mes salutations empressées,
Le Secrétaire Général
G. Lopisgich.

Monsieur Kandinsky
Munich

1904

In Moskau erscheint unter dem Titel *Gedichte ohne Worte* ein Album mit zwölf schwarzweißen Holzschnitten, das als erstes ästhetisches Manifest gelten kann. Kandinsky arbeitet an einer Farbenlehre und macht sich erste Notizen zu ›Über das Geistige in der Kunst‹; zugleich nimmt er an zahlreichen Ausstellungen teil: in der Galerie Tendances Nouvelles, in der Galerie Pagot, in der Neuen Künstlervereinigung von Sankt Petersburg, im Moskauer Künstlerbund, in der Berliner Sezession sowie in den Museen von Krefeld, Warschau, Krakau und Wien. In München findet die zwölfte und letzte Ausstellung der Künstlervereinigung ›Phalanx‹ statt, die anschließend in Düsseldorf, Darmstadt, Frankfurt am Main, Karlsruhe und Königsberg gezeigt wird. Den Mai und Juni über hält er sich in Holland auf. Im September trennt er sich von seiner Frau. Mangels Schülern wird die Künstlervereinigung ›Phalanx‹ aufgelöst, obwohl deren Ausstellungen sehr erfolgreich waren. Sie konnten entscheidend dazu beitragen, daß ausländische (namentlich französische) Künstler in Deutschland bekannt wurden, und sie nahmen in gewisser Weise die Ausstellungen des *Blauen Reiter* vorweg.
Für Kandinsky bricht nun eine Zeit intensiven Reisens an. Auf diese Weise kann er mit Gabriele Münter zusammenleben, obwohl er noch nicht geschieden ist. Sie reisen durch Tunesien, Ligurien, Holland, Frankreich und Deutschland.

Wassily Kandinsky in München, um 1905

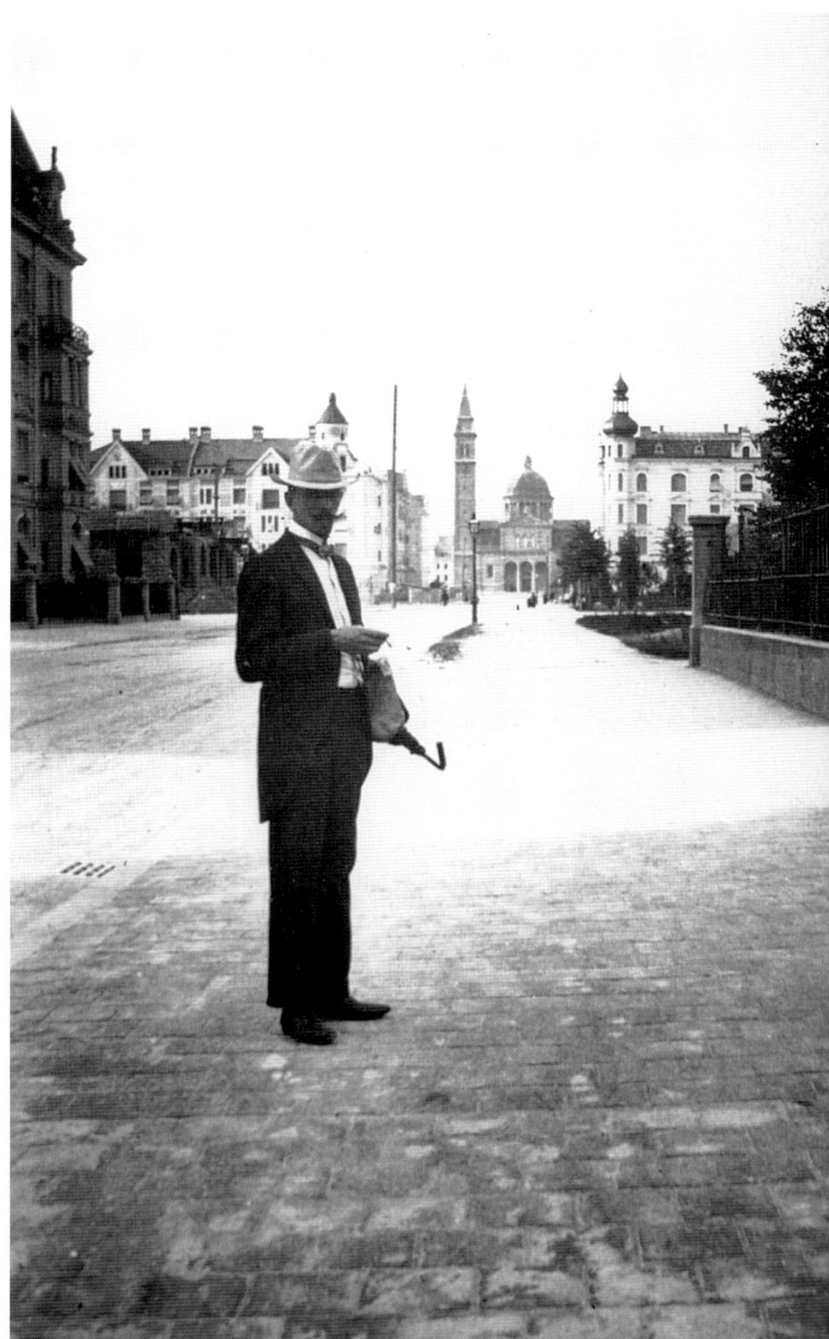

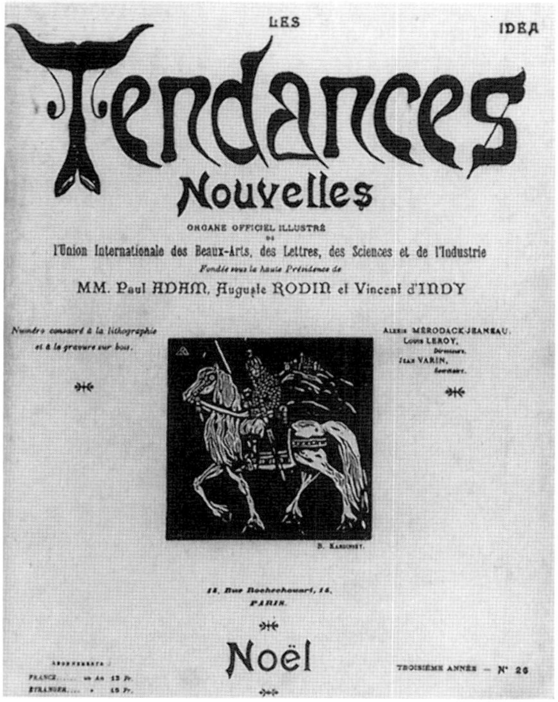

Weihnachtsausgabe der Zeitschrift ›Les Tendances Nouvelles‹ mit einem Holzschnitt von Kandinsky, 1906

Kandinsky in seiner Münchner Wohnung, Ainmillerstr. 36, 24. Juni 1911

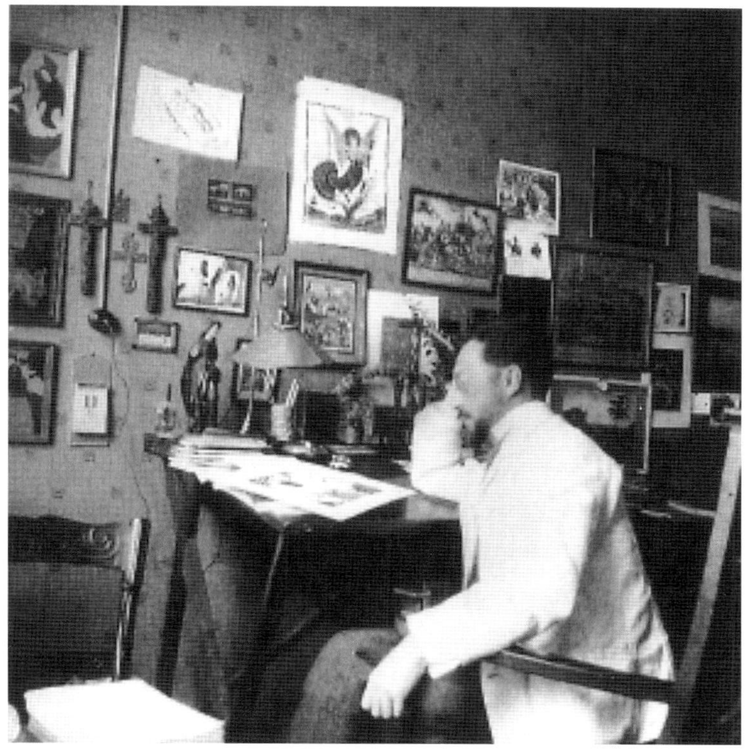

Kandinsky liebt Radtouren und fährt deutsche Landstraßen entlang, um aufmerksam das landschaftliche Panorama zu studieren (sein zentrales Motiv der Jahre 1900 –1907). Die Landschaftsbilder entstehen nun auch nicht mehr ausschließlich im Atelier. Er stellt im Moskauer Künstlerbund, in Rom, Odessa und im Salon d'Automne aus, außerdem tritt er dem Deutschen Künstlerbund bei. Im Herbst wird er in Odessa Augenzeuge des Matrosenaufstands auf dem Panzerkreuzer Potemkin. Ernennung zum ›Sociétaire‹ des Salon d'Automne in Paris, den Kandinsky bis 1912 beschickt. Die Kritik streicht die Originalität seiner Arbeiten wohlwollend heraus. Im Dezember reist er mit Gabriele Münter nach Italien (Rapallo).

1906
Kandinsky kehrt Deutschland den Rücken und läßt sich mit Gabriele Münter für ein Jahr in Paris, in der Rue des Ursulines Nr. 12, nieder. Anschließend zieht er nach Sèvres, in die Rue des Binelles Nr. 14. Er besucht die Gauguin-Retrospektive im Salon d'Automne, ist zutiefst beeindruckt von der Malerei Cézannes, interessiert sich lebhaft für Matisse und malt selbst kleinformatige, postimpressionistische Landschaftsbilder. In Düsseldorf stellt er gemeinsam mit den Künstlern der Gruppe ›Die Brücke‹ aus, beteiligt sich aber auch an den Ausstellungen der Berliner und der Wiener Sezession. Im Museum von Krefeld, in Odessa und Moskau werden erneut seine Werke gezeigt. Im November kommt es zu einer heftigen Auseinandersetzung mit Gabriele Münter.

1907
Kandinsky beteiligt sich mit zahlreichen Arbeiten – namentlich mit *Das bunte Leben* – an Alexis Mérodack-Jeaneaus Ausstellung ›Le Musée du Peuple‹ in Angers. Auf den Kontakt mit Alexis Mérodack Jeaneau setzt Kandinsky große Hoffnungen, da dieser gleichzeitig Herausgeber der Zeitschrift ›Les Tendances Nouvelles‹ ist, mit der Kandinsky fortan eng zusammenarbeitet. Die Ausstellung verläuft jedoch nicht sehr erfolgreich, und obwohl Kandinsky drei weitere Ausstellungen in Paris beschickt, muß er erkennen, daß er in Frankreich kein zufriedenstellendes Echo finden wird. Er beginnt sich für Theosophie zu interessieren und hört eine Vortragsreihe von Rudolf Steiner. Kandinsky stellt die ersten jener Holzschnitte her, die später ›Klänge‹ illustrieren werden. Ab Herbst 1907 hält er sich mit Gabriele Münter in Berlin auf. Im Frühjahr 1908 kehren sie nach München zurück.

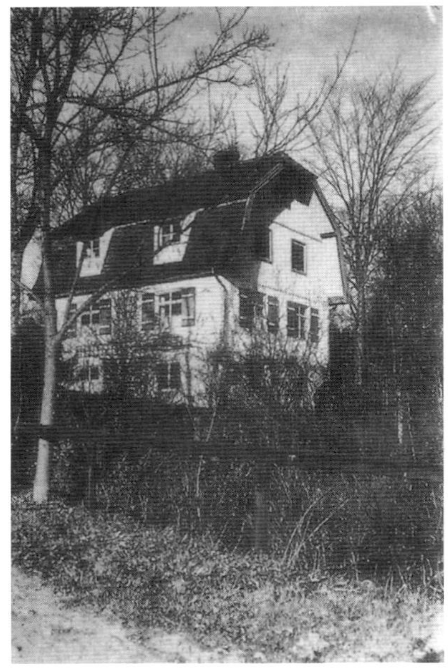

Das ›Russenhaus‹ in Murnau, fotografiert von Gabriele Münter, 1909

Kandinsky in bayerischer Landschaft, um 1910

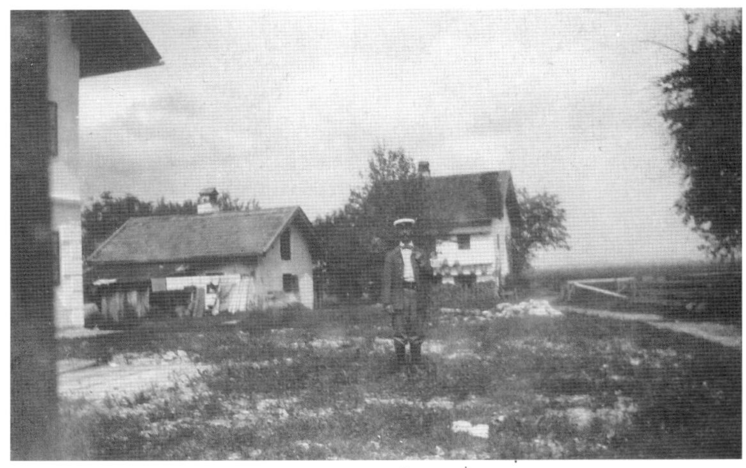

1908

Kandinsky beschickt den Salon des Indépendants und den Salon d'Automne in Paris, die Berliner Sezession sowie Ausstellungen in Odessa, Moskau und Sankt Petersburg. Ab September läßt er sich erneut in München nieder. Er mietet eine Wohnung in der Schwabinger Ainmillerstraße Nr. 36. Gemeinsam mit Gabriele Münter, Alexej von Jawlensky und Marianne von Werefkin zieht es Kandinsky im Sommer erneut in die bayerischen Alpen, und bei ausgedehnten Ausflügen entdecken sie Murnau am Staffelsee als geeigneten Ort für intensive Malaufenthalte. Diese Zeit markiert Kandinskys eigenen Worten zufolge das Ende seiner »naturalistischen« Periode und den Auftakt zu einer mehr als 15 Jahre währenden Phase höchster Kreativität. Er lernt den Komponisten Thomas von Hartmann kennen, mit dem er seine ›Bühnenkompositionen‹, die ›compositions scéniques‹ erarbeitet, eine neuartige Kombination folgender Elemente: »1. musikalischer Ton und seine Bewegung, 2. körperlich-seelischer Klang und seine Bewegung durch Menschen und Gegenstände ausgedrückt, 3. farbiger Ton und seine Bewegung.« Zu diesen ›Bühnenkompositionen‹ zählen *Der gelbe Klang*, *Grüner Klang* oder *Stimme*, *Schwarz und Weiß*, *Schwarze Figur*, die allesamt in den Jahren 1908/1909 entstehen. Seine russischen Freunde, der Komponist Thomas von Hartmann und der Tänzer Alexander Sacharoff, unterstützen ihn bei diesen Arbeiten, die Musik, Tanz, Theater und bildende Kunst zusammenführen.

1909

Im Januar gründet Kandinsky die ›Neue Künstlervereinigung München‹, deren Vorsitz er übernimmt. Die erste Ausstellung findet ab 11. Dezember in der Münchener Galerie Thannhauser statt und wandert anschließend nach Brünn, Barmen, Hamburg, Düsseldorf, Wiesbaden, Schwerin und Frankfurt am Main weiter. In Paris erscheinen Holzschnitte Kandinskys unter dem Titel *Xylographies*. Die Zeitschrift ›Les Tendances Nouvelles‹ veröffentlicht die Holzschnitte der letzten Jahre. Kandinsky stellt im Salon des Indépendants und in der Royal Albert Hall zu London aus. Er schreibt mehrere ›Briefe aus München‹ für die Sankt Petersburger Zeitschrift ›Apollo‹. Deren Herausgeber Serge Makowsky organisiert gleichzeitig eine Ausstellung, an der sich Kandinsky beteiligt. Gabriele Münter und Kandinsky kaufen ein Haus bei Murnau in Oberbayern, wo sie sich gemeinsam mit Alexej von Jawlensky und Marianne von Werefkin den Sommer über zum Malen aufhalten (die Nachbarn sprechen vom ›Russenhaus‹). Gleichzeitig entstehen erste Hinterglasmalereien. Im Dezember beteiligt sich Kandinsky an Wladimir Izdebskys Internationalem Salon in Odessa, der Werke russischer, deutscher und französischer Künstler zusammenführt. Die Ausstellung wandert 1910 nach Kiew, Riga und Sankt Petersburg weiter. Sie wird von Alexej von Jawlensky, Marianne von Werefkin, Gabriele Münter, Alfred Kubin, Alexander Kanoldt und Adolf Erbslöh beschickt. Kandinsky entwirft das Ausstellungsplakat und die Einladungen. Von ihm stammt auch das im Katalog präsentierte Programm der Künstlervereinigung. Er malt seine ersten *Improvisationen*. Im Lauf des Sommers schließt er die Arbeit an seiner grundlegenden kunsttheoretischen Abhandlung ›Über das Geistige in der Kunst‹ ab. Darin definiert er das Konzept der »inneren Notwendigkeit« als alleingültiges Prinzip künstlerischer Inspiration. Er betont die Vorrangigkeit der Farbe gegenüber der Form und die grundlegende Bedeutung des farblichen Klanges.

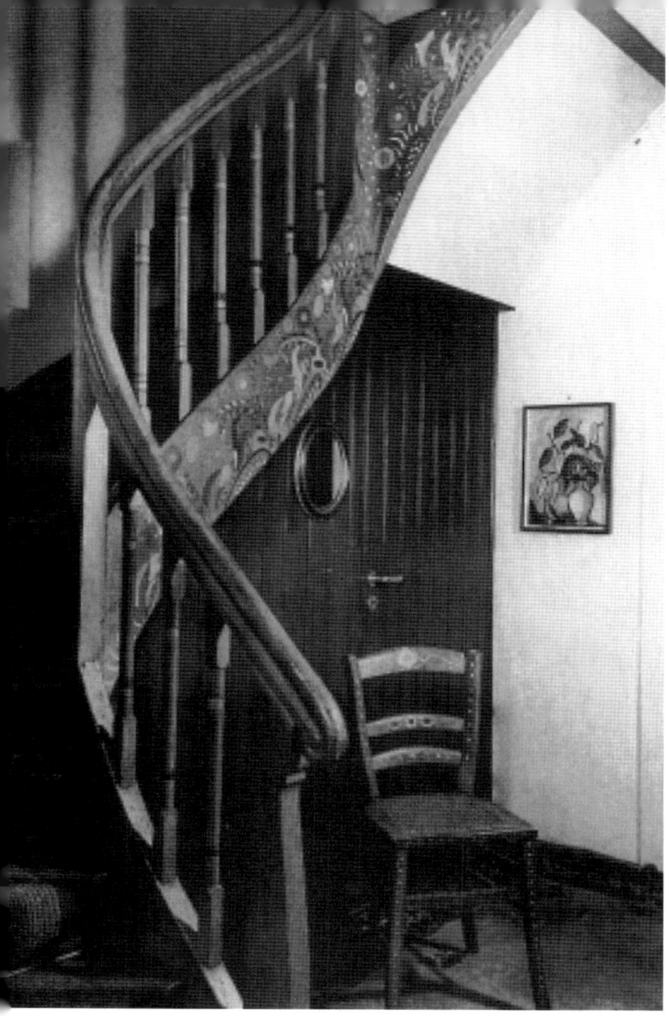

Der bemalte Treppenaufgang
im Murnauer Russenhaus

1910

Kandinsky malt die *Komposition I.* Im Frühjahr, Sommer und Herbst hält er sich erneut in Murnau auf. Die ›Neue Künstlervereinigung München‹, die ihre zweite Ausstellung organisiert, erntet vernichtende Kritiken; einzig und allein Franz Marc reagiert mit einem positiven Artikel. Kandinsky knüpft Kontakt zu russischen Künstlern: zu Nicolas Kulbin, Natalija Gontscharowa, Michail Larionow, zu den Brüdern David und Wladimir Burljuk u.a. Er beschickt die Sonderbundausstellung in Düsseldorf und den Salon d'Automne im Pariser Grand Palais. Im Herbst reist er nach Moskau. Von dort aus macht er einen Abstecher nach Sankt Petersburg und nach Odessa. Anläßlich von Izdebskys zweitem Internationalen Salon 1910/11 entfaltet er eine große Aktivität. Er beteiligt sich mit 52 Werken und verfaßt die Schrift ›Inhalt und Form‹. Außerdem schließt er seine Übersetzung von Arnold Schönbergs ›Harmonielehre‹ ab, arbeitet am Ausstellungskatalog mit und entwirft das Plakat. Er beteiligt sich ferner an der Ausstellung des Kunst- und Theatervereins in Jekaterinburg sowie im Dezember an der bedeutenden Ausstellung, die Michail Larionow unter dem Titel ›Karobube‹ der gesamten russischen Avantgarde widmet. Kandinsky malt drei *Kompositionen* und 16 *Improvisationen*. Darüber hinaus setzt er sich auch dafür ein, daß auf der Ausstellung Werke von Braque, Picasso, Derain, Van Dongen und Rouault gezeigt werden.

1911

Im Januar hört er erstmals ein Musikstück von Arnold Schönberg. Er entdeckt darin Parallelen zu den »Dissonanzen« seiner Gemälde und tritt in Briefkontakt mit dem Komponisten, dessen persönliche Bekanntschaft er im September macht. Eine Zeitschrift in Odessa veröffentlicht seinen Artikel ›Wohin geht die neue Kunst?‹. Im Herbst erfolgt die rechtskräftige Scheidung von Anja Šemjakina. Er lernt Paul Klee kennen, mit dem ihn zeitlebens eine besonders enge Freundschaft verbinden wird. Nach heftigen Auseinandersetzungen scheidet er aus der ›Neuen Künstlervereinigung München‹ aus. Herwarth Walden gibt die erste Nummer seiner Zeitschrift ›Der Sturm‹ heraus. Im Lauf des ungewöhnlich heißen Sommers entdeckt Kandinsky neue gestalterische Möglichkeiten. Er beendet seine *Kosakenbilder* und malt *Komposition IV* und *Komposition V.* Ausstellungen im Salon des Indépendants in Paris, in der neuen Berliner Sezession, im Wallraf-Richartz-Museum, Köln sowie im

Entwurf für den Umschlag des Almanachs
Der Blaue Reiter, September 1911

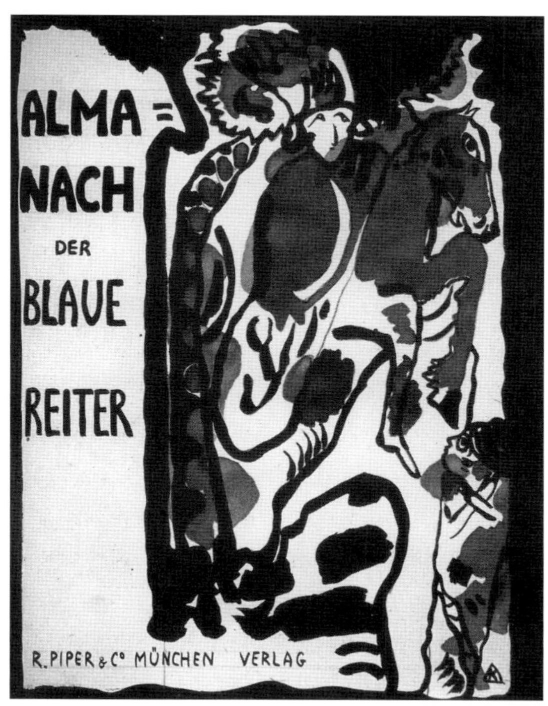

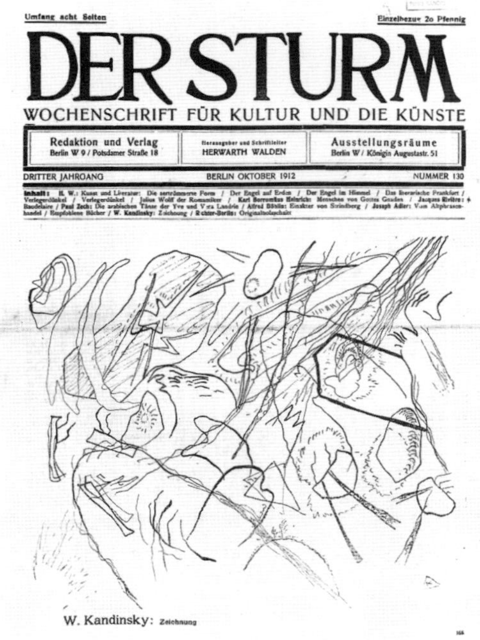

›Der Sturm‹, Titelseite der Oktoberausgabe Nr. 130, 1912 mit einer Zeichnung von Kandinsky

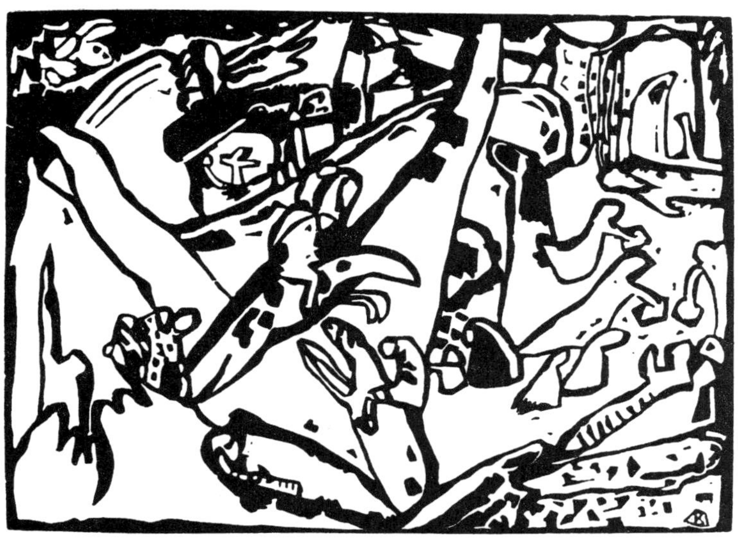

Holzschnitt zu *Komposition II* aus *Klänge*, 1913

Museum zu Hagen. Im Frühjahr und Sommer Aufenthalt in Murnau. Kandinsky malt sein erstes abstraktes Werk *Bild mit Kreis*. Mit Franz Marc gründet er den *Blauen Reiter*. Am 18. Dezember wird in der ›Modernen Galerie Thannhauser‹ in München die ›Erste Ausstellung der Redaktion *Der Blaue Reiter*‹ eröffnet; anschließend wird sie auch in Köln, Berlin, Bremen, Hagen und Frankfurt am Main gezeigt. Kandinsky dekoriert das Treppenhaus des Murnauer Domizils mit Schablonenzeichnungen (Reiter, Amazonen, Damen mit Krinolinen). Er entdeckt das bayerische Kunsthandwerk und nutzt die Anregungen aus der volkstümliche Dekorationskunst für Bildmotive der Apokalypse und der Auferstehung, die ihn zu dieser Zeit beschäftigen. Weihnachten gibt der Münchener Piper Verlag ›Über das Geistige in der Kunst‹ heraus (mit der Jahresangabe 1912). Eine gekürzte russische Fassung wird wenige Tage später in Moskau mit Begeisterung aufgenommen.

1912

Im Februar eröffnet in der Galerie Hans Goltz in München die ›Zweite Ausstellung der Redaktion *Der Blaue Reiter*‹. Im April erscheint die zweite Auflage von ›Über das Geistige in der Kunst‹, der ein großer Erfolg beschieden ist. Im Mai gibt Hans Goltz den von Kandinsky und Franz Marc verfaßten *Almanach ›Der Blaue Reiter‹* heraus. Kandinsky beteiligt sich an Ausstellungen in Köln, Berlin, Bremen, Den Haag, Zürich, Frankfurt am Main, am Salon des Indépendants, an ›Karobube‹ in Moskau sowie an Ausstellungen in Jekaterinburg, im Kunsthaus Zürich und in Amsterdam. Im Oktober findet in der Berliner Galerie ›Der Sturm‹ seine erste Einzelausstellung statt, die nach Amsterdam, Brüssel, Aachen, Magdeburg, Stuttgart und andere Städte weiterwandert. Von Oktober bis Dezember hält Kandinsky sich in Odessa auf, anschließend in Moskau und Sankt Petersburg. Im *Almanach des ›Blauen Reiter‹*, ediert von Piper, findet sich unter anderem *Der gelbe Klang* – die einzige zu Kandinskys Lebzeiten veröffentlichte Bühnenkomposition – sowie eine theoretische Abhandlung mit dem Titel ›Über die Formfrage‹, die den Zusammenhang zwischen seinen Werken und der Vorstellung von einem Gesamtkunstwerk herstellt. Der Piper Verlag bringt *Klänge* heraus, eine Sammlung von Gedichten und Holzschnitten. In der Neuen Künstlervereinigung kommt es zu Meinungsverschiedenheiten (einige Mitglieder weigern sich, Kandinskys *Komposition V* auszustellen). Kandinsky, Franz Marc, Gabriele Münter und Alfred Kubin treten daraufhin aus. Doch Paul Klee und die Wilden der Gruppe ›Die Brücke‹ sowie Picasso, Braque, Vlaminck, Natalija Gontscharowa, Michail Larionow und Kasimir Malewitsch beteiligen sich an der Ausstellung.

1913

Franz Marc und Kandinsky bereiten den zweiten Band des *Blauen Reiter* vor, der nicht erscheint. *Improvisation 27* wird auf der ›Armory Show‹ in New York sowie anschließend in

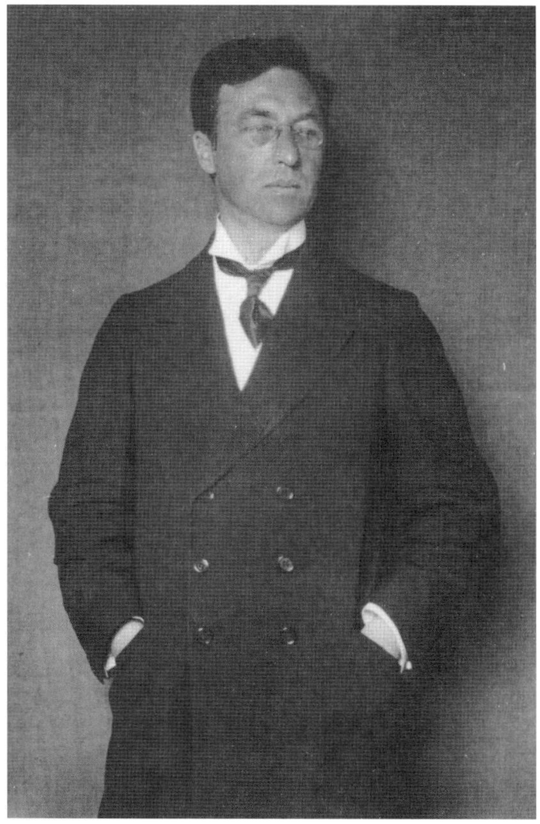

Wassily Kandinsky, um 1914

Chicago und Boston, den weiteren Etappen dieser Ausstellung, gezeigt. Kandinsky, Erich Heckel, Paul Klee, Oskar Kokoschka und Alfred Kubin planen eine gemeinsame Bibelillustration. Der amerikanische Sammler und Rechtsanwalt aus Chicago, Arthur Jerome Eddy, erwirbt erstmals eine Reihe von Kandinsky-Gemälden aus verschiedenen Werk-Phasen. Kandinsky reist über Berlin nach Moskau. ›Der Sturm‹ publiziert seinen Aufsatz ›Malerei als reine Kunst‹ sowie im Oktober ein Album mit Reproduktionen unter dem Titel ›Kandinsky 1901–1913‹, das neben ›Rückblicke‹ auch drei im nachhinein verfaßte Interpretationen seiner jüngsten Bilder enthält. Kandinsky stellt im ersten Herbstsalon der Berliner Galerie ›Der Sturm‹, im Stedelijk Museum Amsterdam, in Budapest, Wien, Prag, Helsinki und anderen europäischen Städten aus. Beim Piper Verlag in München erscheinen die Prosadichtungen *Klänge*. Kandinsky arbeitet an der großen *Komposition V*, die knapp 2 x 3 m mißt. Vorbereitungen für die erste englische Ausgabe der Schrift ›Über das Geistige in der Kunst‹, die 1914 erscheint.

1914

Einzelausstellungen in der Galerie Thannhauser in München und im ›Kreis für Kunst‹ in Köln. Kandinsky arbeitet an seinem ›Kölner Vortrag‹, einem grundlegenden Text über seine Arbeitsweise und seine Gemälde. Der Vortrag wird allerdings nie gehalten und erst 1957 in München in deutscher Sprache veröffentlicht. Es folgen weitere Ausstellungen in Tokio, Genf, Malmö und in der Kestner-Gesellschaft Hannover. In Berlin findet eine Ausstellung des *Blauen Reiter* statt. Kandinsky engagiert sich für die politischen und philosophischen Initiativen des Serben Dimitri Mitrinovic, der durch ihn den Maler Erich Gutkind kennenlernt. Erste englischsprachige Ausgabe von ›Über das Geistige in der Kunst‹, die in London und Boston erscheint. Kandinsky arbeitet an vier abstrakten Gemälden für die Empfangshalle der New Yorker Wohnung von Edwin A. Campbell. Hugo Ball plant in München die Inszenierung von Kandinskys Bühnenkompositionen *Der gelbe Klang* und *Violett*. Infolge des Krieges kommt die Aufführung ebensowenig zustande wie die gemeinsam mit Hugo Ball und anderen Autoren beabsichtigte Herausgabe eines Bandes mit Bühnentexten. Bei Kriegsausbruch ist Kandinsky aufgrund seiner russischen Nationalität gezwungen, Deutschland zu verlassen. Mit Gabriele Münter flieht er in die Schweiz, an den Bodensee. Dort arbeitet er an seinen theoretischen Schriften weiter. Er vollendet seine Bühnenkomposition *Violett*. Am 25. November verläßt Kandinsky die Schweiz und begibt sich über Odessa nach Moskau. Hier bleibt er bis Dezember 1921.

Lydia Kojevnikova im Salon von Kandinskys Münchner Wohnung in der Ainmillerstraße, um 1913

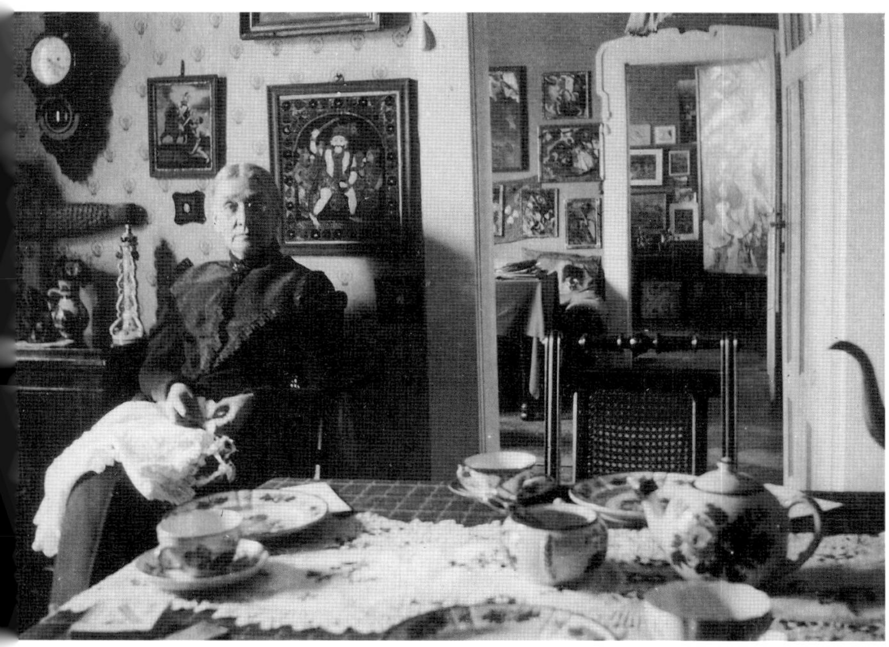

1915

Kandinsky beteiligt sich neben Malewitsch und Tatlin in Moskau an der bedeutenden Ausstellung ›Das Jahr 1915‹ sowie an weiteren Ausstellungen wie etwa jener, die Nadeschda Dobytschina im sog. ›Künstlerbüro‹ in Sankt Petersburg organisiert. Alexander Rodtschenko und Warwara Stepanowa beziehen Wohnungen in Kandinskys Moskauer Haus (Dolgy-Straße). Ende August reist Kandinsky auf die Krim. In dieser Zeit entsteht kein einziges Gemälde, lediglich Zeichnungen und Aquarelle. Am 23. Dezember begibt er sich in das neutrale Schweden, um Gabriele Münter zu treffen. Er bleibt bis zum 16. März 1916. Noch im Dezember reist er nach Stockholm zu seiner letzten Begegnung mit Gabriele Münter. Die dortige Galerie Gummeson organisiert eine Ausstellung, für die er zwei Artikel verfaßt.

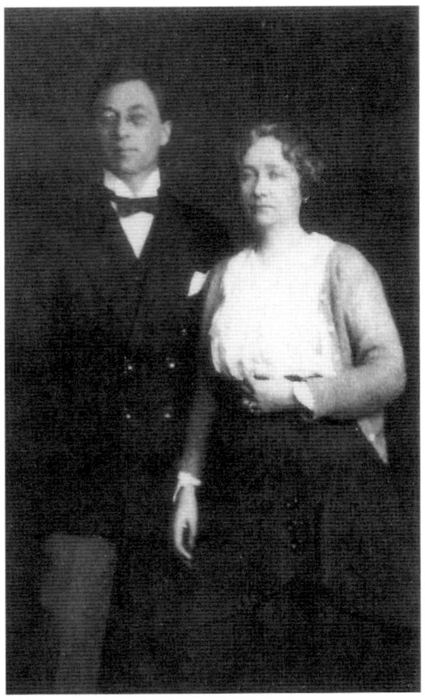

Porträt Wassily Kandinsky und Gabriele Münter in Stockholm, 1916

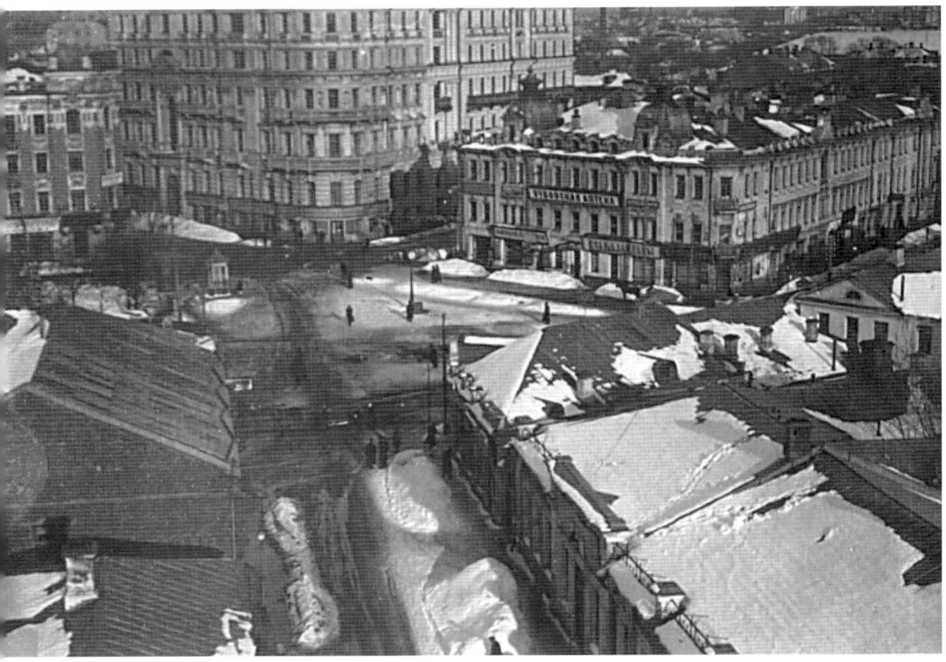

Blick auf Kandinskys Moskauer Haus an der Dolby-Straße, Foto von 1978

1916

Endgültige Trennung von Gabriele Münter. Franz Marc fällt an der Front. Hugo Ball trägt im Züricher Cabaret Voltaire Kandinskys Prosagedichte vor und veröffentlicht sie in seiner Zeitschrift. Die Züricher Galerie ›Dada‹ zeigt Kandinskys Bilder. Weitere Ausstellungen bei Dobytschina in Sankt Petersburg sowie in Den Haag, Helsinki und Berlin. Er bereitet eine Ausstellung in der Galerie von Carl Gummeson vor. Sie wird am 1. Februar eröffnet und ist der Anlaß für Kandinskys Aufsatz ›Über den Künstler‹, der im Stockholmer Forlag Gummesons Konsthanden erscheint. Kandinsky malt *Moskau I (Roter Platz)*. Im September begegnet er Nina Nikolajewna Andrejewskaja. Er malt ein Triptychon für das Landgut Achtyrka der Abrikosows.

1917

Kandinsky beteiligt sich an Ausstellungen in der Berliner Galerie ›Der Sturm‹ sowie abermals in der Züricher Galerie ›Dada‹. Am 11. Februar heiratet er die um 28 Jahre jüngere Nina Andrejewskaja. Die Hochzeitsreise geht nach Finnland. Im September wird der Sohn Wsewolod geboren. Ausbruch der Oktoberrevolution. In der zweiten Nummer der Zeitschrift ›Dada‹ sind Werke Kandinskys abgebildet. Die gesamte russische Periode steht im Zeichen eines doppelten Stilregisters: Kandinsky wechselt ständig zwischen Abstraktion und Figuration.

1918

Kandinsky wird Mitglied der ›Abteilung für Bildende Kunst‹ (IZO) im ›Volkskommissariat für Aufklärung‹ (NARKOMPROS). Er trifft mit Ljubow Popowa, Olga Rosanowa und Nadeschda Udalzowa zusammen. Wenige Monate nach der Oktoberrevolution wird Kandinsky aufgrund seines internationalen Ansehens in mehrere Gremien berufen – über ein Jahr lang

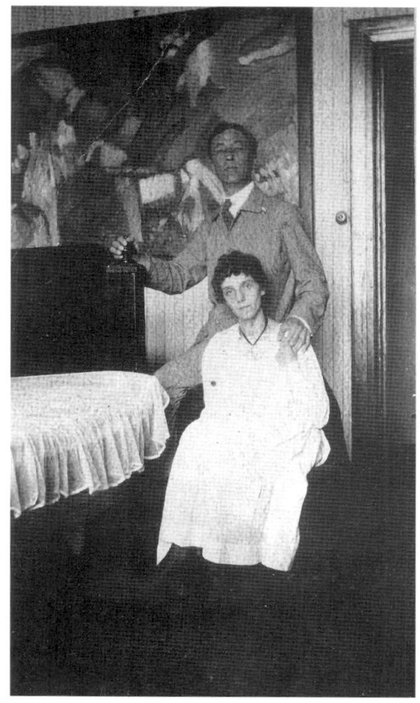

Nina und Wassily Kandinsky in ihrer Moskauer Wohnung vor dem Gemälde *Improvisation IV*, um 1920

folgt eine Ernennung nach der anderen. So wird er Leiter der Abteilung für Theater und Kino, anschließend Chefredakteur der wichtigsten Kunstzeitschrift. Er wirkt bei der Gründung der SWOMAS (der freien Staatlichen Kunstateliers) mit, an denen Malewitsch, Pevsner und Tatlin lehren, und bringt eine überarbeitete russische Version der ›Rückblicke‹ heraus. Er stellt Kontakte zwischen russischen und deutschen Künstlern – unter anderem Walter Gropius – her. Die Museumskommission schlägt eine umfassende Reform ihrer Einrichtungen vor.

1919

Im Februar nimmt Kandinsky an einem Museumskongreß in Petrograd teil, auf dem die Einrichtung von »Museen für Malkultur« in zahlreichen Städten des Landes beschlossen wird. Er wird zum Direktor des Moskauer Museums für Malkultur bestellt (eine Position, die er bis 1921 einnehmen wird). Kandinsky ist für die Verteilung der Gemälde auf die insgesamt 22 Provinzmuseen zuständig. Er unterrichtet an den WChuteMas (den freien staatlichen Kunstwerkstätten), gleichzeitig – als Privatdozent – an der Universität Moskau; darüber hinaus ist er Mitglied der Kommission zur Herausgabe einer Enzyklopädie für Bildende Künste. Er schreibt eine kurze Autobiographie, die schließlich in Deutschland im ›Kunstblatt‹ erscheint. Er veröffentlicht mehrere kurze Artikel in der Moskauer Zeitschrift ›Iskusstvo‹ (Die Kunst) sowie in der Zeitschrift ›Isobrasitelnoje Iskusstvo‹ (Bildende Kunst)

Kandinsky mit seinem Sohn Wsewolod, um 1919

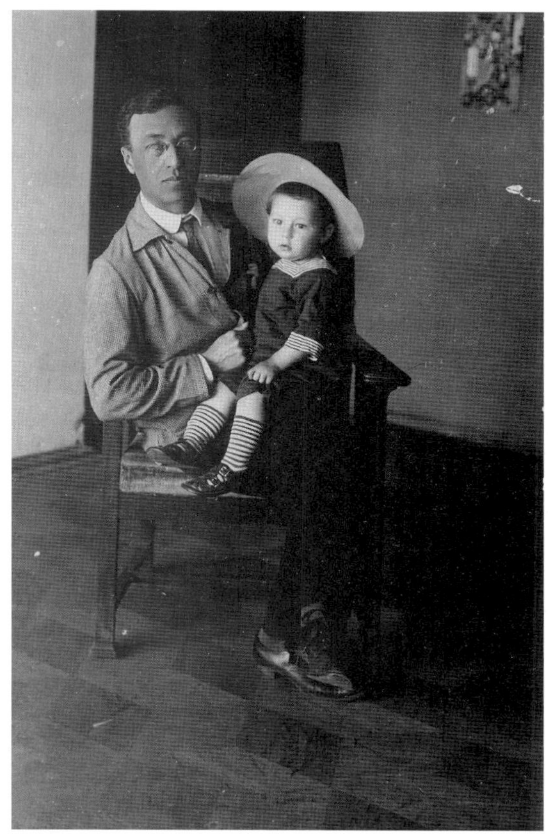

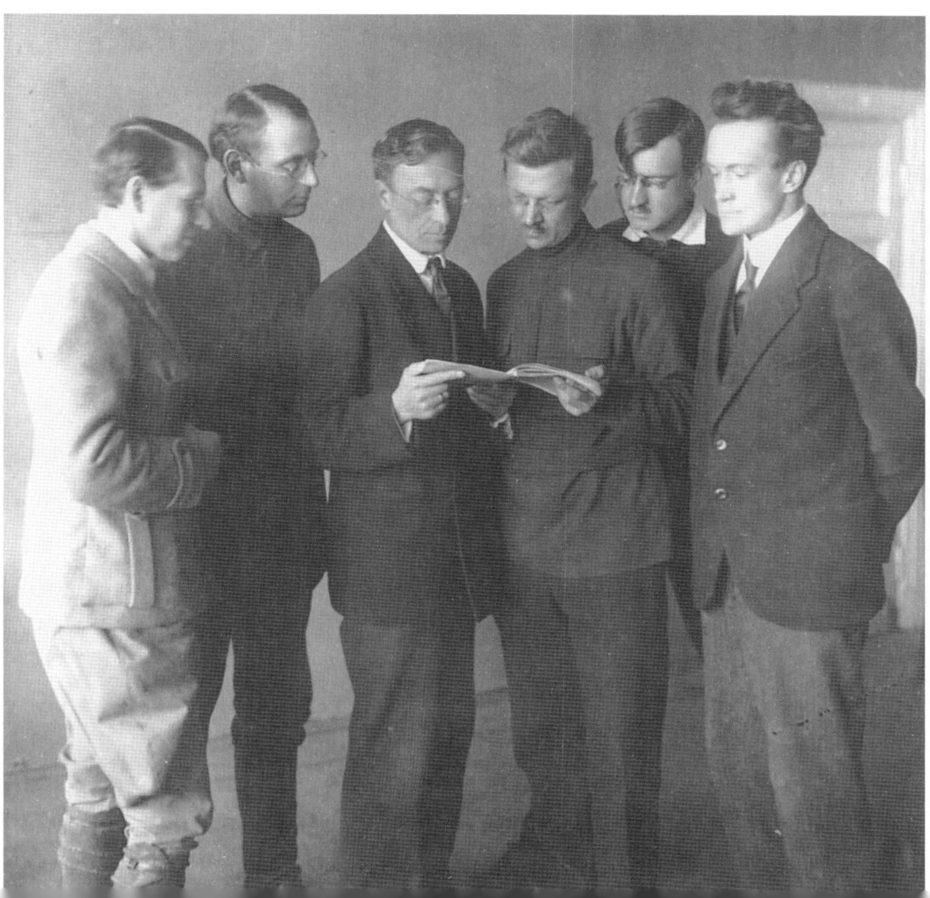

Wassily Kandinsky und Mitglieder von NARKOMPROS, 1921

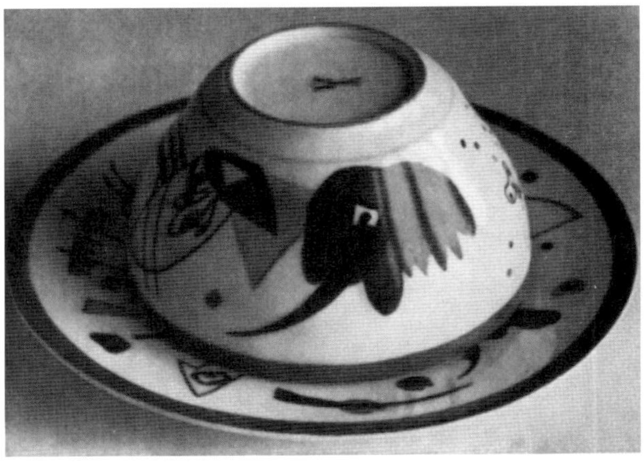

Geschirr für eine staatliche Porzellanfabrik, von Kandinsky 1920 entworfen

einen umfangreichen Beitrag unter dem Titel ›Über die abstrakte Bühnensynthese‹. Ausstellungsbeteiligungen in Petrograd, Witebsk, Dresden, Zürich und in der Berliner Galerie ›Der Sturm‹. Im Dezember sind seine Werke in der Staatsausstellung neben jenen von Chagall, Malewitsch und Lissitzky und anderer russischer Künstler zu sehen. In der Zeitschrift ›Iskusstvo‹ erscheinen seine ersten analytischen Abhandlungen ›Der Punkt‹ und ›Die Linie‹. In Diskussionen über Ausbildungsfragen treten Meinungsverschiedenheiten mit Rodtschenko und Stepanowa auf.

1920

Am 16. Juni stirbt Kandinskys dreijähriger Sohn. Mitarbeit in der Moskauer ›Sektion für Malerei‹, die das InChuk (Institut für künstlerische Kultur) aufbaut. Kandinsky erarbeitet das Programm des Instituts und leitet die Abteilung für monumentale Kunst. Er erhält eine Professur an der Universität Moskau. Die Zeitschrift ›Chudoschestwennaja schisn‹ (Kulturelles Leben) publiziert seine Artikel ›Das Museum für Malkultur‹ sowie ›Über die große Utopie‹ und dokumentiert die Aktivitäten der Abteilung für Bildende Kunst auf dem Gebiet internationaler Kunstpolitik. Der Konflikt mit Rodtschenko und den übrigen Kollegen spitzt sich zu. Mit 54 Werken nimmt Kandinsky an der 19. Ausstellung des Allrussischen Zentralen Ausstellungsbüros in Moskau teil; daneben beschickt er Ausstellungen in Darmstadt, Amsterdam, Hannover und New York. Schließlich wird er aus dem InChuk ausgeschlossen. Kandinsky entwickelt den Plan eines neuen Studienzentrums unter der Bezeichnung RaChN (Russische Akademie für Kunstwissenschaften) und fertigt Entwürfe von Tassen und Untertassen für eine staatliche Porzellanfabrik. Letzte offizielle Einzelausstellung in Moskau. Seine Widersacher sehen in ihm einen Vertreter der Bourgeoisie, der eine Vergangenheit verkörpert, mit der sie brechen wollen. Seine von Spiritualität und Emotionalität geprägte Kunst lehnen sie ab, da sie überholten Konzeptionen verbunden scheint.

1921

Kandinsky leitet innerhalb der russischen Akademie für Wissenschaft und Kunst die Abteilung für Psychologie-Physik sowie für Bildende Kunst. Er hält Vorträge über ›die grundlegenden Elemente der Malerei‹. Eine eigene Abteilung für Bildende Kunst wird erst am 22. Januar 1922 eingerichtet. Im Oktober gründet Kandinsky mit Kogan die RAChN (Russische Akademie der Kunstwissenschaften) und wird zu ihrem Vizepräsidenten gewählt. Zusammen mit anderen den Konstruktivismus ablehnenden Malern beteiligt er sich an der Moskauer Ausstellung ›Die Welt der Kunst‹ sowie anschließend an der ›Dritten Wanderausstellung der Direktion der sowjetischen Provinzmuseen‹. Danach nimmt er in der Sowjetunion an keiner Ausstellung mehr teil. In seiner Eigenschaft als Vizepräsident einer staatlichen Institution erhält er eine offizielle Einladung nach Deutschland und kommt kurz vor Weihnachten in Berlin an, wo er sofort Kontakt zu Klee und Jawlensky aufnimmt und eine möblierte Wohnung bezieht. Eine Zeitlang hält er noch den Kontakt zu seinen Freunden in der Sowjetunion aufrecht. Begegnung mit Lyonel Feininger.

Studenten am Bauhaus in Weimar, 1922

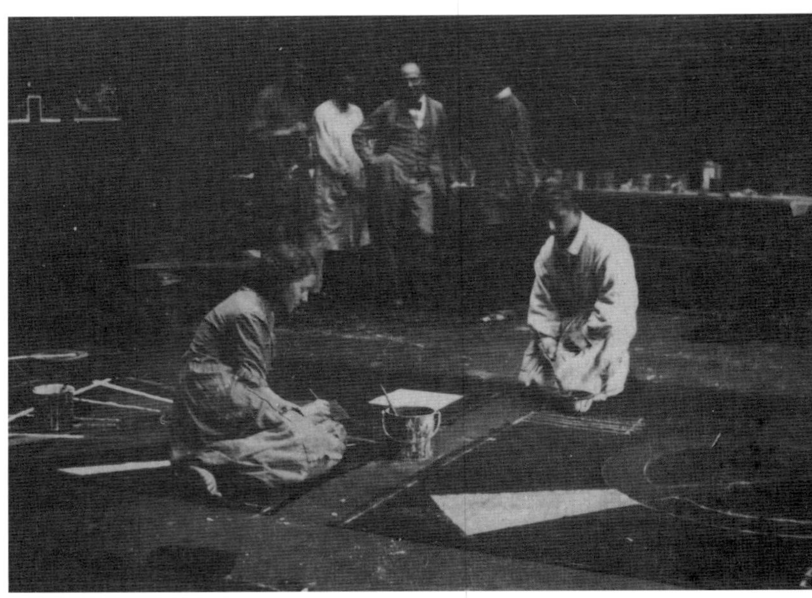

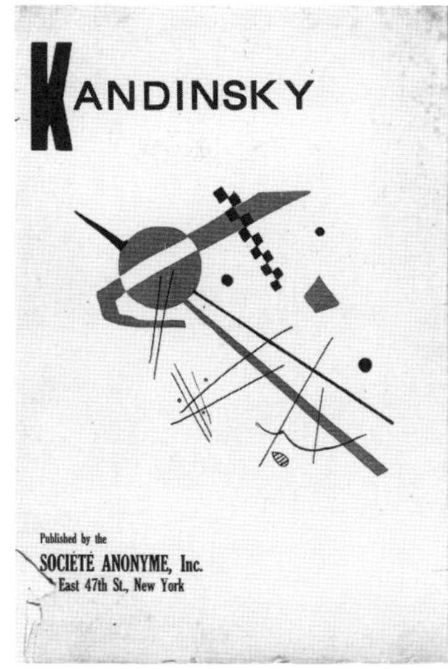

Katalog zur Kandinsky-Ausstellung in der Société Anonyme, New York 1923

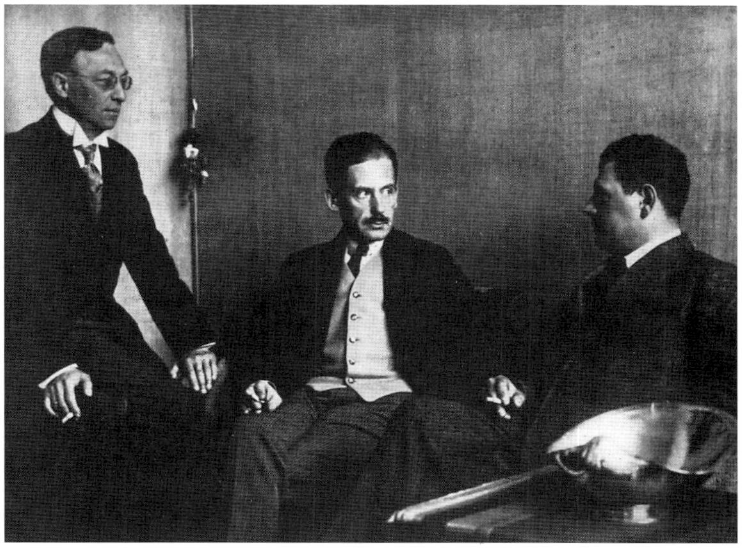

Wassily Kandinsky, Walter Gropius und J. J. P. Oud im Bauhaus, Weimar 1923

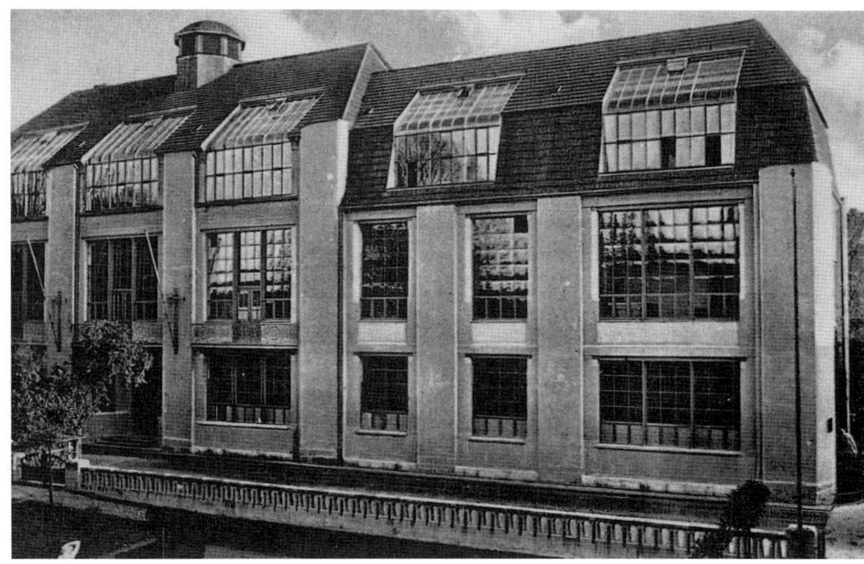

Das von Henry van de Velde entworfene Hauptgebäude des Bauhauses in Weimar

1922
Einzelausstellung in Berlin, München und Stockholm. Kandinsky beteiligt sich an der ersten internationalen Ausstellung für Malerei in Düsseldorf und an der ersten Ausstellung russischer Kunst in Berlin. Seine Arbeiten werden im Art Institute of Chicaco, in New York, Weimar und Dresden gezeigt. Im März trifft er in Berlin mit Walter Gropius zusammen, dem Leiter des (1919 gegründeten) Bauhauses, der ihm offiziell eine Lehrtätigkeit anbietet. Im Juni zieht er von Berlin nach Weimar. Am Bauhaus übernimmt Kandinsky den Vorkurs ›Theorie der Form‹. In seiner Werkstatt für Wandmalerei unterweist er neun Schüler. Im Herbst sind auf der Juryfreien Kunstschau in Berlin die Ergebnisse dieser Arbeit zu sehen. Kandinsky hat zum ersten Mal monumentale Kunst geschaffen. In diesem Klima, das Henri-Pierre Roché als »die gelebte Poesie Goethes« charakterisiert, bringt Kandinsky seine langjährigen Forschungen auf dem Gebiet der Malerei in seinen Unterricht ein. Beim Weimarer Propyläen Verlag publiziert er die graphische Mappe *Kleine Welten*. Zu seinen Kollegen am Bauhaus zählen Paul Klee, Lyonel Feininger, Georg Muche, Lothar Scheyer, Johannes Itten, Gerhard Marcks und Oskar Schlemmer.

1923
Einzelausstellung in Berlin, in der Kestner-Gesellschaft zu Hannover sowie (zum ersten Mal in New York) eine Einzelausstellung in der Société Anonyme, als deren neu ernannter Vizepräsident er eng mit Katherine Dreier zusammenarbeitet. Er schlägt vor, Arnold Schönberg zum Leiter der Weimarer Musikhochschule zu berufen. Kandinsky beschickt Ausstellungen in München, Jena, Brooklyn und Detroit. Mehrere seiner Artikel werden in der Anthologie des Bauhauses von Weimar 1919–1923 abgedruckt. Beginn seiner Korrespondenz mit Will Grohmann. Im Lauf dieses Jahres tritt in Kandinskys Malweise ein spektakulärer Wandel ein: Der ›verschlungene‹ Stil der russischen Zeit weicht zunehmend einer vereinfachten Farbpalette und einer starken Geometrisierung der Formen.

1924
Auf Initiative von Emmy (genannt Galka) Scheyer gründen Kandinsky, Paul Klee, Alexej von Jawlensky und Lyonel Feininger die Gruppe ›Die Blaue Vier‹ (›The Blue Four‹), deren Interessen in den USA von Galka Scheyer wahrgenommen

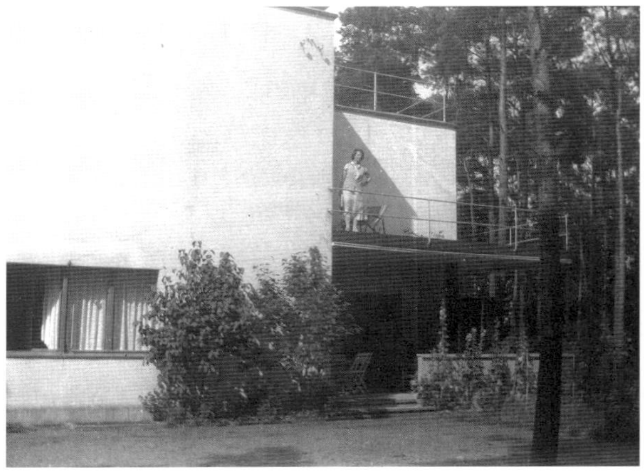

Die von Gropius konzipierten Meisterhäuser für die Lehrer am Bauhaus, fotografiert von Lucia Moholy, Dessau 1925-26

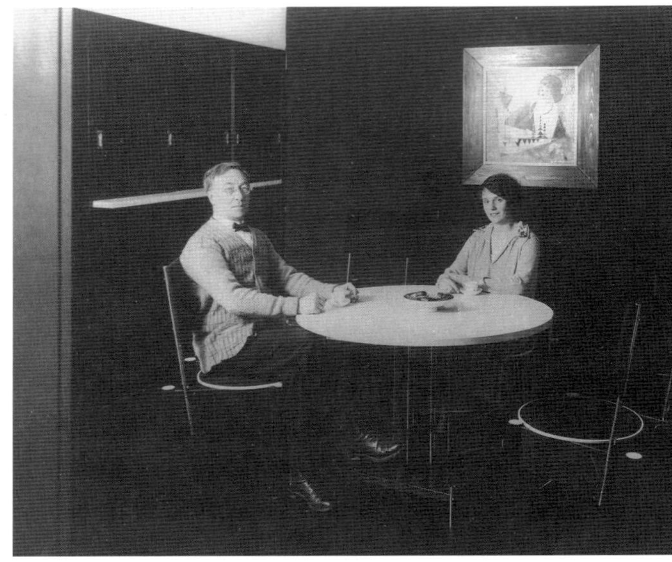

Das Eßzimmer des Ehepaars Kandinsky in ihrer Dessauer Wohnung, um 1926

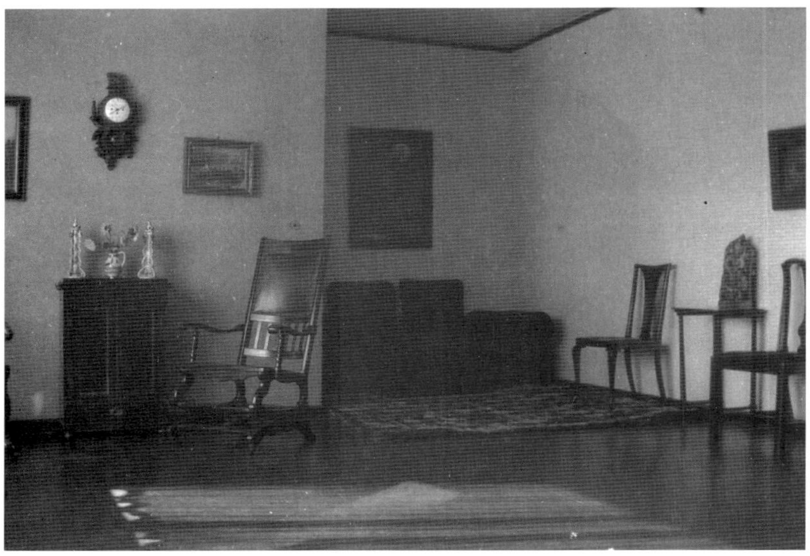

Der Salon der Dessauer Wohnung, um 1928

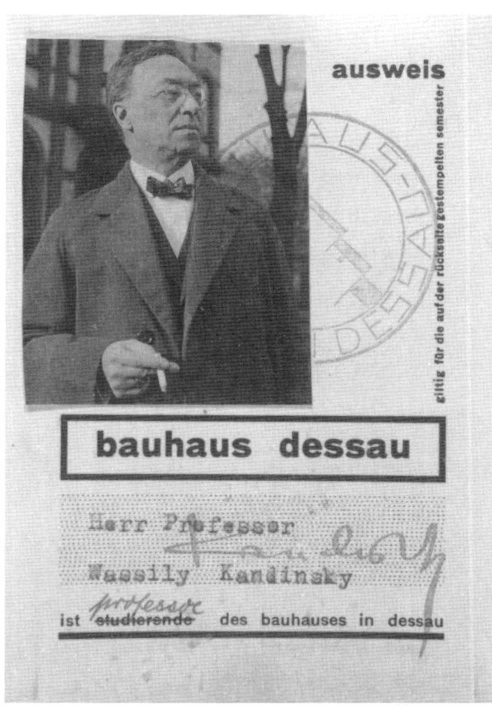
ausweis
gültig für die auf der rückseite gestempelten semester
bauhaus dessau
Herr Professor
Wassily Kandinsky
ist ~~studierende~~ professor des bauhauses in dessau

Kandinskys Professorenausweis für das Dessauer Bauhaus

werden. Sie organisiert einige Verkaufsausstellungen, die durch mehrere Institutionen der Vereinigten Staaten wandern. Bis 1932 malt Kandinsky etwa 30 bis 50 Gemälde pro Jahr. Auf Betreiben von Otto Ralfs gründet eine Gruppe von acht Sammlern einen Freundeskreis, die ›Kandinsky-Gesellschaft‹, deren Mitglieder Kandinskys Arbeiten gegen Gewährung einer alljährlichen Subvention zu extrem günstigen Preisen erwerben können. Angesichts der durch die Inflation verursachten hohen Kosten und unter dem Druck der extremen Rechten, die im Bauhaus einen Hort des Kommunismus vermutet, ordnet Walter Gropius am 26. Dezember die Schließung der Lehranstalt an. Ausschließlich aufgrund seiner Herkunft, ungeachtet der Tatsache, daß er in der sowjetischen Revolution sämtlichen Besitz verloren hatte und ihm die Rückkehr in seine Heimat verwehrt war, wird Kandinsky von den Nationalsozialisten als kommunistischer Agent verdächtigt.

1925

Am 1. April wird das Bauhaus in Weimar endgültig geschlossen, und es erfolgt die Übersiedlung nach Dessau, wo der Aspekt des Funktionalismus verstärkt unter dem Einfluß von Laszlo Moholy-Nagy in Erscheinung tritt, eine Tendenz, die von Kandinsky kaum mitvollzogen wird. Einzelausstellungen in den Museen von Erfurt und Wiesbaden. Kandinsky beteiligt sich an Ausstellungen im Kunsthaus Zürich, im

Stedelijk Museum Amsterdam, in Düsseldorf und New York. Im Laufe seiner Dessauer Jahre entwickelt Kandinsky eine zunehmend strenge, geometrische Malweise. Der Kreis spielt nun eine besondere Rolle. In der Symbolik Kandinskys verkörpert er gewissermaßen die Figur des ›Reiters‹, des schöpferischen Menschen.

1926
Kandinsky veröffentlicht in München seine zweite kunsttheoretische Schrift ›Punkt und Linie zu Fläche‹ sowie einen Artikel über die Tänze von Gret Palucca. Anläßlich seines 60. Geburtstages organisiert das Bauhaus für Kandinsky eine Ausstellung, die vom 9. Mai bis zum 6. Juni in Braunschweig sowie anschließend in Dresden, Berlin, Dessau und München zu sehen ist. Auch die im Dezember erscheinende erste Nummer der Zeitschrift ›bauhaus‹ ist ihm gewidmet. Seine Beiträge werden in den Bauhausbüchern, herausgegeben von Walter Gropius und Laszlo Moholy-Nagy, abgedruckt. Dies gilt unter anderem für seinen Aufsatz ›Der Wert des theoretischen Unterrichts in der Malerei‹. Im Dezember wird das Bauhaus in Dessau eingeweiht. Unter den soeben fertiggestellten Gebäuden befinden sich drei Wohnhäuser für die Lehrkräfte. Eines der Doppelhäuser teilt sich das Ehepaar Kandinsky mit der Familie von Paul Klee.

1927
Kandinsky beteiligt sich an der Mannheimer Ausstellung ›Wege und Richtungen der Abstrakten in Europa‹. Am Bauhaus leitet er eine Malklasse. Am 8. März werden Kandinsky und seine Frau deutsche Staatsbürger. Nach vielen Jahren verbringt er seine Ferien erstmals wieder in der Schweiz und in Österreich, wo er Arnold Schönberg wiedersieht. Kandinsky setzt sich gegen die zunehmende Politisierung des Bauhauses zur Wehr und fordert die Einrichtung freier Malklassen. Das Klima verschlechtert sich zusehends. Er macht die Bekanntschaft von Christian Zervos, dem Herausgeber der ›Cahiers d'Art‹.

1928
Kandinsky veröffentlicht am Bauhaus mehrere theoretische Aufsätze. Er lernt César Domela und Rudolf Baur kennen. Seine Arbeiten werden unter anderem in Brüssel, in der Berliner Nationalgalerie, in New York, Frankfurt am Main und im Essener Folkwang Museum gezeigt. Walter Gropius

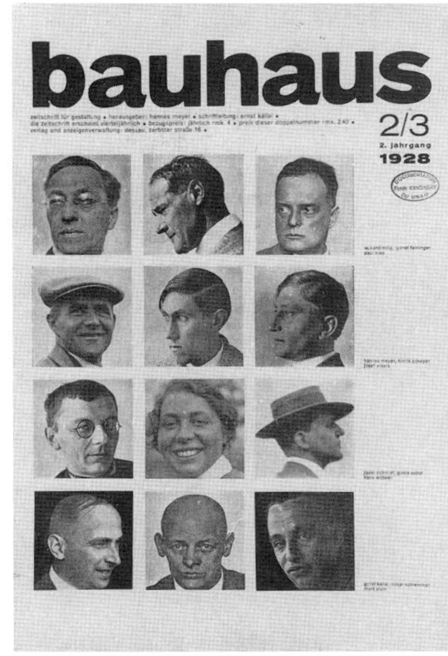

Titelseite der ›bauhaus‹-Zeitschrift, Nr. 2/3, 2. Jg., Dessau 1928

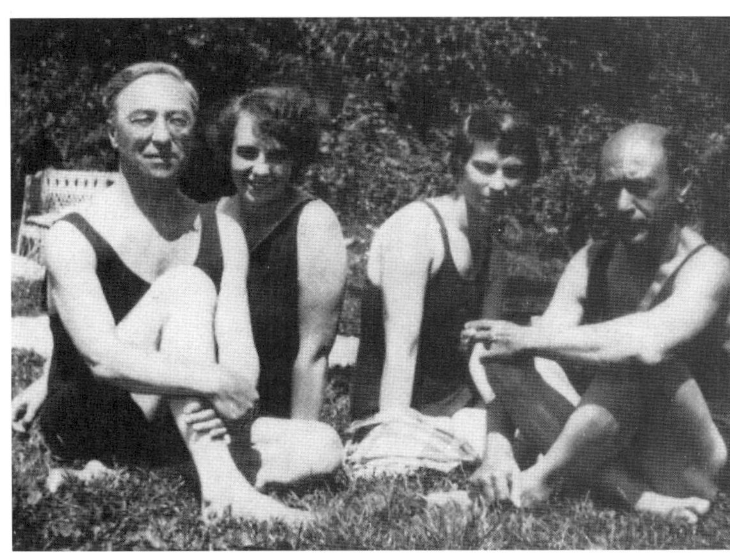
Wassily und Nina Kandinsky mit Arnold Schönberg und dessen Ehefrau am Wörther See, 1927

Kandinsky mit Marcel Duchamp und Katherine Dreier am Dessauer Bahnhof, 1929

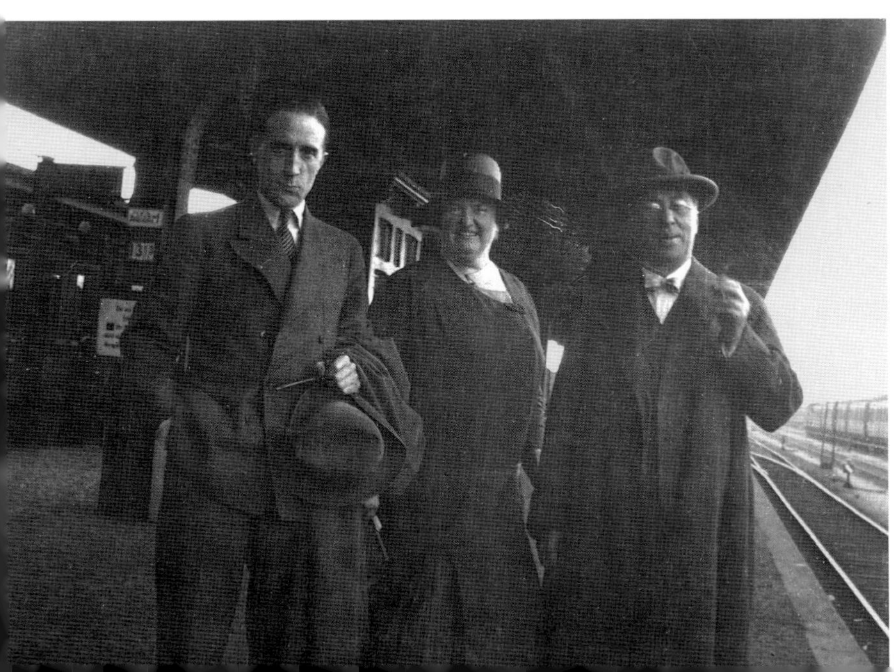

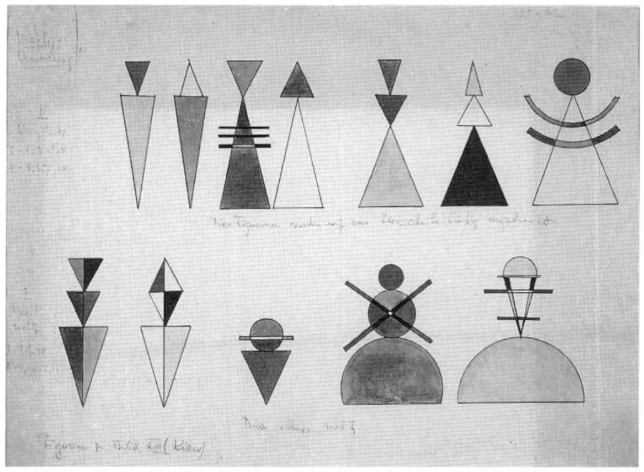

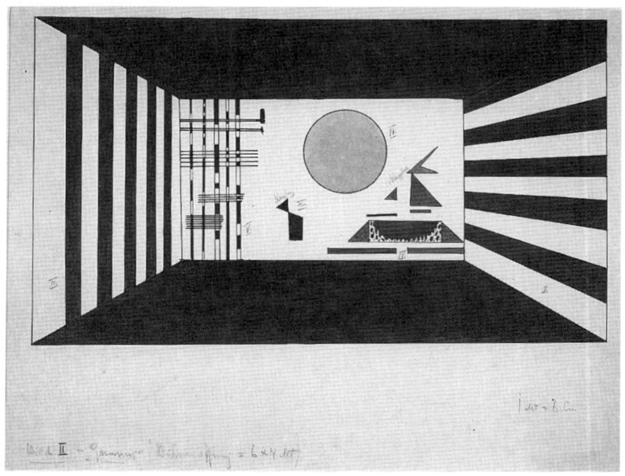

Figurinen- und Bühnenbildentwürfe Kandinskys für die Theaterinszenierung von Mussorgskys Komposition ›Bilder einer Ausstellung‹, 1928

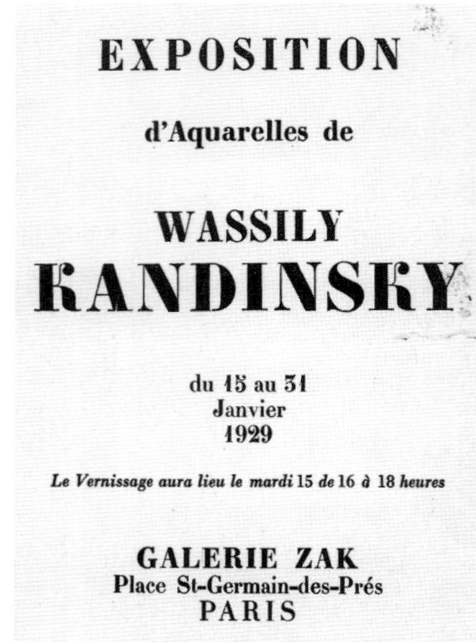

EXPOSITION

d'Aquarelles de

WASSILY

KANDINSKY

du 15 au 31
Janvier
1929

Le Vernissage aura lieu le mardi 15 de 16 à 18 heures

GALERIE ZAK
Place St-Germain-des-Prés
PARIS

Einladungskarte der Pariser Galerie Zak zur Ausstellung von Aquarellen Kandinskys, Paris 1929

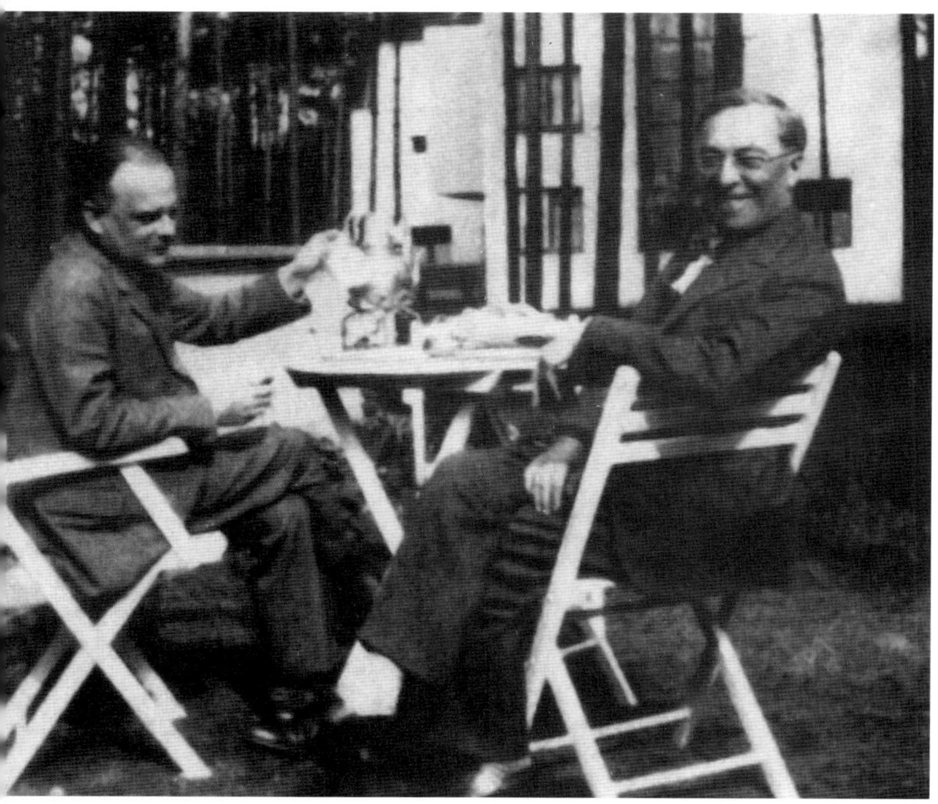

Wassily Kandinsky und Paul Klee im Garten ihres Dessauer Doppelhauses, 1929

tritt als Direktor des Bauhauses zurück und wird von Hannes Meyer abgelöst. Kandinsky verbringt die Sommerferien an der Côte d'Azur. Er widmet sich den Bühnenbildern und der Theaterinszenierung von Mussorgskys Klavierkomposition ›Bilder einer Ausstellung‹. Die Uraufführung findet am 4. April im Friedrich-Theater in Dessau statt. Sein Bild *Kosaken* wird in einer gemeinsamen Ausstellung neben Arbeiten von George Grosz gezeigt. Nach langer Zeit begibt er sich wieder einmal nach Paris. Zunehmende Präsenz von Kandinsky im Ausland, insbesondere in Frankreich und den Vereinigten Staaten.

1929

In der Pariser Galerie Zak findet erstmals eine Einzelausstellung Kandinskys mit Aquarellen und Gouachen statt, die anschließend nach Den Haag und Brüssel geht. Kandinsky beteiligt sich an mehreren Ausstellungen in Berlin, Basel, Chicago, Oakland, Antwerpen, Zürich und Breslau. Am Bauhaus erhält er den Besuch von Marcel Duchamp und Katherine Dreier. Im Juli macht er die Bekanntschaft von Solomon Robert Guggenheim, der sich in Begleitung seiner Kunstsachverständigen, Baronesse Hilla von Rebay, zu ihm nach Dessau begibt. Solomon R. Guggenheim wird sein eifrigster Sammler. Kandinsky besucht James Ensor in Ostende. Das Ehepaar Kandinsky verbringt den Sommer mit Paul Klee und dessen Frau an der baskischen Küste. Guggenheim reist in Begleitung seiner Kunstsachverständigen Hilla von Rebay an und erwirbt mit *Komposition VIII* eine bedeutende Arbeit aus dem Jahr 1923.

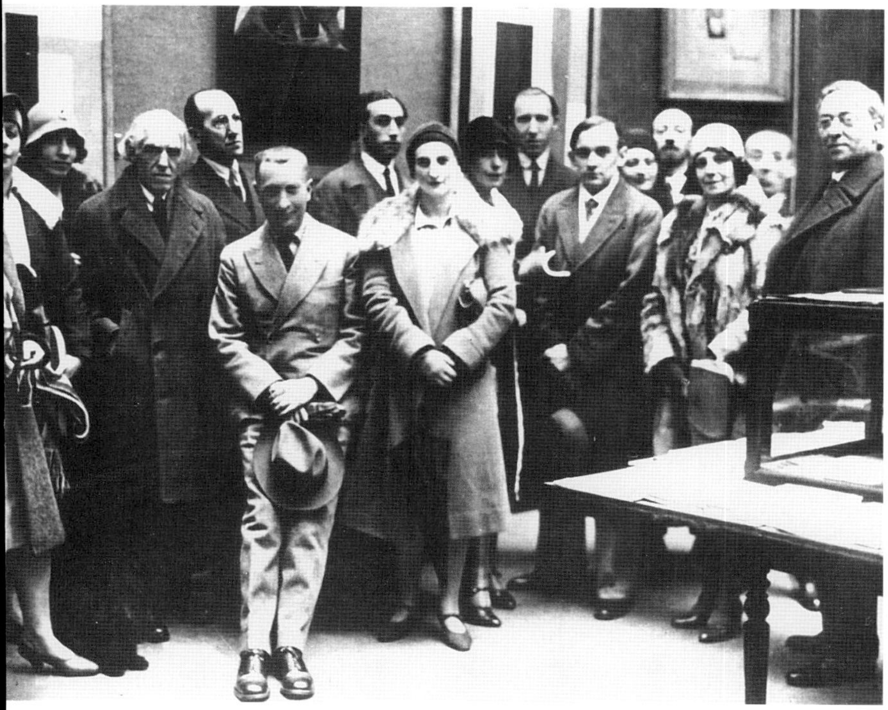

Kandinsky nimmt teil an der Eröffnung
der Ausstellung ›Cercle et Carré‹
in der Galerie 23 Rue de la Boétie,
April 1930

Nina und Wassily Kandinsky auf der Terrasse
ihrer Dessauer Wohnung, 1931

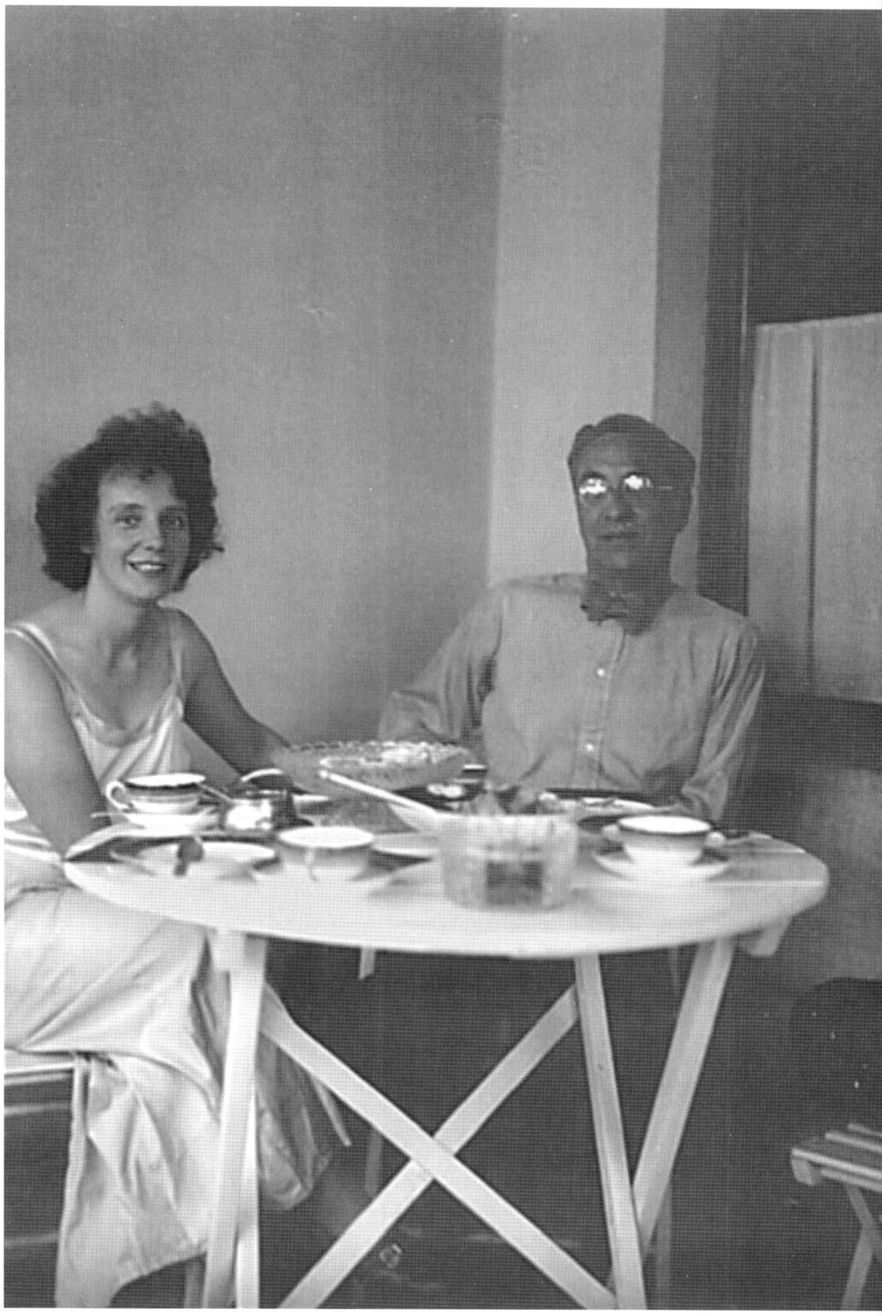

1930

Von Christian Zervos organisierte Einzelausstellung in der Galerie de France in der Rue de l'Abbaye in Paris. Kandinsky wird Mitglied der Künstlergruppe ›Cercle et Carré‹ (Michel Seuphor, den er bei dieser Gelegenheit trifft, lädt ihn ein, an der gleichnamigen Zeitschrift mitzuarbeiten). In Paris trifft Kandinsky Jean Hélion. Mit Vergnügen entdeckt er die neueren Arbeiten Picassos: »Manchmal habe ich den Eindruck, daß Picasso ›sich amüsiert‹, doch ist er ein großer Meister, und man kann ihm seine Lausbubenstreiche nachsehen« (Brief an seinen Neffen Alexander Kojew vom 26. Juni 1930). Er stellt in Stuttgart, Saarbrücken, auf der Biennale in Venedig sowie in Bordeaux aus. Auf Betreiben der Nationalsozialisten werden seine Arbeiten aus dem Weimarer Museum entfernt. Auf einer Ferienreise durch Italien besichtigt Kandinsky Ravenna und zeigt sich zutiefs beeindruckt von den Mosaiken. Mies van der Rohe löst Hannes Meyer als Direktor des Bauhauses ab.

1931

Kandinsky entwirft eine keramische Wandgestaltung für ein Musikzimmer in Berlin. Als man ihm einen Lehrstuhl an der Arts Student League in New York anbietet, lehnt er ab. Ausstellungen in Belgrad, Brüssel, im Frankfurter Museum

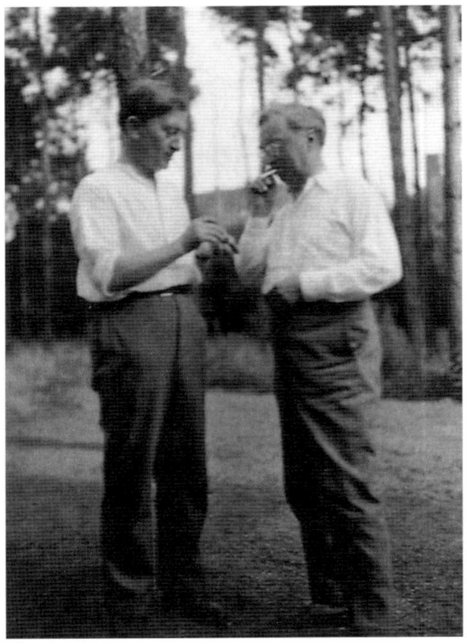

Kandinsky und Josef Albers in Dessau, 1932

Will Grohmann und Wassily Kandinsky in Berlin, 1933

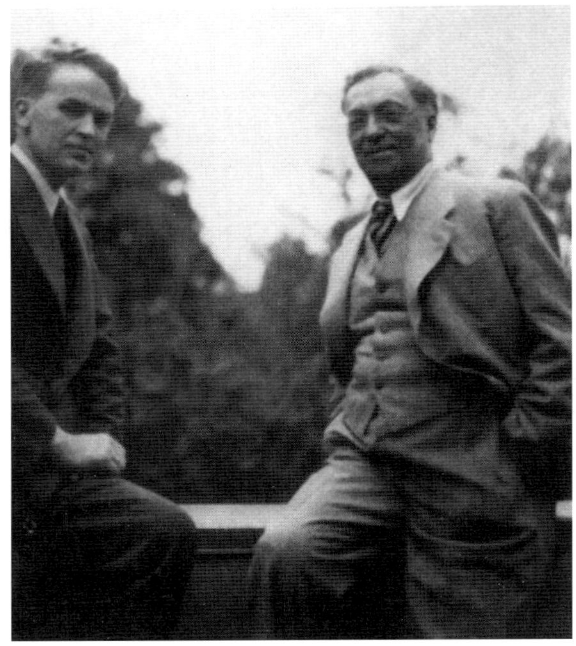

Städel, im Kunsthaus Zürich, in New York, San Francisco, Santa Barbara und Mexico City. Mittelmeerkreuzfahrt sowie Reisen nach Ägypten, Palästina, in die Türkei, nach Griechenland und Italien. In den ›Cahiers d'Art‹ erscheinen seine ›Réflexions sur l'art abstrait‹, in denen er betont, welch geringen Stellenwert die abstrakte Kunst in Frankreich innehat, eine Beobachtung, die er auch in vielen Interviews äußert.

1932

Einzelausstellung von Zeichnungen, Aquarellen und Skizzen in der Berliner Galerie von Ferdinand Möller. Kandinsky beteiligt sich an Ausstellungen in Essen, New York, Stockholm, Wien, Amsterdam, Königsberg und Danzig. Die Zeitschrift ›Transition‹ veröffentlicht seine Gedichte. In Dessau erzwingen die Nationalsozialisten die Schließung des Bauhauses. Die Einrichtung wird daraufhin nach Berlin verlegt, wo sie sich aber auch nicht mehr allzu lange halten kann. Kandinsky kehrt für ein Jahr ans Bauhaus zurück und erlebt eine Phase mit, in der unter Mies van der Rohe die schwelenden Konflikte noch einmal überwunden werden können und eine echte Erneuerung erfolgt. Im Oktober macht das Ehepaar Kandinsky in Dubrovnik Urlaub.

1933

Am 30. Januar wird Adolf Hitler von Reichspräsident Hindenburg zum Reichskanzler ernannt. Am 11. April erfolgt die endgültige Schließung des Bauhauses. Kandinsky geht nach Paris. Dort laden ihn die Surrealisten anläßlich der Auswahl für den Salon Surréaliste als Ehrengast ein. Seine Werke sind in Chicago, im Museum of Modern Art in New York, in Los Angeles und London zu sehen. Die Sommerferien verbringt das Ehepaar Kandinsky in Les Sablettes im Département Var. Im Dezember lassen sie sich auf Anraten von Marcel Duchamp in Neuilly-sur-Seine nieder, wo sie in einem neuen, vornehmen Mietshaus am Seineufer nahe dem Bois de Boulogne eine Wohnung im sechsten Stockwerk mit Blick auf die Seine beziehen. Kandinsky ist begeistert von der kosmopolitischen Atmosphäre des Viertels.

1934

Kandinsky beginnt einen regelmäßigen Briefwechsel mit seinem früheren Bauhauskollegen Josef Albers und dessen Frau Anni, doch mit Kriegsausbruch reißt der Kontakt ab. Kandinskys Werke erscheinen in der Zeitschrift ›Abstraction-Création‹. Er beteiligt sich an Ausstellungen im Brüsseler Palais des Beaux-Arts sowie abermals in der Galerie Gummeson in Stockholm. Zu seinem neuen Bekanntenkreis zählen fortan Joan Miró, Piet Mondrian, Alberto Magnelli, Robert und Sonia Delaunay, Fernand Léger, Constantin Brancusi, Man Ray und Max Ernst. René Chars surrealistisches Werk ›Le Marteau sans maître‹ wird mit einer Radierung Kandinskys illustriert. Er fertigt eine Serie Gouachen auf

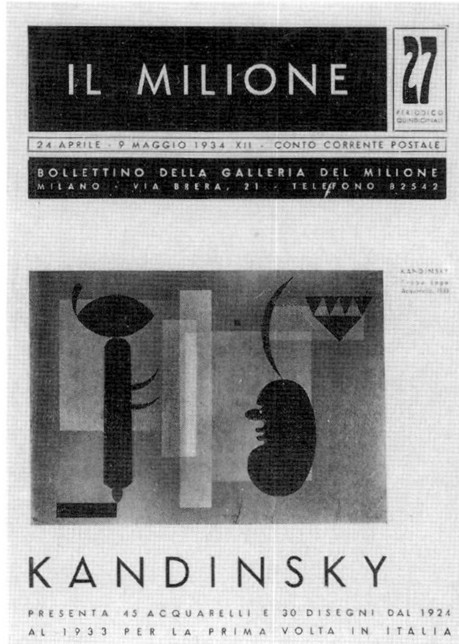

Ankündigung der Kandinsky-Ausstellung in der Mailänder Galleria del Milione, 24. April – 9. Mai 1934

schwarzem Papier. Kandinsky stellt in der Mailänder Galleria del Milione sowie im Mai in der Pariser Galerie der ›Cahiers d'Art‹ aus. Die Bilder, die er ab 1934 in seinem Atelier in Neuilly anfertigt, markieren eine stilistische und thematische Wende. Kandinsky genießt es, ziellos durch die Straßen von Paris zu bummeln. Doch die Weltwirtschaftskrise, die auch den Kunstmarkt erheblich in Mitleidenschaft zieht, erfüllt ihn mit wachsender Sorge.

1935

Im Februar beteiligt er sich an der Ausstellung ›These, Antithese, Synthese‹ im Kunstmuseum Luzern. Josef Albers sorgt dafür, daß Kandinsky als ›Artist in Residence‹ an das Black Mountain College in North-Carolina eingeladen wird. Kandinsky lehnt jedoch unter dem Hinweis auf seine mangelhaften Englischkenntnisse ab und schlägt jede weitere Einladung nach Amerika aus. In einem Brief an Albers begründet er seine Entscheidung: »Ich bin erst zu kurze Zeit in Paris, um eine lange Abwesenheit riskieren zu können. Es wäre

Die Werke Kandinskys in der Ausstellung ›Origines et développement de l'art international indépendant‹ im Musée des Écoles étrangères du Jeu de Paume, Paris 1937

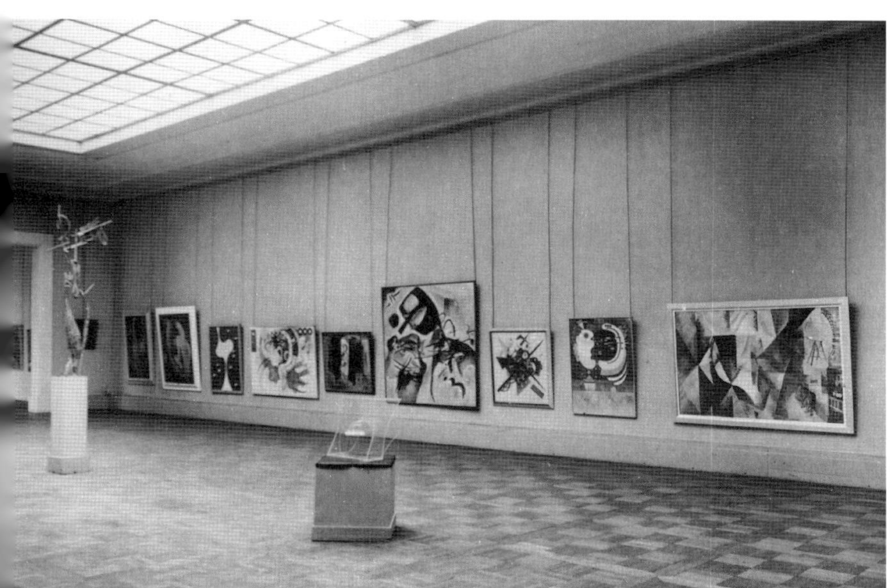

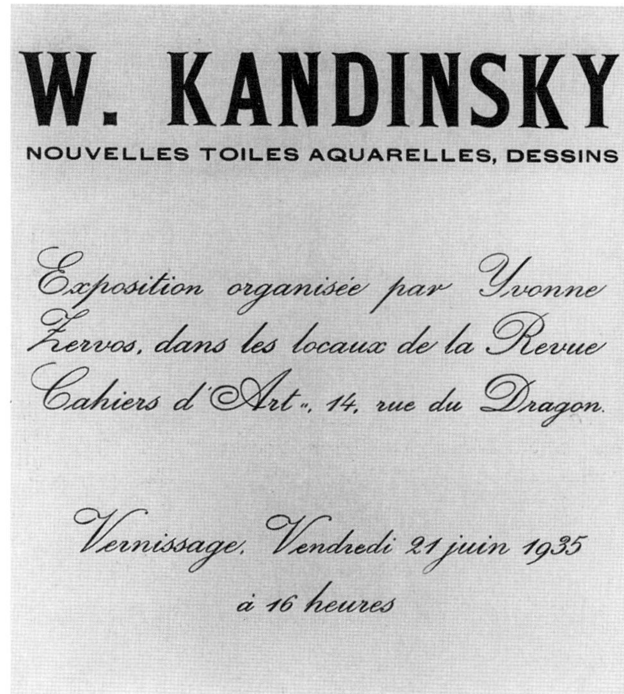

Einladungskarte zur Einzelausstellung Kandinskys in der Galerie der ›Cahiers d'Art‹, organisiert von Yvonne Zervos in Paris, Juni 1935

unvernünftig, die zarten, schwachen Wurzeln kappen zu wollen, die mich hier allmählich Fuß fassen lassen – nicht einmal für eine verhältnismäßig kurze Zeitspanne. Ich muß ausstellen und folglich im kommenden Frühjahr persönlich in Paris zugegen sein« (Brief vom 15. März 1935). Es folgt eine weitere Einzelausstellung in der Galerie der ›Cahiers d'Art‹. In New York stellt Kandinsky bei Neumann aus, der künftig im Osten der Vereinigten Staaten seine Interessen vertritt. Vermutlich unter dem Einfluß der Arbeiten Picassos und Massons geht Kandinsky dazu über, bei einigen Bildern Sand unter die Ölfarbe zu mischen.

1936

Kandinsky beteiligt sich an der Ausstellung ›Abstraction and Concrete‹ in Oxford, an einer Ausstellung der Londoner Tate Gallery sowie vor allem an ›Cubism and Abstract Art‹ im Museum of Modern Art in New York, die anschließend in den Vereinigten Staaten weiterwandert. In den Ferien reist er nach Genua, Pisa und Florenz. Einzelausstellung in der New Yorker Galerie Neumann. In Paris stellt er erstmals in der Galerie Jeanne Bucher aus. Neben Hans Arp, Antoine Pevsner und César Domela zählt Jeanne Bucher zu seinen engsten Pariser Freunden. Den Surrealisten und ihrer Berücksichtigung in den ›Cahiers d'Art‹ steht er nach wie vor kritisch gegenüber: »Zervos hat die Surrealisten bislang stets ab-

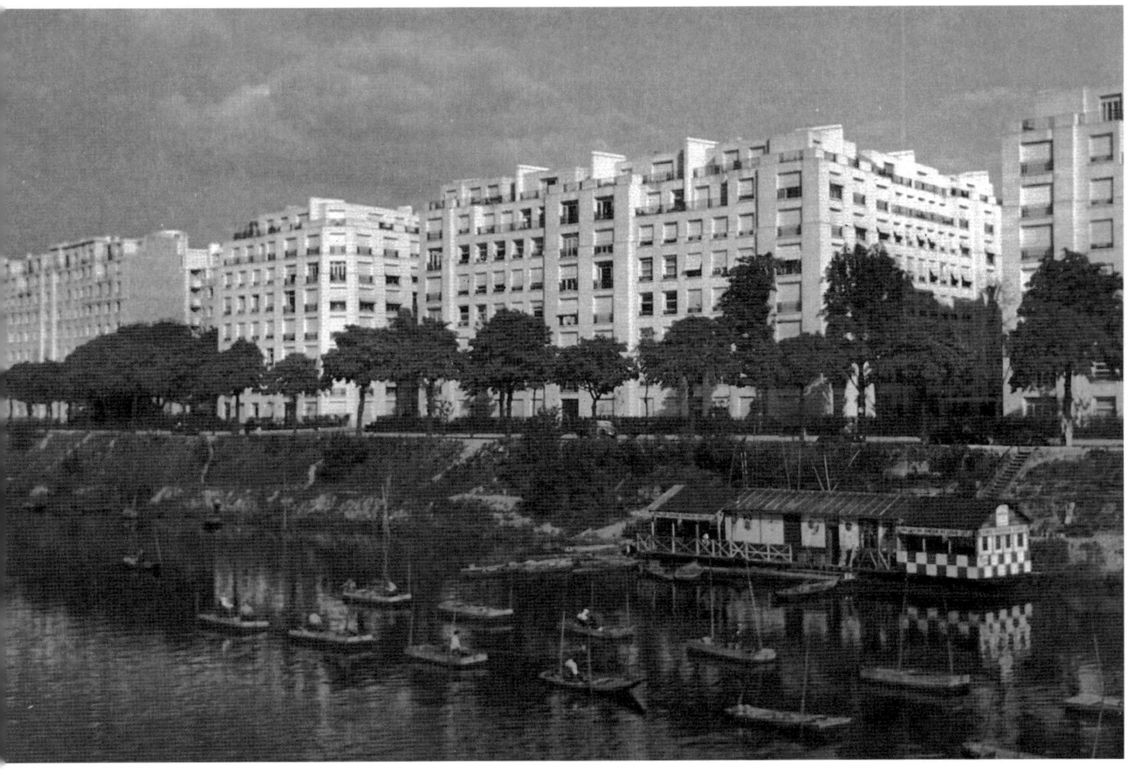

Die Appartementhäuser am Ufer der Seine in Neuilly-sur-Seine, in denen das Ehepaar Kandinsky wohnte, fotografiert von Joseph Breitenbach 1938

gelehnt. Er bemängelte ihr zu niedriges Niveau. Zu meinem großen Erstaunen hat er nun die Werke dreier Surrealisten ausgestellt: Max Ernst, Yves Tanguy und Man Ray. In der Zeitschrift wimmelt es geradezu von diesen Leuten (...). Den Surrealisten bleibt nur zu wünschen, daß sie sich etwas abkühlen – vor allem, was ihre Begeisterung für Sex und Politik betrifft. Vielleicht wären sie dann nicht einmal so schlecht« (Brief an das Ehepaar Albers vom 19. Dezember 1935).

1937

Im Februar findet in der Kunsthalle zu Bern eine Kandinsky-Retrospektive statt. Aus diesem Anlaß besucht Kandinsky Paul Klee. Es ist ihr letztes Wiedersehen. 57 seiner in deutschen Museen aufbewahrten Arbeiten werden von den Nationalsozialisten beschlagnahmt. Einige dieser Bilder werden im Juli im Rahmen der Ausstellung ›Entartete Kunst‹ im Haus der Kunst in München gezeigt (bis 1941 wandert die Ausstellung nach Berlin, Leipzig und Düsseldorf weiter). Kandinsky beteiligt sich an der Ausstellung ›Origines et développement de l'art international indépendant‹ im Musée des Ecoles étrangères du Jeu de Paume in Paris. Die vom 30. Juli bis zum 1. Oktober laufende Ausstellung wird von André Dézarrois organisiert, der als Konservator am Jeu de Paume arbeitet. Mit sieben Arbeiten von Kandinsky, die unmittelbar nebeneinander hängen, vermittelt die Auswahl einen Überblick über seine maltechnische Entwicklung. Kandinsky macht Urlaub in der Bretagne. Im Dezember besichtigt er eine Ausstellung mit Werken von Hans Arp, Sophie Taeuber-Arp und Joan Miró. Trotz Kandinskys ablehnender Haltung nähern sich die Surrealisten ihm an. Der französische Staat erwirbt zum ersten Mal eine Arbeit Kandinskys. Von ausgesprochener Gastfreundlichkeit, lädt Kandinsky häufig in seine kleine Wohnung nach Neuilly ein. Seine Zeitgenossen rühmen sein weltmännisches Auftreten sowie seine »tadellose Höflichkeit gegenüber jedermann« (Roché). In Chicago wird ein neues Bauhaus eröffnet.

1938

In der ersten Nummer der Zeitschrift ›XXème siécle‹ erscheint Kandinskys Aufsatz über ›Konkrete Kunst‹. Im Februar stellt er in Peggy Guggenheims Jeune Gallery in London aus. Das Vorwort zum Katalog stammt von André Breton. Selbstverständlich ist Kandinsky mit zahlreichen Werken in der Ausstellung vertreten, die das Museum of Modern Art in New York dem Bauhaus widmet. Seine Arbeiten sind in Mailand und in der Pariser Galerie von Jeanne Bucher zu sehen. Kandinsky unterzeichnet die Petition zugunsten von Otto Freundlich, der sich aufgrund der nationalsozialistischen Rassengesetzgebung in großer Gefahr befindet.

1939

Das Ehepaar Kandinsky erwirbt die französische Staatsbürgerschaft. *Komposition IX* wird vom Jeu de Paume ange-

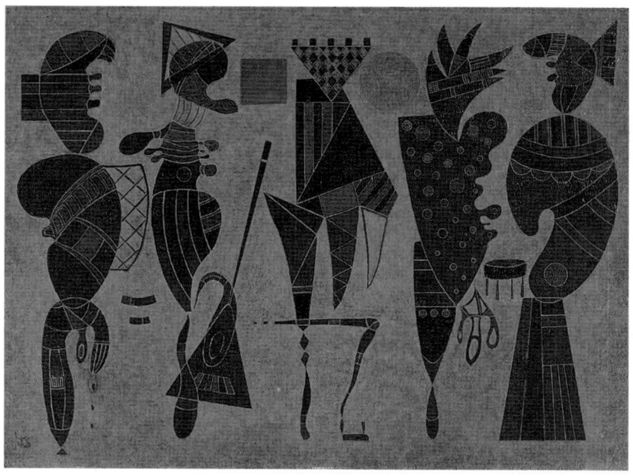

Cercle et Carré, 1943. Tempera und Öl auf Karton, 42 x 58 cm. Vermächtnis Nina Kandinsky, 1981. D/B 722

kauft. Im Juni stellt Kandinsky in der Galerie Jeanne Bucher aus. Vom 30. Juni bis zum 15. Juli beteiligt er sich an der Ausstellung ›Réalités nouvelles‹ in der Pariser Galerie Charpentier. Am 3. September erklärt Frankreich Deutschland den Krieg. Kandinsky malt seine letzte *Komposition* (X). Er stellt in London, im Museum of Modern Art, New York und bei Guggenheim, in Seattle und in San Francisco aus. Gemeinsam mit Léonide Massime plant er eine Ballettinszenierung.

1940
Während des deutschen Einmarsches und der ersten Monate der Besetzung halten sich Nina und Wassily Kandinsky in Cauterets am Fuße der Pyrenäen auf. Ende August kehren sie nach Paris zurück. Der Tod von Paul Klee geht ihnen sehr nahe. In Rom erscheint in den Edizioni di Religio eine italienische Fassung von ›Über das Geistige in der Kunst‹. Kandinsky stellt in Mexico City und in der New Yorker Galerie Neumann aus.

1941
Obwohl Varian Fry und die amerikanischen Behörden ihnen wiederholt anbieten, über Marseille in die Vereinigten Staaten zu emigrieren, beschließt das Ehepaar Kandinsky in Paris zu bleiben. Einzelausstellungen in Los Angeles und in New York bei Karl Nierendorf.

1942
Vom 21. Juli bis zum 4. August präsentiert die Galerie Jeanne Bucher heimlich Bilder von Kandinsky. Er malt seine letzten großformatigen Werke: *Accords réciproques* und *Tension délicate* (?). Die Galerie Nierendorf veranstaltet eine Kandinsky-Retrospektive.

1943
Kandinsky hält sich in Rochefort en Yvelines auf. Er verfaßt ein Vorwort zu einem Album von César Domela (den letzten Text, der noch zu seinen Lebzeiten gedruckt wird). Seine Arbeiten werden auf drei Ausstellungen in New York gezeigt, so ist er mit drei Bildern in der Ausstellung ›Art of this Century‹ vertreten. Kandinsky widmet der auf tragische Weise ums Leben gekommenen Sophie Taeuber-Arp einen Artikel. Besuch der Miró-Ausstellung in der Galerie Jeanne Bucher.

1944
Vom 18. März bis zum 1. April beschickt Kandinsky die Ausstellung ›Konkrete Kunst‹ in der Kunsthalle Basel. Im Januar stellt er heimlich in der Galerie Jeanne Bucher aus, neben Arbeiten von César Domela und Nicolas de Staël. Im März erkrankt er an Grippe und hört endgültig auf zu malen. Laut Henri-Pierre Roché verkündet er dennoch voller Zuversicht: »Ich werde einen lustigen Film drehen, wenn ich wieder gesund bin.« Am 13. Dezember stirbt er zu Hause, im Alter von 78 Jahren, zwei Tage vor der Schließung seiner Einzelausstellung, die seit 7. November in der Pariser Galerie L'Esquisse zu sehen ist.

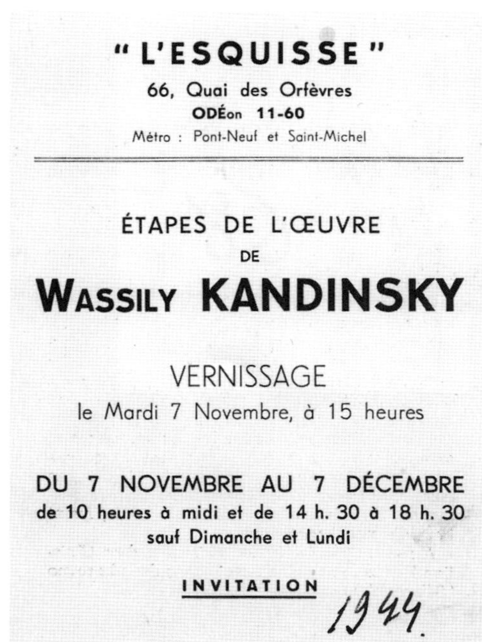

" L'ESQUISSE "
66, Quai des Orfèvres
ODÉon 11-60
Métro : Pont-Neuf et Saint-Michel

ÉTAPES DE L'ŒUVRE
DE
WASSILY KANDINSKY

VERNISSAGE
le Mardi 7 Novembre, à 15 heures

DU 7 NOVEMBRE AU 7 DÉCEMBRE
de 10 heures à midi et de 14 h. 30 à 18 h. 30
sauf Dimanche et Lundi

INVITATION 1944.

Einladungskarte zur letzten Einzelausstellung in der Galerie ›L'Esquisse‹, die noch zu Lebzeiten Kandinskys stattfindet, Paris 1944

Über das Geistige in der Kunst

Erkenntnisse und Erfahrungen

Will Grohmann

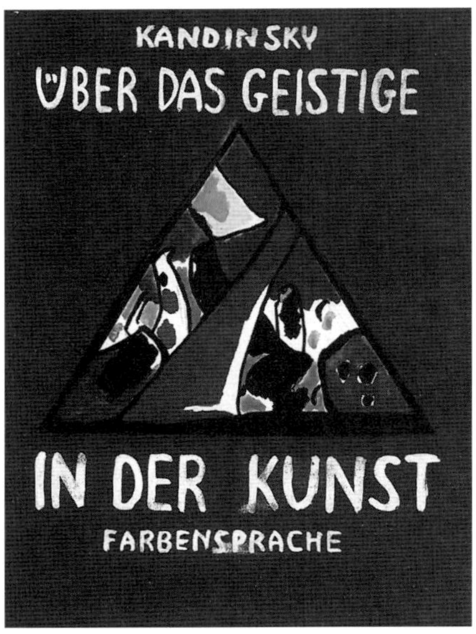

Einbandentwurf für ›Über das Geistige in der Kunst‹, um 1910. Deckfarbe und Tusche auf weißem Papier, auf dunkelgraubraunes Papier geklebt, 17,5 x 13,3 cm. Städtische Galerie im Lenbachhaus, München

1910 schreibt Kandinsky ›Über das Geistige in der Kunst‹ und malt sein erstes abstraktes Bild, ein Aquarell (siehe Kat.-Nr. 33). Er geht mit beiden Leistungen seiner Zeit voraus, aber er steht mit ihnen nicht außerhalb der internationalen Entwicklung. Die Zeit war reif für solche Versuche; auch andernorts war man dabei, in der Kunst ein geistiges Phänomen zu sehen und den Gegenstand aufzulösen oder auszuschalten. Es gibt bemerkenswerte Gleichklänge, von Einflüssen zu reden, wäre abwegig. Denn die absolute Malerei Kandinskys ist ebenso selbständig entstanden wie der Kubismus in Frankreich, der Orphismus Delaunays und der Futurismus in Italien. Und auch die neuen Anfänge in Rußland gehen nur zum Teil auf französische Anregungen zurück. Was Kandinsky vor seiner entscheidenden Wendung an Bildern dieser neuen Konzeptionen gesehen hat, kann nur wenig gewesen sein; der eigentliche Kubismus beginnt erst 1910, Delaunays Orphismus 1912, die Futuristen stellen erstmalig 1912 in Paris aus. Dort aber war Kandinsky seit 1907 nicht mehr gewesen, in Rußland nach längerer Pause erst wieder im Winter 1910.

Kandinsky erlebt wie andere, daß sich überall ein Wandel vollzieht und der subjektive Sehakt zunehmend an die Stelle der Auseinandersetzung mit der Natur tritt. Der Kubismus muß ihn interessieren als eine Aussage, die vom Gegenstand zwar nicht absieht, aber vom Vergleich mit dem Gegenstand. Für den Organismus des kubistischen Bildes waren innerhalb des *Blauen Reiter* Marc und Macke interessierter als Kandinsky, wie sie sich auch für die allmählich bekannt werdenden Ideen der Futuristen aufgeschlossener zeigten. Die Simultaneität der Seelenzustände im Kunstwerk, ihr Nacheinander im Nebeneinander des Bildes, das Sichtbarmachen des Nichtsichtbaren (der Kräfte) – das waren Entdeckungen, die Marc und Macke angingen, und sie nutzten und modifizierten sie. Das Hineinsetzen des Betrachters mitten ins Bild (Manifest der futuristischen Maler von 1910), das wiederum lag in der Richtung der Vorstellungen Kandinskys.

Delaunay kann 1910 nicht auf ihn und seine Freunde gewirkt haben, sie sahen seine Bilder erst Ende 1911. *St. Séverin* und der *Eiffelturm*, die in der ersten Ausstellung des *Blauen Reiter* hingen, waren farblich und rhythmisch ins Expressive und Dynamische abgewandelter Kubismus und trafen die dichterische Sphäre Marcs und Mackes, nicht die Kandinskys. Delaunays Überzeugung dagegen, daß »Farbe allein Form und Gegenstand ist«, entsprach der Auffassung aller und ebenso der Satz: »Solange die Kunst vom Gegenstand nicht loskommt, bleibt sie Beschreibung, Literatur ...«, also keine Stilleben, keine Eiffeltürme mehr, sondern »den Herzschlag des Menschen«. Aber 1912 war Kandinsky schon am Ziel. Marc, Macke und Klee dagegen lernten von Delaunay und suchten ihn 1912 in Paris auf. Klee übersetzte im Herbst 1912 dessen Aufsatz über Farbe und Licht für den ›Sturm‹ und nutzte die dort verzeichneten

»Der Zuschauer heutzutage (...) sucht im Kunstwerk entweder eine reine Naturnachahmung, die praktischen Zwecken dienen kann (Porträt im gewöhnlichen Sinne u. dgl.), oder eine Naturnachahmung, die eine gewisse Interpretation enthält, ›impressionistische‹ Malerei, oder endlich in *Naturformen verkleinerte Seelenzustände* (was man Stimmung nennt).« (S. 23)

Erkenntnisse 1914 in den Aquarellen von Kairuan. Marc fühlte in dem Franzosen einen Verwandten seines Geistes, der »mythisch-innerlichen Konstruktion«, Macke einen Mentor im Reich der Farbengeheimnisse.

Es war nicht so, daß die Deutschen nur Nehmende waren, sie hatten ihrerseits bereits manches vorzuweisen, das Delaunay interessieren konnte, und die Frage der angeborenen Anlagen und persönlichen Zielsetzungen spielt hier eine größere Rolle als die der Chronologie. Im Grunde gingen alle ihren eigenen Weg und ließen sich mehr bestätigen als beeinflussen. Das Gemeinsame ergab sich aus der gemeinsamen Situation. Das gilt auch für Maler wie František Kupka, der 1912 abstrakt, auf sehr eigene Weise, zu malen beginnt und Werke schafft, die in ihrer Bedeutung nicht durch die Chronologie bestimmt sind.

In Rußland wird Kandinsky bei seinen Besuchen in Moskau auch 1910 noch nichts von den sich anbahnenden Entdeckungen gesehen haben. Der Rayonismus Michail Larionows ist schwer zu datieren, das erste rayonistische Bild *Glas* will Larionow 1909 gemalt und 1912 ausgestellt haben, sein Programm erschien 1913. Kandinsky kann dem Bild *Glas* nicht begegnet sein, wenn es nicht ausgestellt war; aber er hätte in dem Bild mit den Strahlen- oder Kraftlinien, die ähnlich wie bei den Futuristen vom Gegenstand ausgesendet werden und sich wie Eisblumen auf einem Fenster im Winter ausbreiten, kaum eine Beziehung gesehen zu dem, was er wollte. Und noch weniger in den Bildern der Natalija Gontscharowa, die wie Larionow später einen ganz anderen Weg einschlug. Der Suprematismus Kasimir Malewitschs beginnt 1913, vielleicht etwas später, die Unterlagen sind nicht eindeutig, Wladimir Tatlin macht im gleichen Jahr sein erstes konstruktivistisches Relief. Auf die Frage, ob die russischen Maler auf Kandinskys spätere Entwicklung in Moskau (1914–1921) Einfluß hatten, ist noch zurückzukommen.

Was die russischen Verhältnisse vor dem Krieg anlangt, so gibt es ein nicht unwichtiges Dokument im Kandinsky-Nachlaß, Paris: das Konferenzprogramm einer Gesellschaft von Künstlern, datiert 10. Dezember 1912 Petersburg, nach dem Kurnibowsky in der ersten Konferenz über Kandinskys Kunsttheorie referierte, so wie sie dieser im ›Geistigen‹ dargestellt hatte, David Burljuk in der zweiten über die Malerei der jüngsten Vergangenheit und Gegenwart sprach. Burljuk holte weit aus und kam am Schluß auch auf Kubismus und Futurismus zu sprechen sowie auf die französischen und russischen Maler, aber er erwähnte mit keinem Wort Larionow und den Rayonismus. Auch in diesem Kreise der Kenner scheint Larionow Ende 1912 noch unbekannt gewesen zu sein. Kandinsky war selbst nicht anwesend, er war am 13. Dezember von Moskau nach Deutschland zurückgereist. Nach Kenneth C. Lindsay hatte er dem Kongreß ein Jahr vorher sein ›Geistiges in der Kunst‹ übersandt, das dieser in seinen Protokollen veröffentlichte; nach Angaben von Nina Kandinsky wurde nur das sechste Kapitel übersetzt und gedruckt. Kandinsky muß also in den Jahren 1911 und 1912 den Kunstinteressierten bekannt und von ihnen geschätzt gewesen sein.

Von litauischer Seite wird in den letzten Jahren auf einen Maler Konstantinas Ciurlionis (1875–1911) hingewiesen, der seit 1905 abstrakt gemalt hätte und ein Vorläufer Kandinskys gewesen sei. Soweit sich nach Abbildungen urteilen läßt, hat Ciurlionis weder mit abstrakter Malerei noch mit Kandinsky etwas zu tun. Er war von Haus aus Musiker und ging dreißigjährig zur Malerei über. Seine Variationen über musikalische Themen und seine kosmischen Visionen sind kunstgewerblich-dekorativ wie die Arbeiten von Obrist und entsprechen den Kunstübun-

gen, die wir nicht selten bei malenden Musikern der jüngsten Vergangenheit vorfinden. Gemalte Musik, in diesem Falle mit einem leichten Einschlag des Schizophrenen. Wenn Kandinsky, was man nicht weiß, die Bilder gesehen oder durch Abbildungen kennengelernt haben sollte (z. B. in der Zeitschrift ›Apollo‹ 1911), würden sie ihn eher bedenklich gemacht als ermutigt haben.

Näher läge die Vermutung, daß Kandinsky die Bemühungen Adolf Hölzels um die reinen künstlerischen Ausdrucksmittel kannte, über die dieser 1904 in der ›Kunst für Alle‹ einen Vortrag veröffentlichte. Er verwies dabei auf A. Beyersdorfs Worte von »der autochthonen Kraft der künstlerischen Mittel, welche das psychologische Gesetz ihres Wirkens in sich tragen«. Hölzel versuchte 1905 auch schon weitgehend zu abstrahieren *(Komposition in Rot)*. Zu einem gegenseitigen Kennenlernen kam es aber nach Aussage Hölzels nicht, und auch von dessen Bildern scheint Kandinsky mit Bewußtsein nichts gesehen zu haben. Ebensowenig hatte er eine Ahnung von der Entwicklung Piet Mondrians, der über den Kubismus 1913 zu abstrakten Aussagen gelangte.

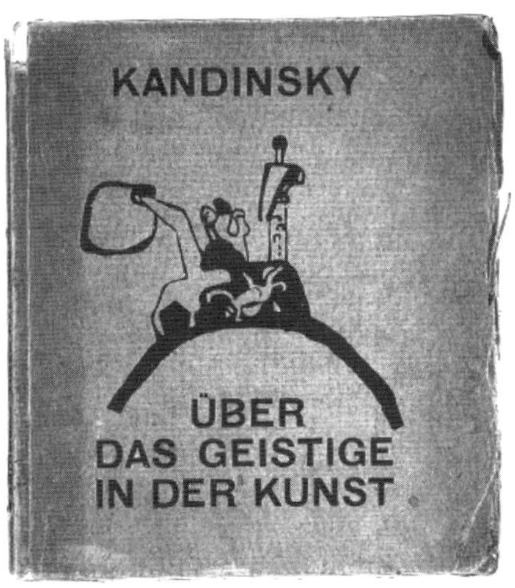

Wassily Kandinsky, Einband mit Holzschnitt für ›Über das Geistige in der Kunst‹, erschienen im Piper-Verlag, München 1911

Die Tatsache, daß ›Das Geistige‹ in einem Jahr drei Auflagen erlebte, von Weihnachten 1911 bis Herbst 1912, läßt allerdings darauf schließen, daß Kandinskys Gedankengänge an Vorstellungen rührten, die in der Kunst und auch auf anderen Gebieten nicht als absurd erschienen. Es war seit der Jahrhundertwende in den Wissenschaften und Künsten eine Wandlung eingetreten, die zwar noch nicht in den Einzelheiten und Auswirkungen begriffen wurde, aber die geistige Atmosphäre veränderte.

Kandinsky nahm auf, was er brauchte und was seinen Ahnungen entgegenkam. Als Russe und griechisch-orthodoxer Christ war er von vornherein geneigt, das Erwachen der antimaterialistischen Geisteshaltung auf sich zu beziehen und den herrschenden Kulturkanon wie andere auch zu kompensieren, zunächst einsam und anonym, von Jahr zu Jahr bewußter und schließlich das Persönliche und Zeitliche überschreitend.

Er hat manches mit Leo Tolstoi gemein, nur daß bei ihm die Erleuchtung am Anfang steht; die Seele des Autors, die für Tolstoi das Kunstwerk legitimiert, rechtfertigt dieses ebenso bei Kandinsky. Auch die oft angedeutete Verwandtschaft der Bilder Kandinskys mit den Ikonen beruht auf der Herkunft des Malers. Die geheime Konstruktion aber aus Grundformen wie Dreieck, Viereck, Kreis (Trinität, Diesseits, Ewigkeit) kann erst für spätere Arbeiten zum Vergleich herangezogen werden wie auch die spezifisch russische, irrationale Ordnung der Farben von Rosa, Hellviolett, Karmin, Gelb, Hellgrün und Blau. Die häufigen Besuche Kandinskys in den Moskauer Kathedralen lassen ein genaueres Studium der alten Kirchenkunst vermuten, und in den vorwiegend religiösen Hinterglasbildern der Jahre 1909 bis 1914 klingen Motive und Formen der Ikonenmalerei an, sowohl der frühen von Nowgorod wie der späteren, mehr erzählenden.

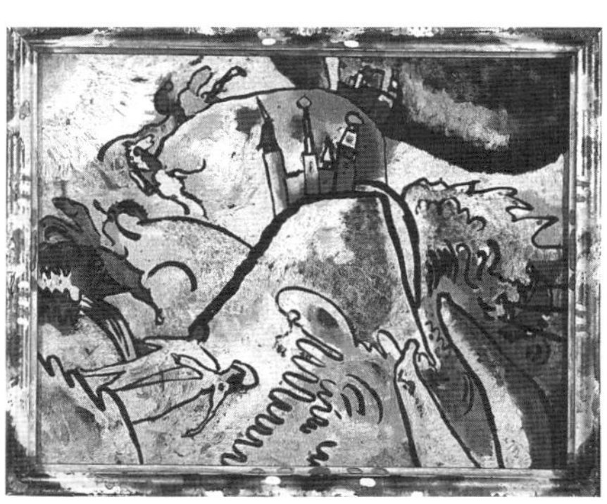

Glasbild mit Sonne, 1910.
Tempera und Öl mit Silber und Goldbronze auf Glas, ca. 31 x 40,6 cm.
Städtische Galerie im Lenbachhaus München

Die dem orthodoxen Ritus innewohnende Mystik und die bei Dichtern wie Nikolai Semjonowitsch Leskow nachklingenden Heiligenlegenden mochten Kandinsky zugänglich machen für östlich fundierte, übersinnliche Strömungen, wie sie sich zur Jahrhundertwende um die anglisierte Russin Helena Petrovna Blavatsky und um Annie Besant bildeten, in Deutschland um Rudolf Steiner und die Anthroposophische Gesellschaft. Wir wissen, wie ernsthaft sich Kandinsky vor 1914 mit parapsychologischen Fragen beschäftigte und wie geneigt er war, sich mit geeigneten Partnern über religiöse und okkulte Probleme zu unterhalten. Kandinsky war sich

mit Steiner einig im Gefühl einer Katastrophensituation, des Versagens der Wissenschaft und der Notwendigkeit eines geistigen Schauens. Die antipositivistische Haltung und die Forderung ›höherer Sinneswerkzeuge‹ haben ihn dabei mehr interessiert als die Exerzitien. Manche Sätze am Schluß der ›Rückblicke‹ klingen steinerisch, so wenn Kandinsky von der »Schwelle der dritten Offenbarung« spricht. Das Interesse an diesen Dingen läßt nach, je klarer er sich über die Mitwirkung des Rationellen in der Kunst wird. Es ist ähnlich wie bei Piet Mondrian, der von 1899 bis 1917 ein Anhänger der Theosophie war und später die Heilslehre in seinem Neo-Plastizismus fand, in dem »durch Verinnerlichung Materie Geist wird«, durch ein spezifisches Gleichgewicht die Individuation aufgehoben und die zukünftige Gesellschaft vorausgenommen wird. Der Unterschied von Körper und Geist schwindet, und der ›inwendige‹ Mensch der Zen-Philosophie ist geahnt.

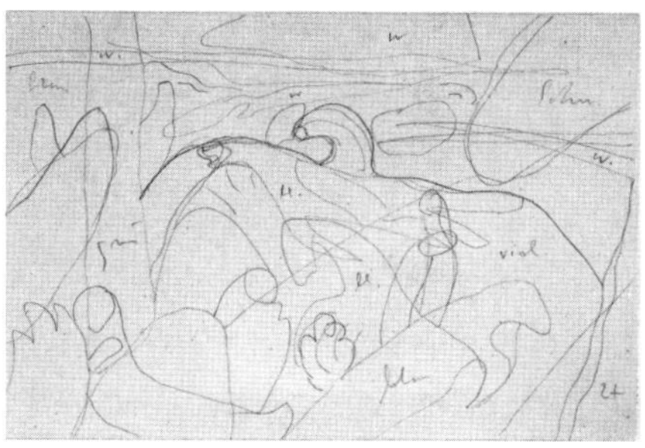

Ohne Titel (Entwurf für *Komposition III, Improvisation XV*), 1910.
Bleistift auf Skizzenblockpapier,
10 x 14,8 cm. D/B 96

Der Gegensatz zum Materialismus brachte Kandinsky in Kontakt mit Dichtern wie Maurice Maeterlinck (›Der Eindringling‹) und mit Philosophen wie Henri Bergson, dessen Intuitionsbegriff die Geister bewegte, Intuition als Erkenntnisorgan, Zeit als durée réelle und Bewußtsein als Gedächtnis. Manche seiner Gedanken entstammen auch der romantischen deutschen Philosophie, Fichtes Wissenschaftslehre (Ich = Nichtich, Welt als Vorstellung) und der Philosophie Schellings. Schelling hat in Rußland nachdrücklich gewirkt, und seine Ideen klingen auch bei den Freunden Kandinskys, besonders bei Marc (›Aphorismen‹) an. Es ist bezeichnend, daß Hugo von Tschudi, der Förderer des *Blauen Reiter*, die Maler der deutschen Romantik durch die Jahrhundertausstellung von 1906 der Vergessenheit entriß und daß um diese Zeit die romantischen Dichter und Philosophen Neuausgaben erlebten.

Kandinsky hat die neue geistige Situation nicht benutzt, sondern mitgeschaffen. Seine von allen Seiten bezeugte komplizierte, zu heftigen Gegensätzen neigende seelische Struktur und sein tiefverwurzeltes Mißtrauen gegen die rationale Denk- und Anschauungsweise drängten ihn in die Richtung des logisch nicht Faßbaren. Wir wissen von periodischen Zuständen der Verzweiflung, des Verfolgtseins und der Flucht. Er fühlte sich mit einem Teil seines Wesens dem Unsichtbaren verhaftet, Diesseits und Jenseits, Welt und Seele scheinen ihm keine Gegensätze gewesen zu sein, und selbst der Spiritismus galt ihm nicht als abwegig. Wir hören, daß er sogar der unmittelbaren Gedankenverwirklichung, wie sie der Neurologe Jean Martin Charcot vertrat, keinen Zweifel entgegensetzte und für möglich hielt, daß einmal eine Zeit komme, in der der Künstler seine Konzeption ohne das Medium von Farbe und Pinsel zu realisieren imstande sei.

Der Zerfall des Atoms bestätigt Kandinsky die Fragwürdigkeit der Wissenschaft. »Ich hätte mich nicht gewundert, wenn ein Stein vor mir in der Luft geschmolzen und unsichtbar geworden wäre.« Für Kandinsky bedeutet das Ereignis merkwürdigerweise den Bankrott der wissenschaftlichen Forschung, zugleich eine Decouvrierung des Materialismus und Naturalismus. Das Erlebnis erschüttert ihn und erleichtert ihm zugleich den Weg zu der vorausgeahnten neuen Konzeption der Kunst. Das Bild der materiellen Wirklichkeit schwindet in den Jahren nach 1900 auch in den exakten Disziplinen, und Kandinsky wird, wenn auch nicht eingestandenermaßen, seine Schlüsse gezogen haben. Nicht in der Form der gedanklichen Auseinandersetzung, sondern der gefühlsmäßigen Analogie, wobei Wirklichkeit und Geist in einer allumfassenden Ganzheit aufgehen. Von einer vierten Dimension, die für den Begriff der Raum-Zeit-Einheit auftaucht, ist bei ihm nicht die Rede. Wäre er an ihn herangetragen worden, dann hätte er ihn wohl in der »Gesamtheit aller möglichen Ereignisse« gesehen, die nach

Albert Einstein eine vierdimensionale Welt bilden, in der Gesamtheit aller möglichen Ereignisse, die nach Paul Valéry in der unbegrenzten Virtualität unseres Bewußtseins integriert ist. Die Sphären des Wissenschaftlichen und des Künstlerischen berühren sich.

Die neue Sicht wird in allen Provinzen des geistigen und künstlerischen Lebens fühlbar, in der Psychologie durch Sigmund Freud und C. G. Jung, in der Philosophie, in der Kunstwissenschaft durch Wilhelm Worringer, sie wirkt in der Dichtung und Musik ebenso umwälzend wie in der bildenden Kunst. Kühn geht der Philosoph und Physiker Carl Friedrich von Weizsäcker über alles Faßbare hinaus, wenn er schreibt: »Der Geist, der in der objektiven Ordnung der Natur dem Geheimnis seines eigenen Ursprungs begegnet; erlebt, wie das reine Sein gleichsam durchscheinend wird, als Träger einer nicht mehr aussprechbaren Bedeutung. Dieses Erlebnis spricht eine andere Seite der Persönlichkeit an als das willkürlich reproduzierbare Sinnenerlebnis, das im physikalischen Sinnenerlebnis verwendet wird.«

»Die Form im engeren Sinne ist jedenfalls nichts weiter, wie die Abgrenzung einer Fläche von der anderen. (...) *Die Form ist also die Äußerung des inneren Inhaltes.* Dies ist die Bezeichnung im Inneren.« (S. 69)

Es konnte nicht ausbleiben, daß Kunstgeschichte und Kunsttheorie ihre grundsätzliche Auffassung vom Kunstgeschehen und vom Kunstwerk revidierten. Gegenstand und Form sind kein Gegenüber mehr, die Form ist nicht mehr an die Substanz gebunden, der Gestaltungsprozeß wird Thema, und eine ›mehrdimensionale Gleichzeitigkeit‹ wird geahnt. Goethe, Konrad Fiedler, Heinrich Wölfflin, bei denen das Kunstwerk der Natur als eine eigene autonome Wirklichkeit gegenübertritt, werden aufmerksam gelesen. Kunst wird Wirklichkeitserzeugung. Notwendigkeit und Innerlichkeit sind wiederkehrende Begriffe, und Wölfflin beschäftigt sich schon mit dem Ausdrucksgehalt der Formen an sich. Soweit Fragen der Morphologie, der Gestaltwerdung im Spiele sind, sollte H. Friedmanns ›Welt der Formen‹ der Schlußstein der Lehre werden, so wie Goethes ›Morphologie‹ der Grundstein gewesen war.

Die Maler des *Blauen Reiter* beriefen sich auf Wilhelm Worringers 1907 erschienenes Buch ›Abstraktion und Einfühlung‹, weil es ihren Vorstellungen von Kunst am weitesten entgegenkam. Einerseits war es die von Konrad Fiedler vorausformulierte Definition des Kunstwerks als eines selbständigen Organismus, die sie faszinierte, und die These, daß die Kunst ein psychisches Bedürfnis zu befriedigen hat, nicht den Nachahmungstrieb, der objektivierter Selbstgenuß sei. Andererseits erregte sie die Behauptung, daß das Primäre der Abstraktionsdrang sei, der Wunsch, den Gegenstand aus seinen Verbindungen zu lösen, absolut, unverrückbar, notwendig zu machen. Die Auseinandersetzung zwischen Ich und Welt vollziehe sich im Ich und sei eine solche zwischen Instinkt und Verstand. Auch die große innere Beunruhigung des Menschen durch die Erscheinungen der Außenwelt als psychologische Voraussetzung des Abstraktionsdranges mußte einleuchten; und der Hinweis, daß der gegenwärtige Mensch, vom Hochmut des Wissens herabgeschleudert, ebenso hilflos und verloren dem Weltbild gegenüberstehe wie der Primitive, mußte die Maler angesichts der eigenen Situation sogar erschüttern. Alle, nicht nur Kandinsky. »Die Malerei muß mich von meiner Angst befreien«, schreibt Marc etwa gleichzeitig in einem Brief.

Das ›Geistige‹ Kandinskys steht also nicht im luftleeren Raum, und die Kritiken, die der Verlag im *Blauen Reiter* zur Empfehlung abdruckt, sprechen von der »ernsten Innerlichkeit seines künstlerischen Wollens« (die Ausdrucksweise kommt von Alois Riegl und Wilhelm Worringer), von der »Erhebung der Kunst aus dem Bereich der Natur und ihrer Nachahmung«. »Wie es dämonische Menschen gibt, so gibt es auch Bücher, die dämonisch sind, die, einmal gelesen, ganz unser Inneres erfüllen und an alten Vorurteilen immer von neuem zu rütteln beginnen.

Einige Kapitel lesen sich in der Originalität ihrer Gedanken und der Wucht der Ideen wie Gesetzestafeln einer neuen Kunst.«
Der Leser des ›Geistigen‹ war durch einige Katalog-Vorworte auf die Gedanken und die Diktion Kandinskys vorbereitet. Schon im Dezember 1909 war anläßlich der ersten Ausstellung der Neuen Künstlervereinigung von der Notwendigkeit der Formen und von Synthese die Rede, das Vorwort der zweiten Ausstellung (September 1910) aber klang schon wie ein Fanfarenstoß. Wahrscheinlich hatte Kandinsky gerade das Manuskript des ›Geistigen‹ beendet und resümierte nun in aphoristischer Weise, beinahe im prophetischen Stil Nietzsches. Klar trennt er Form und Inhalt, Mittel und Zweck, und unterstreicht nachdrücklich den Antagonismus von Berechnung und Leidenschaft, von Konstruktion und Intuition und ihren Zusammenklang im Werk. Als Ziel »das Sprechen vom Geheimen durch Geheimes … Der Mensch spricht zum Menschen vom Übermenschlichen – die Sprache der Kunst«.[1]

»Es ist verständlich, daß er [der Künstler] sich ihr [der Musik] zuwendet und versucht, dieselben Mittel in seiner Kunst zu finden. Daher kommt das heutige Suchen in der Malerei nach Rhythmus, nach mathematischer, abstrakter Konstruktion, das heutige Schätzen der Wiederholung des farbigen Tones, der Art, in welcher die Farbe in Bewegung gebracht wird usw. (…) Die Musik, die von der Natur äußerlich ganz emanzipiert ist, braucht nicht irgendwo äußere Formen für ihre Sprache zu leihen. Die Malerei ist heute noch beinahe vollständig an die naturellen Formen, aus der Natur geliehene Formen angewiesen.« (S. 55f.)

Dieselben Gedanken klingen im Vorwort der ersten Ausstellung des *Blauen Reiter* wieder an, »der innere Wunsch« des Künstlers, der sich auswirkt, das »Verschieben des Schwerpunktes (…) die intensive Wendung zum Inneren der Natur (…) der Zusammenhang mit vergangenen Epochen«. Als im Februar 1912 die zweite Ausstellung eröffnet wird, ist die zweite Auflage schon in Vorbereitung. Das Katalog-Vorwort präzisiert beinahe schärfer als das Buch, und einige Seiten klingen wie Schelling. Im Vorwort des ›Sturm‹-Kataloges (Oktober 1912) reagiert Kandinsky bereits auf das Echo seines Buches (›Theosophische Programmschrift‹, ›Kunst für Alle‹ XXVII) und protestiert gegen Mißverständnisse, erstens dagegen, daß er Musik male, und zweitens, daß er Seelenzustände darstelle. Keine Kunst sei auf eine andere anwendbar, und was das Seelische anlange, so sei nur dies richtig, daß kein Wort ohne vorausgehenden Seelenzustand entstehen könne. Aber wenn das Werk lebendig sei, dürfe es aus jedem Grunde entstehen. Sein Ziel sei: durch malerische Mittel Bilder zu schaffen, die als »rein malerische Wesen« ihr selbständiges Leben führten. Er wünsche nur, durch das Beschränken des Äußeren das Innere stärker herausklingen zu lassen. Daß Knappheit sein liebster Modus ist, wird hier zum ersten Male ausgesprochen, es wird ein Leitwort und kehrt oft wieder. Zieht man noch die polemische Antwort auf Vinnens Pamphlet heran, hat man beinahe in nuce das ›Geistige‹, denn in der Erwiderung ist schon die Rede von dem Verzicht auf das Naturvorbild und davon, daß die Malerei nächst der Musik die Kunst sein werde, die ohne Konstruktion nicht denkbar ist.[2]
Das ›Geistige in der Kunst‹ spricht im ersten Teil, ›Allgemeines‹, von den geistigen Grundlagen, im zweiten, ›Malerei‹, von den formalen Voraussetzungen des Schaffens. Der erste Teil des Buches ist von dem absoluten Glauben an den Anbruch einer neuen Ära diktiert, in welcher der Geist Berge versetzt, in der die Kunst durch das Primat der inneren Werte, durch die unmittelbare Wirkung auf das Gute im Menschen, die Reste des Materialismus überwinden hilft und in Zusammenarbeit mit den anderen Künsten zu einem Gesamtkunstwerk vorstößt. Worte wie Geist, Seele, Leben, Welt, Klang wiederholen sich. Kandinsky verkündet ein neues Evangelium und scheut sich nicht, auf das Alte und Neue Testament Bezug zu nehmen. »Der unsichtbare Moses kommt vom Berg, sieht den Tanz um das Goldene Kalb. Aber doch bringt er eine neue Weisheit mit sich zu den Menschen.« Er spricht apokalyptisch von einem »geistigen Dreieck«, wo unten die Atheisten sitzen, »der Himmel ist entleert, Gott ist gestorben«, oben die Positivisten und Naturalisten, Gelehrte und Kunstgelehrte; die Angst beherrscht sie, denn das Unerklärliche liegt im Bereich der Möglichkeiten, daher ist oben die Verwirrung am größten.«
Der alte vergessene Friedhof bebt, alte vergessene Gräber öffnen sich (…) die so kunstvoll ge-

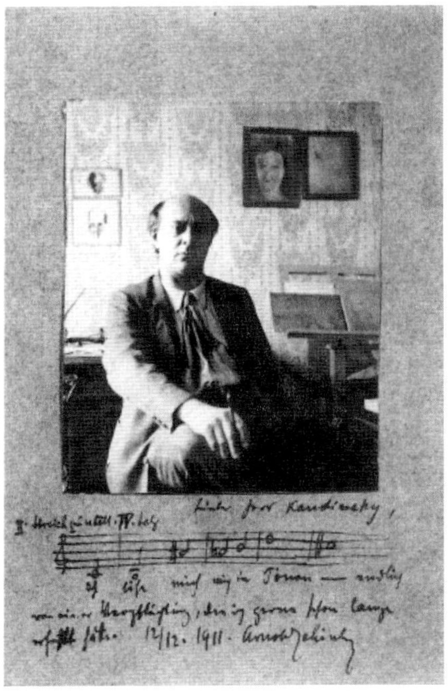

Arnold Schönberg, Fotografie mit Widmung vom 2. Dezember 1911 an Wassily Kandinsky.
Fonds Kandinsky, Musée national d'art moderne / Centre de création industrielle, Centre Georges Pompidou, Paris

zimmerte Sonne verfinstert sich. Noch höher dagegen ist keine Angst mehr, hier gibt es keine Festung, die man nicht nehmen kann.« Bei allem Zweifel im einzelnen ist Kandinskys Vertrauen im ganzen doch größer.

Es ist bezeichnend, auf welche Namen sich Kandinsky in diesem Kapitel beruft, auf Alfred Kubin und Maeterlinck als ›Hellseher‹ und ›Propheten‹ (»seine Menschen sind direkt Seelen (...) sein Wort ist innerer Klang«); auf Robert Schumann (»Licht in die Tiefe des Herzens senden – Künstlers Beruf«); auf Richard Wagner, dessen Leitmotiv eine Art geistiger Atmosphäre bilde; auf Debussy, der Impressionen in geistige Bilder verwandle; auf Mussorgsky und Skrjabin, auf Arnold Schönberg, der auf dem Wege zum innerlich Notwendigen schon Goldgruben der neuen Schönheit entdeckt habe, »hier beginnt die Zukunftsmusik«. Von den Malern nennt er die Neoimpressionisten, nennt Rossetti und Böcklin, auch Segantini als »Sucher des Inneren im Äußeren«; dann aber Cézanne, den Sucher des neuen Formgesetzes und der rein malerischen Mittel; Matisse, der das »Göttliche« in seinen Bildern wiederzugeben versuche (Kandinsky hatte die ›Notizen eines Malers‹ 1909 in ›Kunst und Künstler‹ gelesen); schließlich Picasso, der nie dem äußeren Schönen unterliege und das Konstruktive durch Zahlenverhältnisse erreiche. Er erwähnt aber auch Rudolf Steiner und Helena Petrovna Blavatsky, die »auf dem Wege der inneren Erkenntnis sich den Problemen des Geistes näherten«. Seine Freunde Marc und Klee nennt er nicht, was darauf schließen läßt, daß das Manuskript abgeschlossen war, bevor er sie kennenlernte. Jawlensky allerdings kannte er schon länger und erwähnt ihn so wenig wie Gabriele Münter, wohl aus angeborener Scheu vor dem Privaten.

Kandinsky beobachtet, daß die Künste sich im Augenblick der geistigen Erneuerung einander nähern, und zwar durch ihre Wendung zum Abstrakten, zu den Elementen und zur inneren Natur. Er meint wie Klee, daß die Musik am weitesten und durch ihre seit Jahrhunderten ausgebildete Theorie für die anderen Künste vorbildlich sei. Trotzdem keine Überschreitung der Grenzen, die Malerei lernt, »ihre eigenen Mittel prinzipiell gleich [zu] behandeln«. Jede Kunst hat ihre Kräfte, die durch die einer anderen nicht zu ersetzen sind. Die häufige Verwendung musikalischer Analogien gibt es auch bei Klee, und sie erklärt sich lediglich aus dem Fehlen eines Generalbasses in der Malerei.

Eine andere Analogie findet Kandinsky zwischen Gegenwart und zeitlich weit zurückliegenden Kunstepochen. Jedes Kunstwerk ist zwar ein Kind seiner Zeit, aber da es auf die inneren Bestrebungen ankommt, ergeben sich Gleichklänge, z. B. zwischen den Modernen und den Primitiven. Auf die Zusammenhänge zwischen Unrast, Verzweiflung, Angst auf der einen Seite und Abstraktion auf der anderen hatte Worringer hingewiesen, und Klee notierte in seinem Tagebuch: »Je schreckensvoller diese Welt (wie gerade heute), desto abstrakter die Kunst, während eine glückliche Welt eine diesseitige Kunst hervorbringt.« Allerdings, die Kunst ist nicht nur Echo, sie hat auch Aspekte in die Zukunft hinein und eine prophetische Kraft, zudem ist ihre Bewegung aufwärts die der Erkenntnis, also kann die Analogie zu Vergangenem nicht von Dauer sein.

Der zweite Teil des ›Geistigen‹ ist eine Art Harmonielehre und beginnt mit dem Lieblingsthema Kandinskys in der damaligen Epoche, der Wirkung der Farbe. Über das Wesen der Form hat er sich ausführlich erst in dem 1926 erschienenen Bauhaus-Buch ›Punkt und Linie zu Fläche‹ geäußert.

Die physiologische Wirkung der Farbe ist sensuell und von kurzer Dauer, hellere, warme Farben wie Zinnoberrot ziehen an, grelles Zitronengelb tut weh. Der psychologische Klang tritt

»Die modernsten Musiker, wie *Debussy*, bringen *geistige* Impressionen, die sie oft aus der Natur entnehmen und in rein musikalischer Form in geistige Bilder verwandeln. Gerade Debussy wird deswegen oft mit den Impressionisten-Malern verglichen, indem man behauptet, daß er diesen Malern gleich in großen persönlichen Zügen die Naturerscheinungen zum Zweck seiner Stücke macht. Die Wahrheit, die in dieser Behauptung liegt, ist nur ein Beispiel dafür, daß verschiedene Künste zu unserer Zeit beieinander lernen und in Zielen oft einander gleichen.« (S. 47)

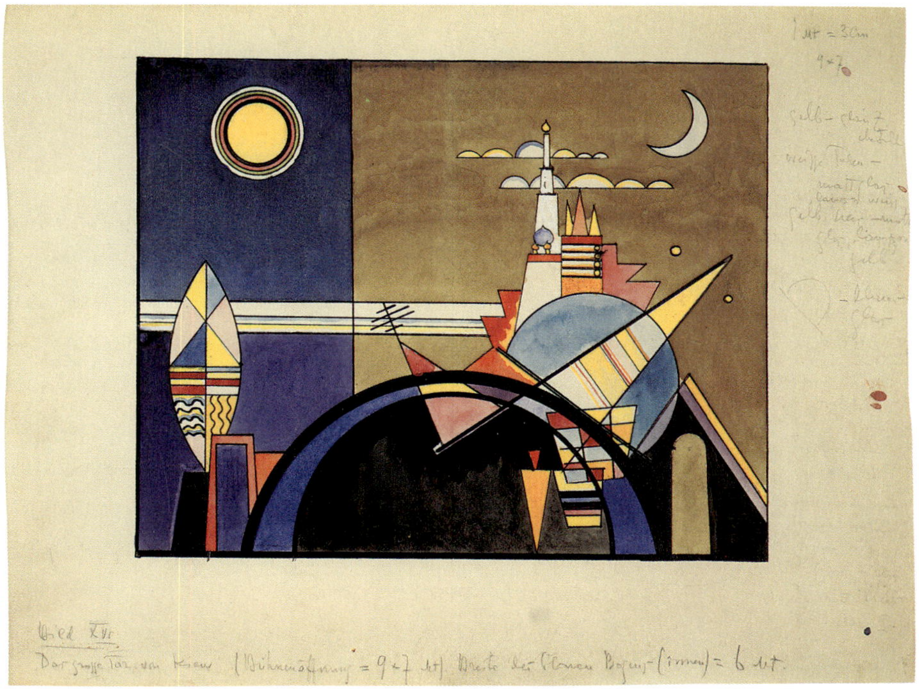

Kandinskys Bühnenbildentwurf XVI
›Das große Tor von Kiew‹ für die
Inszenierung von Modest Mussorgskys
Komposition ›Bilder einer Ausstellung‹,
Dessau 1928.
Tusche und Aquarell auf Papier,
21,3 x 27,1 cm.
Vermächtnis Nina Kandinsky, 1981.
D/B 425

ein, wenn die elementare Wirkung eine seelische Vibration verursacht, direkt oder assoziativ (Rot – Flamme – Blut). Die Bezirke des Optischen, des Hörens, Tastens oder Schmeckens durchdringen sich (Violett – Fagott, Krapplack – weicher Samt, Gelb – sauer). Kandinsky verweist auf die synästhetischen Untersuchungen seiner Zeit und auf Skrjabins parallele Tabelle der musikalischen und farbigen Töne. Das Problem interessierte seit langem, seit den französischen Symbolisten, seit Rimbaud, der Vokale mit Farben gleichsetzte, a mit Schwarz, i mit Rot usw.
Die direkte Wirkung der Farbe ist für Kandinsky aber größer als die assoziative. »Die Farbe ist eine Taste. Das Auge ist der Hammer. Die Seele ist das Klavier mit vielen Saiten.« Die Harmonie beruht auf dem Prinzip der zweckmäßigen Berührung der menschlichen Seele, das heißt auf dem »Prinzip der inneren Notwendigkeit«. Hier taucht dieser für Kandinsky so entscheidende Ausdruck zum ersten Mal auf. »Der Künstler tut nichts, was andere für schön halten, sondern nur, was ihm notwendig ist«, formuliert gleichzeitig Schönberg in seiner ›Harmonielehre‹.
Das längste Kapitel des zweiten Teils handelt von der ›Formen- und Farbensprache‹, und hier kann Kandinsky aus den reichen Erfahrungen seiner Übergangsjahre an einer Fülle von Beispielen zeigen, was er als Maler meint. Zwei Mittel stehen ihm zur Erreichung der malerischen Komposition zur Verfügung: Farbe und Form. Von ihnen kann die Form für sich leben, die Farbe nicht, sie bedarf der Begrenzung. Form und Farbe existieren zwar auch absolut, in der Malerei aber bedingen sie sich untereinander und gegenseitig. Ein Dreieck mit Grün ausgefüllt ist ein anderes als das mit Gelb, die Farbe modifiziert die Form, die Form die Farbe. Tiefe Farben werden wirkungsstärker durch runde Formen (Blau im Kreis), aber auch die disharmonischen Zusammenstellungen ergeben Ausdrucksmöglichkeiten und neue Harmonien.
Form ist äußerlich Abgrenzung, innerlich auch Inhalt, und die Formenharmonie beruht wie die der Farben auf dem Prinzip der inneren Notwendigkeit, unabhängig davon, ob die Form gegenstandsumschreibend ist oder abstrakt oder dazwischenliegend. »Mit ausschließlich rein abstrakten Formen kann der Künstler heute nicht auskommen. Diese Formen sind ihm zu

unpräzis [er meint ohne Abstufungen], und auf ausschließlich Unpräzises sich beschränken, heißt sich vieler Möglichkeiten berauben, das rein Menschliche ausschließen und dadurch seine Ausdrucksmittel arm machen.« Man sieht, Kandinsky hat bei Abfassung des Manuskriptes den letzten Schritt noch nicht getan.

In späteren Zusätzen ist er weniger zurückhaltend, aber die rasche Aufeinanderfolge der Auflagen hindert ihn, sie 1912 zu verwenden, sie wurden erst nach seinem Tode in der englischen und französischen Ausgabe berücksichtigt. In diesen Zusätzen heißt es: »Heute können nur wenige Künstler mit rein abstrakten Mitteln auskommen. Diese Formen sind dem Künstler oft zu unpräzis. Es scheint ihm: sich auf ausschließlich Unpräzises zu beschränken, heißt (...) seine Ausdrucksmittel arm machen. Gleichzeitig aber wird schon heute die abstrakte Form als eine rein präzise erlebt und als ausschließliches Material in malerischen Werken verwendet. Das äußere ›arm machen‹ verwandelt sich zu innerer Bereicherung.« Und für spätere Stellen des ›Geistigen‹ merkt er sich entsprechende Abänderungen vor, z. B. daß uns nur noch wenige Stunden von der reinen Komposition trennen, daß der richtige Weg (ein wenig einschränkend) zwischen zwei Gebieten liegt, dem vollständig Abstrakten, ganz Emanzipierten, der Anwendung der Farbe in geometrischer Form (Gefahr der äußeren Ornamentik) und dem Gebrauchen der Farbe in körperlicher Form (Gefahr der flachen Phantastik). Einmal ersetzt er abstrakt durch »rein abstrakt«. Aber er zögert und stellt die Korrekturen zurück, um sie für eine geplante Harmonielehre später zu verwenden (Nachlaß, Paris).

»Die rein malerische Komposition hat in bezug auf die Form zwei Aufgaben vor sich:
1. Die Komposition des ganzen Bildes.
2. Die Schaffung der einzelnen Formen, die in verschiedenen Kombinationen zueinander stehen, sich der Komposition des Ganzen unterordnen. So werden mehrere Gegenstände (reale und eventuell abstrakte) im Bild *einer* großen Form untergeordnet und so verändert, daß sie in diese Form passen, diese Form bilden.« (S. 72)

Die rein malerische Komposition hat für Kandinsky zwei Aufgaben: die Gesamtkomposition und die Veränderung und Unterordnung der Einzelformen. Ziel ist das Ganze. Die Gegenstände werden nicht völlig abgelehnt, vorausgesetzt daß ihre Wahl dem Prinzip der inneren Notwendigkeit entspricht. Man soll sich keiner möglichen Vibration berauben und damit das Arsenal seiner Mittel vermindern. »So steht es jedenfalls heute«. Einer der vielen Vorbehalte. Die Komposition ist abhängig von der Veränderlichkeit der Formen im einzelnen und im ganzen. »Jede Form ist so empfindlich wie ein Rauchwölkchen«, ihr innerer Klang hängt von Imponderabilien ab, ebenso von ihrer Verschleierung und Bloßlegung, ihrer rhythmischen oder arhythmischen Anordnung, ihrer Kontrapunktik. Auch hier gilt das Prinzip der inneren Notwendigkeit, und dieses beruht auf drei Faktoren: dem Persönlichen, dem Zeitlichen und dem Ewig-Künstlerischen, dem Objektiven. Letzteres ist die ›Feder‹ der Weiterentwicklung der Kunst, das mystische Etwas, das über Jahrtausende hinweg die Werte der wahren Kunst als verwandt erscheinen läßt.
Um zum Ziel zu kommen, seien Übungen nötig, auch auf dem Gebiet der Farbe. Und Kandinsky entwickelt ein Schema der isolierten einfachen Farben mit ihren Modalitäten Warm – Kalt, Hell – Dunkel. Wärme ist Neigung zu Gelb, Kälte ist Neigung zu Blau, »das Warme bewegt sich auf den Zuschauer hin, das Kalte von ihm weg«. Hell und Dunkel, die Mischung mit Weiß oder Schwarz, steigert die Wirkung des exzentrischen Gelb und des konzentrischen Blau beträchtlich, nähert sie dem Weiß und dem Schwarz. Intensives Gelb ist aggressiv und klingt wie eine Trompete, Gelb ist die typisch irdische Farbe, intensives Blau dagegen die typisch himmlische. Blau bewirkt Ruhe, klingt je nach dem Grade der Helligkeit oder Dunkelheit wie Flöte, Cello, Baßgeige oder Orgel. Im Grün, der Mischung von Gelb und Blau, heben sich die Bewegungen auf, es ist passiv, selbstzufrieden, ist im Farbenreich das, was im Menschenreich die Bourgeoisie ist.

Weiß und Schwarz sind Farben. Weiß ist Symbol einer Welt hoch über uns, ein Schweigen, welches aber nicht tot ist, sondern voller Möglichkeiten, »ein Nichts, welches vor dem Anfang, vor der Geburt steht. So klang vielleicht die Erde zu den weißen Zeiten der Eisperioden.« Seltsamer Gleichklang mit Mallarmé, in dessen ›Reflexionen‹ es heißt: »Das Idealgedicht wäre das schweigende Gedicht aus lauter Weiß.« Schwarz dagegen ist Schweigen ohne Zukunft und Hoffnung, musikalisch ausgedrückt: Pause.
Rot ist zielbewußte Kraft. Seiner Stufungen sind viele und seiner psychischen und symbolischen Wirkungen ebenso viele. Zinnober z. B. ist Leidenschaft, aktiv, in sich glühend, klingt wie Tuba, Krapplack wie die hohen Töne der Geige (der Klang der Pferdeglöckchen werde in Rußland himbeerfarben genannt); Orange tönt wie eine Angelusglocke, Violett wie Englisch-Horn (die Chinesen benutzen Violett für ihre Trauerkleider). Rot und Grün, Orange und Violett sind auch bei Kandinsky Komplementärfarben. Sechs Farben also, und rechts der Farbendreiheit stehen Schwarz und Weiß, die beiden »Möglichkeiten des Schweigens, das des Todes und das der Geburt«. Das Wesentliche der Farbe kann nach Kandinsky weder durch Worte noch durch musikalische Analogien umschrieben werden, wohl aber könnten die gleichen Wirkungen von den anderen Künsten und ihren Mitteln hervorgebracht werden, wodurch die geistige Atmosphäre eine Intensivierung erfahre.
Mit Farben und Formen wird harmonisiert, ein Ganzes geschaffen, das Bild heißt. Soweit es abstrakt ist, schließt es die Modellierung und die dritte Dimension aus, aber nicht den Raum. Dieser kann sowohl von der Farbe (zurück- und vortretende) wie von der Form (Überschneidungen) gebildet werden, so daß das Bild »zu einem in der Luft schwebenden Wesen« wird.
Natürlich hat Kandinsky Goethes Farbenlehre gekannt. Wenn er eine andere Systematik vornimmt, so wohl deshalb, weil er im Gegensatz zu Goethe nicht von der Natur, dem Spektrum und den organischen Farbübergängen ausgeht, sondern von starken und psychologisch

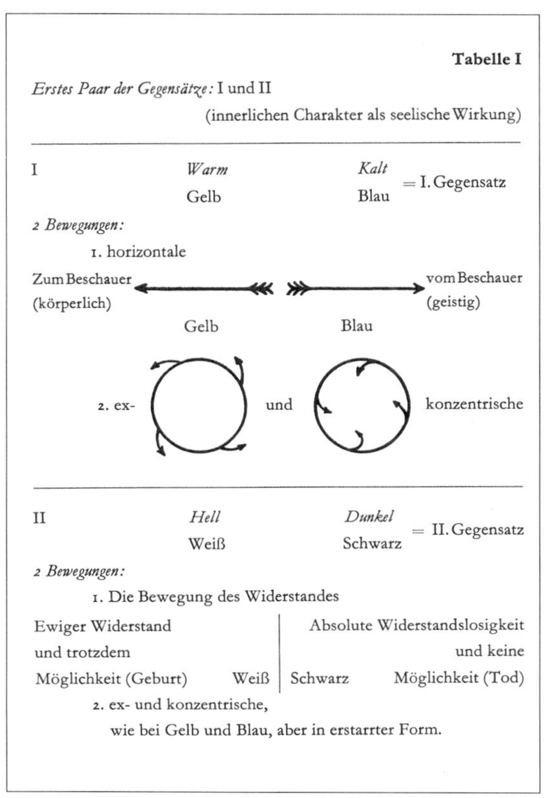

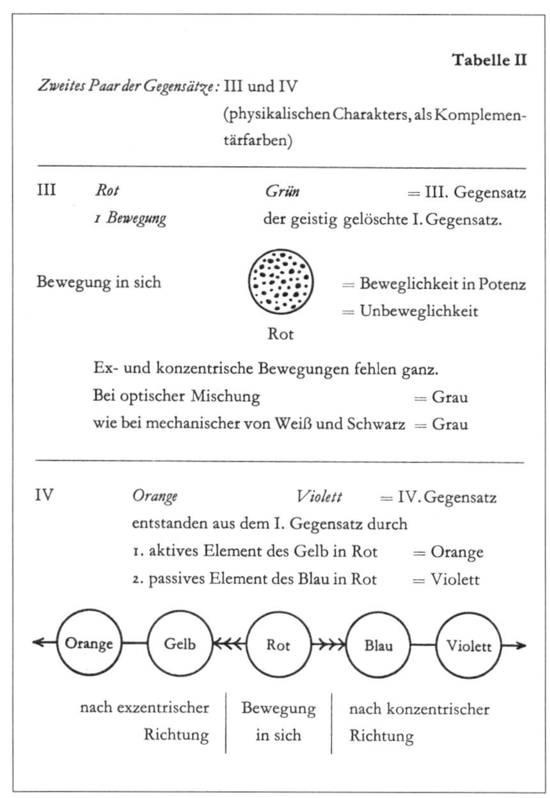

Tabellarische Farbschemata, von Kandinsky in seiner Schrift ›Über das Geistige in der Kunst‹ erarbeitet, S. 89 und S. 97

bedingten Gegensätzen. Blau und Gelb sind seine Hauptgegensätze wie Grün und Rot bei Goethe, sie verhalten sich wie Geist zu Natur, wie Ferne zu Nähe.
Der Gefühlscharakter der Farbe ist bei Kandinsky wesentlich stärker betont als bei Goethe und zum Gefühlscharakter der musikalischen Klänge in Parallele gesetzt. Es handelt sich um Klanganalogien auf Grund von Gefühlsassoziationen, nicht um die Gleichsetzung musikalischer und malerischer Zahlen-Verhältnisse. »Ich persönlich kann keine Musik malen wollen, da ich eine solche Malerei für grundunmöglich und grundunerreichbar halte, auch keine Seelenzustände« (›Sturm‹-Katalog 1912).

»Die *Wärme oder die Kälte* der Farbe ist eine Neigung ganz im allgemeinen *zu Gelb oder zu Blau*. Dies ist eine Unterscheidung, die sozusagen auf derselben Fläche geschieht, wobei die Farbe ihren Grundklang behält, aber dieser Grundklang wird mehr materiell oder mehr unmateriell. Es ist eine horizontale Bewegung, wobei das Warme sich auf dieser horizontalen Fläche zum Zuschauer bewegt, zu ihm strebt, das Kalte – sich vom Zuschauer entfernt.« (S. 87)

Die letzten beiden Abschnitte ›Theorie‹ sowie ›Kunstwerk und Künstler‹ ziehen die Schlußfolgerungen aus den mehr praktischen Erfahrungen und berühren wie der erste Teil des Buches allgemeine geistige und künstlerische Fragen. Der Begriff der Bewegung aber verleitet Kandinsky zu einem Exkurs über den Tanz und über die Bühnenkomposition als mögliche Form der Monumentalkunst (Zusammenklang von Malerei, Musik und Bewegung).
Immer wieder umkreist Kandinsky die Rolle der Natur, bis er endlich eine deutliche Abgrenzung findet und von den Möglichkeiten der reinen Abstraktion und der reinen Realistik spricht. Er unterscheidet »reine Realistik« (das heißt größere Abstraktion als die der geometrischen Form) und »reine Realistik« (das heißt höhere Phantastik – Phantastik in härtester Materie). Da die Kunst über der Natur steht (Berufung auf Goethe und Delacroix), sinkt die Waagschale zugunsten der reinen Abstraktion. Die naturellen Formen begrenzen, die abstrakten aber sind offen für das Einfließen des Objektiven, und etwas eilig kommt Kandinsky von den objektiven Formen zur Konstruktion als der Vorstufe der Komposition, zur Konstruktion, deren reichste Form nicht die geometrische, sondern die »versteckte« ist.
Das nach den Gesetzen der inneren Notwendigkeit entstandene Kunstwerk ist ein Wesen, ein »geistig atmendes Subjekt«. Es lebt und wirkt und verändert die Atmosphäre. Die Kunst ist kein zweckloses Schaffen, sondern eine Macht, die »der Entwicklung und Verfeinerung der menschlichen Seele dient ... die für die Seele das tägliche Brot ist«. Allerdings muß der Künstler etwas zu sagen haben; was er sagt und wie er es sagt, offenbart ihm die innere Stimme. Sie sorgt dafür, daß das Werk auch »schön« ist, denn »das ist schön, was einer inneren seelischen Notwendigkeit entspringt«. –

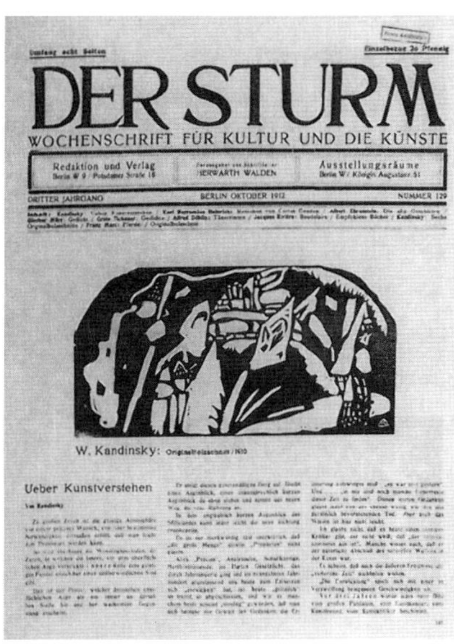

Titelseite der Zeitschrift ›Der Sturm‹ Nr. 129, Berlin, Oktober 1912, mit einem Holzschnitt Kandinskys und dem Abdruck des Aufsatzes ›Über Kunstverstehen‹

In dem Aufsatz des *Almanachs Der Blauen Reiter* ›Über die Formfrage‹ (1912), in den ›Rückblikken‹ (1913) und dem ›Sturm‹-Beitrag ›Über Kunstverstehen‹ (1912) hat Kandinsky einige ihm wichtig erscheinende Probleme präzisiert bzw. weiter ausgeführt, und in einem ungedruckten Vortrag von Januar 1914 zu seinen Erfahrungen zum letzten Male vor seinem Weggang aus Deutschland Stellung genommen.
›Über die Formfrage‹ ist mit dichterischem Elan geschrieben, in Monaten intensivster Arbeit und Freundschaft mit Marc; es ist Kandinskys reifster Beitrag zur Kunsttheorie. Er geht vom schaffenden = abstrakten Geist aus, der auf dem Weg über die Seele seine Verwirklichung sucht.
Die Elemente des Abstrakten und des Realen waren nach Kandinsky immer vorhanden, aber miteinander verbunden, heute gehen sie getrennte Wege. Die große Realistik gibt den inneren Klang der Dinge, und das zum Minimum gebrachte »Künstlerische« wird dabei als das am stärksten wirkende Abstrakte empfunden (Kandinsky denkt an Henri Rousseau). Die große Abstraktion gewinnt aus den abstrakten Elementen den inneren Klang des Bildes und streicht das

»Wenn man in der *melodischen Komposition* das Gegenständliche entfernt und dadurch die im Grunde liegende malerische Form entblößt, so findet man primitive geometrische Formen oder die Aufstellung einfacher Linien, die einer allgemeinen Bewegung dienen. Diese allgemeine Bewegung wiederholt sich in einzelnen Teilen und wird manchmal durch einzelne Linien oder Formen variiert (...) Ebenso wie in der Musik *jede* Konstruktion einen eigenen Rhythmus besitzt, ebenso wie in der ganz ›zufälligen‹ Verteilung der Dinge in der Natur auch *jedesmal* ein Rhythmus vorliegt, so auch in der Malerei.« (S. 139f.)

Reale, wobei das auf ein Minimum gebrachte »Gegenständliche« als das am stärksten wirkende Reale sichtbar wird (Kandinsky denkt an sich). Die größte Verschiedenheit im Äußeren (äußere Formen) wird zur größten Gleichheit im Inneren (innerer Klang). Also Realistik = Abstraktion, Abstraktion = Realistik. Kandinsky meint, daß wahre Kunst auf beiden Wegen erreicht werden kann; wir finden sie bei Rousseau, denn dessen »harte« Gegenstände haben den inneren Klang, der die konventionelle Schönheit ausschließt und das rein Künstlerische befreit, und wir finden sie bei den Abstrakten. Quantitative Verminderung ergibt qualitative Vergrößerung. Die beiden Formen sind gleichwertig; im Prinzip gibt es keine Frage der Form.
Ein Generalbaß wird kommen, aber er wird keine Rezepte enthalten, sondern wie in der Musik aufzeigen, was möglich ist. Auch die Malerei wird eine Harmonielehre auf der Basis des Satzes haben: »Die Welt klingt, sie ist ein Kosmos der geistig wirkenden Wesen. So ist die tote Materie lebender Geist.« Wir denken bei diesen Worten Kandinskys an den Dichter Novalis, an dessen Wort von dem »Leben des Universums als einem ewigen tausendstimmigen Gespräch« (Fragment ›Die Natur‹). An Paul Valéry, den Altersgenossen Kandinskys, für den sich die Musik beim Anhören sehr oft in »Abenteuer des Weltalls oder in abstrakte Zusammenhänge« verwandelte, so daß er die sinnlichen Mittel kaum noch wahrnahm (›Eupalinos oder Über die Architektur‹). Auch darin liegt eine innere Verwandtschaft zwischen Kunst und Kosmos, daß nach Kandinsky ein Bild als mathematische Formel oder als Zahl dargestellt werden kann. Aber es gebe sehr verschiedene Zahlen, »warum soll man durch ausschließliche Anwendung von Dreiecken und ähnlichen geometrischen Formen und Körpern den künstlerischen Ausdruck schmälern?« Ein sehr entscheidender Satz, wie wir bei der Betrachtung seine Arbeiten der ›Blauen Reiter‹-Epoche sehen werden.
In dem Aufsatz ›Malerei als reine Kunst‹ (›Der Sturm‹ 1913) definiert Kandinsky etwas deutlicher den Inhalt, und zwar als inneres Element, als »Emotion der Seele des Künstlers«. Der Prozeß vom Entstehen des Werkes bis zur endgültigen Aufnahme durch den Betrachter heißt: »Emotion – Gefühl – Werk – Gefühl – Emotion.« Das Gefühl ist zwischengeschaltet als Brücke vom Unmateriellen zum Materiellen beim Künstler, vom Materiellen zum Unmateriellen beim Betrachter. Klee findet den Aufsatz überragend. Ein Wort wie: das Kunstwerk wird zum Subjekt – das sagt alles. In ähnlicher Weise deutlich wird Kandinsky in den ›Rückblicken‹, in der ersten Auflage von 1913 und noch mehr in der zweiten von 1918, die in Moskau in russischer Sprache erschien. Diese autobiographischen Aufzeichnungen sind eine fast musikalisch aufgebaute Komposition aus Erinnerung, Lebens- und Kunstphilosophie, Kritik und Prophetie. Er verwebt mit äußerstem Geschick die Dinge, die er dem Leser nahebringen will, indem er mit einem Thema beginnt, ein zweites folgen läßt, unterbricht, an einer ganz anderen Stelle wieder einsetzt, er geht zeitlich vor- und rückwärts und erreicht damit eine wohlbeabsichtigte Verwirrung und zugleich eine innere Teilnahme des Lesers.
Scheinbar mühelos schildert er, wie er zu seiner Erkenntnis der Wesensunterschiede von Natur und Kunst gekommen sei und wie er erst dadurch ein echtes Verhältnis zur Wirklichkeit gefunden habe. Alles zeigte ihm plötzlich sein Gesicht, ein in der Pfütze liegender Hosenknopf ebenso wie eine reine Linie. Er ahnt die Kontroverse, die zwischen Dadaismus bzw. Surrealismus und abstrakter Kunst zum Austrag kommen sollte. Die Aufgabe des Gegenstandes habe ihn lange beunruhigt, ebenso die Frage: »Was soll den fehlenden Gegenstand ersetzen?« Ornamentik erschreckte ihn, er konnte keine Formen gebrauchen, die auf logischem Wege entstanden, nur Formen, die von selbst kamen oder ihn bei der Arbeit überfielen. Und es dauerte lan-

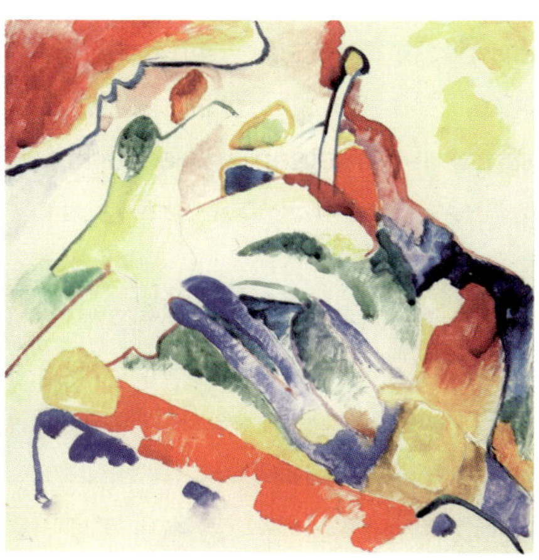

Entwurf zu *Komposition II*, um 1910.
Aquarell und Bleistift auf dünnem Karton, 32,9 x 32,9 cm.
Städtische Galerie im Lenbachhaus, München

ge, bis er »ohne Herzklopfen« und mit Gelassenheit arbeiten lernte, bis er mit Bewußtsein und mit Berechnung diese Formen anwandte, ohne daß Ornamentales entstand. Trotzdem bezeichnet er das Malen sehr dramatisch als einen »donnernden Zusammenstoß verschiedener Welten, die in und aus dem Kampfe miteinander die neue Welt zu schaffen bestimmt sind. Jedes Werk entsteht technisch, so wie der Kosmos entstand – durch Katastrophen, die aus dem chaotischen Gebrüll der Instrumente zum Schluß eine Symphonie bilden, die Sphärenmusik heißt. Werkschöpfung ist Weltschöpfung.«
In der russischen Neuauflage, also fünf Jahre später, hat Kandinsky einige Änderungen und Zusätze vorgenommen, die in der amerikanischen und französischen Ausgabe berücksichtigt wurden. Das Verstandesmäßige wird stärker betont, und dem Satz, daß den gefestigten Künstler nichts gefährden könne, auch nicht die viel gefürchtete Gehirnarbeit, folgt jetzt: »...sogar ihr Übergewicht über den intuitiven Teil des Schaffens nicht, und man endet vielleicht mit der gänzlichen Ausschließung der Inspiration.« Wir verstünden nur das Gesetz von heute, aber später werde das Kunstwerk vielleicht durch Errechnung geschaffen, und das Unbewußte werde eine andere Färbung haben. Kandinsky ahnt also seine weitere Entwicklung voraus.
Der Vortrag, zu dem Kandinsky Januar 1914 von Köln eingeladen wurde, ist nicht gehalten worden und wurde nach dem Manuskript veröffentlicht.[3] Er enthält einen eigenwilligen Überblick über seine Entwicklung zur Abstraktion. Von einer Zusammenfassung, die Kandinsky 1914 gibt, zur Zeit eines ersten Höhepunktes, sollte man Klarheit über das Was und Wie der abstrakten Kunst erwarten, aber Kandinsky läßt auch hier vieles in der Schwebe und macht von der Ambivalenz psychologischer und metaphysischer Begriffe wiederholt Gebrauch. Vom Wie spricht er sehr anschaulich, das Was setzt er als selbstverständlich und unaussprechbar voraus. Es wird immerhin auch um einige Grade deutlicher. »Die Entstehung des Werkes ist kosmischen Charakters. Der Urheber des Werkes ist also der Geist. Das Werk existiert abstrakt schon vor seiner Verkörperung, die den menschlichen Sinnen das Werk zugänglich macht.« Und plötzlich führt Kandinsky einen Begriff ein, den er bisher noch nicht angewendet hatte, die Tragik. Er habe nie den Wunsch gehabt, die Harmonie »auf die Spitze zu treiben und alle malerischen Kräfte so zu behandeln, daß sie der reinsten Tragik gleich dienen«. In *Komposition II* habe er das Tragische durch gleichgültigere Farben gemildert und in anderen Bildern der Tragik der Farben »die Erhabenheit der zeichnerischen Formen entgegengestellt«. Man sieht, Was und Wie berühren sich. Die knappen und kühlen Bilder mit Weiß als dominierender Farbe hätten ihn gelehrt, daß die höchste Kühle die höchste Tragik sei. »Und das ist die kosmische Tragik, in der das Menschliche nur ein Klang ist, nur eine einzige mitsprechende Stimme, und in der das Zentrum in eine Sphäre verschoben wird, die sich dem Göttlichen nähert.«

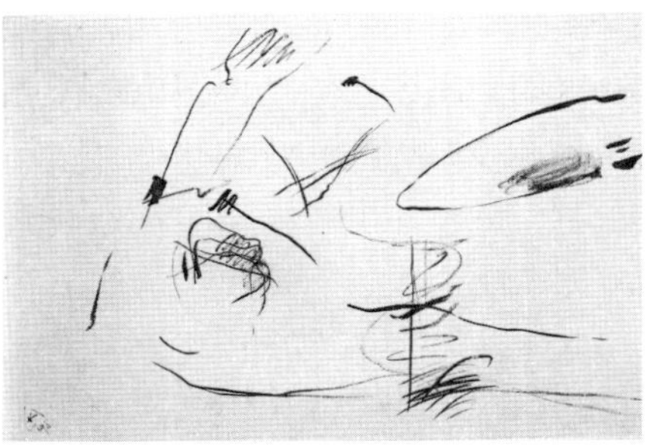

Ohne Titel (Entwurfskizze für *Improvisation XXXIII*), 1911.
Tusche auf Papier, 18,1 x 27,1 cm.
D/B 133

Kandinsky hat in den ›Rückblicken‹ beinahe entschuldigend erklärt, das ›Geistige‹ habe sich mehr von selbst geschrieben, als daß er es geschrieben habe. Er habe im Laufe der Jahre einzelne Erlebnisse notiert und erst später bemerkt, daß sie in einem organischen Zusammenhang stünden. Und an einer anderen Stelle verteidigt er sich gegen das Mißverständnis, ein Programm oder eine Theorie beabsichtigt zu haben. Nichts habe ihm ferner gelegen, als an das Gehirn zu appellieren; dazu sei es damals noch zu früh gewesen.
Der Text liest sich wie alle Texte Kandinskys nicht leicht, man stolpert oft über die nicht immer klare Ausdrucksweise, und er ist auch nicht frei von Widersprüchen. Sie ihm vorzurechnen und

»Als Beispiele der neuen symphonischen Kompositionen (...) habe ich drei Reproduktionen nach meinen Bildern beigegeben. Diese Reproduktionen sind Beispiele von drei verschiedenen Ursprungsquellen:
1. direkter Eindruck von der ›äußeren Natur‹, welcher in einer zeichnerisch-malerischen Form zum Ausdruck kommt. Diese Bilder nenne ich ›*Impressionen*‹;
2. hauptsächlich unbewußte, größtenteils plötzlich entstandene Ausdrücke der Vorgänge inneren Charakters, also Eindrücke von der ›inneren Natur‹. Diese Art nenne ich ›*Impressionen*‹;
3. auf ähnliche Art (aber ganz besonders langsam) sich in mir bildende Ausdrücke, welche lange und beinahe pedantisch nach den ersten Entwürfen von mir ausgearbeitet und geprüft werden. Diese Art Bilder nenne ich ›*Komposition*‹.« (S. 142)

im einzelnen aufzuzählen, wäre ungerecht; man darf nicht vergessen, daß Kandinsky Russe war und deutsch schrieb, daß er Maler war und nicht Theoretiker. Zudem kam die Terminologie der Ästhetik und der Psychologie in den Jahren der Niederschrift seiner Ausdrucksweise kaum zu Hilfe, er mußte die nötigen Begriffe und Worte selbst finden und ebenso die Art und Weise, psychologisch-künstlerische Prozesse zu beschreiben.
Was z. B. Inhalt sei, ist nirgends direkt gesagt, der Begriff wird nur zu anderen Bedeutungsgehalten und zu analogen Fakten in Beziehung gesetzt. Als solche tauchen auf: »innerer Wunsch«, Gefühl, das namenlos ist, Komplex der zweckmäßig organisierten Wirkungen, »das Sprechen vom Geheimen durch Geheimes«, das Übermenschliche, das Absolute, die Tragik als Zusammenprall der Welten und der Elemente, in welchem Falle der Ausdruck Tragik auch auf die Komposition bezogen werden kann. Auf alle Fälle ist Inhalt ein Seelisches, das bei Kandinsky zugleich ein Kosmisches und Geistiges ist, und manchmal ist Inhalt nichts anderes als das Objekt-Künstlerische.
Der Gegenstand spielt gegenüber dem Inhalt eine untergeordnete Rolle, der Verzicht auf ihn beunruhigt Kandinsky zwar, aber seine Formulierung, daß sich die reine Abstraktion auch der ›Dinge‹ bedient, daß z. B. eine Linie ein Ding ist wie ein Tisch, enthebt ihn bis zu einem gewissen Grade der Problematik, und zwischen den Zeilen ist zu lesen, daß der Gegenstand, dessen er sich bis 1908 ausschließlich bediente, nichts als ein vorläufiger Notbehelf war. Dieser Gegenstand war für Kandinsky niemals der Inhalt, sondern ein Werkzeug, und schon in den Holzschnitten und Tempera-Bildern ist das Wesentliche das ›Versteckte‹, also ein Durchscheinendes, zu dessen Realisierung er nur noch nicht die Mittel gefunden hatte.
Kandinsky ist im ›Geistigen‹ noch Dualist, es gibt für ihn eine Polarität von Materie und Geist, Körper und Seele; daß sie Aspekte derselben Einheit oder Ganzheit sind, weiß er noch nicht, die Polarität zwischen Geist und Nichtgeist wird nur weitgehend aufgehoben, insofern er das Schwergewicht vom Gegenstand auf die Form verlagert, die häufig in seinen Ausführungen an dessen Stelle tritt. Hier liegen Beziehungen zur Gestaltphilosophie vor (H. Friedmann), die die Welt als einen Kosmos von Formen begreift und das Formerlebnis weitgehend von der Bindung an Gegenstand und Substanz loslöst. Im gleichen Sinne fordert Henry Moore »to feel shape simply as shape«. Auch für die exakten Wissenschaften ist das letzte Materielle kein Materielles mehr, es ist reine Form (Erwin Schrödinger). Man könnte auch von Gegenständlichkeiten höherer Stufe sprechen.

»Die Malerei ist eine Kunst und die *Kunst* im ganzen *ist nicht ein zweckloses Schaffen* der Dinge, die im Leben zerfließen, sondern eine Macht, die zweckvoll ist, und muß der Entwicklung und Verfeinerung der menschlichen Seele dienen (...) Und immer zu der Zeit, wo die menschliche Seele stärkeres Leben führt, wird auch die Kunst lebendiger, da Seele und Kunst in einer Verbindung von wechselseitiger Wirkung und Vervollkommnung stehen.« (S. 134)

Eine gewisse Unsicherheit ergibt sich für uns aus der wechselseitigen Anwendung von Geist und Seele in Kandinskys Schriften. Einmal ist der Geist der Urheber des Werkes, ein zweites Mal ist das seelische Erlebnis der Urgrund seines Schaffens und Denkens, und dann wieder definiert Kandinsky Werkschöpfung als Weltschöpfung. Für ihn sind das keine essentiellen Unterschiede, insofern der Kosmos für ihn geisterfüllt und die Seele göttlich-geistigen Ursprungs ist (die religiöse Komponente). Nun spricht Kandinsky aber auch noch von einem »schaffenden Geist«, der Logik und Intuition kontrolliert, ein andermal von dem »Dunkel«, in das die innere Notwendigkeit des künstlerischen Schaffens gehüllt sei. Die Verwandtschaft von Geist und Seele wird immer enger, und Kandinsky nähert sich schließlich der Auffassung C. G. Jungs, bei dem das Geistige keinen Gegensatz zum Seelischen mehr bildet und eine Sphäre entsteht, die aus dem Menschlich-Persönlichen herausführt ins Allgemeine, in den Bereich des raum-zeitlichen kosmischen Seins.

In einem ähnlichen Zwiespalt befindet sich der Leser Kandinskys gegenüber dem Doppelbegriff von Konstruktion und Intuition, Logik und Gefühl. Aber auch hier lösen sich die Widersprüche (nicht alle), wenn man bedenkt, daß jede Kunst eine Integration von Bewußtem und Unbewußtem ist, von »Intuition und Satztechnik«, wie Hindemith definiert. Wenn dieser behauptet, die Intuition betrage fünf Prozent, die Satztechnik 95 Prozent, dann erhellt diese Aussage, wie groß der Anteil des Intellekts selbst in der Musik sein kann, es wird aber auch verständlich, warum die Formfrage einen so breiten Raum in Kandinskys Kunstlehre einnimmt. Vielleicht war für Kandinsky Denken eine weniger abstrakte Funktion, als wir annehmen. Denken ist auch ein Sinn wie alle übrigen Sinne. Es gibt einen Denksinn, wie es einen Sehsinn, einen Gehörsinn usw. gibt.
Sein höchstes Ziel wäre der Geist, die Weisheit, und dieses Geistige wäre nicht mehr dem Raum, der Zeit und der Kausalität unterworfen, es stünde sogar außerhalb des Bewußtseins, wäre ein meditativer Zustand unserer Seele (Hans Kayser, Lehrbuch der Harmonik, 1950). Einem solchen Geist untergeordnet, wären Logik und Intuition keine Gegensätze mehr und die Tätigkeit des Verstandes, soweit sich Kandinsky auf sie beruft, mit dem Wirken der Seele im Einklang. Der Vorwurf des Theoretisierens kann Kandinsky nicht gemacht werden, die Reflexion über das eigene Tun war nicht weniger am Platze als die der Kubisten, als die eines Musikers wie Arnold Schönberg oder die der französischen Lyriker, etwa eines Apollinaire, dessen ›Esprit nouveau et les poètes‹ eine Art Poetik ist.
Daß Kandinsky den Gegenstand verließ und zur Abstraktion überging, ist mit aus seiner persönlichen Veranlagung zu erklären. Er war als introvertierter Typus nach innen gekehrt und ein Meister der Selbstbeobachtung. Er bediente sich des »Versteckten« in der Kunst wie der Tarnung im Leben. »Das Sprechen vom Geheimen durch Geheimes.« Seine Empfindlichkeit gegen die Außenwelt war beinahe unnormal, er schloß sich gegen die Umwelt ab, wenigstens damals, sogar gegen seine Familie (bei Besuchen in Moskau), er geht, wie er schreibt, in seinen Wünschen auf und löst alle Probleme mit sich selber. Es kommt dazu, daß er ein Eidetiker war und nicht nur Gesehenes festhielt, sondern auch Vorgestelltes mit größter Sinnenhaftigkeit wiedergeben konnte, als wenn er es tatsächlich gesehen hätte.
Manche Fragen wie die des Raumes und der Zeit oder der Symbolträchtigkeit seiner Farben und Formen wären noch zu beantworten, aber sie dürften sich anschaulicher am Beispiel der Bilder aus den Jahren 1910 bis 1914 lösen lassen. Es ist überraschend zu sehen, wie viele Erkenntnisse Kandinskys sich mit den Erkenntnissen auf wissenschaftlichem Gebiet berühren oder decken, aber zur Zeit ihrer Niederschrift ahnte der Maler von den Wegen und den Ergebnissen der neueren Forschung noch wenig.

In den Jahren der Entstehung seiner kunsttheoretischen Schriften hat Kandinsky auch eine Anzahl von Dichtungen geschrieben und 1912 bzw. 1913 veröffentlicht. Der *Blaue Reiter*-Almanach bringt eine Bühnenkomposition, *Der gelbe Klang*, die *Klänge* enthalten seine Gedichte.
Der gelbe Klang ist 1909 in deutscher Sprache geschrieben, die beiden anderen im selben Jahr entstandenen Bühnenstücke, *Schwarz und Weiß* und *Grüner Klang*, existieren nur in russischer Fassung. Ein viertes Stück, *Violett* (in deutscher Fassung), ist vermutlich von 1911, ein Fragment daraus, datiert 1914, erschien in der Bauhaus-Zeitschrift 1927. Drei Bühnenbilder (Aquarelle), die Kandinsky für die Aufführung machte, befinden sich im Nachlaß Paris. Mit Ausnahme von

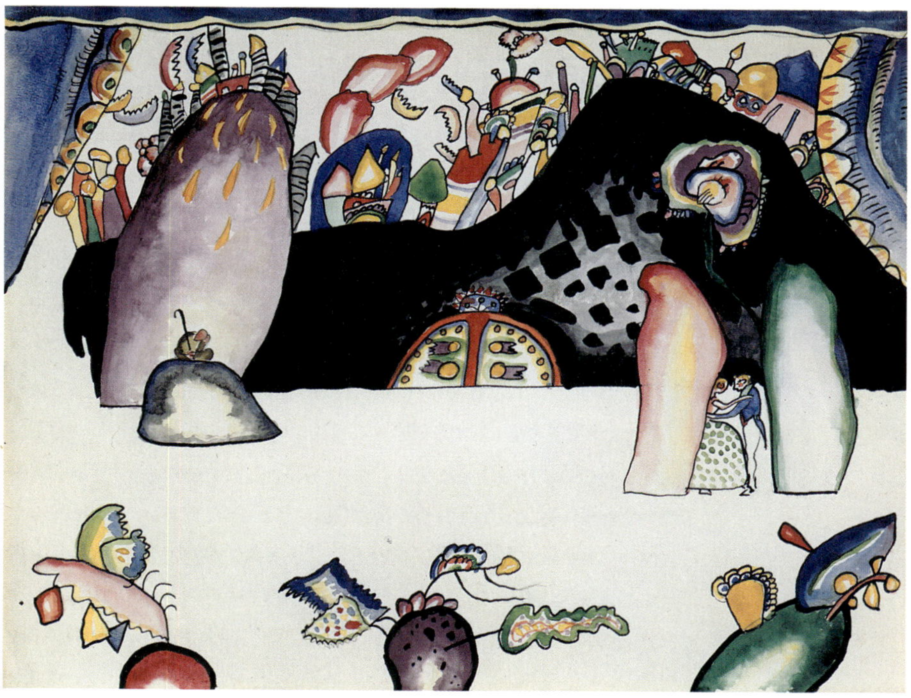

Bühnenbild II zu *Violett*, 1914.
Aquarell, Tusche und Bleistift auf Papier, 28,1 x 33,3 cm.
Nachlaß Nina Kandinsky, 1981. D/B 158

Violett, das bis zu einem gewissen Grade realistisch genannt werden kann, sind die Bühnenkompositionen naturfern, opernhaft und als Unterlage für eine musikalische Komposition gedacht. Aber nur für den *Gelben Klang* entstanden musikalische Entwürfe; Kandinsky hatte sie dem ihm befreundeten russischen Komponisten Thomas von Hartmann übertragen, der in dem erwähnten Vortrag noch von einem vorausgehenden ersten Bühnenversuch nach einem Märchen von Andersen und einem geplanten Ballett zu Daphnis und Chloe mit dem Tänzer Alexander Sacharoff berichtet.

Dem Abdruck des *Gelben Klang* im Almanach geht ein erklärender Aufsatz ›Über Bühnenkomposition‹ voraus, der Ende 1911 geschrieben wurde. Die Praxis liegt also auch hier vor der Theorie. Kandinsky benutzt diese Gelegenheit, um zu wiederholen, daß jede Kunst zwar ein Reich für sich ist und ihre eigenen Mittel hat, daß aber im letzten Grunde diese Mittel identisch sind, da sie alle dem Zweck dienen, die menschliche Seele zu berühren und zu verfeinern. Infolgedessen ist die Zusammenarbeit der Künste möglich.

Zum Verständnis seines eigenen Stückes gibt er einige Hilfen: Ton, Bewegung und Farbe bleiben äußerlich selbständig, aber dem inneren Ziele untergeordnet. Das Wort dient lediglich dazu, eine gewisse Stimmung festzulegen, zuweilen erscheint es nur als Klang und ohne begriffliche Bedeutung. Hier nähert sich Kandinsky also einer Form der Dichtung, wie sie die Dadaisten später in ihren Lautgedichten anwendeten.

Der gelbe Klang präludiert in unbestimmten Akkorden. Auf der Bühne blaue Dämmerung, die erst weißlich ist, dann dunkel. Nach einiger Zeit in der Mitte ein kleines Licht. Hinter der Bühne wird ein Chor hörbar, die Baßstimmen treten hervor. Eine tiefe Stimme: »Steinharte Träume … Und sprechende Felsen … Schollen mit Rätseln erfüllender Fragen … Des Himmels Bewegung …« Fünf grellgelbe Riesen, vogelartige Wesen fliegen an ihnen vorbei, Menschen gehen wie im Traum zur Vorderbühne, kleine Figuren übersteigen einen Hügel – alles so unreal wie die Bilder, die Kandinsky um diese Zeit malt. Eine alogische Dichtung, ein irreales

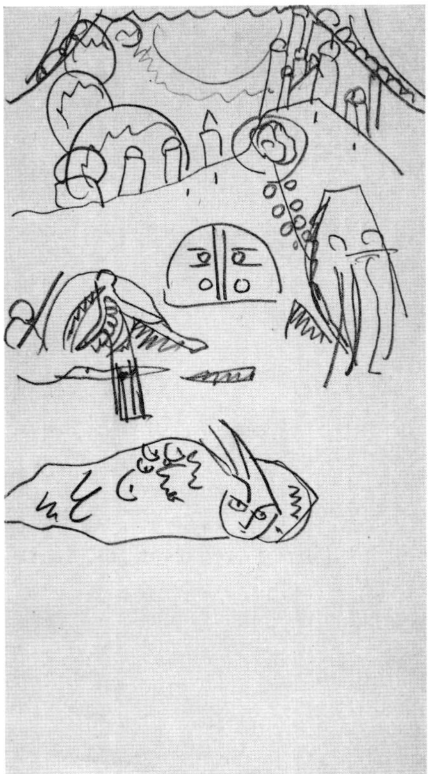

Zeichnung für Bühnenbild II von *Violett*, um 1914. Bleistift auf Papier, 42 x 11,2 cm. D/B 160

Traumspiel, archaisch, dunkel, in Unbekanntes weisend. Vordringlich sind die sinnlichen und klanglichen Qualitäten, die Handlung dagegen ist ungreifbar. Die angeschlagenen Motive zwingen zur Mitarbeit, weil sie alles offenlassen. Kandinsky experimentiert, probiert Wirkungen aus im Hinblick auf ›Synthese‹ und ›Monumentalität‹, setzt nüchterne Einfälle gegen okkulte. Das sogenannte Humane, das meist mit dem Gewohnten verwechselt wird, fehlt, der Kontakt mit der Welt bleibt unter der Bewußtseinsschwelle.

Der Zuschauer wird vermutlich das Ganze als ein klingendes Szenarium aufnehmen, das er weitgehend mit seinem eigenen Geist füllt, und die Suggestionen der Stimmen, Klänge und Farben in eigener Weise fortführen und weiterentwickeln. Direkt ist nichts. Bei einer Aufführung wird die Hauptwirkung von den Bildern ausgehen, die im Zusammenklang mit Wort, Ton und Bewegung eine geheimnisvolle Magie ausstrahlen, Kandinsky ist schließlich Maler. Das Gesagte gilt in gleichem Maße für die anderen Stücke, außer für *Violett*, das mehr zu den wenigen noch gegenständlichen Bildern des Entstehungsjahres gehört.

Zu einer Aufführung der Stücke kam es nicht; Hugo Ball, der in München als Regisseur lebte und Kandinsky bewunderte, bemühte sich vergeblich, den *Gelben Klang* auf die Bühne zu bringen. Er blieb mit Kandinsky in Verbindung und forderte ihn nach Gründung der Galerie ›Dada‹ in Zürich (1917) auf, eines der dadaistischen Manifeste zu unterschreiben; schon 1916 hatte er die Vorlesung von Kandinskys Gedichten (aus den *Klängen*) im Cabaret Voltaire veranlaßt. Eine geplante Inszenierung an der Berliner Volksbühne (1922) scheiterte daran, daß der Komponist Thomas von Hartmann in Rußland war. Und auch am Bauhaus kam es nicht zu einer Realisierung der Bühnenideen Kandinskys; es gab zwar in Dessau eine eigene Bühne und die Möglichkeit zum Experimentieren (unter Oskar Schlemmer), aber von den Stücken Kandinskys wurde keines aufgeführt.

Die *Klänge* erschienen 1913 bei Piper, dem Verleger des ›Geistigen‹ und des Almanachs, im Verlagskatalog 1904–1954 ist allerdings 1912 als Erscheinungsjahr angegeben. Ein auf holländischem Bütten schön gedruckter Band mit 38 Gedichten in Prosa, mit zwölf farbigen und 43 Schwarzweiß-Holzschnitten. Die Gedichte sind in den Jahren 1908 bis 1913 aus demselben Impuls entstanden wie die Bilder, Kandinsky schrieb 1938 rückblickend, er wechsle nur das Instrument, wenn er dichte. In der Tat findet sich in den Prosa-Gedichten dieselbe Spannung zwischen innerem und äußerem Klang, zwischen Abstrakt und Real, Archaisch und Bewußt, Alogik und Sinn, Wortmusik und Wortbedeutung.

Worte und Sätze ergeben manchmal Klangbilder, öfter aber Bildzeichen und Bilder, die durch Anschauung, Erinnerung, Assoziation, Sinn und Widersinn suggeriert werden. Eine emotionale Ordnung herrscht, die den Leser stark erregt, aber sich nicht ohne weiteres übersehen läßt. Die Wiederholung derselben Worte wirkt so, wie Kandinsky es im ›Geistigen‹ beschreibt, sie verlieren dabei ihren üblichen Bezug. Dadaistisch oder onomatopoetisch sind sie nicht, aber sie liegen in dieser Richtung.

Arp, selber Dichter und bildender Künstler, empfand die Verschmelzung von Wort, Klang und Farbe schon damals in München als eine Botschaft nie gehörter, nie gesehener Wunderwelten. »Es weht durch diese Gedichte aus ewig Unergründlichem. Es steigen Schatten auf, gewaltig wie sprechende Berge. Sterne aus Schwefel und wildem Mohn blühen an den Lippen des Himmels. Menschenähnliche Gestalten entkörpern sich zu schalkhaften Nebeln. Erdlasten ziehen sich Ätherschuhe an. Durch die Wortfolgen und Satzfolgen dieser Gedichte wird dem Leser das stete Fließen und Werden der Dinge in Erinnerung gebracht, öfters mit dunklem Humor und

nicht lehrhaft ... Die Gedichte Kandinskys enthüllen die Nichtigkeit der Erscheinung und der Vernunft.«
Ein Gedicht beginnt mit den Worten: »Gesicht, Ferne, Wolke (...) Es steht ein Mann mit einem langen Schwert (...)« Man denkt an chinesische Gedichte: »Wolke Kleid und Blume ihr Gesicht (...)« Die Beziehung zu Ostasien auch im Sprachlichen. Ezra Pound schrieb einmal: »Fragt man einen Europäer, was Rot ist, hört man Farbe, Schwingung des Lichts, Erscheinungsform der Energie, Modalität des Seins usw., bis man den Boden unter den Füßen verliert; fragt man einen Chinesen, antwortet er: Rose, Rost, Kirsche, Flamingo.« So etwa sind Kandinskys Gedichte.
In einem unveröffentlichten Essay ›Über die Mauer‹ (Januar 1914) spricht Kandinsky im Anschluß an ein paar Gedichtzeilen von den Menschen, die »ausschließlich durch Sachen erschüttert werden, die sie angehen«, und von denjenigen, die »durch Sachen erschüttert werden, die sie persönlich nicht angehen«, von den Subjektivisten und den Objektivisten. Nur diese, meint Kandinsky, sind fähig, »über die Mauer« zu steigen und aus einem einzigen Laut mehr herauszuhören als aus den gewohnten lyrischen Verszeilen.

Leicht überarbeiteter Nachdruck aus: Will Grohmann, Wassily Kandinsky – Leben und Werk, Verlag M. DuMont Schauberg, Köln 1958, S. 81–102. Die Anmerkungen sind Ergänzungen der Redaktion. Die Texte auf dem Marginalrand sind der von Max Bill gestalteten und von Nina Kandinsky autorisierten Wiederauflage von Kandinskys ›Über das Geistige in der Kunst‹, Bern 1952, entnommen.

[1] Im Katalog-Vorwort zur zweiten Ausstellung, datiert Murnau, August 1910, schreibt Kandinsky:
»Zu unbestimmter Stunde, aus einer heute uns verschlossenen Quelle, aber unvermeidlich kommt zur Welt das Werk. Kalte Berechnung, planlos springende Flecken, mathematisch genaue Konstruktion (klar daliegend oder versteckt), schweigende, schreiende Zeichnung, skrupulöse Durcharbeitung, Fanfaren der Farbe, das Geigenpianissimo derselben, große, ruhige, wiegende, zersplitterte Flächen.
Ist das nicht die Form?
Ist das nicht das Mittel?
Leidende, suchende, gequälte Seelen mit tiefem Riß, durch Zusammenstoß des Geistigen mit dem Materiellen verursacht. Das Gefundene. Das Lebende der lebenden und der ›toten‹ Natur. Der Trost in den Erscheinungen der Welt – äußerer, innerer Ahnen der Freude. Das Rufen. Das Sprechen vom Geheimen durch Geheimes.
Ist das nicht der Inhalt?
Ist das nicht der bewußte oder unbewußte Zweck des zwingenden Schaffensdranges?
Schade um den, welcher die Macht hat, in den Mund der Kunst die nötigen Worte zu legen, und es nicht tut.
Schade um den, welcher sein Seelenohr vom Munde der Kunst abwendet.
Mensch spricht zum Menschen vom Übermenschlichen – die Sprache der Kunst.«
Der Text entspricht dem Tenor des ›Geistigen in der Kunst‹, das Kandinsky in diesen Monaten niederschreibt. Siehe auch Grohmann 1958, S. 64.

[2] 1911 veröffentlichte der Worpsweder Maler Vinnen ein Pamphlet gegen die Überbewertung der französischen Kunst und gegen deren Ankauf durch deutsche Museen. Die Münchner sahen einen willkommenen Anlaß, »das Schlachtgeschrei zu erheben« (Marc), und äußerten sich in der Gegenbroschüre »Deutsche und französische Kunst«, die bei Reinhard Piper, dem Verleger des ›Blauen Reiter‹-Almanachs, erschien. Die Broschüre zeugte von Niveau und einem großartigem Solidaritätsgefühl der Künstler, Galerieleiter und Kritiker. Pauli, Osthaus, Lichtwark, Liebermann, Slevogt, Rohlfs, Worringer, Hausenstein, W. Uhde nahmen Partei, es ging um die Franzosen, aber mehr noch um die Moderne. Kandinsky erhob seine Stimme, aber wie das bei schöpferischen Menschen oft der Fall ist, mehr in eigener Sache als gegen Vinnens Pamphlet. Er sprach von dem inneren und dem äußeren Menschen, der inneren und äußeren Welt und ihrer unvermeidlichen Verbindung, der Harmonie des Kunstwerkes als dem höchsten Gleichgewicht des Inneren und des Äußeren, d. h. des Inhalts und der Form, sprach von dem Stil der Individualität und der Schule und von der Notwendigkeit der Konstruktion: »Nach der Musik wird die Malerei die zweite Kunst sein, die ohne Konstruktion nicht denkbar sein wird und schon heute nicht ist.« Siehe auch Grohmann 1958, S. 72

[3] Siehe hierzu Johannes Eichner, Kandinsky und Gabriele Münter. Von Ursprüngen moderner Kunst, München 1957, S. 108, ebenso Kandinsky Schriften 1980, S. 52.

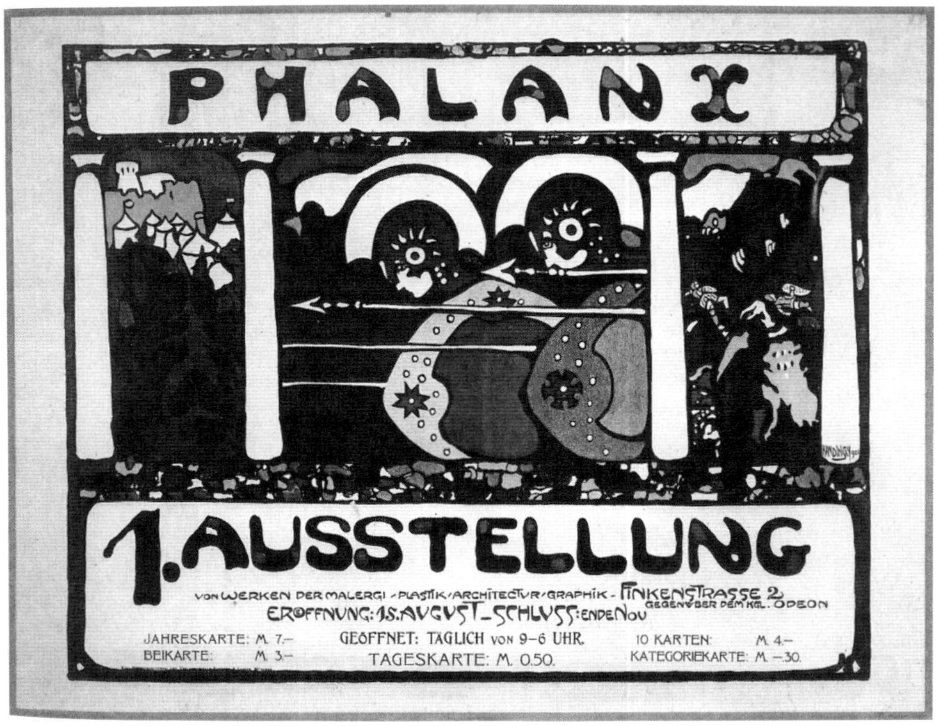
PHALANX
1. AUSSTELLUNG
VON WERKEN DER MALEREI - PLASTIK - ARCHITECTUR - GRAPHIK - FINKENSTRASSE 2
GEGENÜBER DEM KGL. ODEON
ERÖFFNUNG: 15. AUGUST _ SCHLUSS: ENDE NOV
JAHRESKARTE: M. 7.–
BEIKARTE: M. 3.–
GEÖFFNET: TÄGLICH VON 9–6 UHR.
TAGESKARTE: M. 0.50.
10 KARTEN: M. 4.–
KATEGORIEKARTE: M. –30.

Plakat für die erste Ausstellung der Künstlervereingung ›Phalanx‹, München

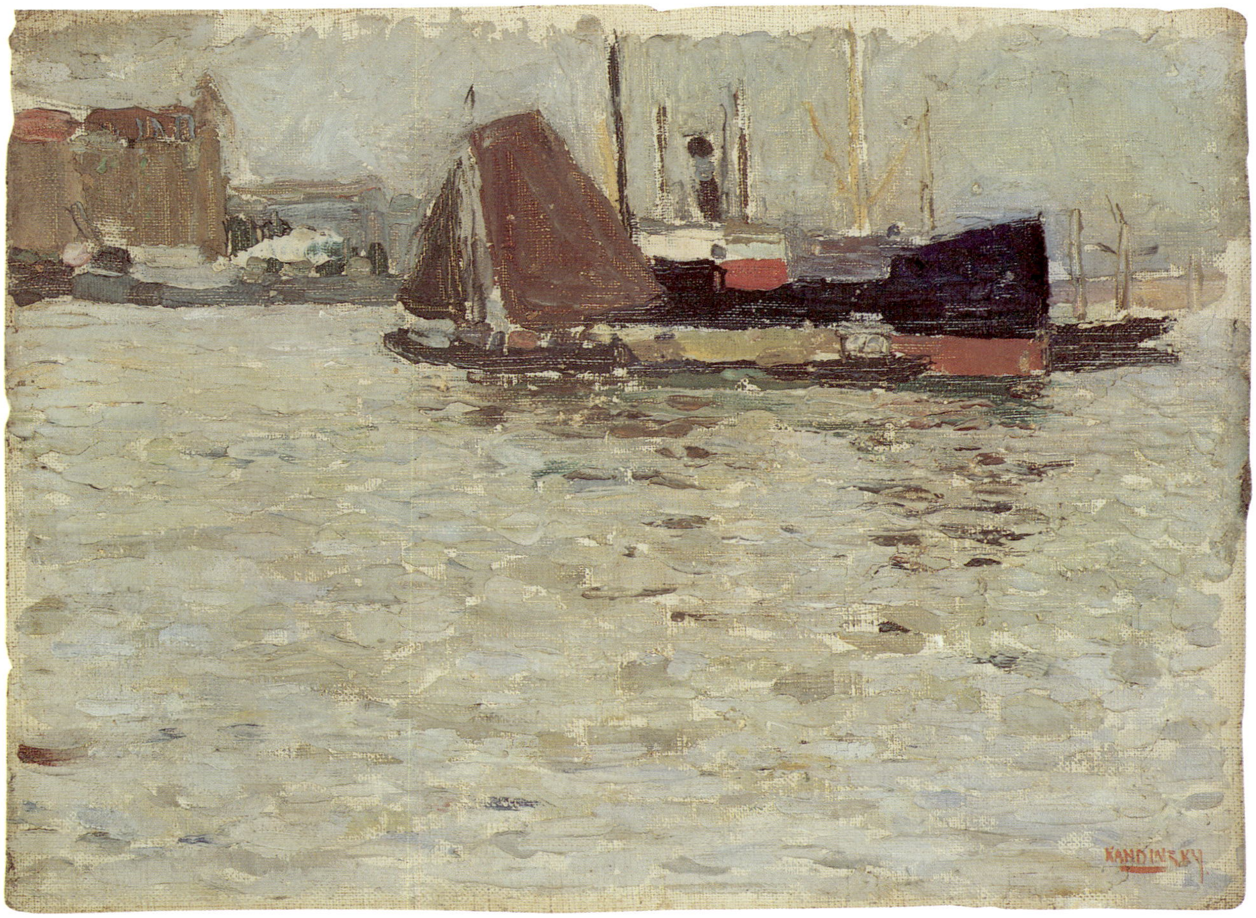

1
Rotterdam 1904
Rotterdam

Öl auf Karton, auf Leinwand aufgezogen
23 x 31,7 cm
bez. KANDINSKY
Vermächtnis Nina Kandinsky, 1981
Inv. AM 1981-65-20
D/B 42

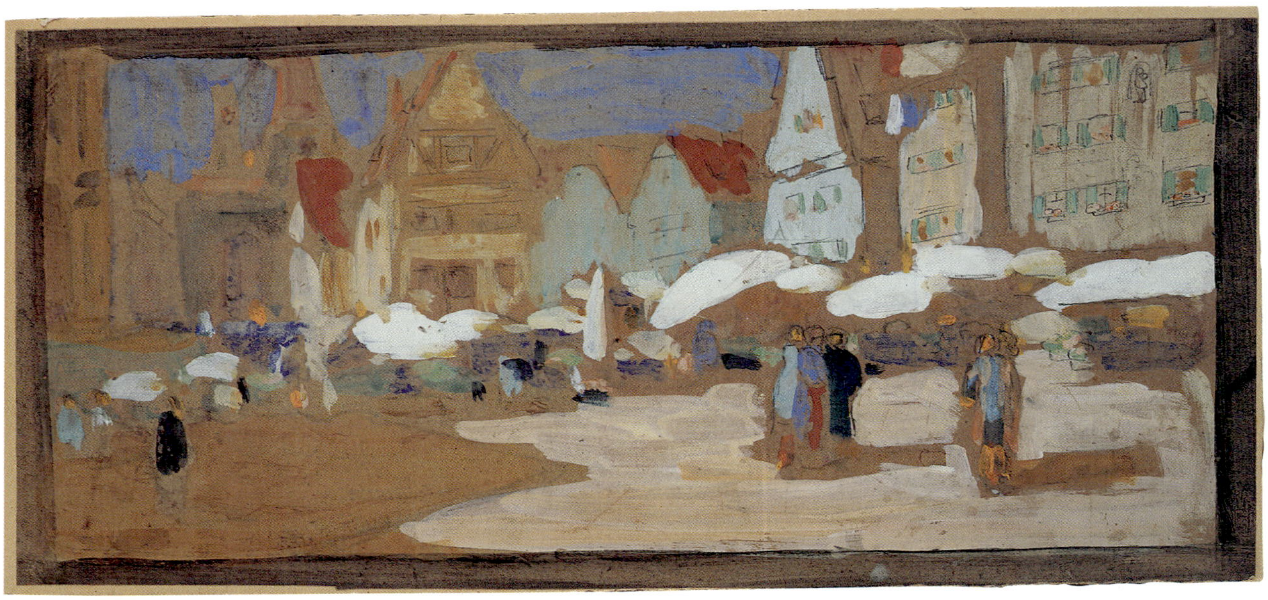

2
Marktplatz 1900–1903
Place du marché, Marktplein

Tempera und Bleistift auf Karton
15,1 x 33 cm
bez. durch Nina Kandinsky: 1900
Vermächtnis Nina Kandinsky
Inv. AM 1981-65-82
D/B 33

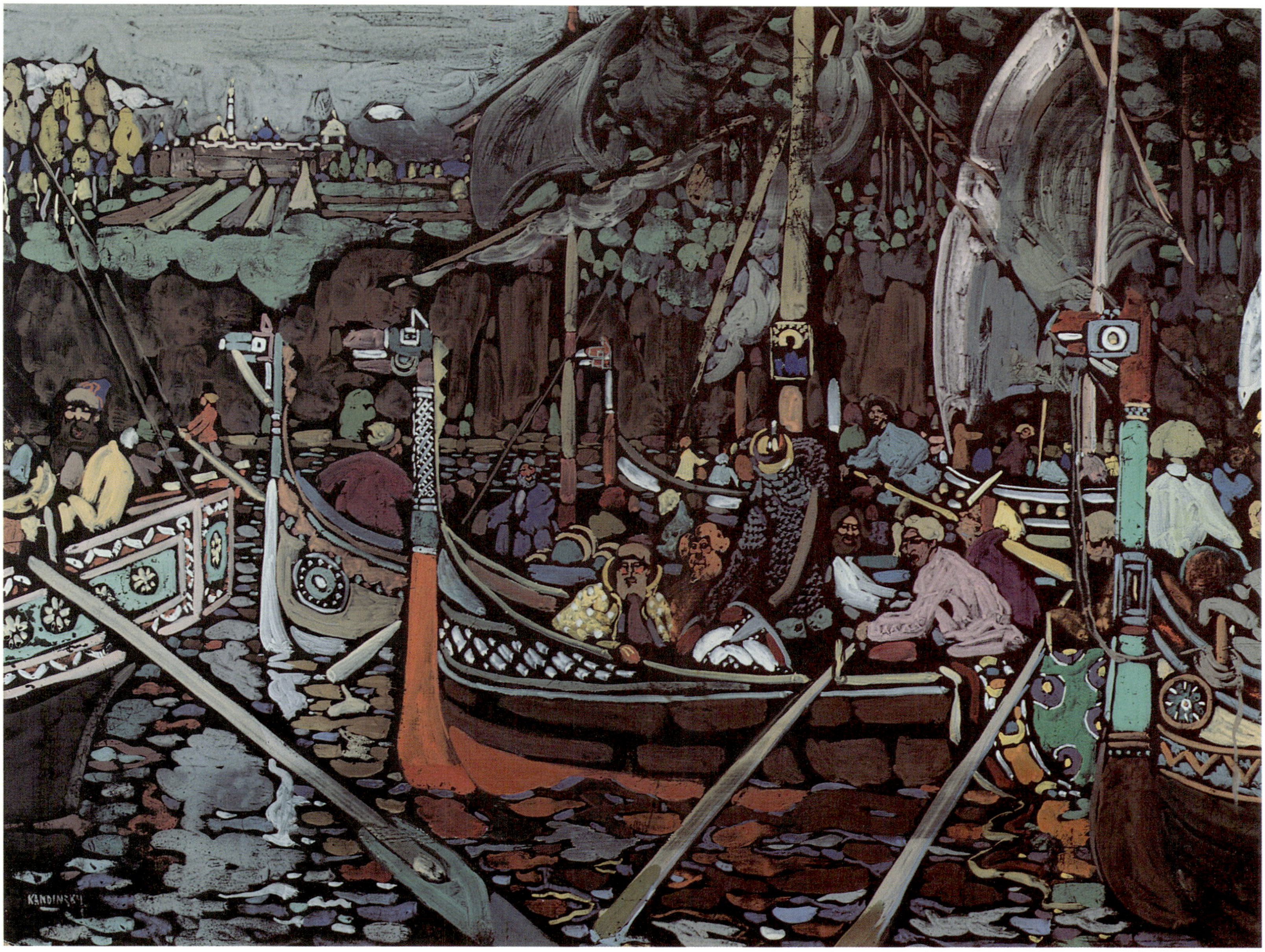

3
Lied (Das Wolgalied) 1906
Chanson (Chant de la Volga)

Tempera auf Karton
49 x 66 cm
bez. KANDINSKY
Vermächtnis Nina Kandinsky, 1981
Inv. AM 1981-65-87
D/B 57

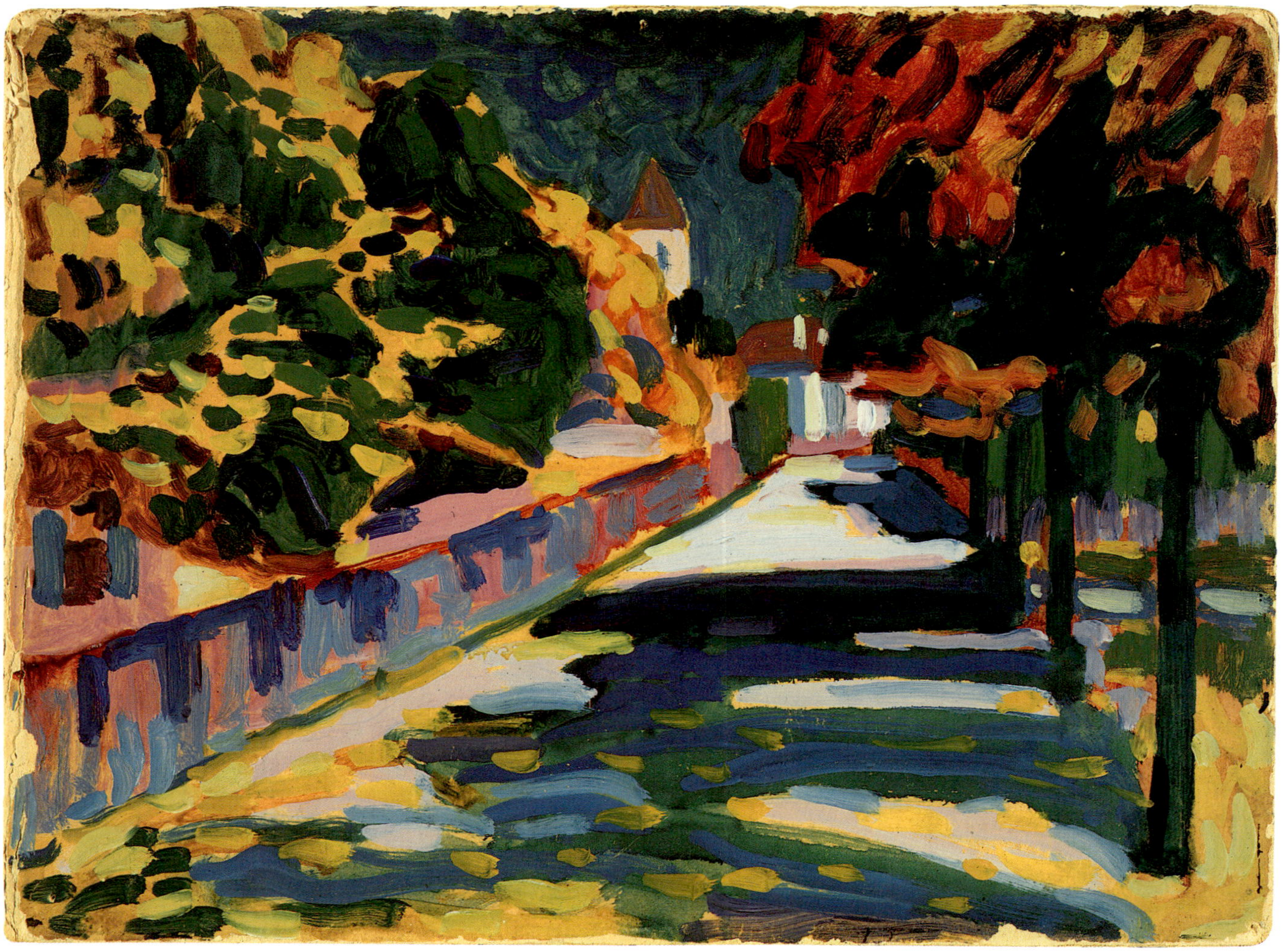

4
Herbst in Bayern (1908)
Automne en Bavière

Öl auf Papier, auf Karton aufgezogen
33 x 44,7 cm
Vermächtnis Nina Kandinsky, 1981
Centre Georges Pompidou, Musée national d'art moderne/Centre de création industrielle, en dépôt au Musée d'art moderne et contemporain de Strasbourg
Inv. AM 1981-65-32
D/B 68

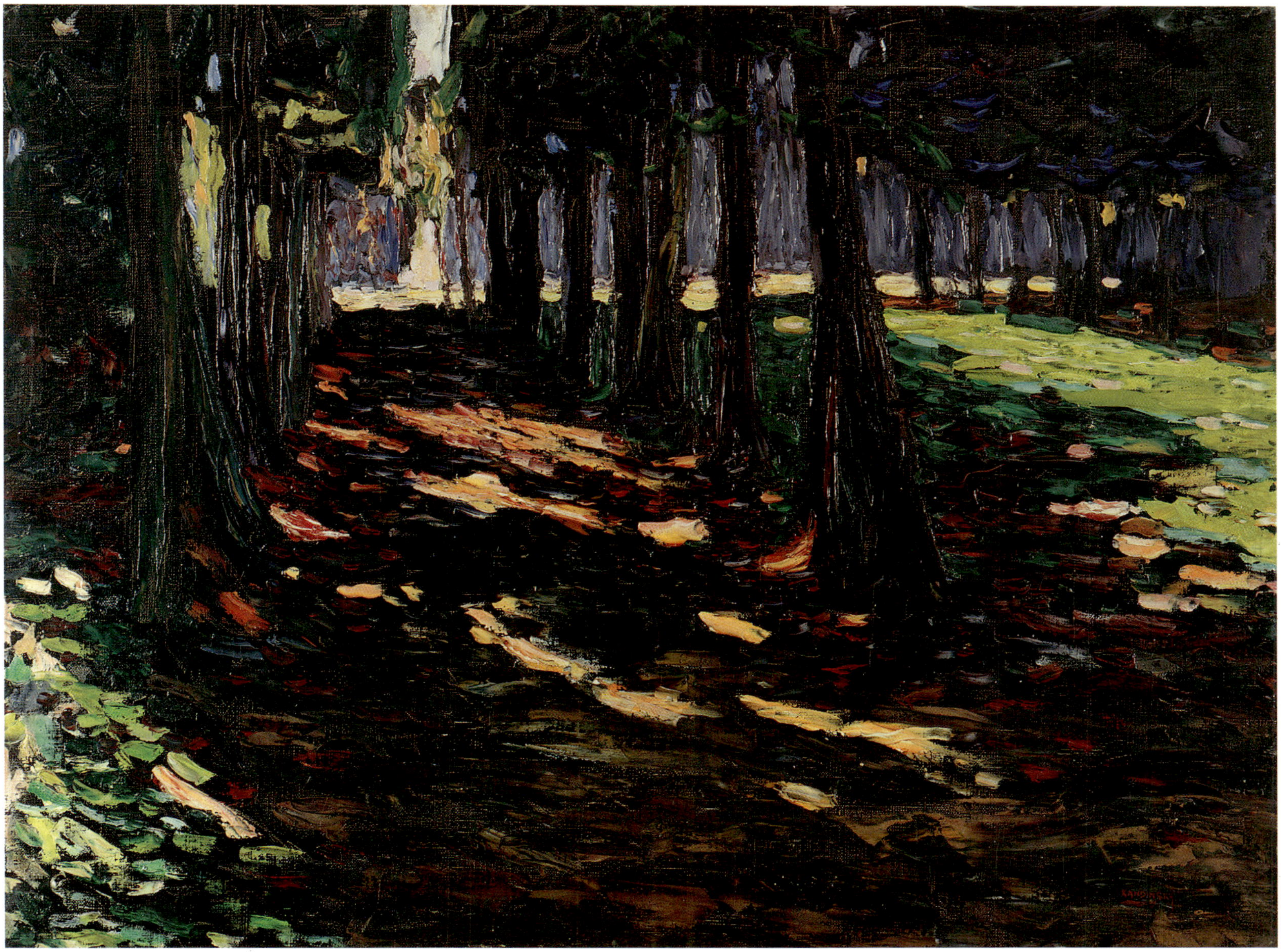

5
Park von Saint-Cloud, schattige Allee 1906
Le Parc de Saint-Cloud, allée ombragée

Öl auf Leinwand
48 x 65 cm
bez. KANDINSKY
Vermächtnis Nina Kandinsky, 1981
Inv. AM 1981-65-31
D/B 56

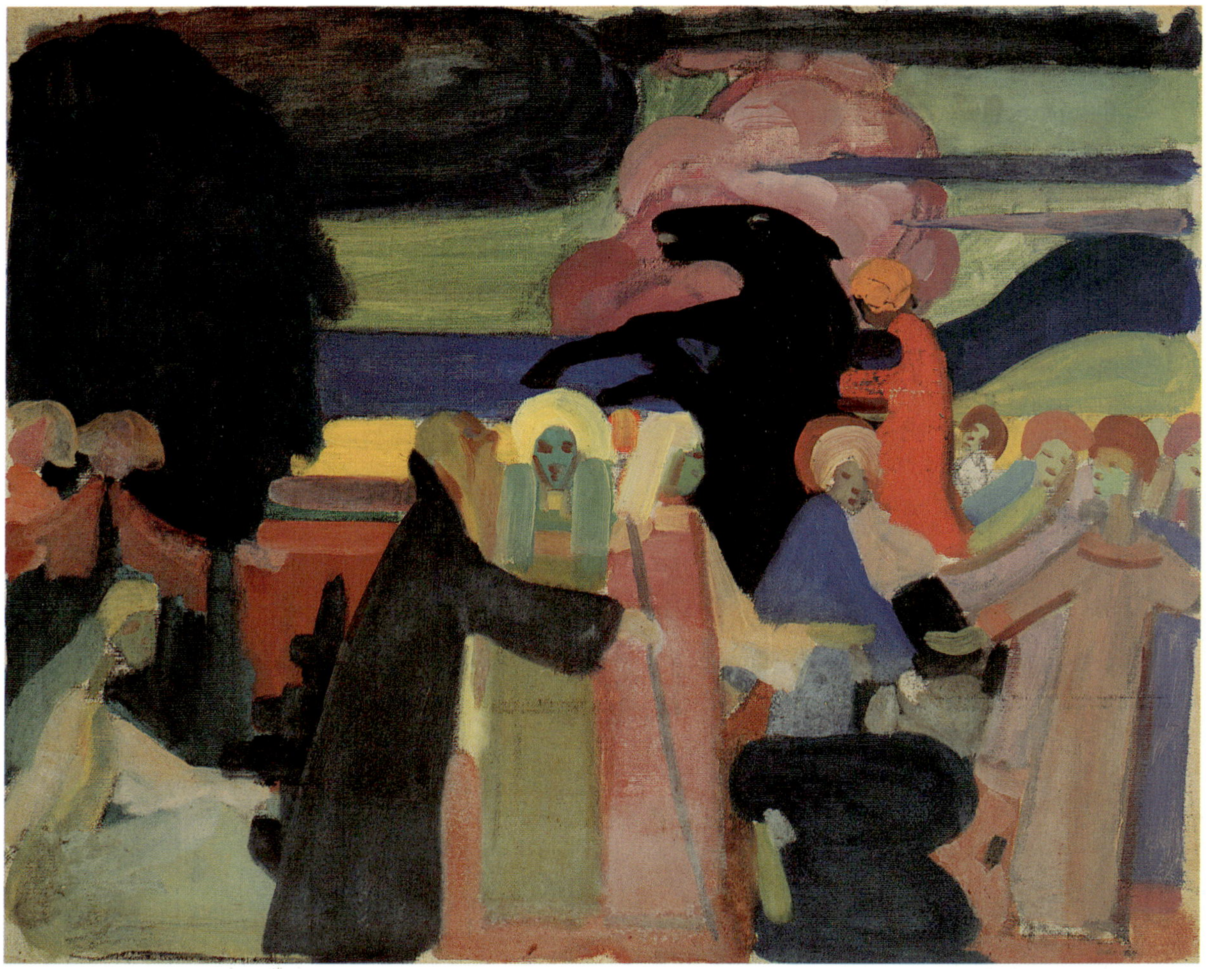

6
Ohne Titel 1909
(Entwurf zu *Improvisation I*)
Sans titre (étude autour de l'*Improvisation I*)

Öl auf Leinwand
40,7 x 50,3 cm
Inv. AM 1981-65-33
D/B 72

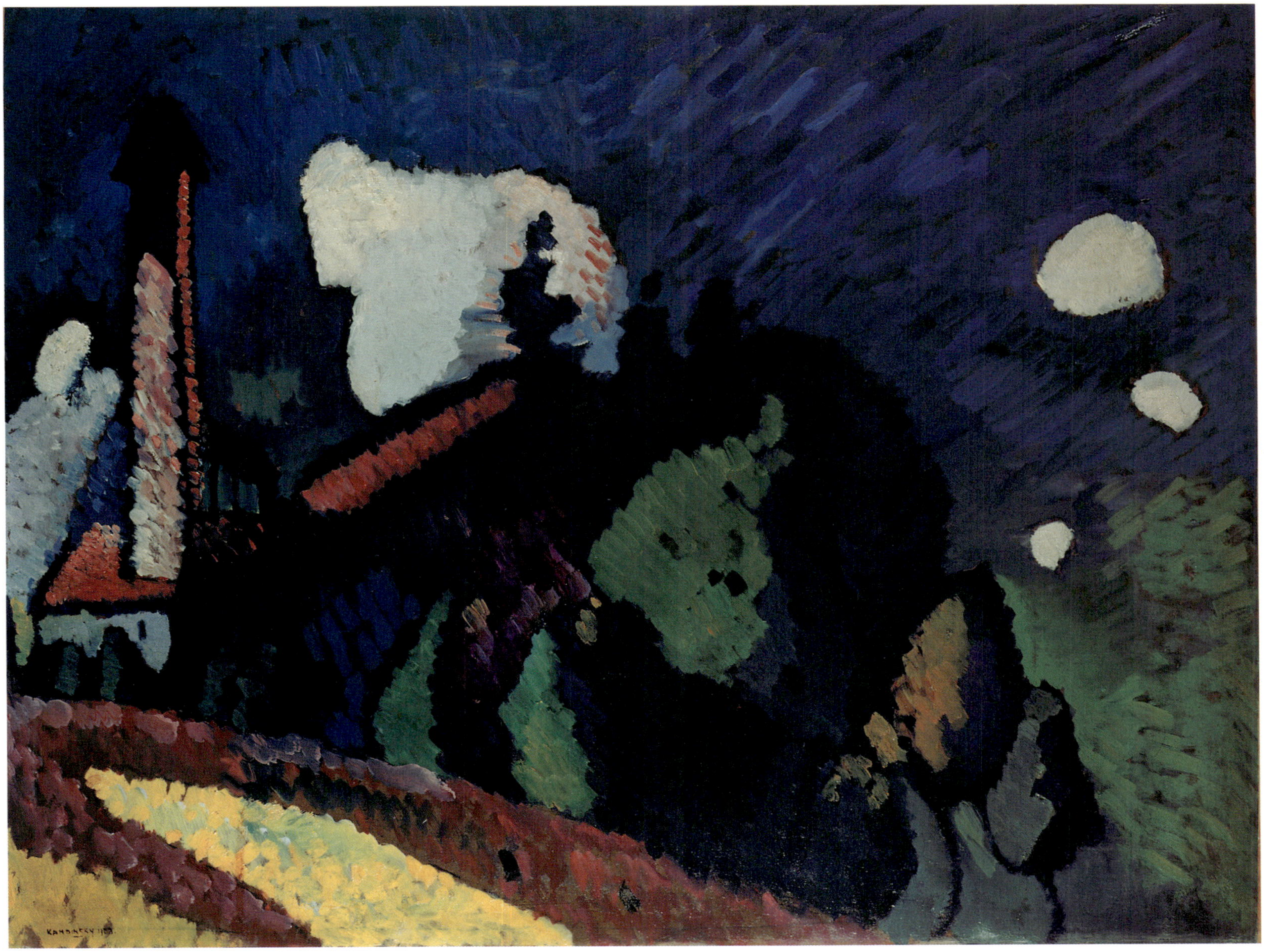

7
Landschaft mit Turm 1908
Paysage à la tour

Öl auf Karton
74 x 98,5 cm
bez. KANDINSKY i908
Schenkung Nina Kandinsky, 1976
Inv. AM 1976-849
D/B 69

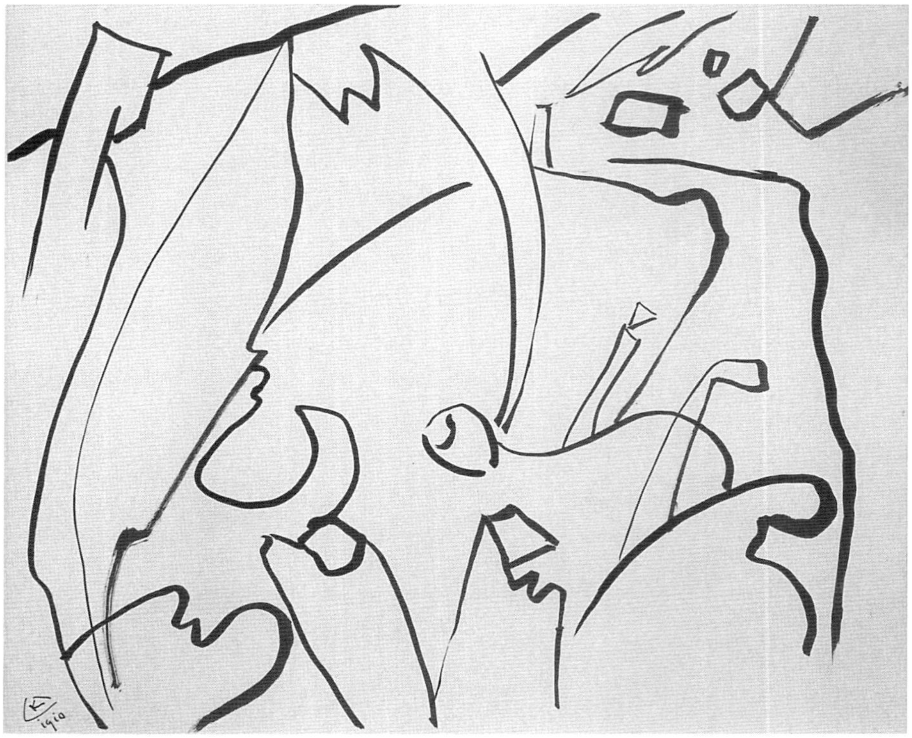

8
Zeichnung zu *Komposition III* 1910
Dessin pour *Composition III*

Tusche auf Papier
25 x 30,4 cm
bez. K 10
Vermächtnis Nina Kandinsky, 1981
Inv. AM 1981-65-194
D/B 97

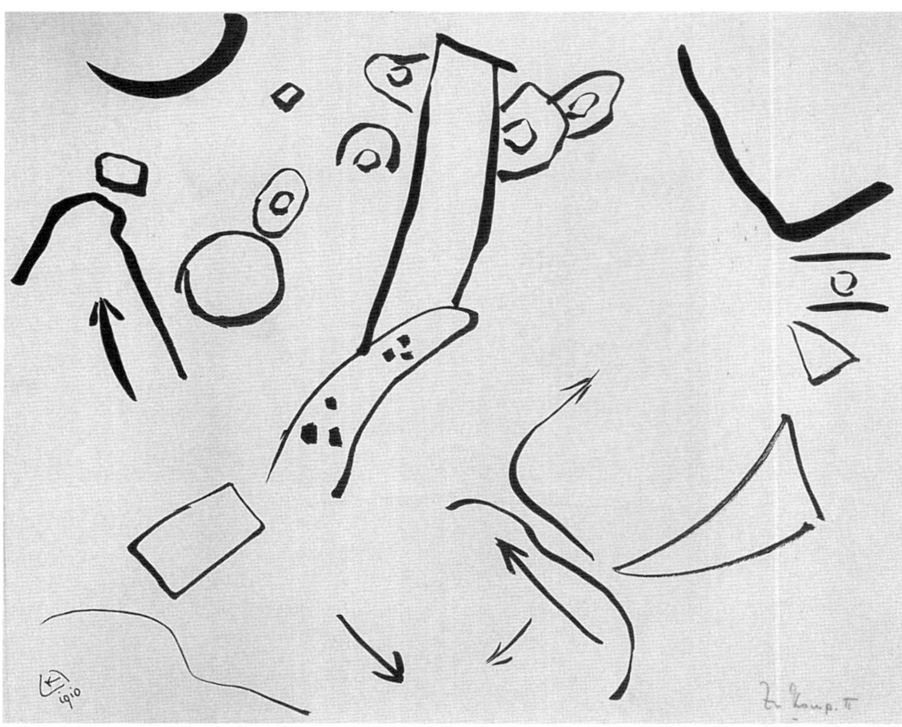

9
Entwurf zu *Komposition II* 1910
Étude pour *Composition II*

Tusche auf Papier
23,8 x 30,15 cm
bez. i9i0
Vermächtnis Nina Kandinsky, 1981
Inv. AM 1981-65-182
D/B 84

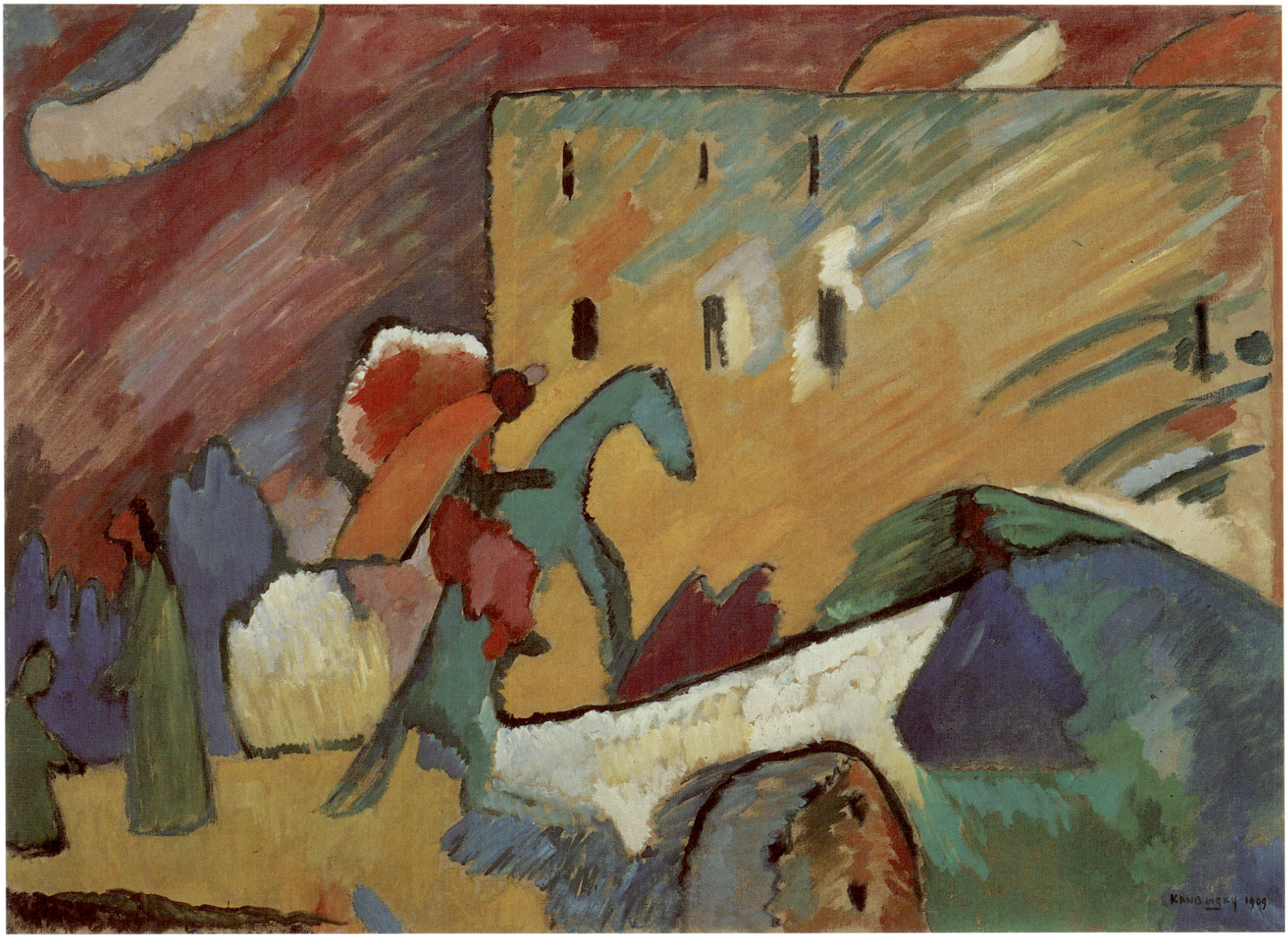

10
Improvisation III 1909
Improvisation III

Öl auf Leinwand
94 x 130 cm
bez. KANDINSKY i909
Schenkung Nina Kandinsky, 1976
Inv. AM 1976-850
D/B 73

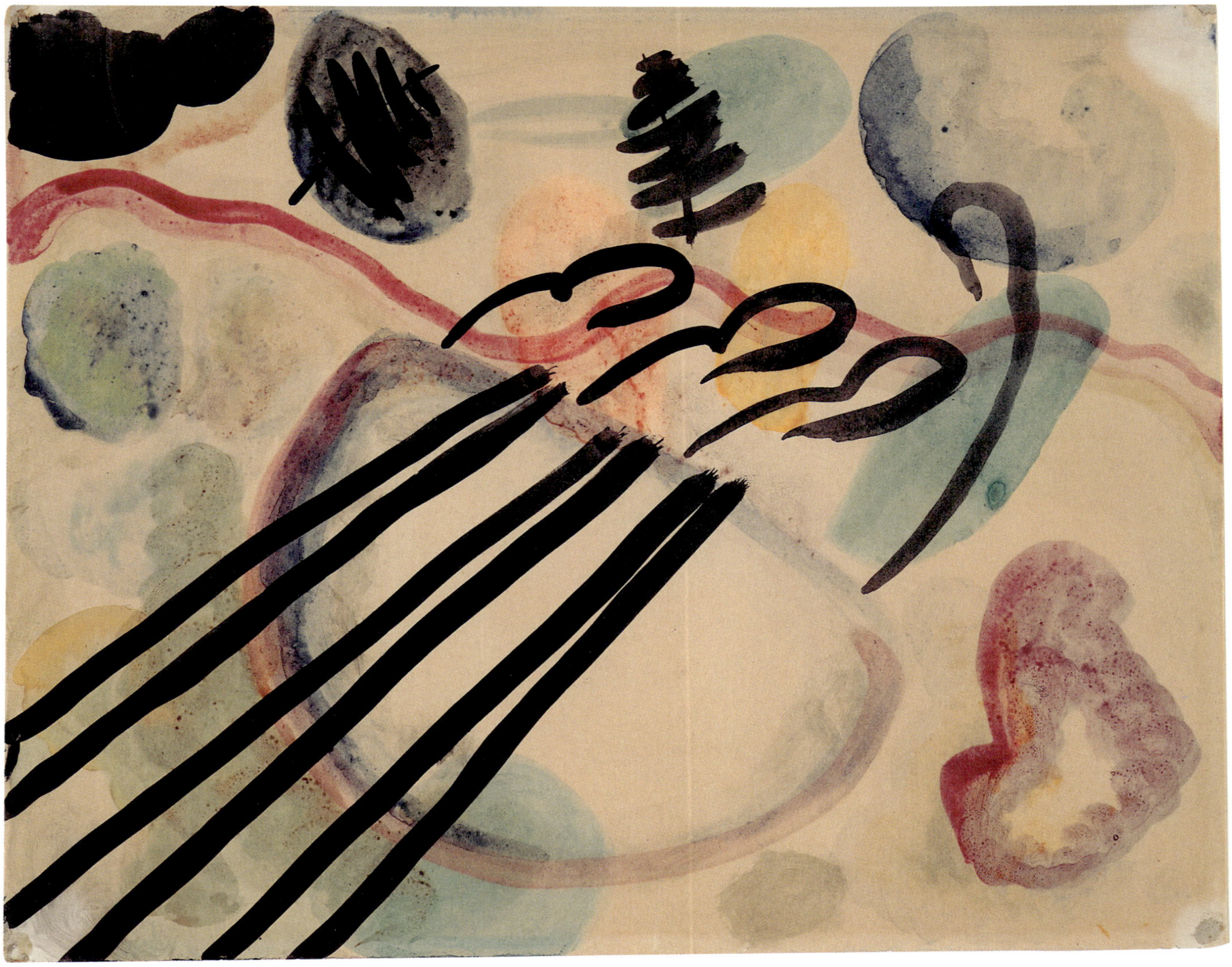

11
Rudern 1910
(Entwurf zu *Improvisation XXVI*, 1912)
Les Avirons (étude pour *Improvisation XXVI*)

Aquarell und Tusche auf Papier
25 x 32 cm
bez. K
Vermächtnis Nina Kandinsky, 1981
Inv. AM 1981-65-88
D/B 102

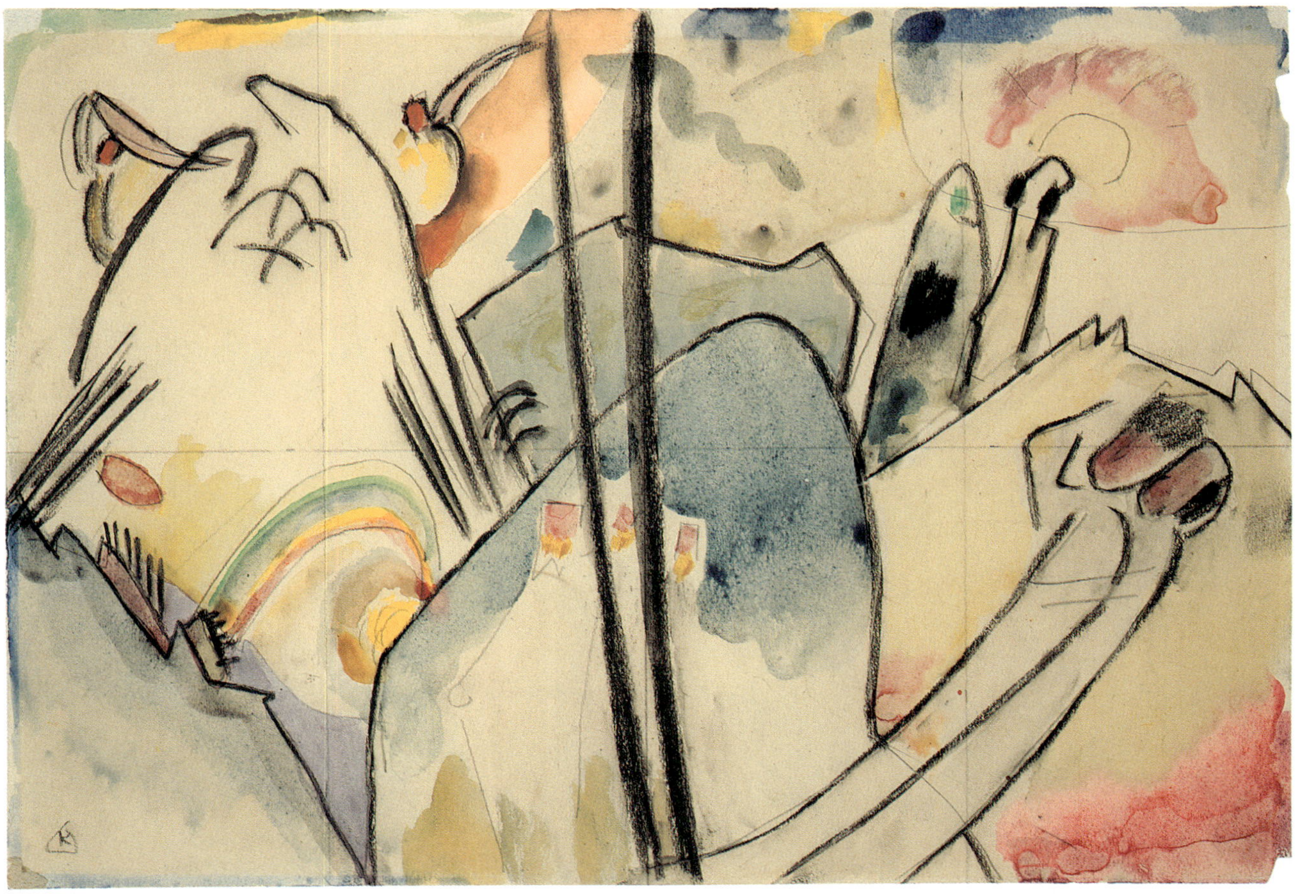

12
Ohne Titel 1911
(Entwurf zu *Komposition IV*)
Sans titre (étude pour *Composition IV*)

Bleistift, Kohle und Aquarell auf Papier
18,5 x 27,1 cm
bez. K
Vermächtnis Nina Kandinsky, 1981
Inv. AM 1981-65-90
D/B 119

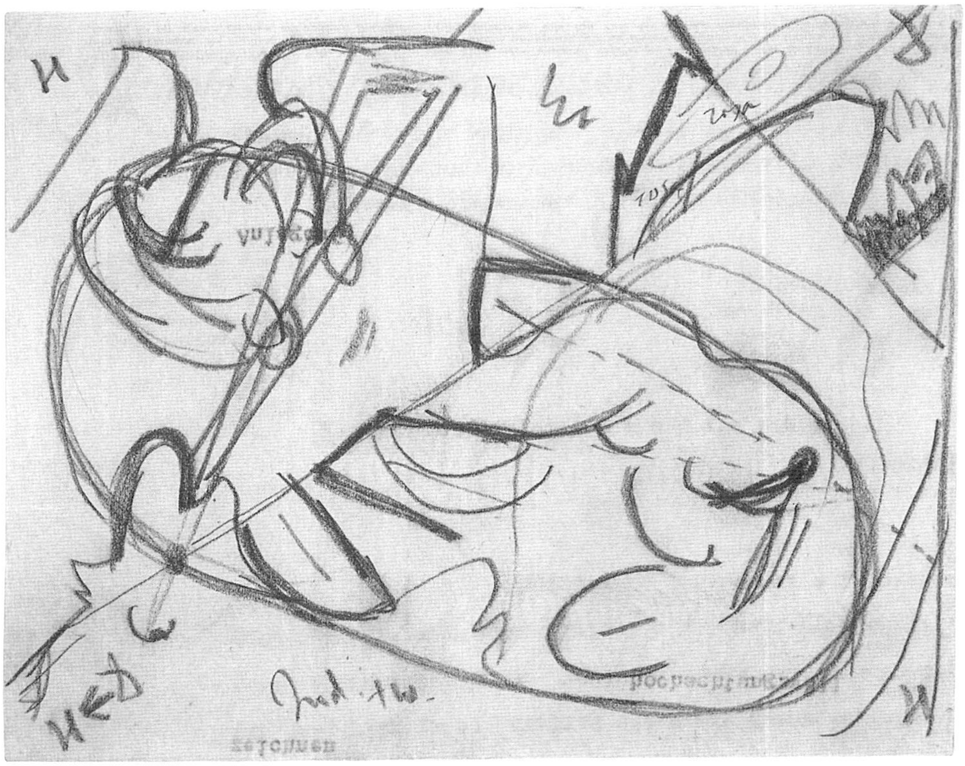

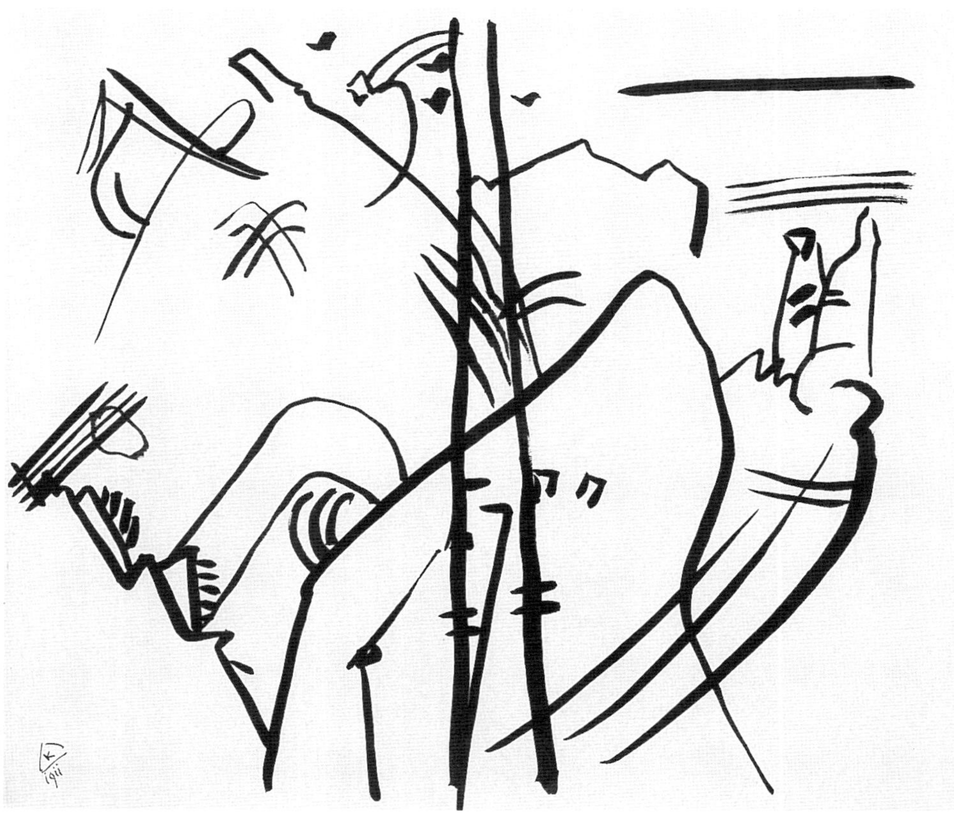

13
Ohne Titel 1911
(Entwurf zu *Heiliger Georg III*)
Sans titre (étude pour *Saint Georges III*)

Kohlezeichnung auf der Rückseite eines Briefes
14,2 x 18,1 cm
Vermächtnis Nina Kandinsky, 1981
Inv. AM 1981-65-217
D/B 124

14
Zeichnung zu *Komposition IV* 1911
Dessin pour *Composition IV*

Bleistift und Tusche auf Papier
24,9 x 30,5 cm
bez. K i9ii
Vermächtnis Nina Kandinsky, 1981
Inv. AM 1981-65-207
D/B 113

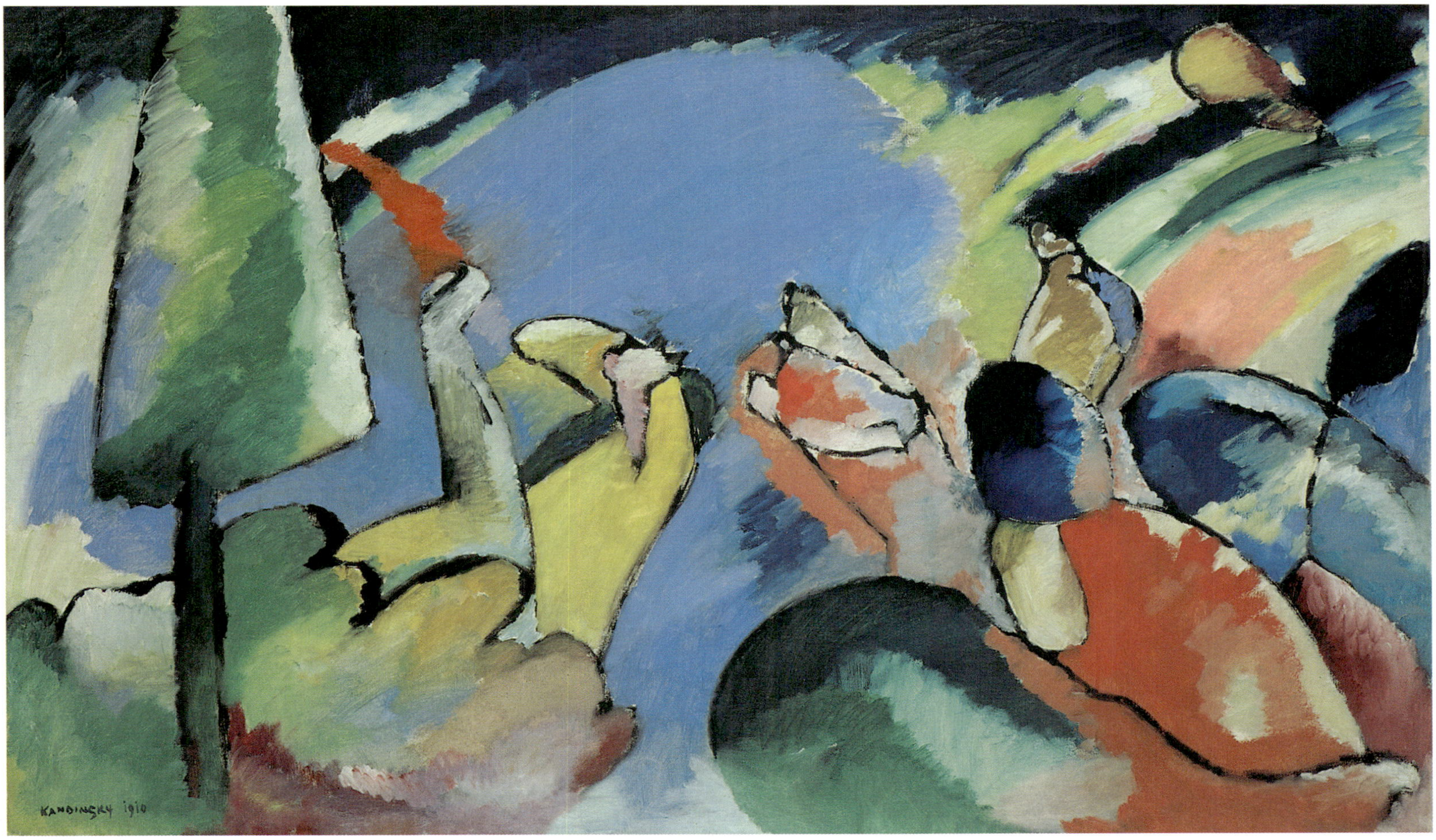

15
Improvisation XIV 1910
Improvisation XIV

Öl auf Leinwand
74 x 125,5 cm
bez. KANDINSKY i9i0
Schenkung Nina Kandinsky, 1966
Inv. AM 4347
D/B 94

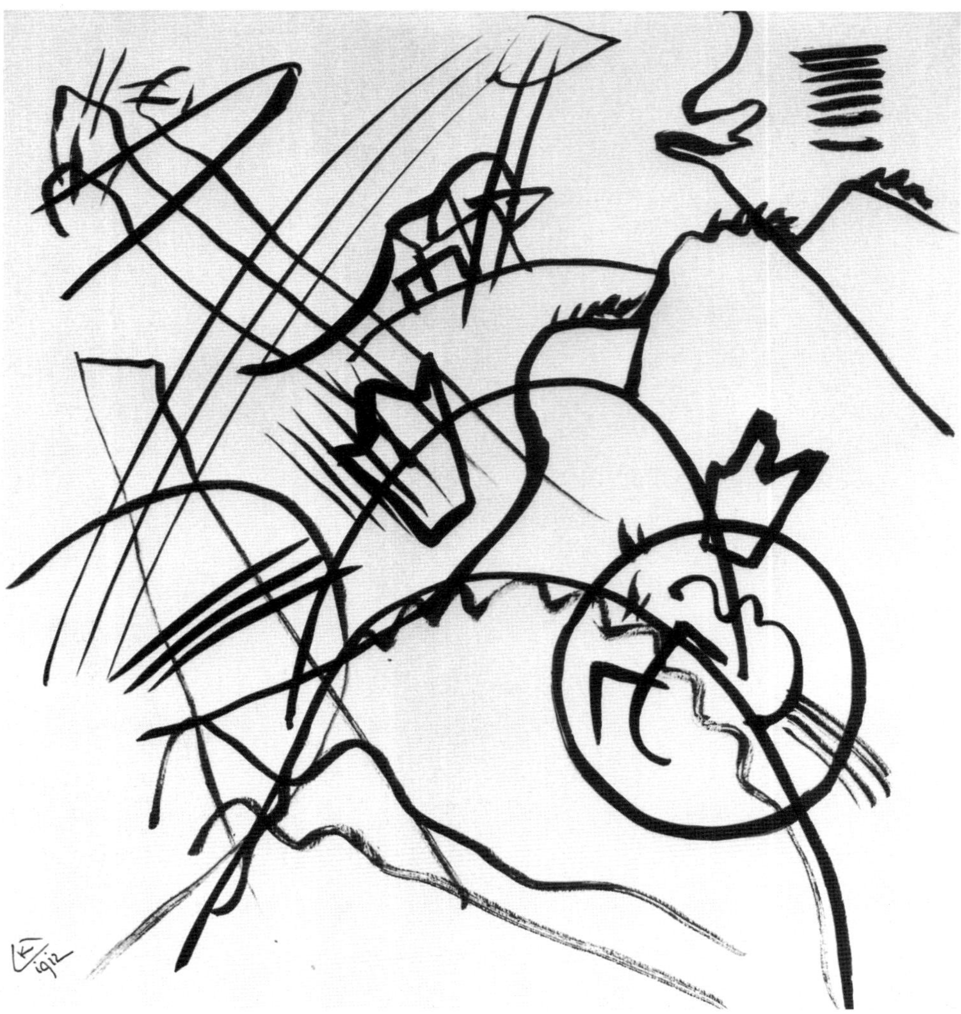

16
Ohne Titel 1912
(Entwurf für *Bild mit weißem Rand*, 1913)
Sans titre (étude pour *Tableau avec bordure blanche*)

Tusche auf Papier
25,5 x 24,7 cm
bez. K i9i2
Staatlicher Ankauf, 1968
Inv. AM 3725 D
D/B 152

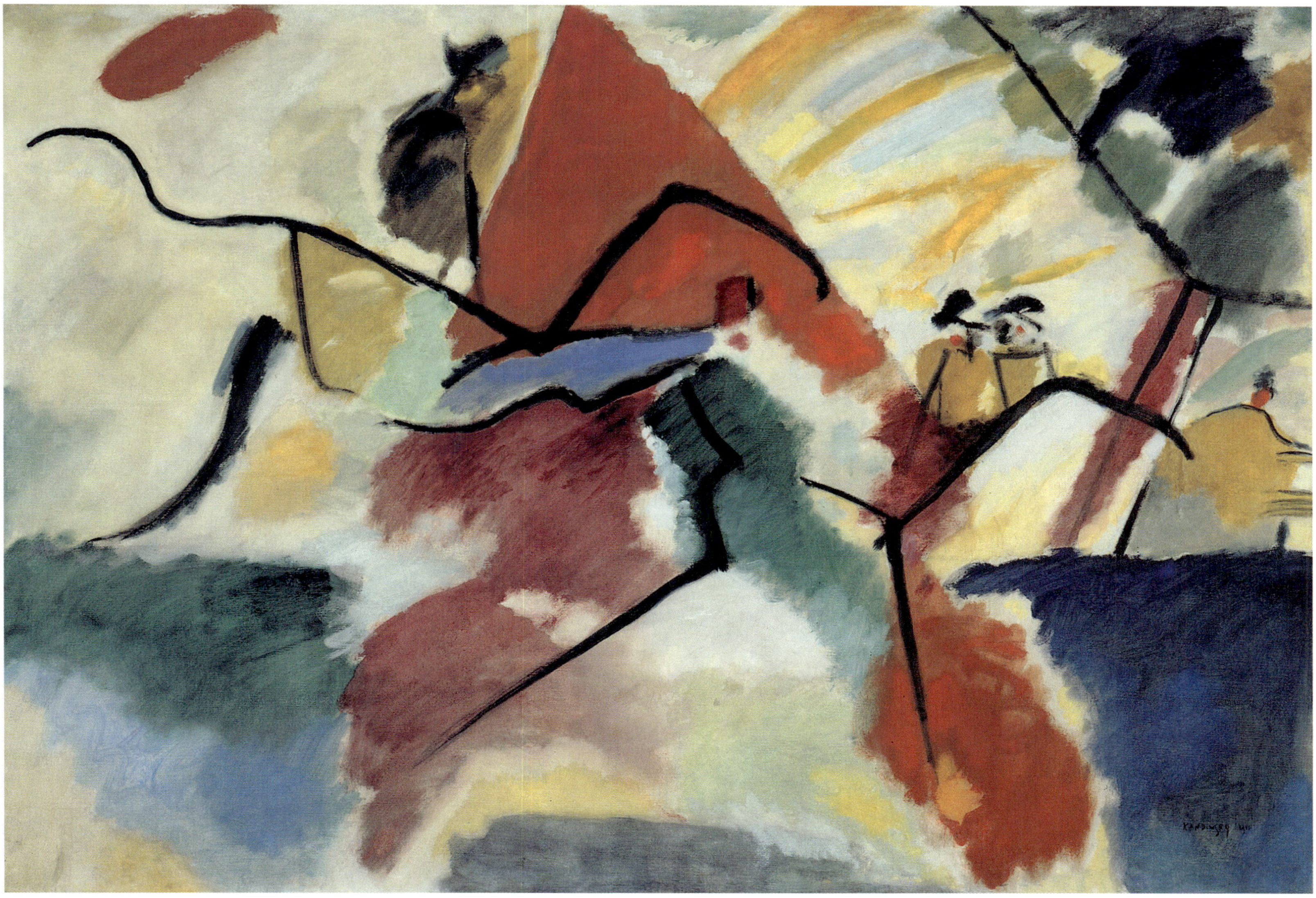

17
Impression V (Park) 1911
Impression V (Parc)

Öl auf Leinwand
106 x 157,5 cm
bez. KANDINSKY i9ii
Schenkung Nina Kandinsky, 1976
Inv. AM 1976-851
D/B 128

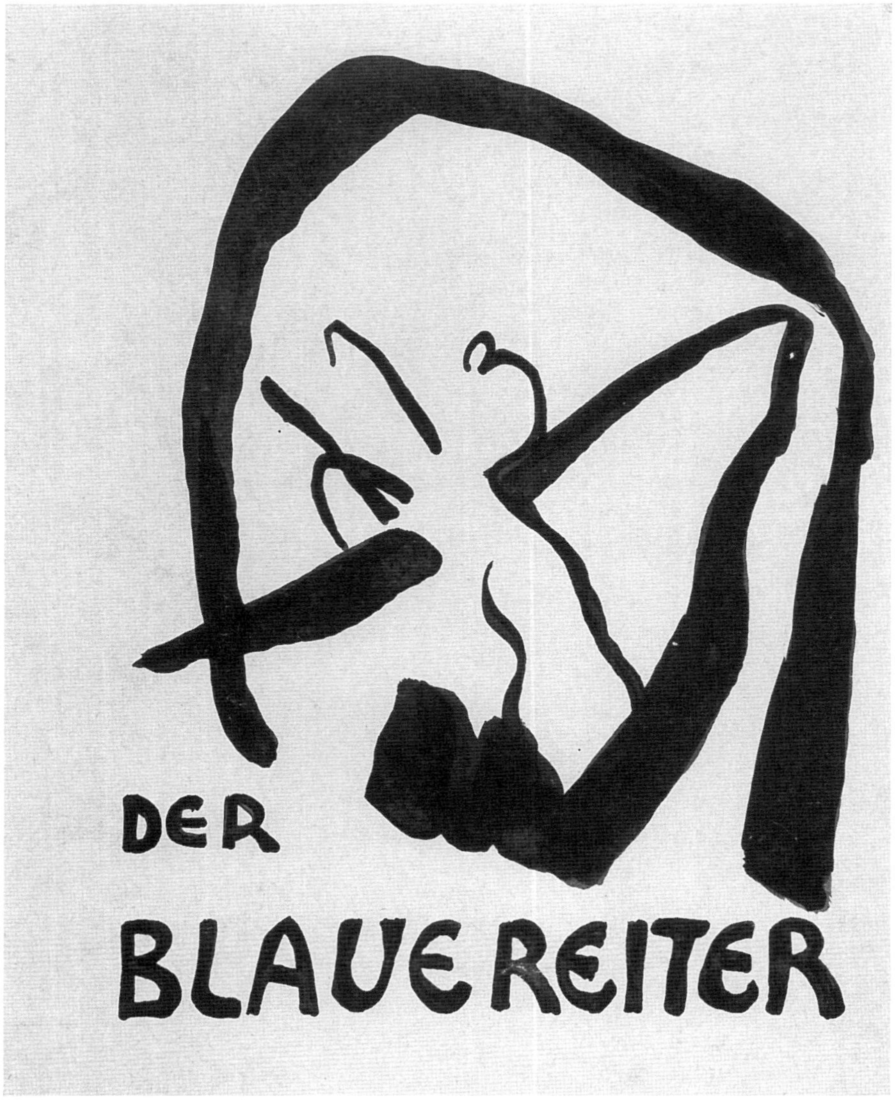

18
Ohne Titel 1912
(Entwurf zum Umschlag *Der Blaue Reiter* Kataloge, 1911 und 1912)
Sans titre (projet pour la couverture du *Blaue Reiter*, 1911 et 1912)

Tusche auf satiniertem Karton
14,8 x 12 cm
bez. DER BLAUE REITER
Vermächtnis Nina Kandinsky, 1981
Inv. AM 1981-65-227
D/B 137

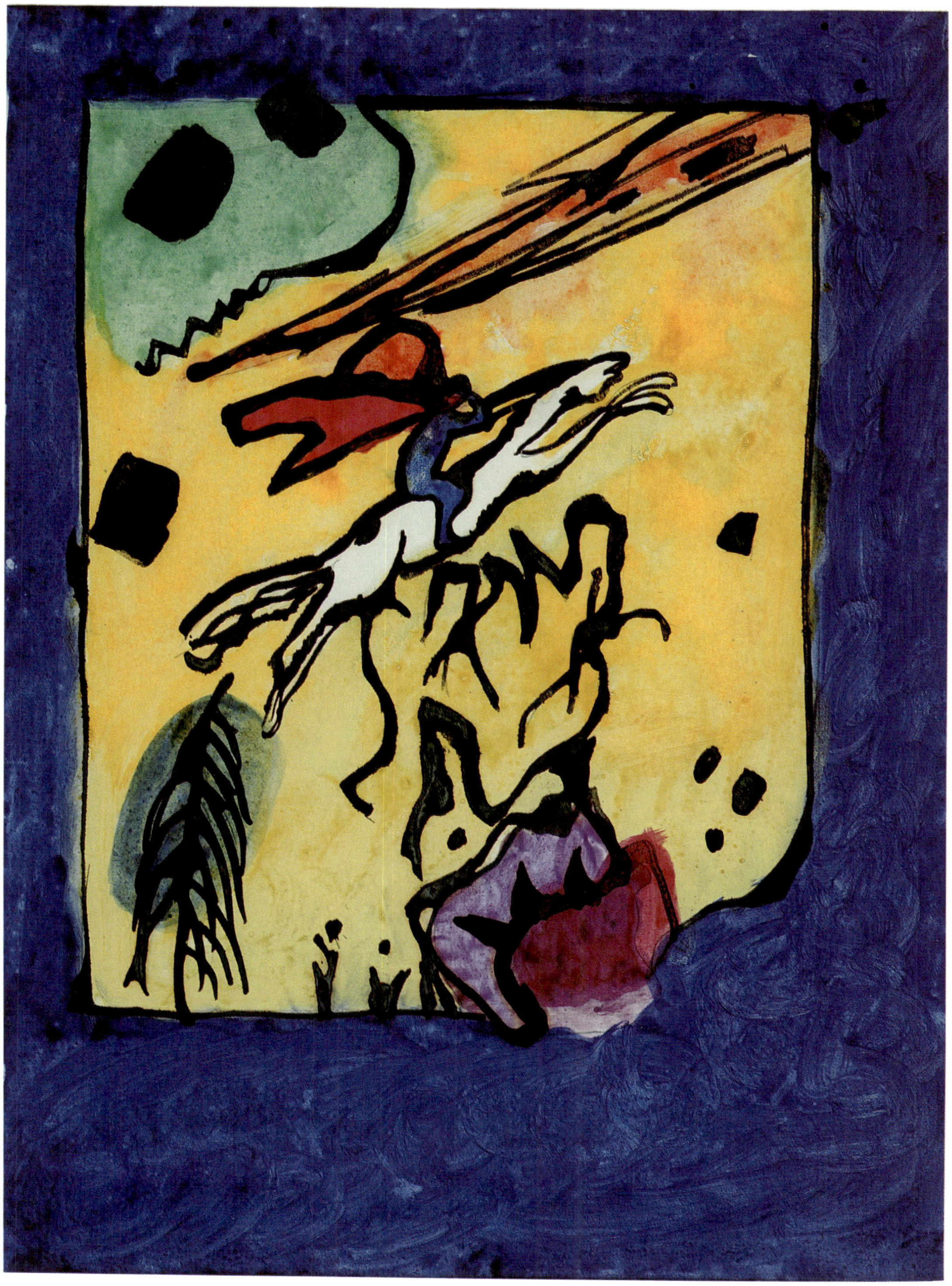

19
Entwurf für den Umschlag des Almanachs
Der Blaue Reiter 1911
Étude pour la couverture de l'almanach
Der Blaue Reiter

Aquarell, Gouache und Tusche auf Papier
29 x 21 cm
Schenkung (vormals Sammlung K. Flinker), 1994
Inv. AM 1994-70

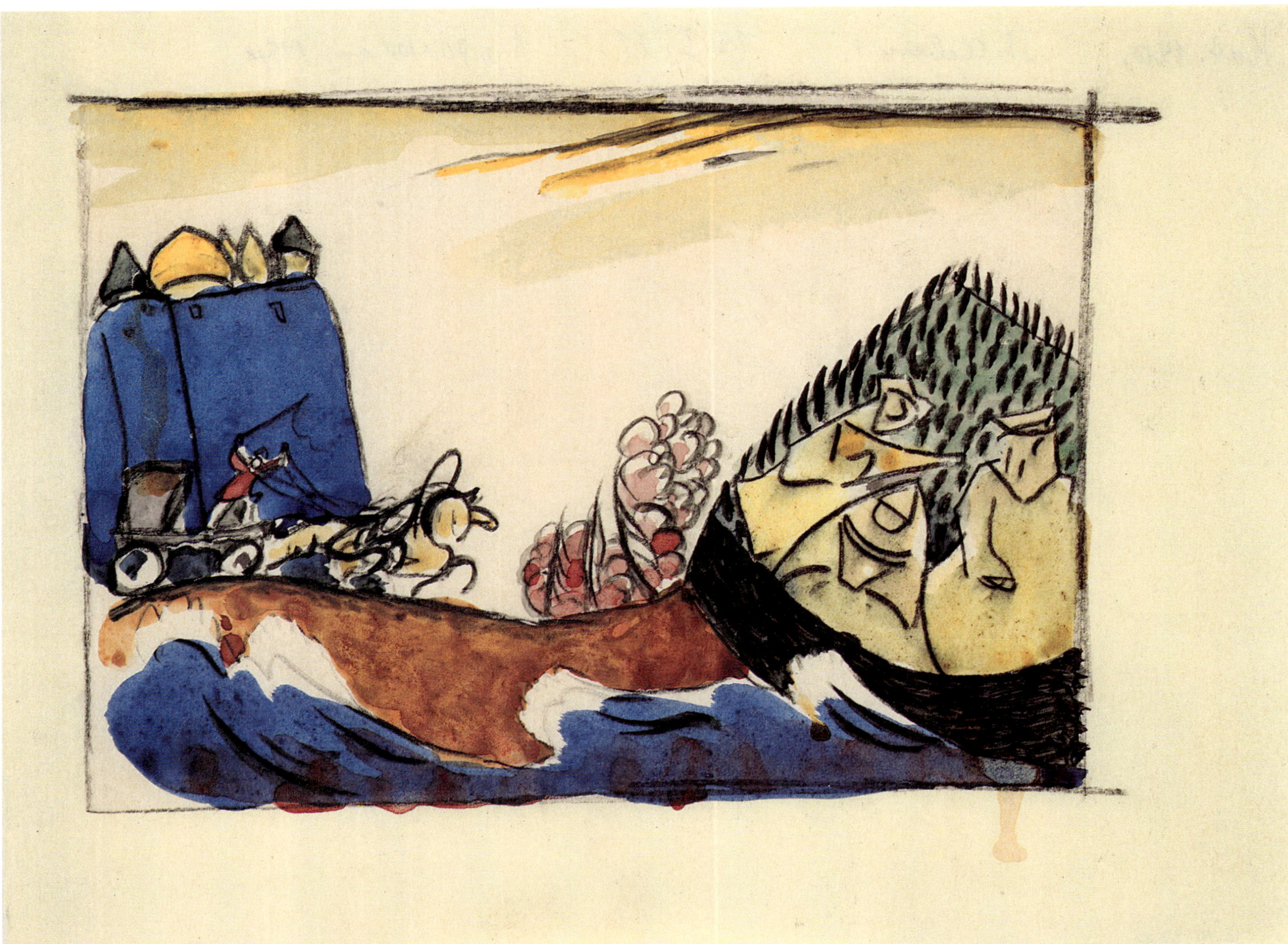

20
Ohne Titel 1911
(Entwurf zu *Bild mit Troïka oder Stilleben I*)
Sans titre (étude pour *Tableau avec Troïka ou Nature morte I*)

Lithographiekreide und Aquarell auf Papier
10 x 14,9 cm
Vermächtnis Nina Kandinsky, 1981
Inv. AM 1981-65-89
D/B 111

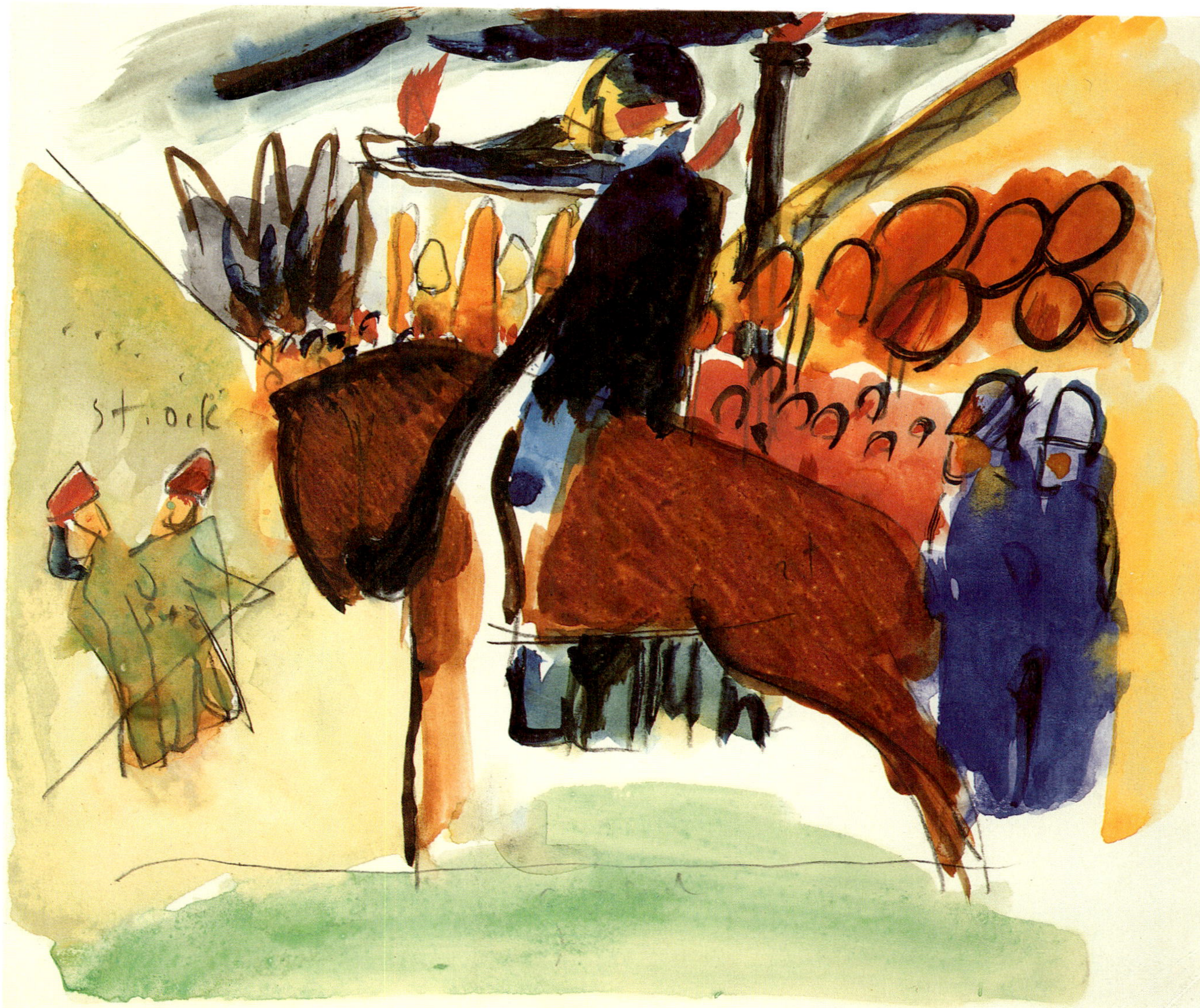

21
Ohne Titel 1911
(Entwurf zu *Impression IV* [Gendarm])
Sans titre (étude pour *Impression IV* [Gendarme])

Bleistift, Tusche und Aquarell auf Papier
17,6 x 21 cm
Vermächtnis Nina Kandinsky, 1981
Inv. Am 1981-65-91
D/B 126

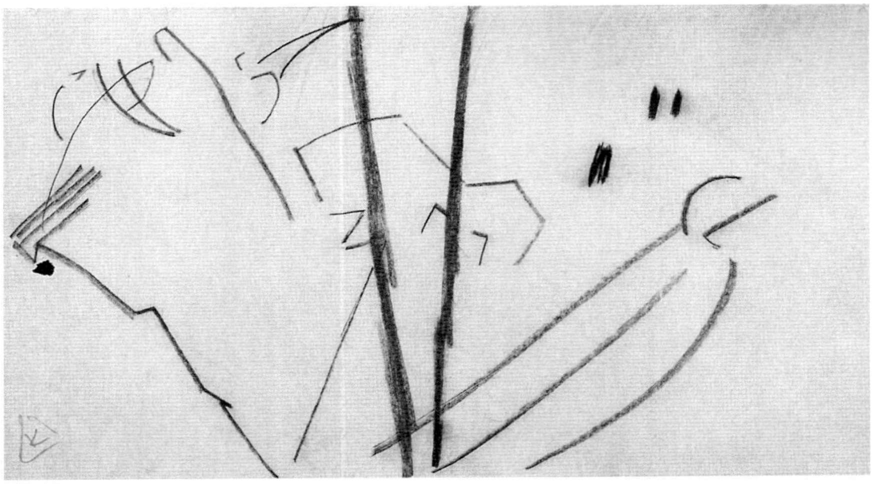

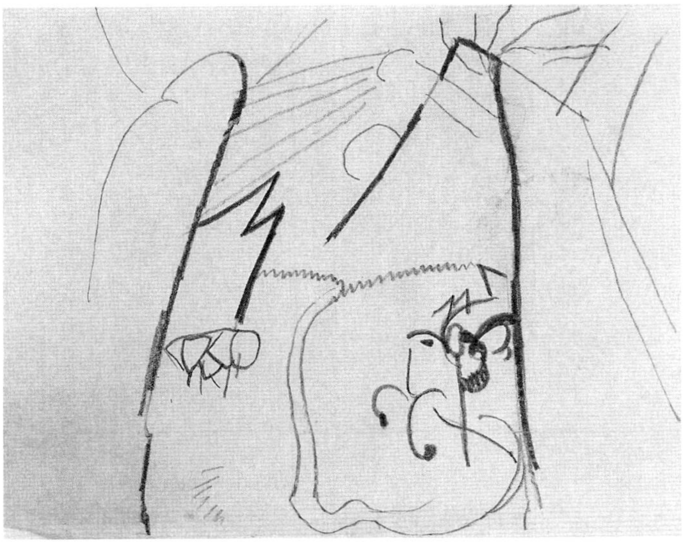

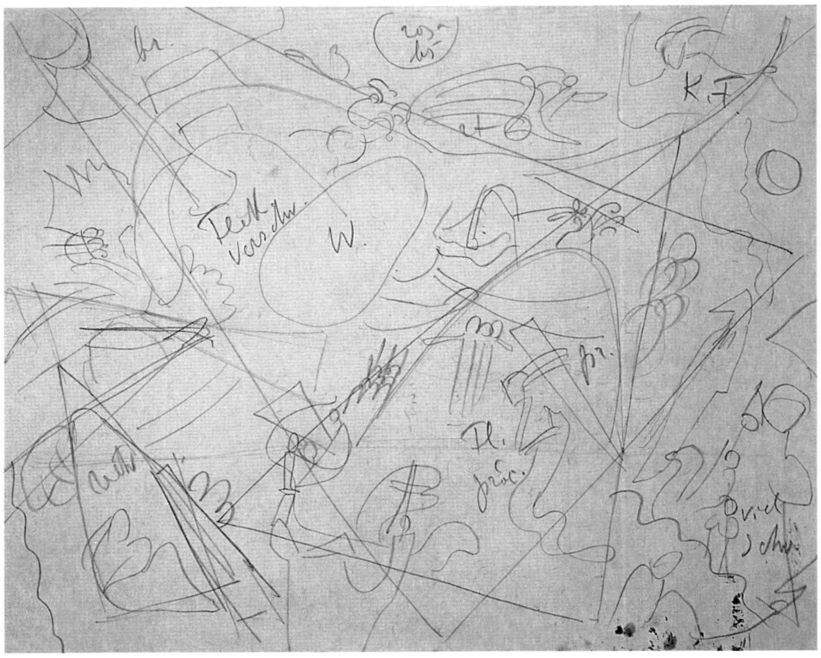

22
Erste Zeichnung zu *Komposition IV* 1911
Premier dessin pour *Composition IV*

Bleistift, Kohle und Tusche auf Papier
10,2 x 20 cm
bez. K
Vermächtnis Nina Kandinsky, 1981
Inv. AM 1981-65-208
D/B 114

23
Ohne Titel 1911
(Entwurf zu *Heiliger Georg I*)
Sans titre (étude pour *Saint Georges I*)

Bleistift und Kohle auf Papier
13,7 x 17,7 cm
Vermächtnis Nina Kandinsky, 1981
Inv. AM 1981-65-202
D/B 107

24
Ohne Titel 1911
(Entwurf zu *Allerheiligen II*)
Sans titre (étude pour *Toussaint II*)

Bleistift auf Papier
22,6 x 28,55 cm
Vermächtnis Nina Kandinsky, 1981
Inv. AM 1981-65-221
D/B 130

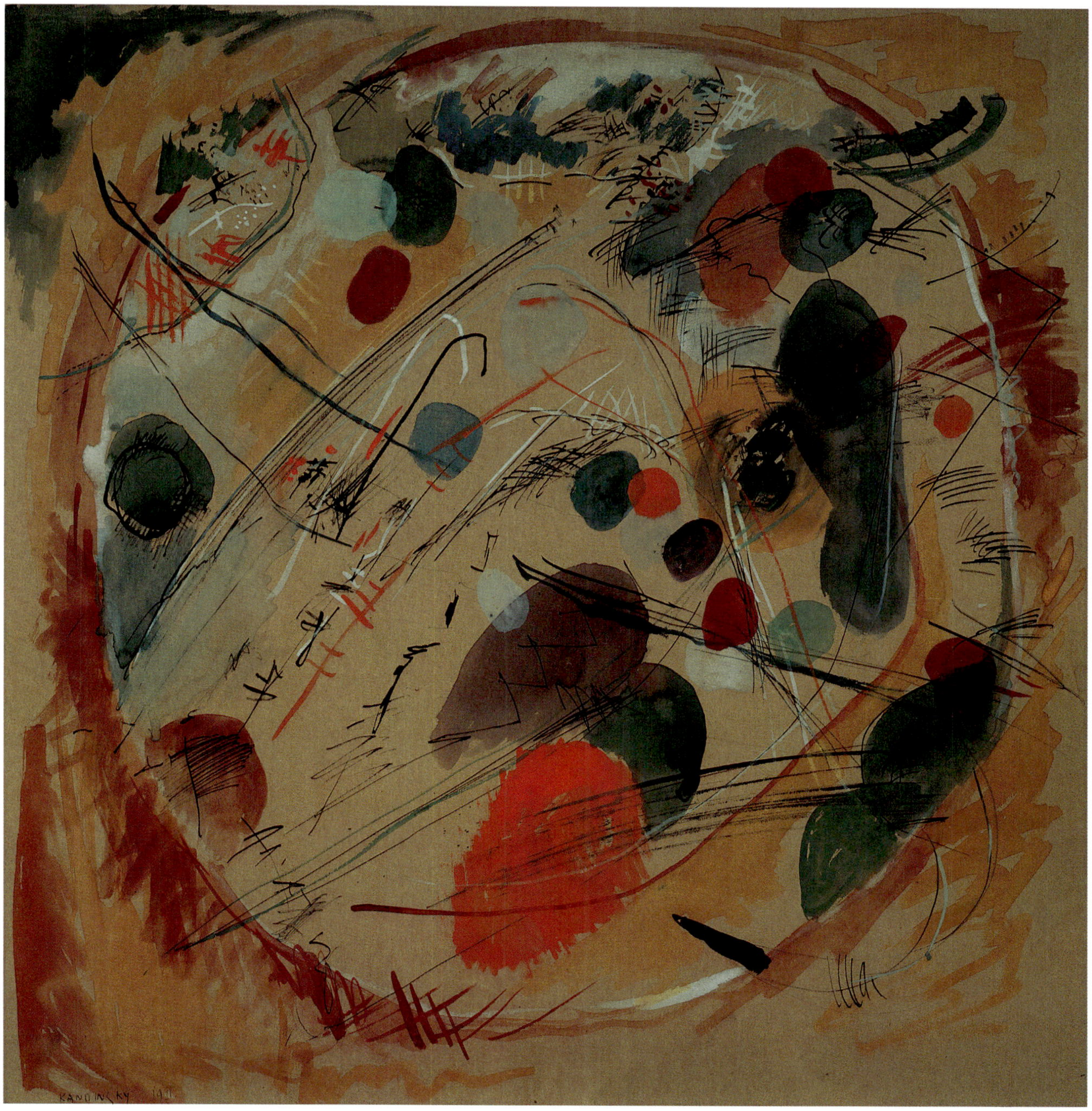

25
Im Kreis 1911
Dans le cercle

Aquarell, Gouache und Tusche auf braunem Papier
48,9 x 48,5 cm
bez. KANDINSKY i9ii
Vermächtnis Nina Kandinsky, 1981
Inv. AM 1981-65-92
D/B 134

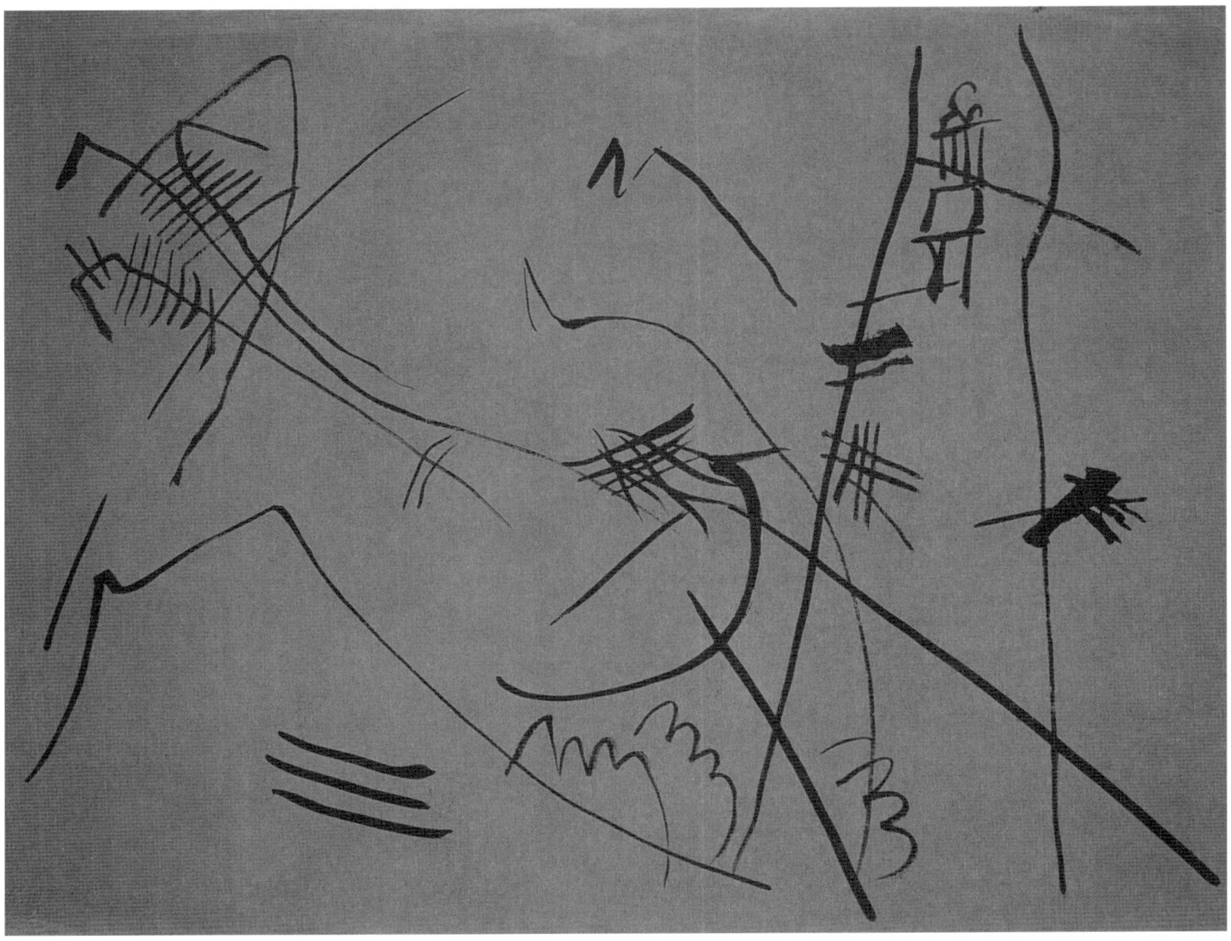

26
Ohne Titel 1913
(Entwurfskizze für *Bild mit weißem Rand*)
Sans titre (dessin à rapprocher de *Tableau avec bordure blanche*)

Tusche auf braunem Papier
35,3 x 47,1 cm
Vermächtnis Nina Kandinsky, 1981
Inv. AM 1981-65-234
D/B 151

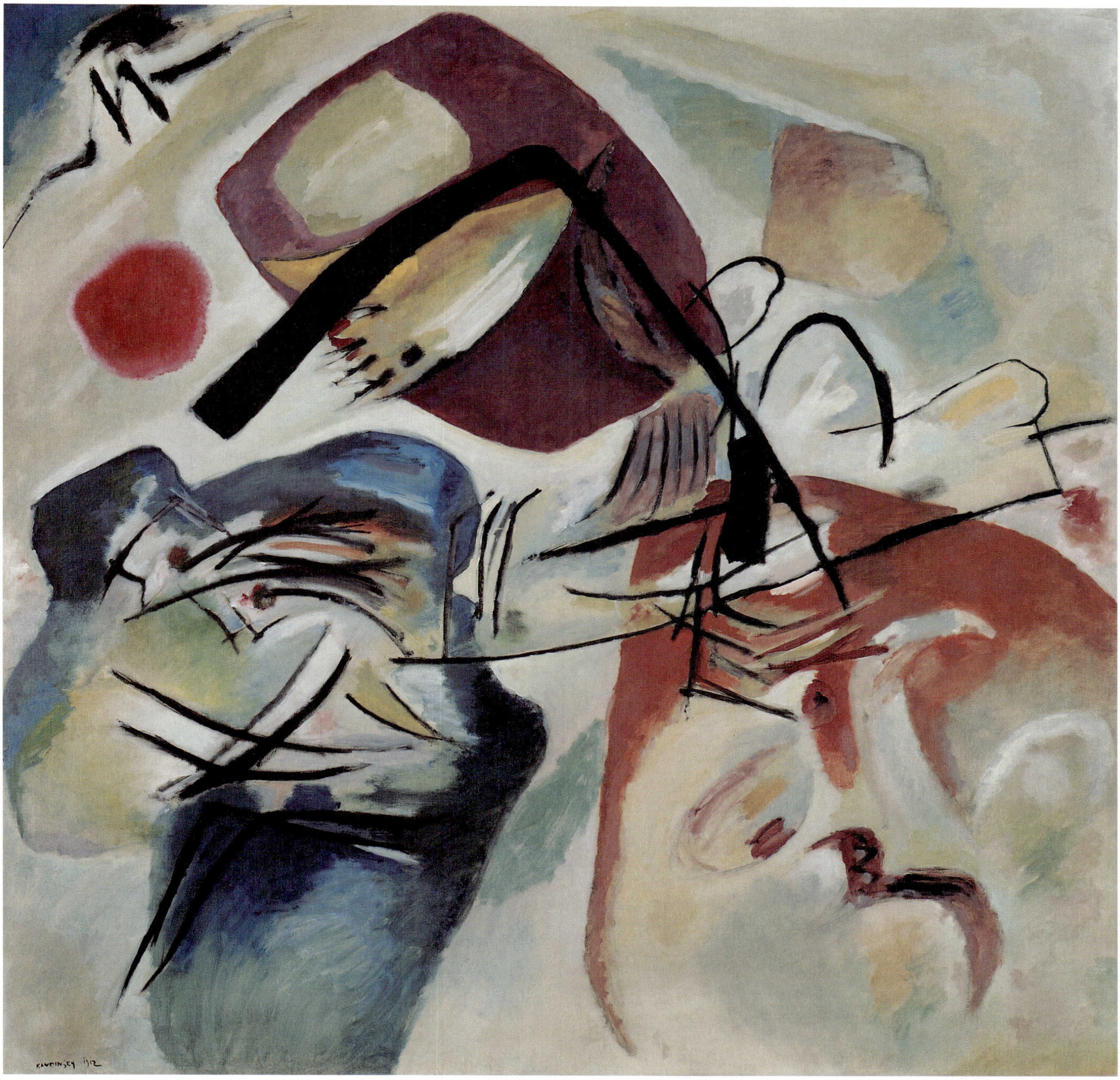

27
Mit dem schwarzen Bogen 1912
Avec l'arc noir

Öl auf Leinwand
189 x 198 cm
bez. KANDINSKY i9i2
Schenkung Nina Kandinsky, 1976
Inv. AM 1976-852
D/B 142

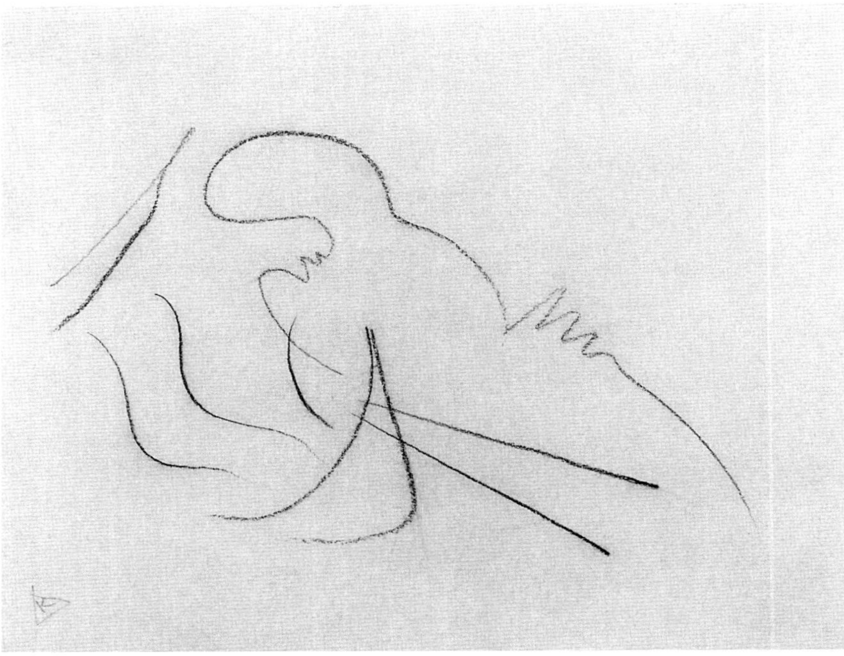

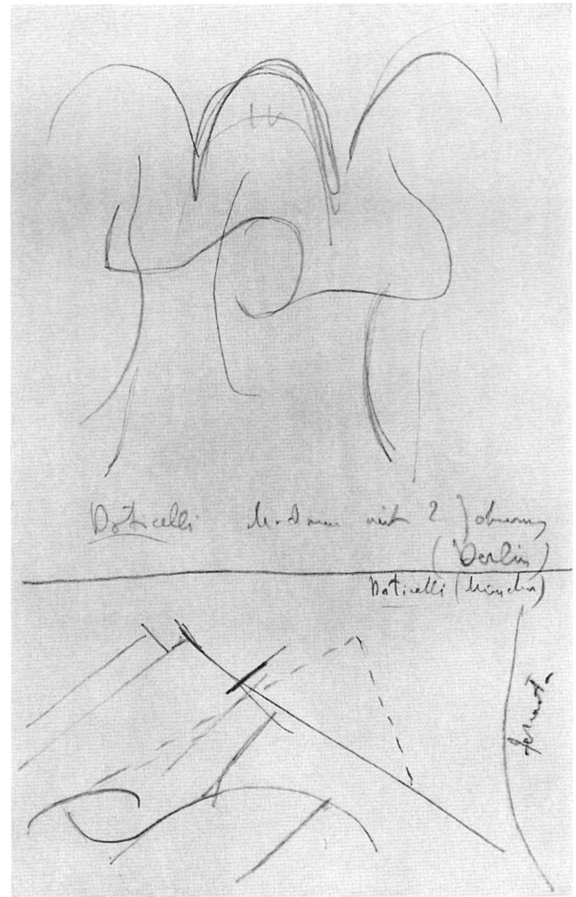

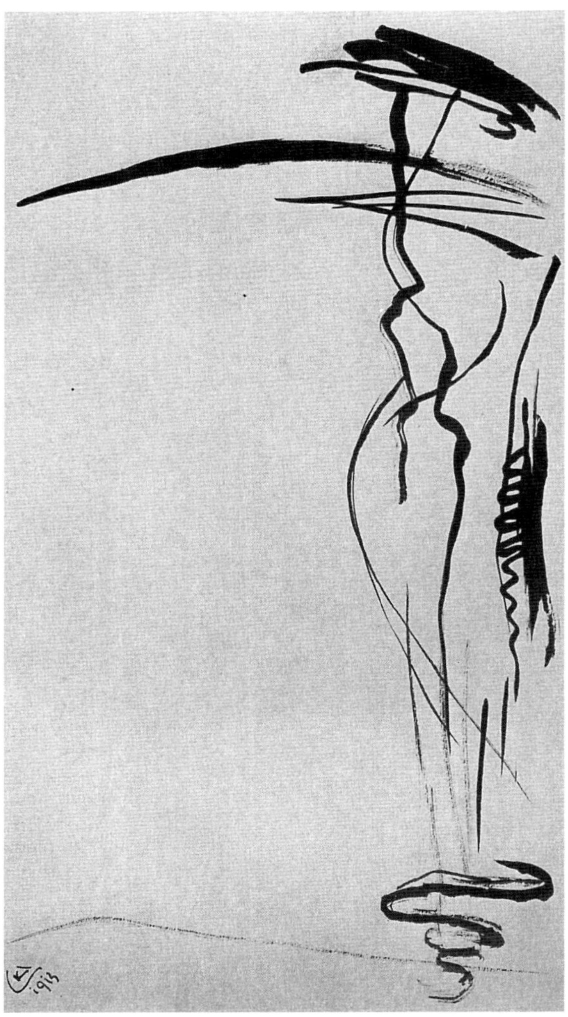

28
Entwurf zu einem Detail aus *Komposition VI*
1913
Étude de détail de *Composition VI*, 1913

Kohle auf Papier
16,4 x 21,5 cm
bez. K
Vermächtnis Nina Kandinsky, 1981
Inv. Am 1981-65-232
D/B 146

29
Ohne Titel um 1912
(Entwürfe zu zwei Gemälden von Botticelli)
Sans titre (schémas de deux tableaux de Botticelli)

Bleistift auf Papier
22,5 x 14,2 cm
bez. »Boticelli Madonna mit 2 Johannes (Berlin)«
Vermächtnis Nina Kandinsky, 1981
Inv. AM 1981-65-229
D/B 143

30
Ohne Titel 1913
(Entwurf zu einem Detail aus *Improvisation XXXIV*, 1913)
Sans titre (étude de détail de *l'Improvisation XXXIV*)

Tusche auf Papier
25,8 x 14,7 cm
bez. K i9i3
Vermächtnis Nina Kandinsky, 1981
Inv. AM 1981-65-236
D/B 154

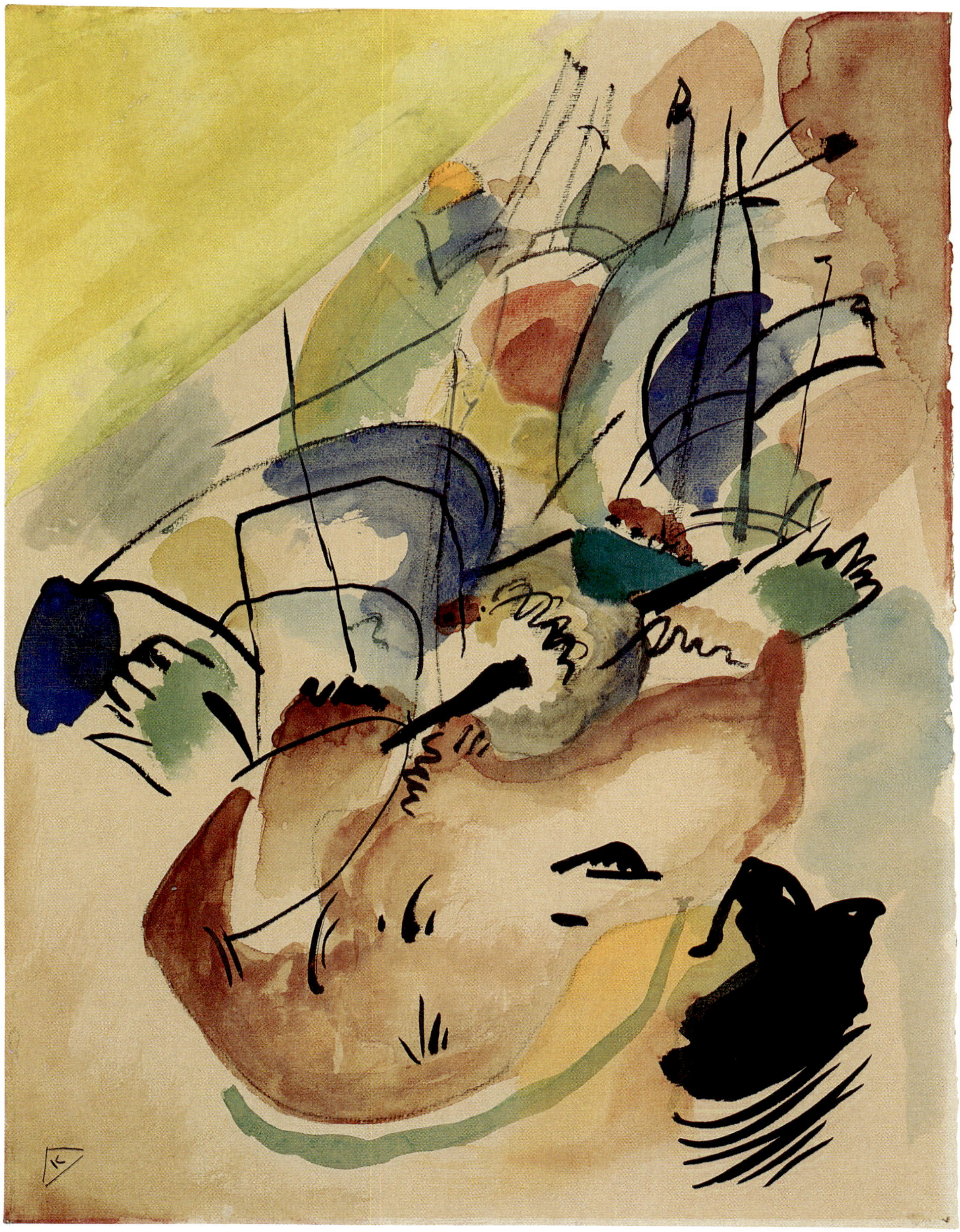

31
Entwurf zu *Improvisation XXXI* 1913
Étude pour *Improvisation XXXI*

Bleistift, Aquarell und Tusche auf Papier
34 x 23,7 cm
bez. K
Schenkung Nina Kandinsky, 1976
Inv. AM 1976-866
D/B 148

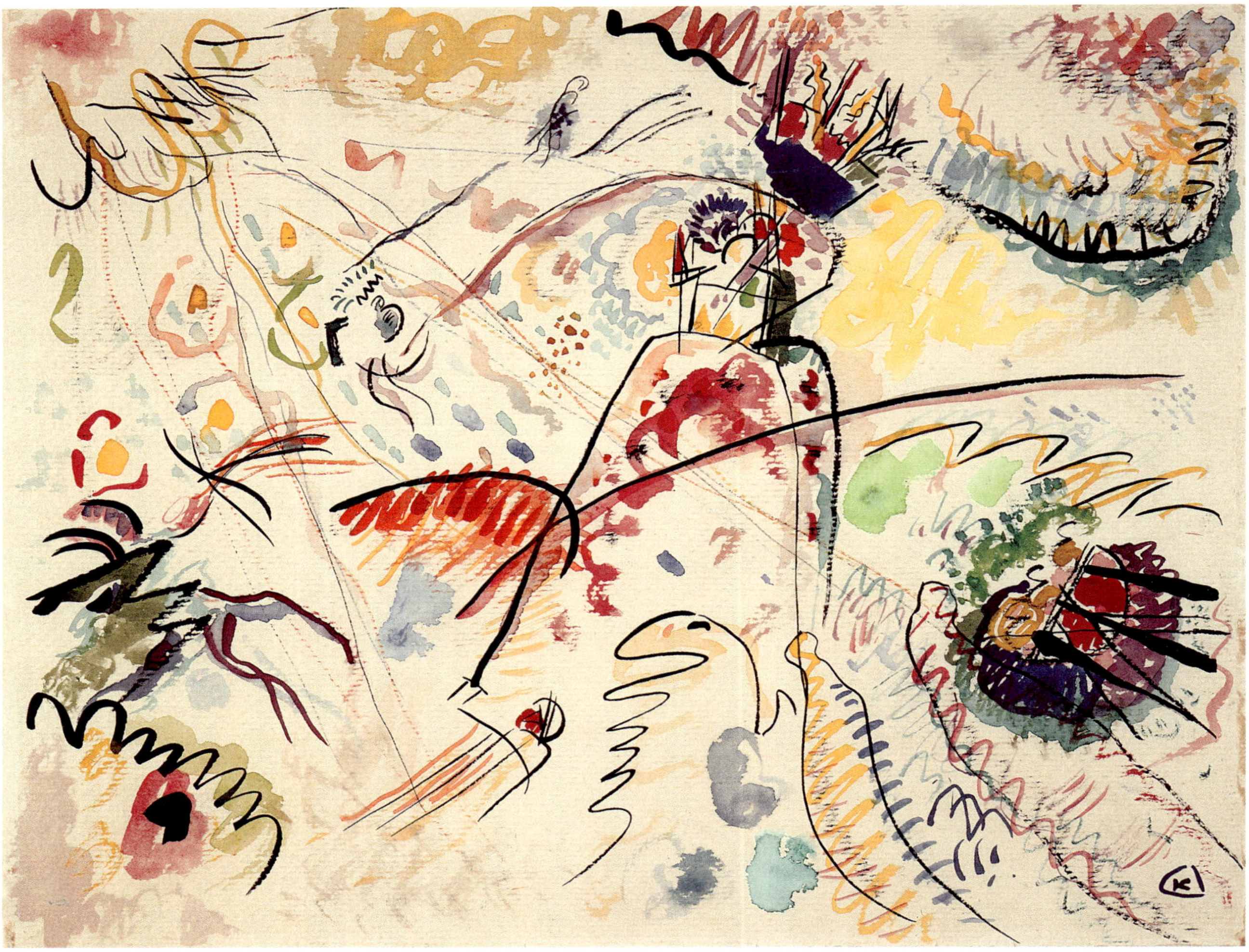

32
Entwurf zu *Kleine Freuden* 1913
Étude pour *Petites Joies*

Aquarell und Tusche auf Bütten
23,8 x 31,5 cm
bez. K
Vermächtnis Nina Kandinsky, 1981
Inv. AM 1981-65-843
D/B 150

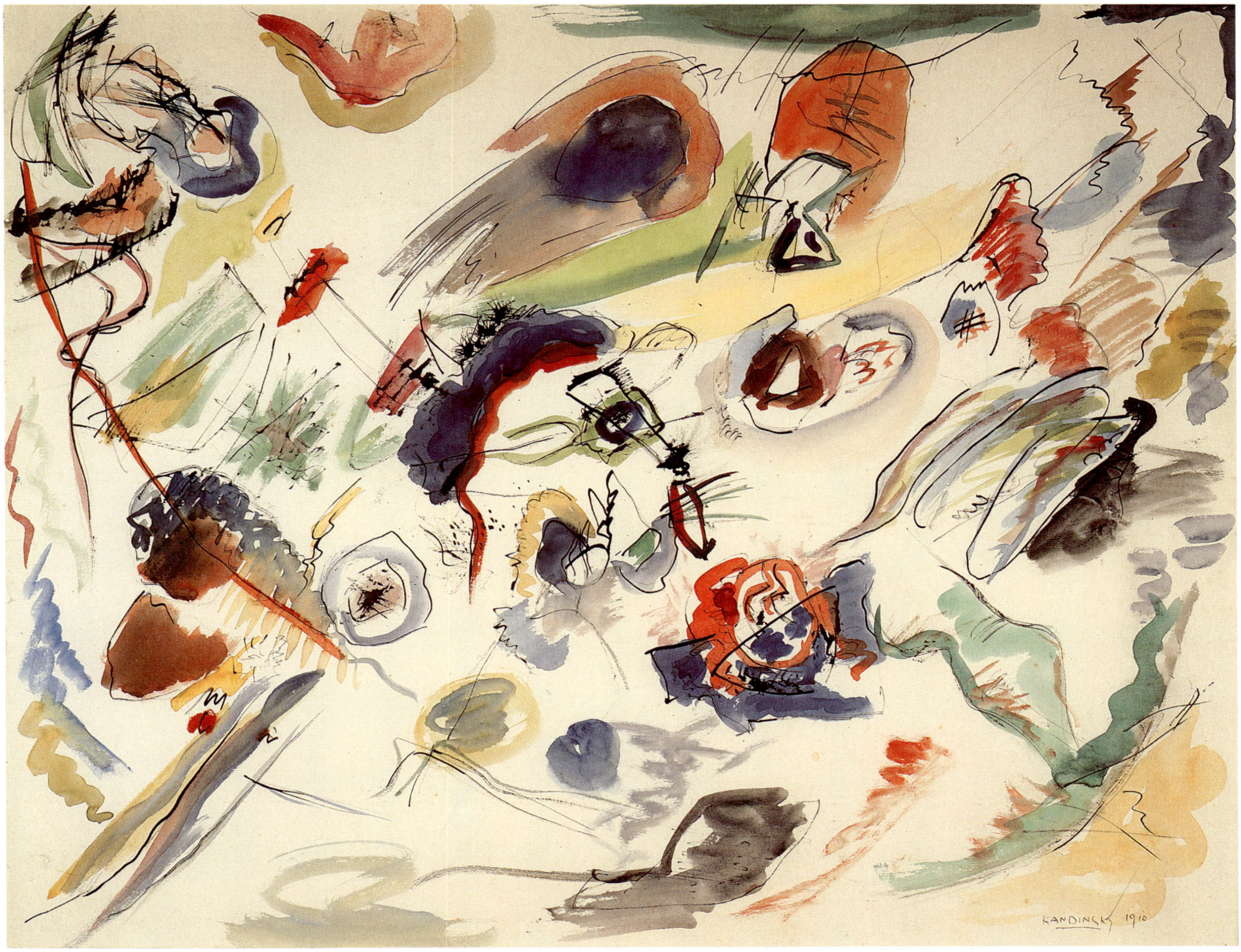

33
Ohne Titel 1910
Sans titre

Bleistift, Tusche und Aquarell auf Papier
49,6 x 64,8 cm
bez. KANDINSKY i9i0
Schenkung Nina Kandinsky, 1976
Inv. AM 1976-864
D/B 99

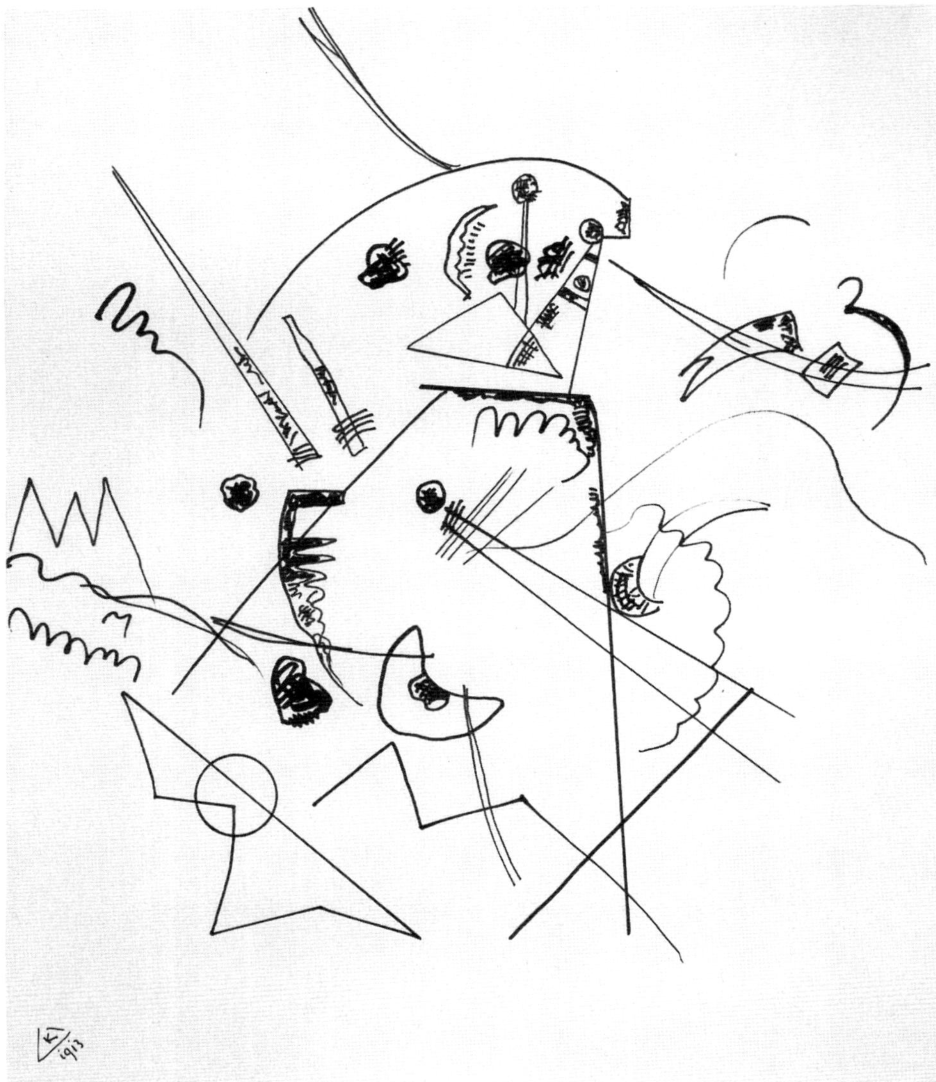

34
Zeichnung zu *Kleine Freuden* 1913
Dessin pour *Petites Joies*

Tusche auf Papier
35,5 x 30,6 cm
bez. K i9i3
Vermächtnis Nina Kandinsky, 1981
Inv. AM 1981-65-237
D/B 149

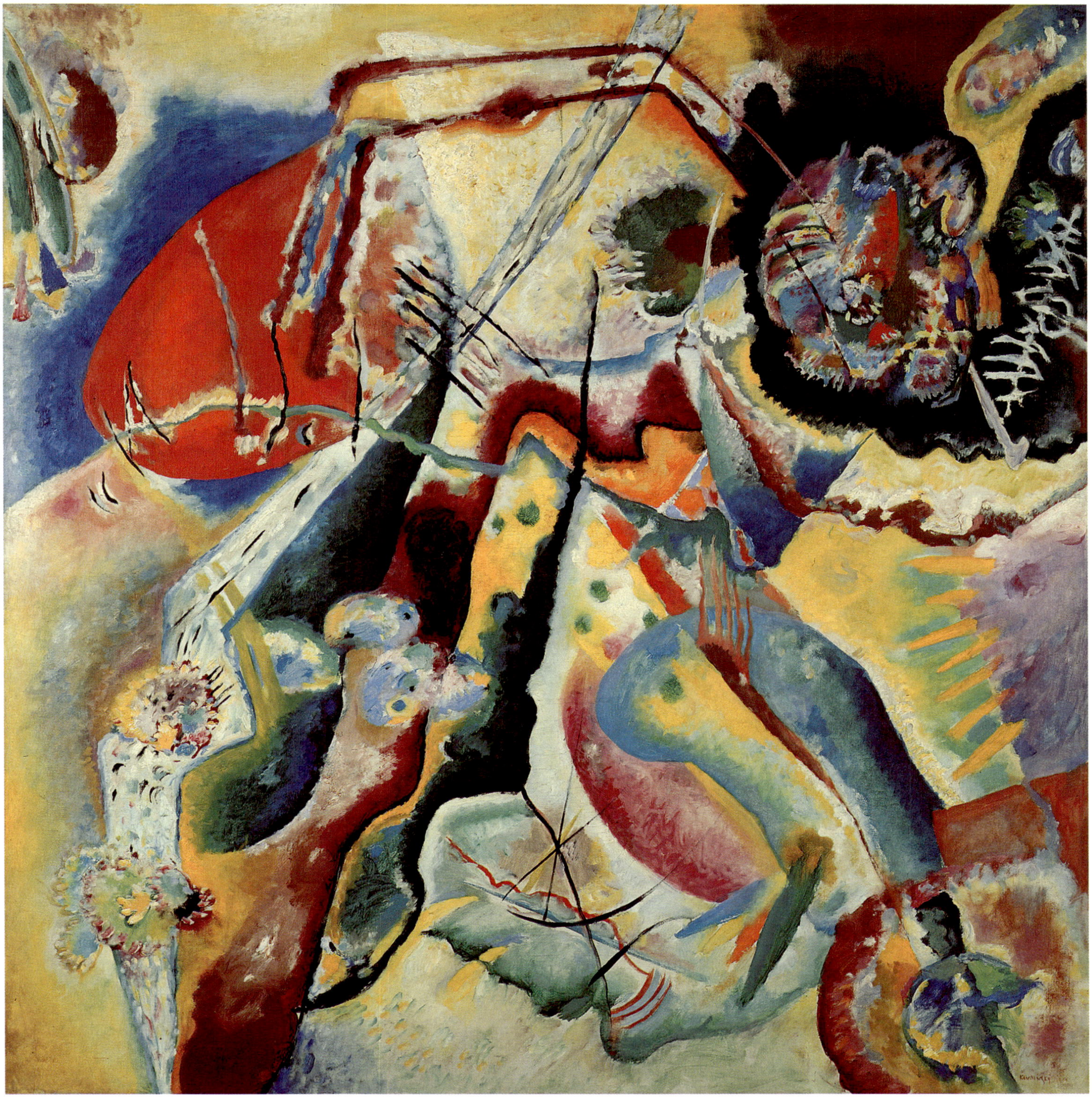

35
Bild mit rotem Fleck 1914
Tableau à la tache rouge

Öl auf Leinwand
130 x 130 cm
bez. KANDINSKY i9i4
Schenkung Nina Kandinsky, 1976
Inv. AM 1976-853
D/B 155

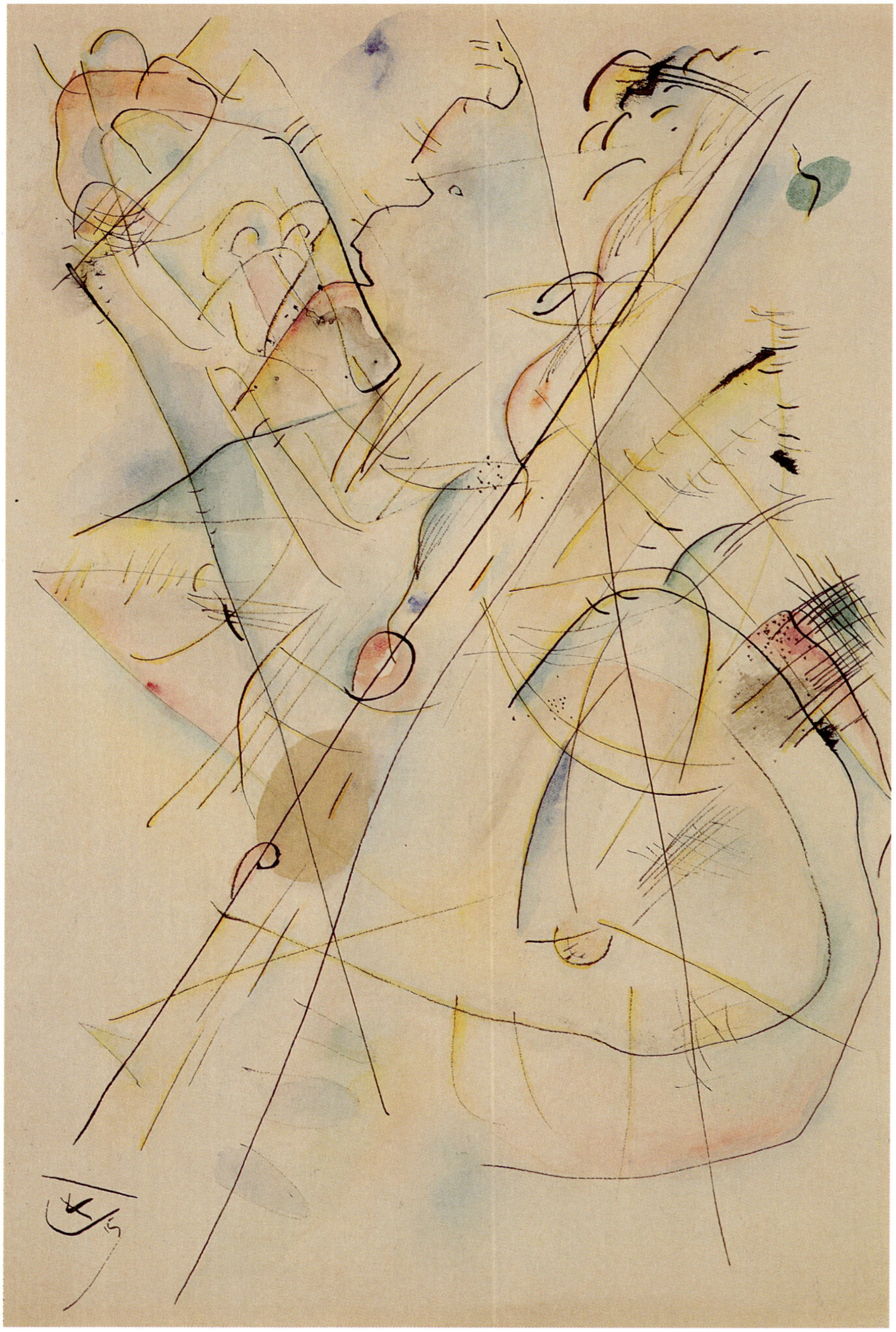

36
Ohne Titel 1915
Sans titre

Aquarell und Tusche auf Papier
33,9 x 22,7 cm
bez. K 15
Vermächtnis Nina Kandinsky, 1981
Inv. AM 1981-65-97
D/B 182

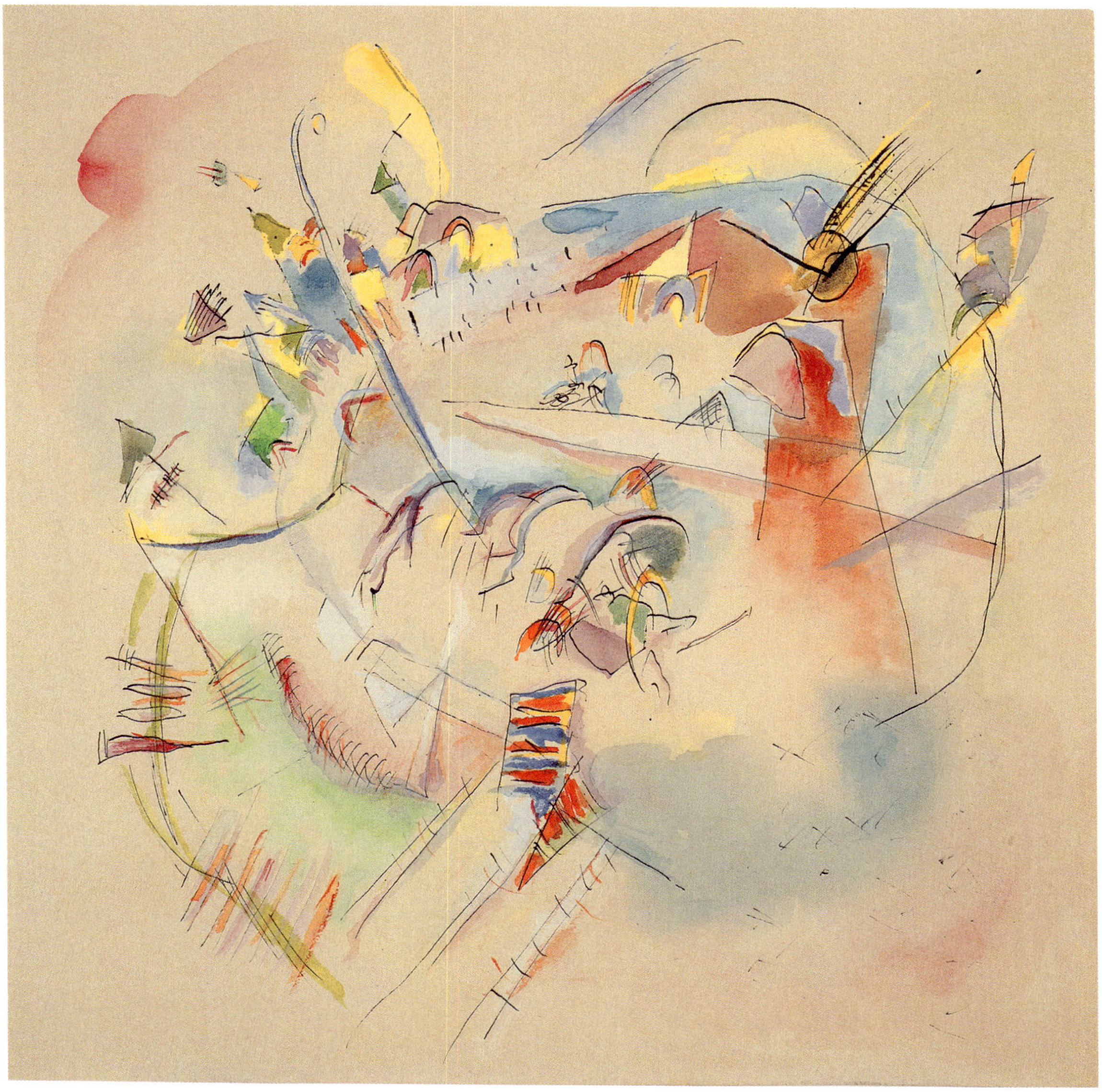

37
Ohne Titel 1915
Sans titre

Aquarell und Tusche auf Papier
22 x 22,5 cm
Vermächtnis Nina Kandinsky, 1981
Inv. AM 1981-65-95
D/B 168

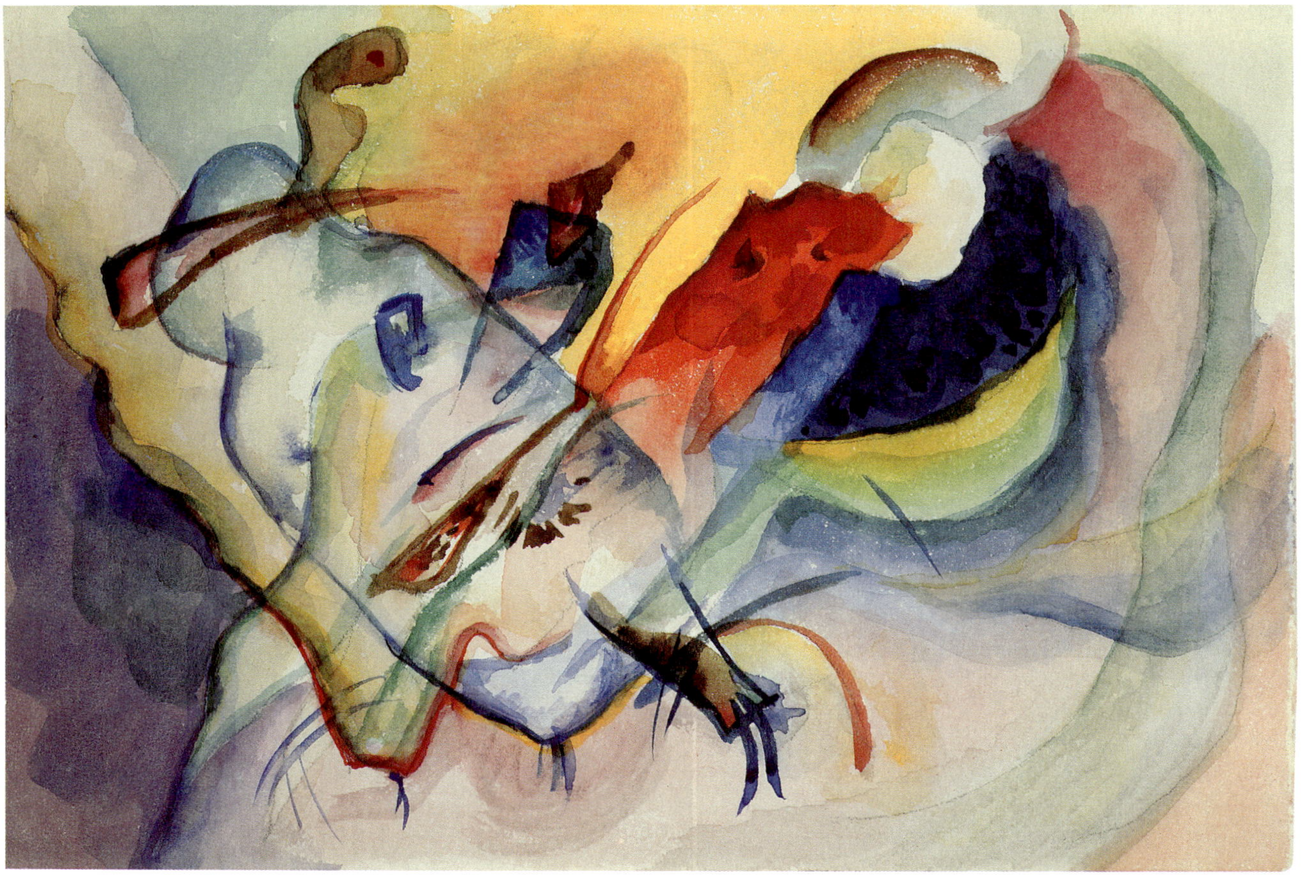

38
Ohne Titel um 1915
Sans titre

Aquarell und Bleistift auf Papier
13,9 x 20,9 cm
Vermächtnis Nina Kandinsky, 1981
Inv. AM 1981-65-96
D/B 171

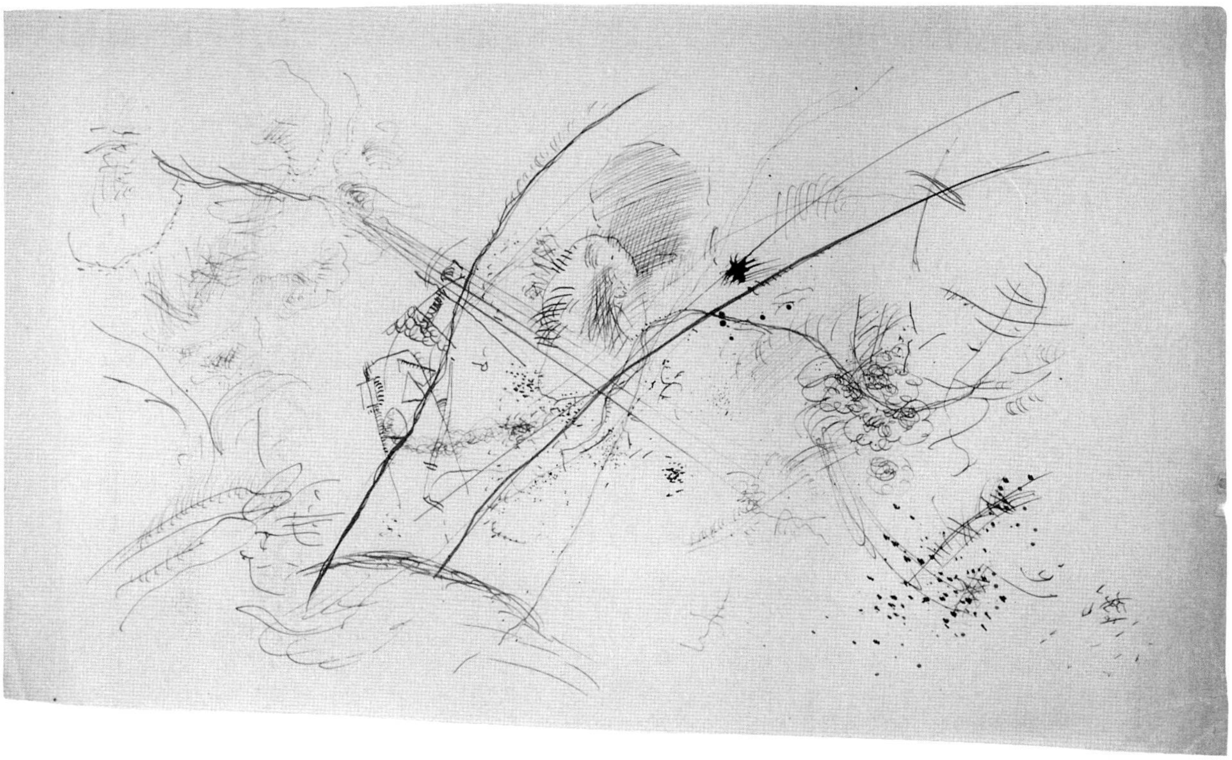

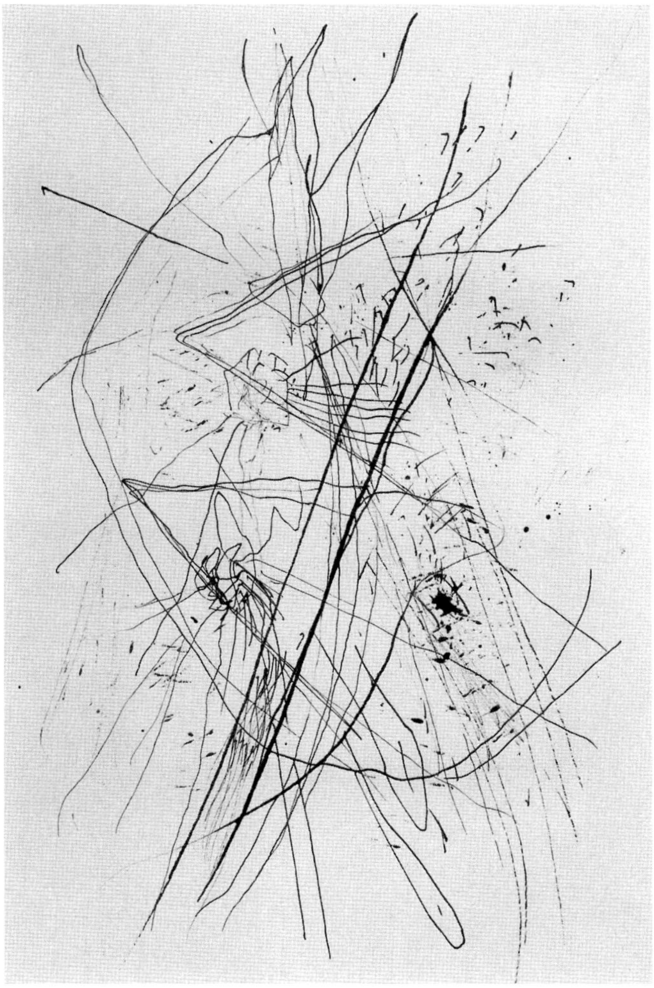

39
Ohne Titel um 1915
Sans titre

Tusche auf Papier
21,9 x 35,7 cm
Vermächtnis Nina Kandinsky, 1981
Inv. AM 1981-65-252
D/B 174

40
Ohne Titel um 1915
Sans titre

Tusche auf Papier
20,8 x 13,9 cm
Vermächtnis Nina Kandinsky, 1981
Inv. AM 1981-65-253
D/B 175

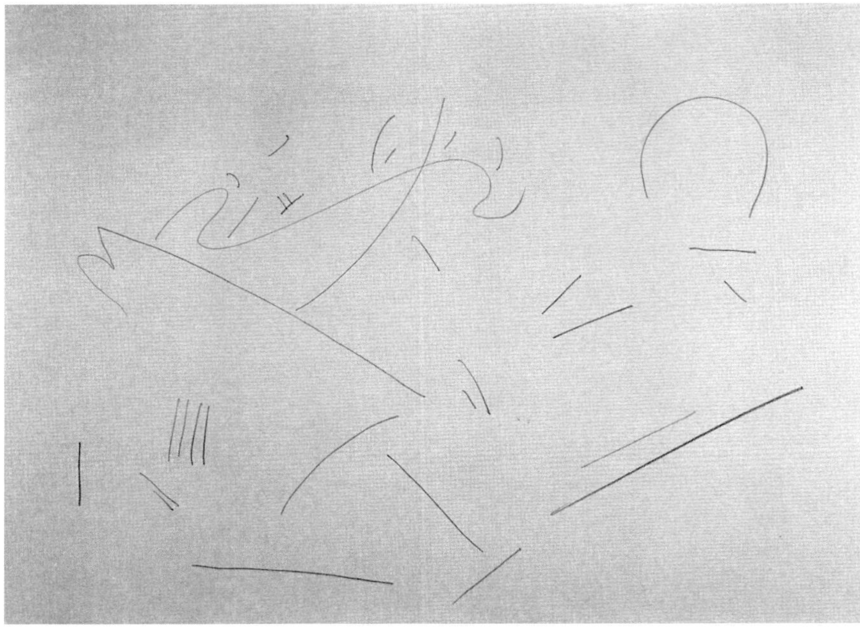

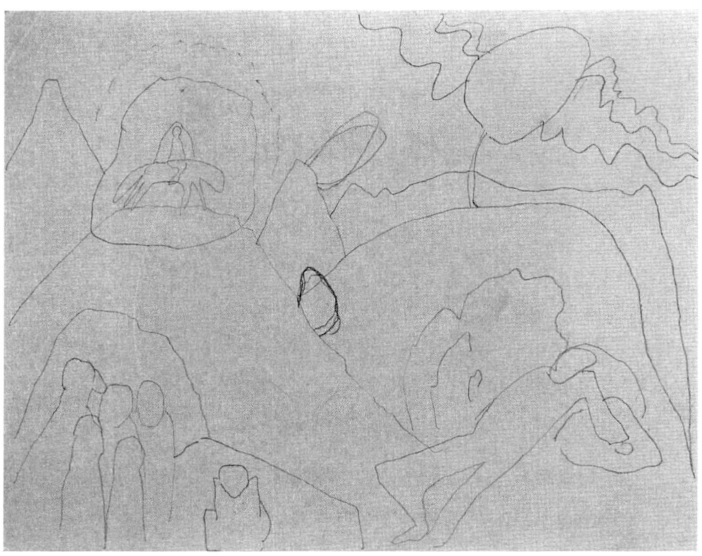

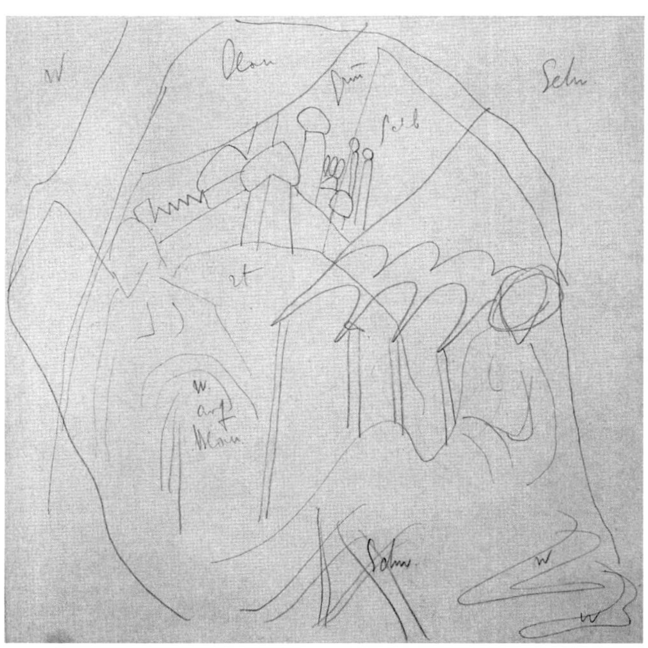

41
Entwurf zu *Komposition II* 1910
Schéma pour *Composition II*

Bleistift auf Papier
21,7 x 30,3 cm
Vermächtnis Nina Kandinsky, 1981
Inv. AM 1981-65-183
D/B 85

42
Ohne Titel 1910
(Entwurf zu *Improvisation IX*)
Sans titre (étude pour *Improvisation IX*)

Bleistift auf Papier
13,05 x 16,55 cm
Vermächtnis Nina Kandinsky, 1981
Inv. AM 1981-65-184
D/B 86

43
Ohne Titel 1910
(Entwurf zu *Improvisation X*)
Sans titre (étude pour *Improvisation X*)

Bleistift auf Karton
16,1 x 16,5 cm
Vermächtnis Nina Kandinsky, 1981
Inv. AM 1981-65-185
D/B 87

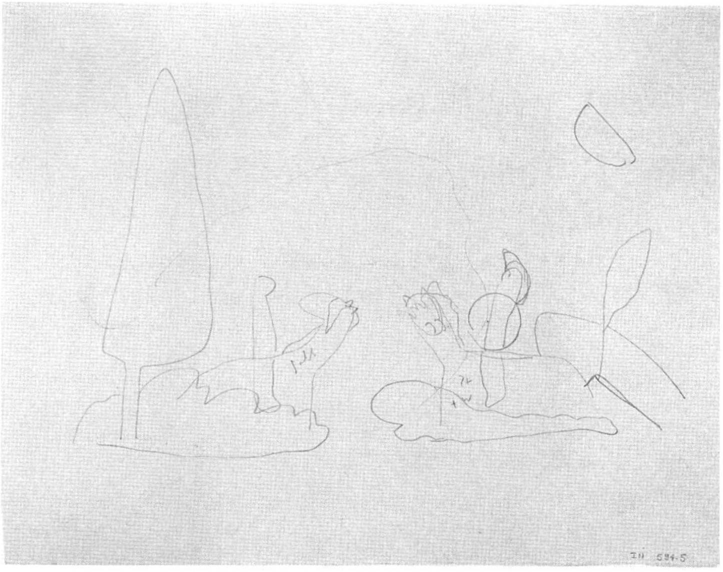

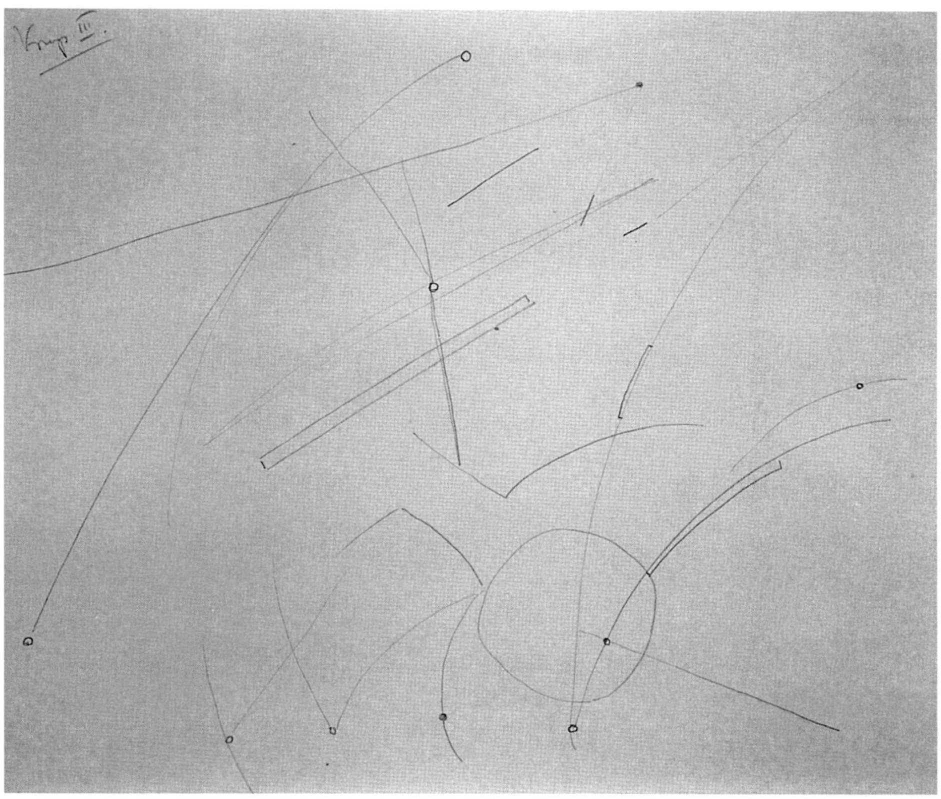

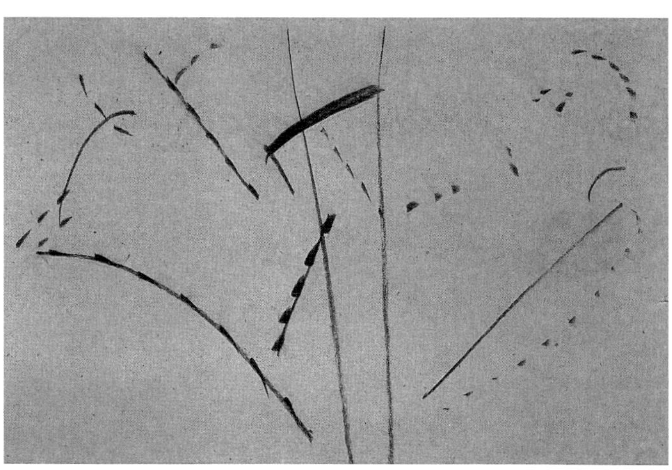

44
Ohne Titel 1910
Sans titre

Bleistift und Farbstift auf Papier
16,2 x 20,9 cm
Vermächtnis Nina Kandinsky, 1981
Inv. AM 1981-65-192
D/B 93

45
Entwurf zu *Komposition III* 1910
Schéma pour *Composition III*

Bleistift auf Papier
24,8 x 29,7 cm
Vermächtnis Nina Kandinsky, 1981
Inv. AM 1981-65-191
D/B 95

46
Ohne Titel 1911
(Entwurf zu *Komposition IV*)
Sans titre (schéma pour *Composition IV*)

Kohle auf Papier
10 x 14,9 cm
Vermächtnis Nina Kandinsky, 1981
Inv. AM 1981-65-209
D/B 115

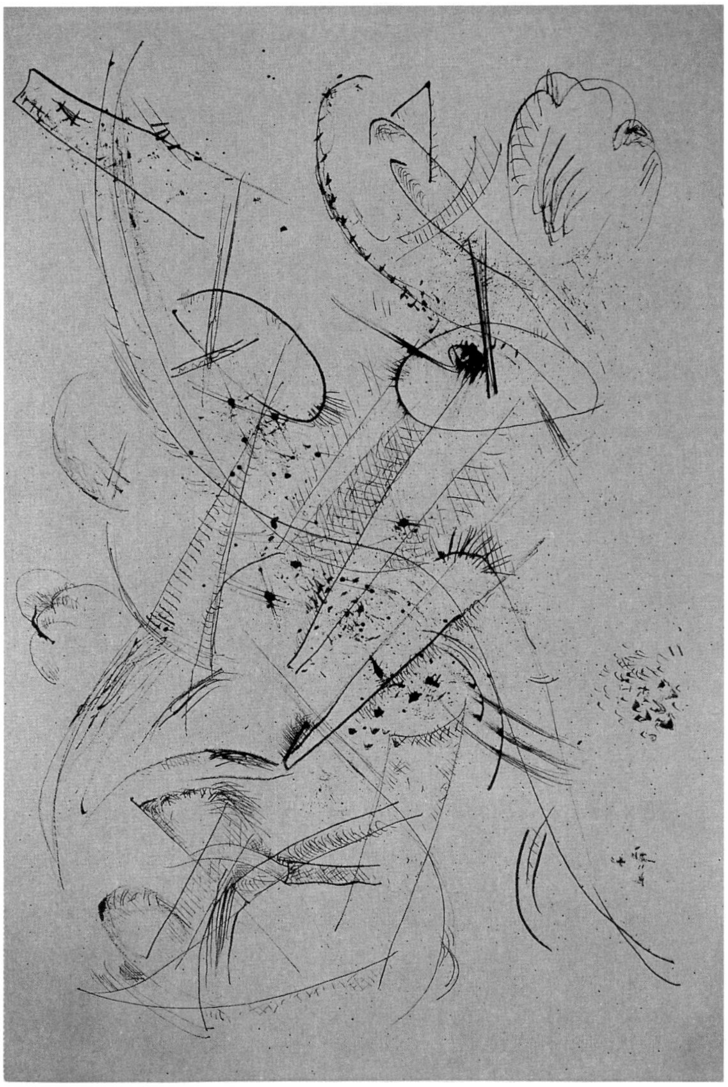

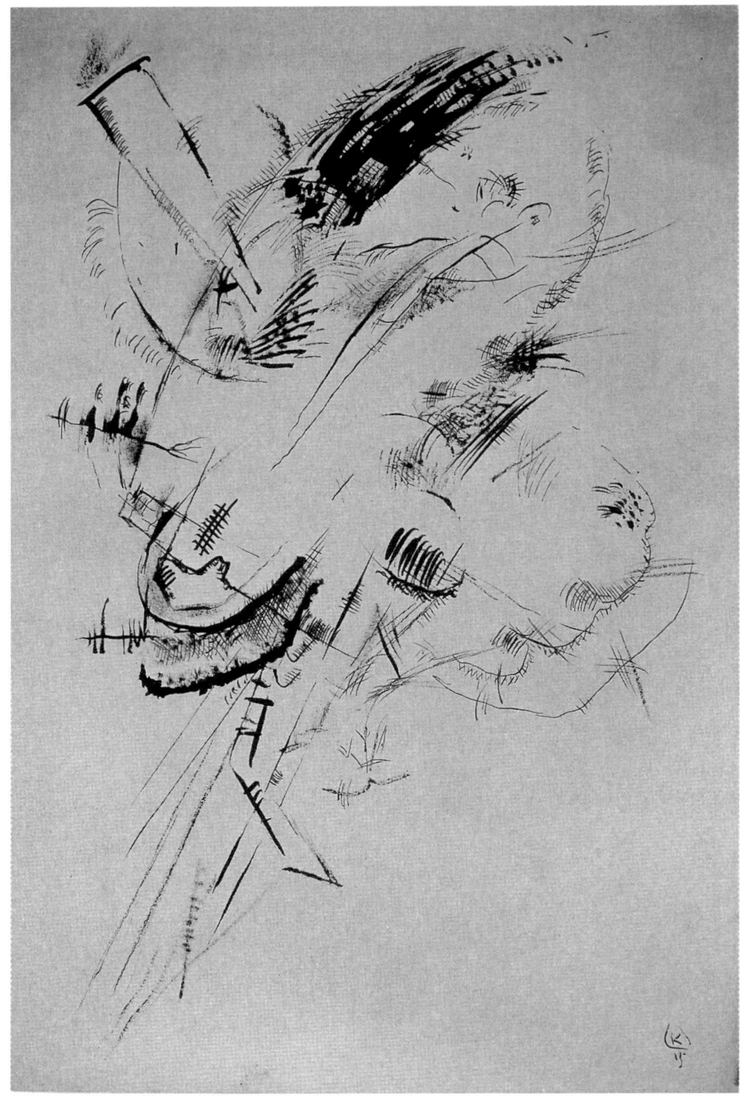

47
Ohne Titel 1915
Sans titre

Tusche auf einem Skizzenbuchblatt
33,9 x 22,7 cm
Vermächtnis Nina Kandinsky, 1981
Inv. AM 1981-65-256
D/B 178

48
Ohne Titel 1915
Sans titre

Tusche auf einem Skizzenbuchblatt
33,9 x 22,7 cm
bez. K 15
Vermächtnis Nina Kandinsky, 1981
Inv. AM 1981-65-259
D/B 181

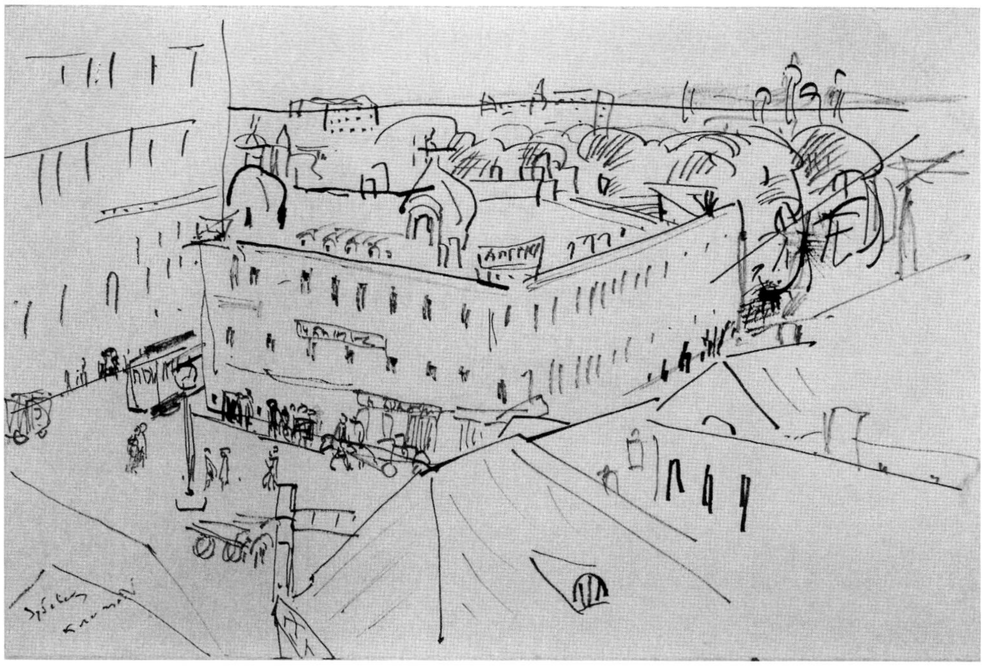

49
Ohne Titel 1915
Sans titre

Tusche auf Papier
16 x 24 cm
Vermächtnis Nina Kandinsky, 1981
Inv. AM 1981-65-247
D/B 167

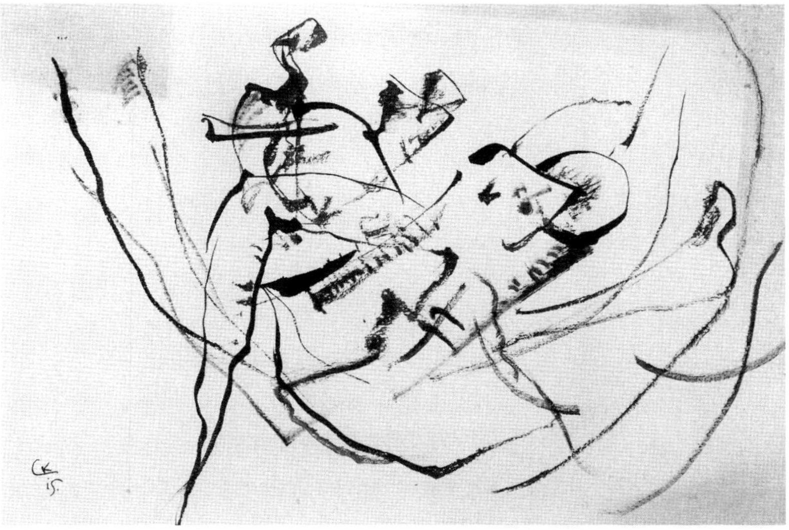

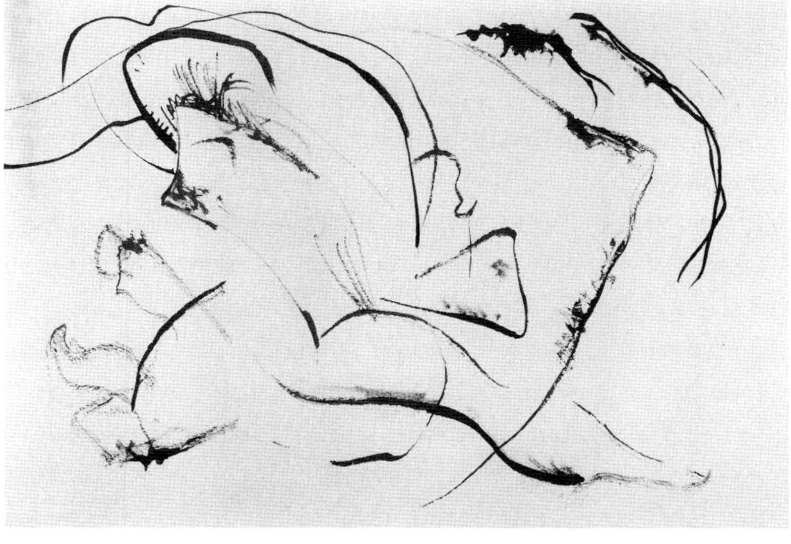

50
Ohne Titel 1915
Sans titre

Tusche auf Papier
13,4 x 20,8 cm
bez. K 15
Vermächtnis Nina Kandinsky, 1981
Inv. AM 1981-65-248
D/B 169

51
Ohne Titel um 1915
Sans titre

Tusche auf Papier
13,9 x 20,9 cm
Vermächtnis Nina Kandinsky, 1981
Inv. AM 1981-65-249
D/B 170

Kandinskys Rückkehr nach Rußland: Die Zeichnungen der Jahre 1915 bis 1921

Macha Daniel

Als der Erste Weltkrieg ausbrach, war Wassily Kandinsky als russischer Staatsbürger gezwungen, Deutschland zu verlassen und wieder in seine Heimat zurückzukehren. Die Münchner Jahre hatten dem Künstler innerhalb kürzester Zeit Anerkennung gebracht. Schon während des Studiums hatte er gleichzeitig damit begonnen, selbst zu lehren. Maßgeblich an der Entstehung einer Münchner Avantgarde beteiligt, erarbeitete er seine theoretischen Grundlagen, die ihn in die Abstraktion führten. So waren es bis zu dieser unfreiwilligen Heimkehr vorwiegend Kindheitserinnerungen, die Kandinsky mit Moskau verbanden. Wohl hatte er sich wiederholt für kurze Zeit dort aufgehalten, doch eher aus familiären als aus beruflichen Gründen, und wenn er auch häufig an Gemeinschaftsausstellungen in Rußland teilnahm[1], so war er doch selten persönlich anwesend. Dank seiner publizistischen Zusammenarbeit mit russischen Verlagen hielt er selbst aus der Ferne regelmäßig mit der Heimat Kontakt.[2] Trotz seines offenkundigen Interesses für die russische Avantgarde – das sich ab 1913 in seinem Engagement für den *Blauen Reiter* zeigte – distanzierte er sich von den ›linken‹ Tendenzen, indem er gegen die von den russischen Futuristen beabsichtigte Publikation seiner Gedichte in dem Manifest ›Eine Ohrfeige dem öffentlichen Geschmack‹ protestierte.[3] Kandinsky, der in seinen autobiographischen Schriften die Pracht der orthodoxen Kirchen mit ihren goldenen Zwiebeltürmen anschaulich zu vermitteln verstand und der auch noch in seinen abstraktesten Bildern Anklänge an die schillernd bunte russische Folklore einfließen ließ, hatte sich über die Münchner Jahre hinweg eine traditionsverbundene Vorstellung von Moskau bewahrt.[4]

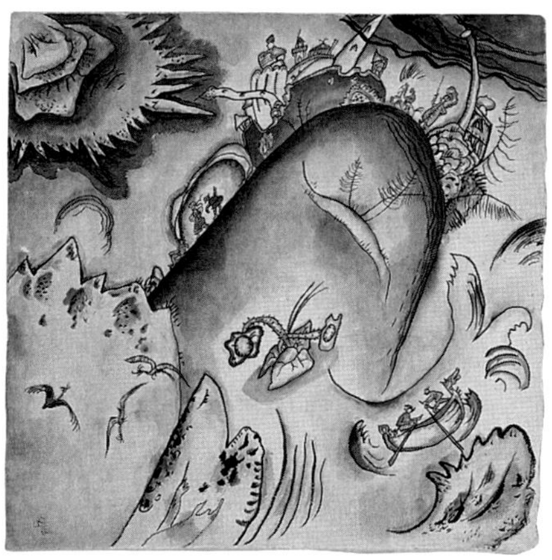

Vögel, 1916. Bleistift, Aquarell und Tusche auf Papier, 34,2 x 34,2 cm. Musée national d'art moderne/Centre Georges Pompidou, Schenkung (vormals Sammlung K. Flinker), 1994

So wundert es nicht, daß Kandinsky im revolutionären Rußland nicht gerade mit offenen Armen empfangen wurde. Man warf ihm seine Herkunft und seinen bürgerlichen Lebensstil vor. Durch Enteignung verlor er unter anderem ein sechsstöckiges Mietshaus, das ihm ein solides finanzielles Auskommen gesichert hätte.[5] Kandinsky erfuhr nun zum erstenmal am eigenen Leib, was es bedeutete, materielle Sorgen zu haben. Doch fest entschlossen, sich weiterhin für die ›reine Kunst‹ einzusetzen, folgte er ab 1918 der Aufforderung des Volkskommissariats für Aufklärung (NARKOMPROS), das mit Hilfe verschiedener Persönlichkeiten des künstlerischen Lebens beabsichtigte, eine ernstzunehmende Abteilung für revolutionäre Kunst ins Leben zu rufen. Die Verwaltungsaufgaben nahmen ihn derart in Anspruch, daß er kaum noch Zeit für seine Malerei fand. In seiner Biographie wird hervorgehoben, daß nur wenige Bilder während dieser Zeit entstanden sind. In der Tat ist für das Jahr 1915 kein Gemälde von Kandinsky registriert, und überhaupt malte er bis 1921, als er nach Deutschland zurückkehren konnte, auffallend wenig.[6] Als er sich überhaupt wieder der Malerei zuwandte, schuf er, wenn man von einigen Stadtansichten aus seinem Atelier absieht, in erster Linie apokalyptische

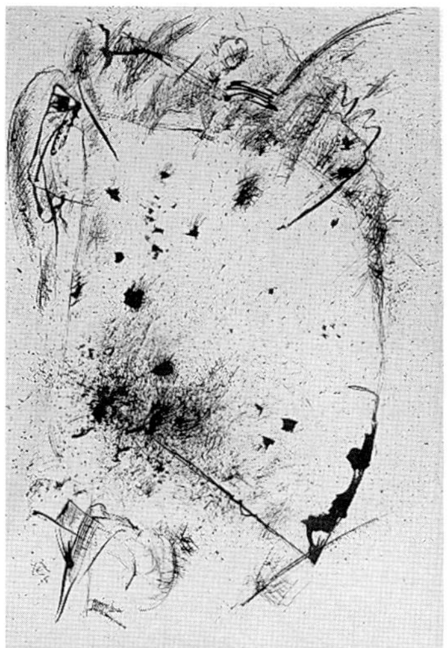

Ohne Titel, 1915.
Tusche auf Papier, 33,4 x 22,8 cm.
Vermächtnis Nina Kandinsky, 1981.
D/B 176

Visionen von Moskau. Typische Motive aus seinem Formenrepertoire und aus seinen ausgesprochen märchenhaft anmutenden Bildern (Kuppeln, Reiter, schroffe Berge) verschmelzen am dunklen Himmel. Diese Gemälde künden von seiner unablässigen Suche nach »der schönsten Tageszeit von Moskau«.[7] Beim Malen dieser Bilder, deren visionären Charakter er in ›Rückblicke‹ herausgestellt hat[8], geriet Kandinsky regelrecht in Ekstase. Die materiellen Sorgen, mit denen Kandinsky in Rußland kämpfen mußte, hatten zur Folge, daß er sich mehr der Zeichnung als der Malerei widmete, und kleinformatige Zeichnungen aus den Jahren 1915 bis 1921 bestechen durch ihre intime Expressivität. Sie setzen Kandinskys Versuche auf dem Gebiet der Abstraktion fort und sind bedauerlicherweise bis auf den heutigen Tag nicht angemessen gewürdigt worden. Die meist mit Hilfe eines Pinsels oder einer Feder angefertigten Zeichnungen entsprangen keinem konkreten Vorhaben – es handelte sich nur selten um Skizzen zu umfassenderen Werken – weshalb sie zu Kandinskys formlosesten Arbeiten zählen. Dennoch dokumentieren sie seine Prinzipien, ohne jedoch – wie während seiner Zeit am Bauhaus – praktische Ausführungen zu verschiedenen theoretischen oder pädagogischen Ansätzen darzustellen. Anders als bei all seinen übrigen Werken war der Künstler nicht von der ständigen Sorge um technische Perfektion und pointierte Aussage des Bildes bedrängt.
Die im Musée national d'art moderne aufbewahrten Werke bekunden, daß Kandinsky durchaus für das Freiheitsideal der avantgardistischen Maler und Dichter empfänglich war. Vor allem aber zeigt sich, daß die lyrische Note seines Werkes im russischem Umfeld des Malers wurzelt.

Schiwopis – Lebendige Schrift[9]

Die noch lange Zeit in Kandinskys abstrakten Bildern auftauchende Figur beeinflußte nachhaltig die Anordnung der Formen innerhalb des Bildraumes. Wenn er eine Skizze zu einem Bild anfertigte, plazierte er zunächst jedes einzelne Element auf dem weißen Blatt. Die so markierten Flächen schienen dazu bestimmt, die Umrisse von figurativen Objekten anzudeuten. Die Hinwendung zur gegenstandslosen Malerei erforderte die Einbeziehung des Zufalls – ein Begriff, über den Kandinsky sich enthusiastisch geäußert hat[10] und der gemeinsam mit der Intuition einen zentralen Stellenwert in Kandinskys Schöpfungsprozeß besitzt. Hinter seiner scheinbar starren Unbeirrbarkeit verbirgt sich ein ausgeprägter Hang zum Irrationalen, der sich für Kandinsky in Form einer göttlichen Kraft, der ›inneren Notwendigkeit‹ des Künstlers, äußert.
Die Zeichnungen aus dem Jahr 1915 sind zunehmend spontaner Natur. Kandinsky machte sich wohl Gedanken bezüglich ihrer Komposition, ohne jedoch die Elemente im Sinne von Konstruktion[11] anzuordnen. Er ging vielmehr geradezu mechanisch vor, indem er zum Beispiel den Bildaufbau vom Format des benutzten Zeichenblocks abhängig machte.
Kandinsky scheint sich in einer lockeren, auf leichten Bewegungen basierenden, neuen für ihn ungewöhnlichen Pinselgestik versucht zu haben. Dies belegen namentlich zwei auf das Jahr 1915 datierte, im Musée national d'art moderne aufbewahrte Tuschezeichnungen (Kat.-Nrn. 50 und 51). Die erste zeigt aufgrund der Volumenverteilung eine typische Kompositionsweise Kandinskys.[12] Gebogene Linien nehmen – wie ein Schmelztiegel – ein aufstrebendes architektonisches Gebilde oder auch einen Berg sowie ein aus unzähligen Linien zusammengesetztes

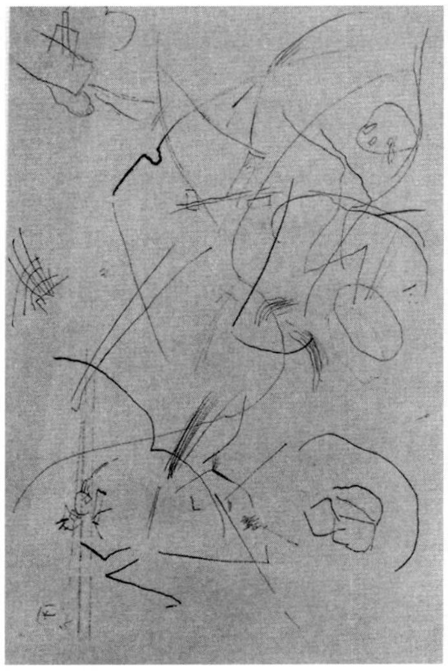

Ohne Titel, 1915. Tusche auf Skizzenblockpapier, 33,9 x 22,7 cm. Vermächtnis Nina Kandinsky, 1981. D/B 179

offenes Rechteck auf, das in einer Ecke von einem Kreis aufgebrochen wird. Rechts glaubt man die Umrisse einer menschlichen Gestalt zu erkennen. Das Besondere an dieser abstrakten Zeichnung besteht darin, daß Kandinsky den Pinsel nicht absetzte, nicht nachbesserte und daß die wenigen, deutliche oder gar rechte Winkel bildenden Schnittstellen an eine Kalligraphie oder eine orientalische Schrift erinnern. Die andere Zeichnung, die aufgrund ihres Formats und ihrer ähnlichen Linienführung derselben Serie zuzuordnen ist, bleibt völlig frei von gegenständlichen Andeutungen. Die markant gegeneinander abgesetzten, auseinanderstrebenden Linien erinnern an eine Explosion, an den Zerfall von Partikeln.
Diese Zeichnungen sind ein Widerhall auf die abstrakten Arbeiten der russischen Zeitgenossen, die seit Beginn des Jahrhunderts die Malerei vom Objekt zu befreien und auf das Wesentliche zu reduzieren suchten. In den Jahren 1915 und 1916 erreichten diese malerischen Experimente ihren Höhepunkt und mündeten – über spirituelle Ansätze wie im Falle von Kasimir Malewitsch oder über materialspezifische Vorgehensweisen wie bei Alexander Rodtschenko – in eine vollkommen gereinigte geometrische Form. Während die futuristische Bewegung langsam zu Ende ging[13], fertigte Kandinsky Zeichnungen an, die den jüngsten graphischen Werken der Futuristen nahe waren. Von Hand zu kleinen Heften gebunden, erschienen die ersten Exemplare im Jahr 1912, die letzten stammen von 1915. Die russischen Kubofuturisten suchten durch ihr Kunstschaffen ebenfalls Zugang zu geistigen Kräften zu gewinnen und bemühten sich mittels einer ›Sternensprache‹ – ›zaum‹[14] –, in der die Texte dieser Hefte verfaßt sind, um eine ursprüngliche Naivität. In ihrem Bestreben, die russische Kunst von westlichen, ihrer Meinung nach verfälschenden Einflüssen zu befreien, wandten sie sich gezielt einer primitivistischen Ausdrucksweise zu und erkoren die orientalische Kunst zum Vorbild: »Die Kunst der Ägypter, der Assyrer, der Skythen etc.« Diesen Gedanken, den David Burljuk in ›Die Wilden Rußlands‹[15], seinem grundlegenden Beitrag zum Almanach *Der Blaue Reiter*, formulierte, machte Kandinsky sich zu eigen. Bereits im Jahr 1913 von Burljuk als ›Hauptvertreter‹ des ›freien Zeichnens‹[16] gerühmt, knüpfte Kandinsky mit seinen zunehmend kalligraphisch wirkenden Blättern an die Prinzipien seiner futuristischen Gefährten an.[17]

Für die übrigen Zeichnungen aus dem Jahr 1915 (Kat.-Nrn. 52, 53, 54) wird eine komplexere Linienführung typisch: Aus einem Geflecht von »gebogenen«[18], mit Tusche gezogenen Linien erwachsen organische Formen, deren Umrisse durch »verdickte«[19] Linien hervorgehoben sind. Die Schraffuren verleihen den abstrakten Massen eine gewisse Dichte und erzeugen die Illusion von Perspektive (dies gilt insbesondere für die Zeichnung Kat.-Nr. 52).
Auch hier spielt der Zufall beim Entstehungsprozeß eine große Rolle. Ein versehentlich entstandener Fleck wird mit ein paar Federstrichen korrigiert, die sich über die ganze Bildfläche hinziehen (Kat.-Nr. 54); die aufgespritzte Tusche verliert sich in kleinen Tropfen. Selbst wenn der Komposition ein grobes Konzept zugrunde liegt, wird der zufällige und irrationale Charakter durch die unterschiedliche Arbeitsweise betont. Dieser Automatismus darf jedoch nicht im Sinne einer Phantasmagorie interpretiert werden. Kandinsky wies jede erotische Andeutung weit von sich und hegte für die surrealistische Bewegung eine gewisse Verachtung.[20] Die lebendige, fast ›vegetabile‹ Wirkung einiger Blätter (Kat.-Nr. 53), die an ineinander verschlungene Pflanzen erinnern, rückt Kandinsky in die Nähe der sogenannten ›Organik‹ jener russischen Künstler, die die Reinheit in den musikalischen und malerischen Harmonien der Natur entlehnen.[21] Die Anhänger dieser Richtung betrachteten die Bildoberfläche als einen

Nährboden, auf dem der Künstler ›Fermente‹ (Textur, Farbe, Zeichnung) kultiviert, und sie betonten die Autonomie der Malerei.[22] Kandinskys Technik ähnelte jener von Jelena Guro[23], die bereits ab 1910 mit der bildlichen Darstellung brach, indem sie weiße Blätter mit schlichten, sich kreuzenden Farbstrichen bedeckte.[24] Ohne Malewitschs berühmte Metapher von dem »auf der Leinwand wachsenden Gemälde«[25] zu übernehmen, trug Kandinsky durch seine intensive Auseinandersetzung mit den technischen Möglichkeiten zur Befreiung der Malerei bei und setzte, die Bildoberfläche als Experimentierfeld betrachtend, seine Bemühungen um eine ›reine Kunst‹ fort. Sein gesamtes Werk sowie seine theoretischen Schriften zielen darauf ab, ein Repertoire an künstlerischen Ausdrucksmitteln, ein regelrechtes Vokabular bereitzustellen, das die Kunst zu einer Wissenschaft erheben sollte.
Nichtsdestotrotz griff Kandinsky in regelmäßigen Abständen auf eine manierierte Malweise zurück und schuf, als er sich wieder einmal in finanziellen Schwierigkeiten befand, ausgesprochen lieblich anmutende Bilder.

Die schwedische Ernüchterung

Bei seiner Abreise aus München ließ Kandinsky Gabriele Münter zurück, mit der er zehn Jahre zusammengelebt hatte. Gabriele Münter war einst seine Schülerin in der Künstlergruppe ›Phalanx‹ gewesen, sie hatte die ›Neue Künstlervereinigung München‹ mitbegründet und gehörte – als einzige Deutsche unter lauter Russen – zu jenem kleinen Kreis expressionistischer Maler, der sich regelmäßig während des ganzen Sommers in Murnau zusammenfand. Seit ihrem letzten Treffen in Zürich war in ihrer Korrespondenz immer wieder von einer vereinbarten Reise nach Stockholm die Rede, wo Gabriele Münter Kandinsky seit Juli 1915 voll Ungeduld erwartete. Er aber begründete das Hinauszögern seiner Abreise mit Malvorhaben, die »die Moskauer Umgebung erfordern«.[26] Am 23. Dezember 1915 traf er schließlich in Schweden ein, um bis zum 16. März 1916 zu verweilen. Während dieser Monate stellte die Galerie Gummeson in Stockholm nacheinander Werke beider Künstler aus. Die auf diese Weise arrangierten Wiederbegegnungen beschleunigten jedoch lediglich ihre Trennung. In einem späteren Brief übertrug Kandinsky Gabriele Münter die Verwaltung seiner in Schweden verbliebenen Werke.

In Schweden fertigte Kandinsky eine Serie von Aquarellen an, die Gabriele Münter unter dem Titel *Bagatellen* zusammenfaßte. Sie zeigen mit Schleifen geschmückte Prinzessinnen und knüpfen an Kandinskys erste symbolistische Bilder[27] an, an Gestalten wie die Reiter aus russischen Märchen, die nun allerdings in keinerlei Beziehung zum russischen Symbolismus von Iwan Bilibin[28] stehen, sondern absichtlich ›kitschig‹ dargestellt sind.
Parallel zu dieser Rückbesinnung auf frühere Ausdrucksmittel verfaßte Kandinsky einen wichtigen Text für den Katalog der Münter-Ausstellung. Darin lobte er nicht nur die Arbeiten seiner Lebensgefährtin, sondern griff auch eine Idee auf, mit der er sich intensiv auseinandersetzte: Bildliche Formen ohne Inhalt erzeugen eine geistige Leere.[29] Der Aufenthalt in Schweden löste einen entscheidenden Wandel in Kandinskys Arbeitsweise aus. Er scheint Klarheit gewonnen zu haben. Seine Kompositionen sind jedenfalls fortan deutlich ausgeglichener und erreichen die unablässig angestrebte technische Beherrschung.

Achtyrka und die erneute Rückkehr nach Rußland

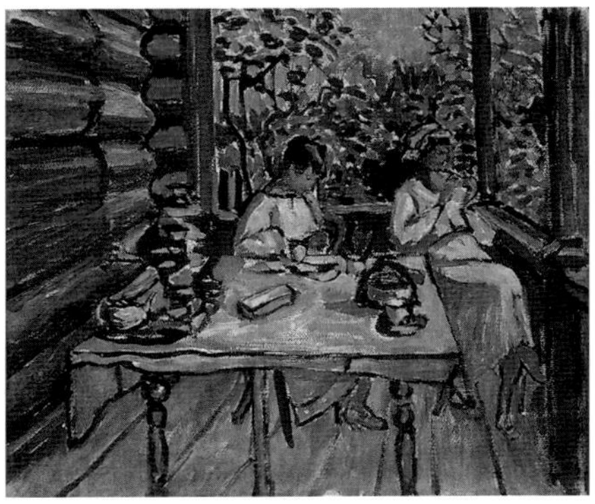

Ohne Titel, Achtyrka, 1917.
Öl auf Leinwand, 27,5 x 33,6 cm.
Vermächtnis Nina Kandinsky, 1981.
D/B 216

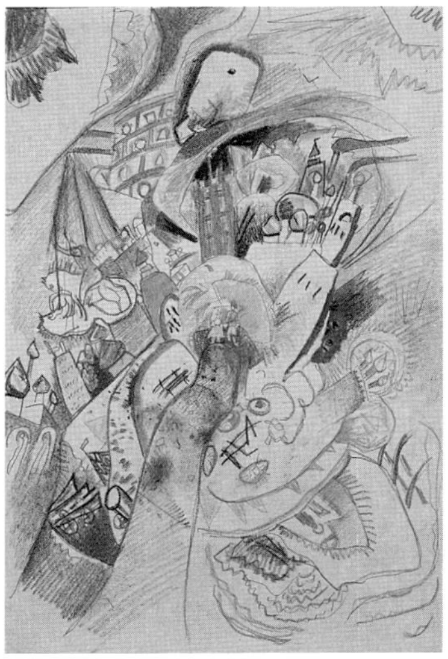

Ohne Titel, um 1916.
Bleistift und Buntstifte auf einem Skizzenblockblatt, 18 x 36,3 cm.
Vermächtnis Nina Kandinsky, 1981.
D/B 201, Bl. 5

In Rußland lernt Kandinsky Nina Andrejewskaja kennen, die im Februar 1917 seine Frau wird. Ungeachtet der sich anbahnenden Revolution findet die Heirat ›nach russisch-orthodoxem Ritus‹ statt.[30] Den darauffolgenden Sommer verbringt das Paar in Achtyrka bei den Abrikosows, Verwandten von Kandinskys erster Frau Anja. Die landschaftliche Kulisse und die Gebäude, darunter eine Kirche und eine Datscha, inspirieren Kandinsky zu einer Reihe naturalistischer Zeichnungen und postimpressionistischer Gemälde, die die Beschaulichkeit des Landlebens widerspiegeln.[31] Er begnügt sich dabei mit bloßen Strichen, ohne die Formen herauszuarbeiten, als ob er die Landschaft abzupausen versuche. Diese vollkommen lineare, an Konturenzeichnungen volkstümlicher Bilder erinnernde Malweise wandte er auch nach seiner Rückkehr aus Schweden bei einigen thematisch an die *Bagatellen* anknüpfenden Zeichnungen[32] und Hinterglasbildern[33] an. 1917 malte Kandinsky abstrakte Bilder, bei denen die Farbe den Umrissen der Zeichnung folgt. Er spielte nun nicht mehr mit den harmonischen Farbverschiebungen, zu denen ihn ab 1910 zufällig beobachtete Schwankungen beim Drucken von Holzschnitten inspiriert hatten. Dies gilt für das abstrakte Aquarell (Kat.-Nr. 67), auf dem die Farbe lediglich zur Hervorhebung der mit Bleistift vorgezogenen Linie dient (Zeichenheft Nr. 201, Blatt Nr. 1) und das auf Kandinskys theoretische Überlegungen zur Linie verweist.
Die gebogene Linie »dick« nachfahrend, schuf Kandinsky wieder genau dieselben Wellenbewegungen wie schon zwei Jahre zuvor. Eine Zeichnung wie *Ohne Titel* (Kat.-Nr. 60) erinnert mit ihren durch Kohlestriche verstärkten Tuschelinien an jene aus dem Jahr 1915 (Kat.-Nrn. 52 und 54). Die durch verstärkte Umrisse hervorgehobene Masse erhält aufgrund ihrer organischen Windungen und der sichtbaren Spuren der Pinselhaare ein pflanzenähnliches Volumen, sie wirkt wie eine Art ›Schote‹, deren Oberfläche »Tastempfindungen« auf jede nur erdenkliche Weise stimuliert.[34]
Einige der verschlungenen abstrakten, mit Aquarellfarben überarbeiteten Zeichnungen enthalten Anklänge an die Motive parallel entstehender Bilder. Ein Aquarell (Kat.-Nr. 63) etwa weist, obwohl abstrakt, diegleichen Wellenbewegungen und Manierismen auf wie gegenständliche Bilder derselben Zeitspanne. Die Komposition hingegen folgt eindeutig den in Rußland gemalten abstrakten Bildern, deren typisches Merkmal darin besteht, daß sie innerhalb des Gemäldes umrandet sind. Das erste mit dem Titel *Bild mit weißem Rand* [35] stammt bereits aus dem Jahr 1913.
Die meisten abstrakten Werke Kandinskys erhielten eine ovale Umrandung, die dazu diente, dem Auseinanderstreben der abstrakten Elemente Einhalt zu gebieten, bevor sie in späteren Kompositionen einer streng geometrischen Anordnung unterworfen werden sollten.[36]
Kandinskys Rückkehr aus Schweden nach Rußland markierte einerseits die Wiederaufnahme der Malerei und andererseits den Beginn seiner Integration in die sowjetische Gesellschaft.

Worte eines Künstlers. Stufen

1918 übertrug Kandinsky seine 1913 in dem Berliner Verlag ›Der Sturm‹ erschienenen autobiographischen Schriften ins Russische. Die russische Version ›Tekst chudožnika. Stupeni‹ (›Worte

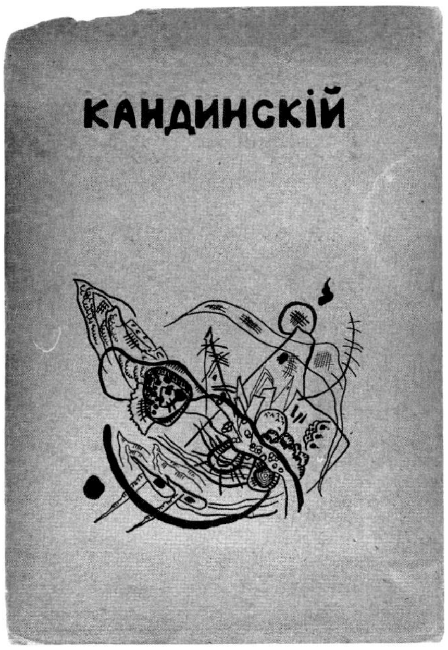

Einband von Kandinskys 1918 in Moskau erschienenen autobiographischen Schriften mit einer Tuschezeichnung aus demselben Jahr

eines Künstlers. Stufen‹) zeichnet sich durch ihren eleganten Stil aus. Kandinsky fügte Informationen für die russischen Leser hinzu und schwächte mit Rücksicht auf die politischen Umstände einige Passagen ab.[37] Die durch ›Das Geistige in der Kunst‹ im Januar 1912 in Sankt Petersburg und Moskau ausgelösten Debatten hatten bereits gezeigt, auf welches Interesse Kandinskys Schriften in den Kreisen der russischen Avantgarde stießen. Als Herausgeber von ›Stupeni‹ fungierte überdies das Volkskommissariat für Aufklärung, bei dem Kandinsky im selben Jahr eine verantwortungsvolle Position übernahm. Er verwendete daher besondere Sorgfalt auf die Übersetzung sowie auf die Entschärfung so mancher reaktionär anmutender Stellen und zog neuere Arbeiten zur Illustration heran.
Von den abgebildeten Werken auf Papier befinden sich mehrere im Besitz des Musée national d'art moderne, besonders erwähnenswert ist die den Einband schmückende Zeichnung aus dem Jahr 1918 (*Ohne Titel*). Die auffallend sichere Hand, mit der die schwarzen Tuschekurven gezogen sind, läßt darauf schließen, daß Kandinsky sich intensiv mit dieser Zeichnung befaßt hat. Sie enthält lauter für ihn typische Elemente: einen Kreis, der von einem Berggipfel durchbrochen wird, einen wolkenähnlichen Tuschefleck, zellenartige Ovale, an Stalaktiten erinnernde Spitzen, einfache gebrochene Linien etc. Diese Elemente kommen in all seinen damals entstandenen abstrakten Bildern vor und entwickeln sich zu einer Art Formenvokabular, dem Kandinsky offenkundig zur gleichen Universalität verhelfen möchte wie den Noten der Musik oder den Buchstaben des Alphabets. Die größerformatige, ebenfalls in ›Stupeni‹ abgebildete Zeichnung *Ohne Titel* (Kat.-Nr. 61) scheint gleichermaßen dieser Suche nach Codes für die bildliche Darstellung gedient zu haben und eine weitere Kombination dieser modulähnlichen Elemente darzustellen.

Das Centre Georges Pompidou besitzt ferner mehrere Skizzen zu dem Aquarell *An eine Stimme* aus dem Jahr 1916 (Kat.-Nr. 55), dessen endgültige Fassung, wie sie in ›Stupeni‹ zu sehen ist, im Puschkin Museum zu Moskau aufbewahrt wird. Es heißt[38], Kandinsky habe die erste Variante mit dem Titel *Einer unbekannten Stimme gewidmet* nach seinem ersten Telefongespräch mit Nina Andrejewskaja angefertigt. Daß ein solcher, die Moderne verkörpernder Apparat Eingang in Kandinskys Symbolismus fand, zeigt die Widersprüche in seiner Arbeit: Den Neuerungen seiner Zeit durchaus aufgeschlossen gegenüberstehend, hielt Kandinsky an überholten Idealen fest. Seinen ›Rückblicken‹ läßt sich – auch in der russischen Version – entnehmen, daß Kandinsky aufgrund seiner romantischen Grundeinstellung mehrfach in Widerspruch zu den sozialen und politischen Gegebenheiten in seiner Heimat geriet.

1920: Ausstellung des Allrussischen Zentralen Ausstellungsbüros

1919 wirkt Kandinsky in seiner Eigenschaft als Vorsitzender der Ankaufskommission der Abteilung für bildende Kunst innerhalb des NARKOMPROS, des Volkskommissariats für Aufklärung, im ganzen Land maßgeblich bei der Gründung von 22 Museen für Malkultur mit und leitet gleichzeitig das Museum in Moskau. Im selben Jahr erhält er eine Professur an den künstlerisch-technischen Staatlichen Werkstätten (der Keimzelle zu den späteren WChuteMas). Ein

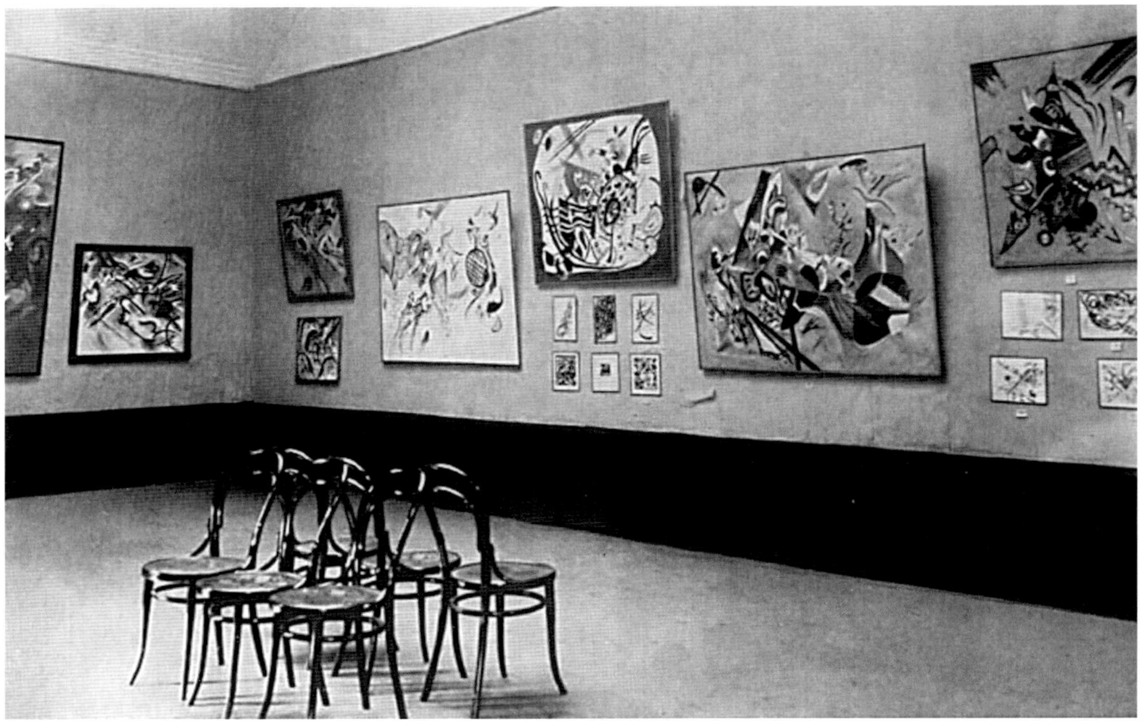

Blick in den Kandinsky-Saal der 19. Ausstellung des Allrussischen Zentralen Ausstellungsbüros, Oktober 1920

Jahr darauf ruft er gemeinsam mit anderen Künstlern das sogenannte InChuk (Institut für künstlerische Kultur) ins Leben, das sich als ›Forschungslabor‹ für die Kunstwerkstätten versteht. Kandinskys Einbindung in mehrere staatliche Gremien hatte zur Folge, daß seine eigenen Werke um so rascher in die Sammlungen der ersten Museen für moderne Kunst gelangten.

Die offizielle Anerkennung erfolgte im Oktober 1920, anläßlich der 19. Ausstellung des Allrussischen Zentralen Ausstellungsbüros. Die in diesem Rahmen veranstaltete Retrospektive führte dem russischen Publikum erstmals die Vielfalt und den Reichtum vor Augen, die in den Arbeiten Kandinskys enthalten sind. Die – mittlerweile historische – Fotografie zeigt leider nur eine Wand der Ausstellung. Dennoch ist sie für die vorliegende Untersuchung von enormer Bedeutung, da das Musée national d'art moderne Zeichnungen besitzt, die Kandinsky selbst für diese Ausstellung auswählte. Ganz links außen auf der Fotografie ist der rechte Rand von *Komposition VII* zu sehen. Dieses 1913 – in einer äußerst fruchbaren Phase – entstandene, für das 20. Jahrhundert geradezu emblematische Bild zählt zu den letzten *Kompositionen.*[39]

Angesichts dieses – seiner Meinung nach besonders gelungenen – Werkes bedauerte Kandinsky nachdrücklich, in Rußland keine *Kompositionen* gemalt zu haben[40] und räumte ihm den Ehrenplatz inmitten des Ausstellungsraumes ein.

Die *Skizze* (Öl auf Leinwand, 97 x 108 cm, 1920) rechts der *Komposition VII* stellt zweifelsfrei die Übertragung der bereits geschilderten graphischen Experimente auf die Malerei dar.

Auf zwei kleine, übereinander angebrachte Bilder folgt ein großformatiges abstraktes Gemälde, das nicht mehr erhalten ist[41] und dessen Existenz lange Zeit nur das Ausstellungsfoto belegte. Von Kandinsky unter dem Titel *Spitzes Schweben*[42] aufgeführt, markiert es den Übergang von zwar abstrakten, aber noch kurvigen Linien hin zur Vorherrschaft gerader und geometrischer Elemente. (Kandinsky trug sich angeblich mit dem Gedanken, das Werk *Komposition VIII* zu nennen.)

Als nächstes ist auf der Fotografie *Der grüne Rand*[43] zu sehen. Im Gegensatz zu den übrigen ausgestellten Werken gehört es zu den von rechteckigen Rahmen umfaßten Ovalbildern. Die aus der Bildmitte wegstrebenden abstrakten Elemente werden gleichsam von den Parallellinien des Rahmens aufgehalten. Für die zugehörige Studie oder Replik im Musée national d'art moderne (Kat.-Nr. 69) verwendete Kandinsky nur geringfügig verdünnte Aquarellfarben. Die typischen Nuancen für diese Technik treten daher nur an ein paar Stellen auf, die die körnig-taktile Struktur des Papiers deutlich durchscheinen lassen.
Unter diesem Bild befindet sich – symmetrisch in zwei Reihen angeordnet – eine Serie von sechs Zeichnungen. Die beiden äußeren der ersten Reihe sind für die vorliegende Untersuchung relevant: Die ganz linke (Kat.-Nr. 53) wurde bereits im Zusammenhang mit anderen Bildern erwähnt, in denen sich die Komplexität der Natur spiegelt. Die Zeichnung rechts außen (*Ohne Titel*, 1920) nimmt mit ihrer Kombination gebogener und gerader Linien innerhalb ein und derselben Komposition die Arbeiten aus der Bauhausperiode vorweg. Rechts auf der Fotografie ist als vorletztes Bild *Im Grau*, 1919 (Kat.-Nr. 66) zu sehen, das heute als das technisch vollkommenste Gemälde aus Kandinskys russischen Jahren gilt und sich mit *Spitzes Schweben* sowie *Komposition VII* zu einer perfekten Einheit in diesem Ausstellungssaal zusammenfügt. Das Thema der Apokalypse erneut aufgreifend, kombiniert *Im Grau* die jüngsten Ergebnisse abstrakter, auf Naturelementen basierender Forschungen und hebt im Kontext der bildnerischen Arbeit gleichzeitig die zentrale Rolle der ›faktura‹ hervor, auf die die russischen Maler, vor allem auch Malewitsch, immensen Wert legten. Die graue Farbe steigert die Leuchtkraft und die schimmernde Wirkung der zahllosen nichtgegenständlichen Details in diesem Gemälde.
Den Schlußpunkt der Ausstellung bildet *Spitzen* aus dem Jahr 1920.[44] Das Bild kommt auf der Fotografie bestens zur Geltung, weil es – mit Rücksicht auf die darunter befindlichen (kaum zu identifizierenden) Zeichnungen – sehr hoch angebracht wurde. Große Ähnlichkeit mit dem gleichnamigen Bild in Sankt Petersburg besitzend, birgt es noch Spuren landschaftlicher Elemente in Gestalt von Zedern und Felsspitzen, die dann wenig später durch bloße Dreiecke und scharfe Zacken abgelöst werden sollten. Diese Kompositionsweise, bei der die Bildmitte von einer wuchtigen, sämtliche Gesetze der Schwerkraft ignorierenden Masse dominiert wird, charakterisiert auch einige spätere Werke (vgl. *Weißes Oval*, 1921 und *Auf Weiß II*, 1923, Kat.-Nr. 74).[45] Kandinskys für die damalige Zeit ungewöhnliche Vorliebe für implosionsartige Kompositionen mit bewußt unausgeglichenen Strukturen nimmt Kompositionsprinzipien vorweg, wie sie sich später in den Zeichnungen und Radierungen eines Wols zeigen werden.
In dieser Zeit des allgemeinen Umbruchs, in der die Künstler das Alltagsleben durch die Kunst glaubten verändern zu können, konzentrierten sich die Debatten auf theoretische Fragestellungen. Die berühmtesten Gesprächsrunden fanden von Mai bis Dezember 1920 im InChuk (Institut für künstlerische Kultur) statt. Kandinsky beteiligte sich mit großem Eifer und legte seinen Mitstreitern bei dieser Gelegenheit einen Fragebogen vor, um die mit verschiedenen Formen verbundenen subjektiven Assoziationen zu ergründen (eine Frage lautete etwa: »Welche Farbe paßt Ihrer Meinung nach am besten zum Dreieck, zum Quadrat, zum Kreis? Zeichnen Sie die Formen und malen Sie sie aus.«).[46] Kandinskys sensitiver Ansatz ließ sich schlecht mit den pragmatischen, auf die Umsetzung abstrakter Theorien abzielenden Interessen seiner Mitstreiter vereinbaren. Als sein Programm innerhalb der WChuteMas[47] auf Ablehnung stieß, trat Kandinsky zurück. Er engagierte sich statt dessen an der russischen

Akademie der Kunstwissenschaften und kehrte, als ihm ein Posten am Bauhaus angeboten wurde, nur allzu gerne nach Deutschland zurück.
Kandinskys Auseinandersetzungen mit Alexander Rodtschenko und anderen Vertretern der – unter dem Einfluß von Produktivismus und Konstruktivismus stehenden – russischen Avantgarde schlugen sich nicht notwendigerweise in seinen Arbeiten nieder. Dennoch war er durchaus empfänglich für seine Umgebung und wandte sich während seiner letzten Jahre in Rußland bekanntlich ebenfalls der Geometrie und der Betonung der Umrisse zu. Kurz bevor er ans Bauhaus wechselte, tauchten in seinen Bildern erstmals mit dem Zirkel (dessen sich Rodtschenko im Jahr 1921 mit Vorliebe bediente) gezogene Kreise auf. Die Spannung wich einem turbulenten Chaos. Die einzelnen Pinselstriche waren weniger sichtbar. Offensichtlich war Kandinsky am Ende der russischen Jahre bemüht, diese Zeit des – durchaus fruchtbaren – Experimentierens wieder aus seiner Vorstellungswelt auszuklammern.

[1] Zwischen 1898 und 1915 sandte Kandinsky alljährlich Bilder nach Odessa, die im Rahmen der Gemeinschaftsausstellungen der Südrussischen Künstlervereinigung *(Vystavki Tovaričestva Južnorusskich chudožnikov)* gezeigt wurden. Kandinskys Briefe (die in der Handschriftenabteilung der Ukrainischen Akademie der Wissenschaften in Odessa aufbewahrt werden) an seinen Bevollmächtigten Boris Issakowitsch Egis belegen mit ihren detaillierten Anweisungen, wieviel Wert Kandinsky darauf legte, daß seine Bilder wohlbehalten ankamen. Ihr Verkauf sicherte ihm schließlich regelmäßige Einkünfte.
Als Vladimir Izdebsky in den Jahren 1910 und 1911 ›Salon I‹ und ›Salon II‹ organisiert und außerdem den grundlegenden Text ›Soderžanije i forma‹ veröffentlicht, beteiligt sich Kandinsky erstmals an einem Kunstereignis in einer russischen Provinz (Odessa gehörte damals zu Bessarabien). Vgl. Vitali Abramov, V. V. Kandinskij v chudožestvennoj žizni Odessy (W. Kandinsky und die Kunstszene in Odessa), Odessa 1995.

[2] Die 1910 und 1911 in ›Apollo‹ in Petersburg erschienenen ›Briefe aus München‹ stellen schriftliche Entgegnungen auf die Anschuldigungen der Neuen Künstlervereinigung München dar, aus welcher Kandinsky am 2. Dezember 1911 austrat.

[3] Das in den Monaten November/Dezember 1912 entstandene Manifest sollte vier Gedichte von Kandinsky enthalten. Seine Dichtung *Klänge* erschien Seite an Seite mit Texten von Majakowski, Burljuk (David und Nikolai), Liwschiz, Krutschonych und Chlebnikow.

[4] »Mein Vater bekam seine Bildung in Moskau und lernte diese Stadt nicht weniger als wie seine Heimat lieben. Seine tiefe menschliche und liebevolle Seele verstand den ›moskowitischen Geist‹. Es ist immer ein Vergnügen für mich, zu hören, wenn er zum Beispiel mit andächtiger Stimme die zahllosen Kirchen mit den wunderbaren alten Namen aufzählt.« Kandinsky, Rückblicke, in: Kandinsky, Die gesammelten Schriften, Bd. 1, Bern 1980, S. 50.

[5] Was den Bau und den Verkauf dieses Mietshauses betrifft, vergleiche Christian Derouet, Moscou, place Zoubovsky, in: Kandinsky, collections du Musée d'Art Moderne, Centre Georges Pompidou, Paris 1984, S. 184.

[6] Will Grohmann vermerkt hierzu unter der Überschrift: ›Intermezzo in Rußland‹ in: Wassily Kandinsky. Leben und Werk, Köln 1958, S. 161. »Im Jahr 1915 kommt er [Kandinsky] überhaupt nicht zum Arbeiten, er malt kein einziges Bild; 1916 entstehen acht, von denen fünf in Rußland geblieben sind, 1917 neun, die er alle zurücklassen mußte, 1918 sind es sechs, 1920 zehn, und im Jahr der Rückkehr nach Deutschland acht.«

[7] Rückblicke (wie Anm. 4), S. 29.

[8] »Das Malen ist ein donnernder Zusammenstoß verschiedener Welten, die in und aus dem Kampfe miteinander die neue Welt zu schaffen bestimmt sind, die das Werk heißt. Jedes Werk entsteht technisch so, wie der Kosmos entstand – durch Katastrophen, die aus dem chaotischen Gebrüll der Instrumente zum Schluß eine Symphonie bilden, die Sphärenmusik heißt. Werkschöpfung ist Weltschöpfung.« Rückblicke (wie Anm. 4), S. 41.

[9] Das russische Wort für Malerei – *živopis* – setzt sich aus dem Präfix *živo* = lebendig und dem Suffix *pis'* zusammen, welches gleichzeitig auf die Zeichnung und die Schrift verweist, da das Verb *pisat'* für ›malen‹ und ›zeichnen‹ steht.

[10] »Und diesen Zufälligkeiten habe ich viel zu verdanken: sie haben mich mehr als irgendein Lehrer oder Meister gelehrt. Mit Liebe und Bewunderung studierte ich sie in nicht seltenen Stunden. (...) Es schien mir manchmal, daß der Pinsel, der mit unbeugsamem Willen Stücke von diesem lebendigen Farbenwesen riß, bei diesem Reißen einen musikalischen Klang hervorrief. Ich hörte manchmal ein Zischen der sich mischenden Farben. Es war wie ein Erlebnis, das man in der geheimen Küche des geheimnisumhüllten Alchimisten hören konnte.« Rückblicke (wie Anm. 4), S. 40 f.

[11] ›Komposition‹ und ›Konstruktion‹ sind die beiden zentralen Begriffe, über die man im InChuk im Jahre 1921 debattierte. Kandinsky hielt an dem Begriff ›Komposition‹ fest, welcher bei der Anordnung der Bildelemente subjektive Kriterien einbe-

zieht. Bei der »Konstruktion« hingegen wird die zur Verfügung stehende Fläche beziehungsweise der Raum auf objektive Weise eingeteilt, und das Hauptaugenmerk liegt auf der Beschaffenheit des Mediums.

12 Die Zeichnung Kat.-Nr. 50 verweist auf *Kleine Freuden* aus dem Jahr 1913. Die Ausstellung zeigt eine stark geometrische Skizze hierzu (Kat.-Nr. 34), die nach dem vom Künstler angegebenen Datum entstanden sein dürfte.

13 Im Dezember 1915 und Januar 1916 findet in St. Petersburg die von Iwan Puni organisierte ›Letzte futuristische Gemäldeausstellung 0,10‹ statt. Malewitsch zeigt dort seine ersten suprematischen Werke, darunter das *Schwarze Quadrat* (entstanden im Sommer 1915). Er proklamierte die »Null der Formen«, die »reine, von jeglichem Bezug zur außerbildlichen Welt freie Farbe«. Zu den ausstellenden Künstlern zählten: Kasimir Malewitsch, Natan Altman, Ljubow Popowa, Iwan Puni und Olga Rosanova. Wladimir Tatlin spaltete sich von ihnen ab und präsentierte seine zwölf malerischen Reliefs und Konterreliefs in eigener Regie.

14 »Die Zerstörung der konstitutiven Prinzipien der Bedeutung innerhalb der Sprache. Diese Lösung setzte sich innerhalb des ›russischen Futurismus‹ so stark durch, daß sie unter der Bezeichnung ›zaum‹ (oder ›zaumnij jazyk), was soviel heißt wie ›transmentale‹ oder ›transrationale‹ Sprache, zum Erkennungszeichen wurde und die Grenze der Freiheit des dichterischen Ausdrucks vermittelte.« Jean-Claude Lanne, Vélimir Khlebnikov, poète futurien, Institut d'Études Slaves, Paris 1983, S. 52.

15 David Burljuk, Die ›Wilden‹ Rußlands, in: Der Blaue Reiter, hg. von W. Kandinsky und Franz Marc, 2. Aufl. München 1914, S. 18.

16 Ebda.

17 Zu den Büchern russischer Futuristen, die Nina Kandinsky neben Werken und Schriften ihres Mannes dem Musée national d'art moderne vermachte, zählen unter anderem: Aleksandr Krutschonych, Starinnaja Ljubov (Alte Liebe), mit Illustrationen von M. Larionow, Moskau 1912, A. Krutschonych, *Poluživoj* (Halb lebendig), mit Illustrationen von M. Larionow, Moskau 1913, A. Krutschonych, *Pomada* (Pomade), mit Illustrationen von M. Larionow, Moskau 1913, A. Krucënych, V. Chlebnikow, *Igra v ladu* (Spiel in der Hölle), mit Illustrationen von N. Gontscharowa, Moskau 1913.

18 Die kursiv geschriebenen Begriffe verweisen auf das Vokabular Kandinskys, der in ›Punkt und Linie zu Fläche‹ (München 1926) ein Wörterbuch der Formen erarbeitete. Jede Ausführung wird von einem oder mehreren erklärenden Darstellungen begleitet, und die Wirkung des jeweiligen *Ausdrucksmittels* auf den Betrachter wird beschrieben. Da Kandinsky diese Begriffe unter Bezugnahme auf seine Arbeiten entwickelte, bietet es sich an, sie zur Beschreibung seiner Werke aus dem Jahr 1915 zu verwenden. Denn obwohl die Abhandlung erst 1926 erschien, beruht sie auf einer Vielzahl von Notizen, die Kandinsky schon 1914 in der Schweiz sammelte, unmittelbar nach dem er Deutschland verlassen hatte.

19 »Dieser Liniennachdruck ist ein allmähliches oder ein spontanes Zu- oder Abnehmen in der Stärke.« Kandinsky, Punkt und Linie zu Fläche, 4. Aufl. mit einer Einführung von Max Bill, Bern 1959, S. 96.

20 »Das einzig wirklich Schreckliche ist jene Kunst, die sich um die Libido dreht, denn sie feiert heute große Erfolge. In diesem Fall kann das Wort Libido ohne weiteres mit ›Schweinerei‹ übersetzt werden. Die Anhänger dieser Richtung sind meistens Homosexuelle oder echte Snobs.« Vgl. Kandinskys Briefe an Albers vom 6. September 1934 in: Kandinsky Albers. Une Correspondance des Années trente, hg. und kommentiert von Jessica Boissel in: Cahiers du Musée national d'art moderne (Sonderheft), September 1998, S. 39.

21 Jean-Claude Marcadé definiert diese Bewegung der sogenannten ›Organik‹ in: ›L'Avant-garde russe‹, Paris 1995, S. 25 f. als von Michail Matjuschin und dessen Lebensgefährtin Jelena Guro entwickelten Ansatz, dessen leuchtende Bilder an jene des italienischen Futuristen Giacomo Balla und an den Rayonismus von Michail Larionow erinnern.

22 Vgl. Ausst.-Kat. Matjuschin und die Leningrader Avantgarde, Badischer Kunstverein Karlsruhe 1990.

23 Vgl. Ausst.-Kat. Künstlerinnen der russischen Avantgarde 1910–1930, Galerie Gmurzynska, Köln 1979.

24 Vgl. Jelena Guro, *Ohne Titel*, 1910, Tusche auf Papier, 23,9 x 16,5 cm, Sammlung Georg Costakis (abgebildet in Marcadé (wie Anm. 21), S. 127.

25 Vgl. Kasimir Malewitsch, Von Cézanne zum Suprematismus, 1919.

26 Brief Kandinskys an Gabriele Münter vom 21. September 1915 in: Vivian Barnett, Kandinsky and Sweden, Malmö Konsthall 1989, Moderna Museet, Stockholm 1990, S. 19.

27 Vgl. Kat.-Nr. 3.

28 Iwan Bilibin (1876–1942): Maler und Bühnenbildner, Mitglied der russischen Symbolistengruppe ›Die Welt der Kunst‹, berühmt für seine Illustrationen zu traditionellen russischen Märchen. Ein Exemplar von ›Skazki‹ (Märchen), das Kandinsky neben anderen Kinderbüchern sorgfältig aufbewahrte, befindet sich unter jenen Büchern, die seine Frau Nina Kandinsky dem Musée national d'art moderne im Centre Georges Pompidou vermachte.

29 Kandinsky, ›Om Konsnaeren‹ (Schwedische Übersetzung von ›Über den Künstler‹), Stockholm 1916.

30 Nina Kandinsky, Kandinsky und ich, 2. Aufl., München 1976, S. 16.

31 Christian Derouet/Jessica Boissel, Kandinsky. Œuvres de Vassily Kandinsky (1866–1944). Collections du Musée national d'art moderne, Paris 1984, Nrn. 205 f.16–f.17; 211–216.

32 Ebda., Nrn. 217–221.

33 Hans Konrad Roethel/Jean K. Benjamin, Kandinsky-Catalogue raisonné de l'œuvre peint, Paris 1982, Nrn. 634–658.

34 »Glatt, zackig, zerrissen, rundlich sind Eigenschaften, die schon in der Vorstellung gewisse Tastempfindungen hervorrufen, weshalb die äußeren Grenzen der Linie rein praktisch nicht unterschätzt werden dürfen. Bei der Linie sind die Kombinationsmöglichkeiten der Übertragung auf Tastempfindungen viel mannigfaltiger als beim Punkt: z. B. glatte Kanten einer zackigen Linie, zackige einer glatten, runden, zerrissene Kanten einer zackigen, zerrissene Kanten einer runden usw. Alle diese Eigenschaften können bei den drei Typen der Linie – Gerade, Eckige, Gebogene – angewendet werden, und jede der beiden Seiten verträgt eine besondere Behandlung.« Kandinsky, Punkt und Linie zu Fläche (wie Anm. 18), S. 99.

[35] *Bild mit weißem Rand,* Moskau 1913. Öl auf Leinwand, 140,3 x 200,3 cm. Salomon R. Guggenheim Museum New York.

[36] Zu diesen Bildern mit Umrandungen vergleiche Clark V. Poling, Kandinsky: Russian and Bauhaus Years 1915–1933, New York 1983, S. 19–21.

[37] Jean-Paul Bouillon hat den deutschen und den russischen Text miteinander verglichen und die bemerkenswerten Ergebnisse in seinem Kommentar zur französischen Übersetzung festgehalten. Vgl. Jean-Paul Bouillon, Regards sur la passé et autres textes 1912–1922, Paris 1974.

[38] Nina Kandinsky (wie Anm. 3), S. 16.

[39] »Auf ähnliche Weise (wie die Impressionen) – aber ganz besonders langsam – sich in mir bildende Ausdrücke, welche lange und beinahe pedantisch nach den ersten Entwürfen von mir geprüft und ausgearbeitet werden (...) Hier spielt die Vernunft, das Bewußte, das Absichtliche, das Zweckmäßige eine überwiegende Rolle. Nur wird dabei nicht der Berechnung, sondern stets dem Gefühl recht gegeben.« Kandinsky, Über das Geistige in der Kunst, 10. Aufl. mit einer Einführung von Max Bill, Bern 1974, S. 142.

[40] Kandinsky malte insgesamt nur zehn Bilder mit dem Titel *Komposition:* drei im Jahr 1910, zwei im Jahr 1911, zwei 1913, eines 1923, eines im Jahr 1936 und eines 1939.

[41] Laut neuerer Erkenntnisse ist das Bild auch auf zwei Fotografien zu sehen, die im Archiv des Museums für Östliche und Westliche Kunst in Odessa aufbewahrt werden. Vgl. Abramov (wie Anm. 1), S. 64.

[42] *Spitzes Schweben,* Öl auf Leinwand, 136 x 179 cm, 1920. Handschriftlicher Kandinsky-Katalog Heft 2 (Hauskatalog Nr. 228), Roethel/Benjamin Nr. 669.

[43] *Der Grüne Rand,* Öl auf Leinwand, 120 x 140 cm, 1920, Roethel/Benjamin Nr. 230.

[44] *Spitzen,* 1920, Öl auf Leinwand, 110 cm x 91,5 cm, Museum von Ohara, Kurashiki, Japan.

[45] *Weißes Oval,* Roethel/Benjamin, Nr. 680. *Auf Weiß II,* Roethel/Benjamin, Nr. 694.

[46] Vgl. Chan Magomedov, V. V. Kandinskij v sekcij monumental 'noyo iskusstva Inkhuka (1920) (Wassily Kandinsky in der Sektion für monumentale Kunst des InChuk), in: Ausst.-Kat. Vasilij Vasilevic Kandinskij 1866–1944, Moskau 1989, S. 48.

[47] Die WChuteMas – Höhere Staatliche Werkstätten für Kunst und Technik – entstanden 1920 in Moskau aus der Zusammenlegung der Freien Staatlichen Kunstwerkstätten und dienten dem experimentellen Kunstunterricht. Nach zwei Jahren allgemeinen Unterrichts spezialisierten sich die Studenten auf Architektur, Graphik, Metall- und Holzbearbeitung, Textilkunst oder Keramik. Die WChuteMas standen von Anfang an unter dem Einfluß der Konstruktivisten.

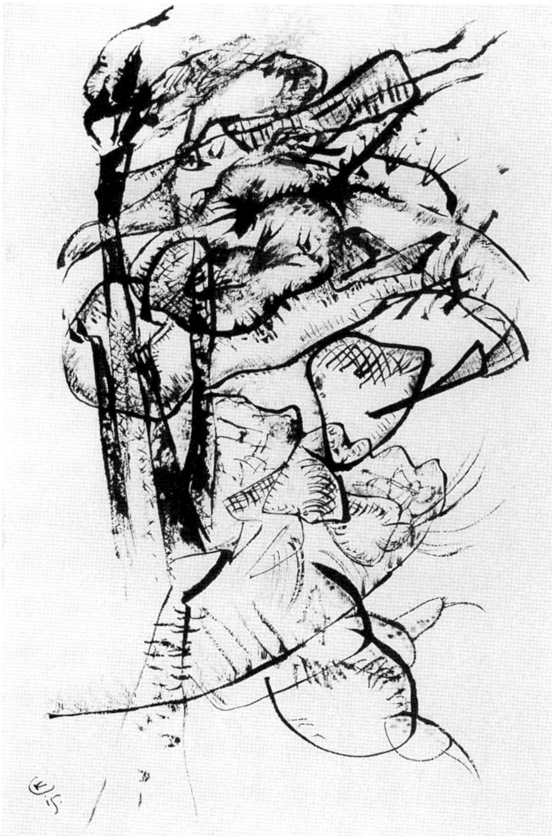

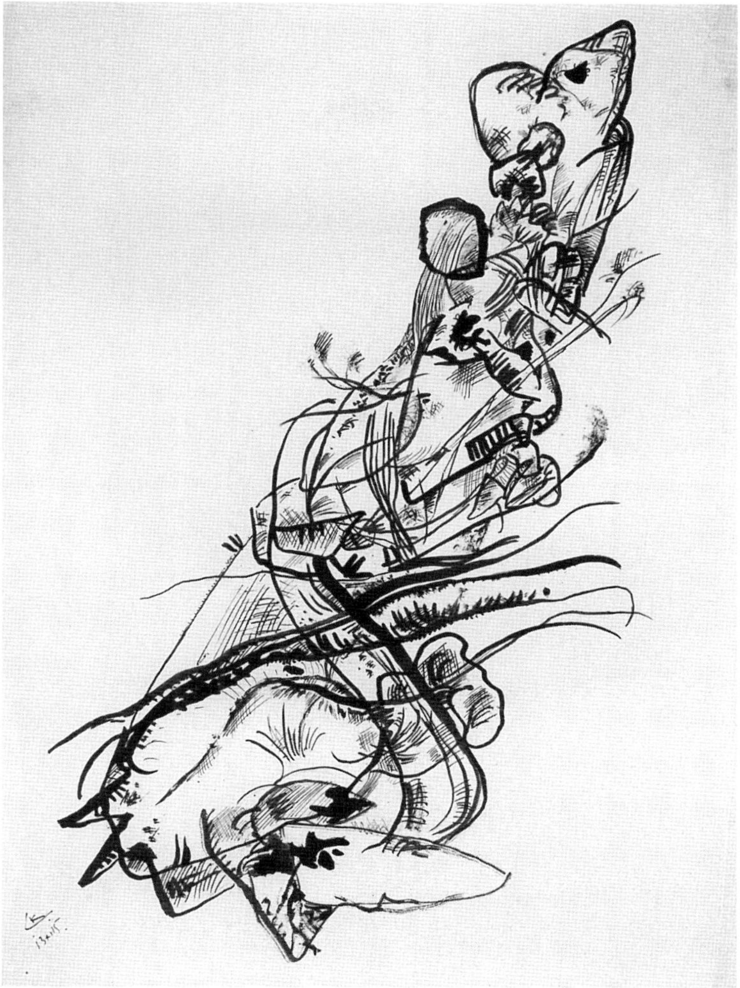

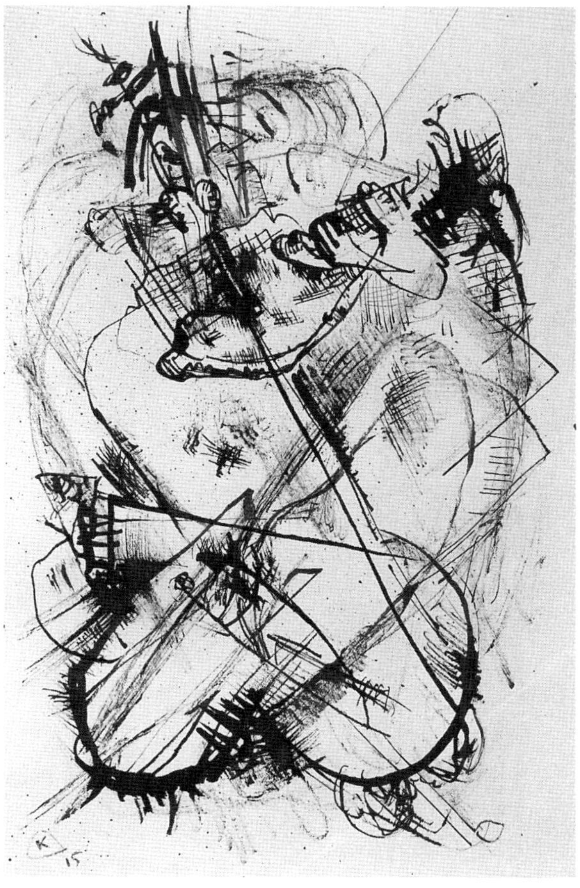

52
Ohne Titel 1915
Sans titre

Tusche auf Papier
20,8 x 13,9 cm
bez. K 15
Vermächtnis Nina Kandinsky, 1981
Inv. AM 1981-65-250
D/B 172

53
Ohne Titel 1915
Sans titre

Tusche auf Papier
33,5 x 25,4
bez. K,13 XI 15
Vermächtnis Nina Kandinsky, 1981
Inv. AM 1981-65-260
D/B 183

54
Ohne Titel 1915
Sans titre

Tusche auf einem Skizzenbuchblatt
23,8 x 15,7 cm
bez. K 15
Vermächtnis Nina Kandinsky, 1981
Inv. AM 1981-65-251
D/B 173

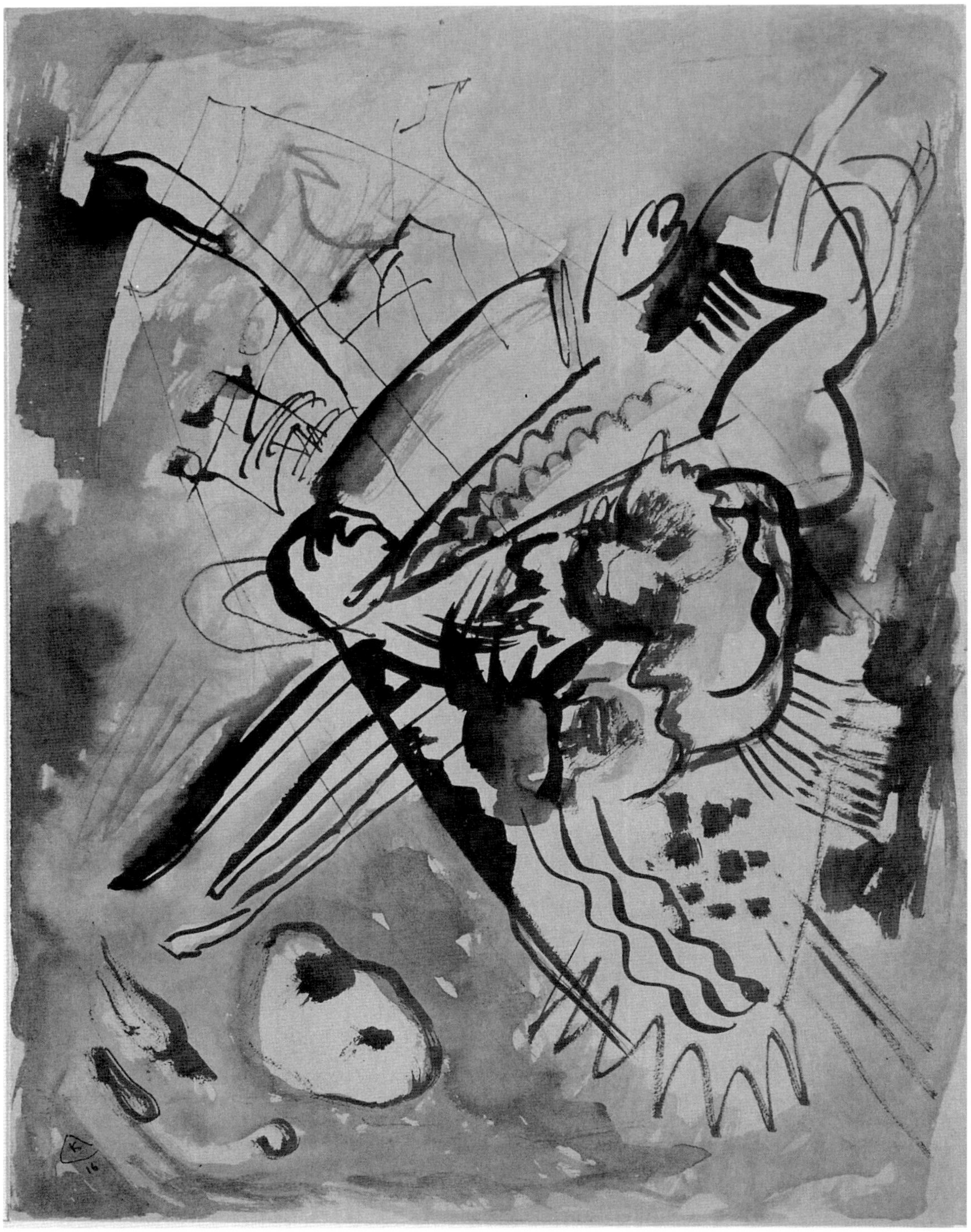

55
Ohne Titel 1916
Sans titre

Lavierte Tuschzeichnung auf Papier
29 x 23 cm
bez. K 16
Vermächtnis Nina Kandinsky, 1981
Inv. AM 1981-65-268
D/B 204

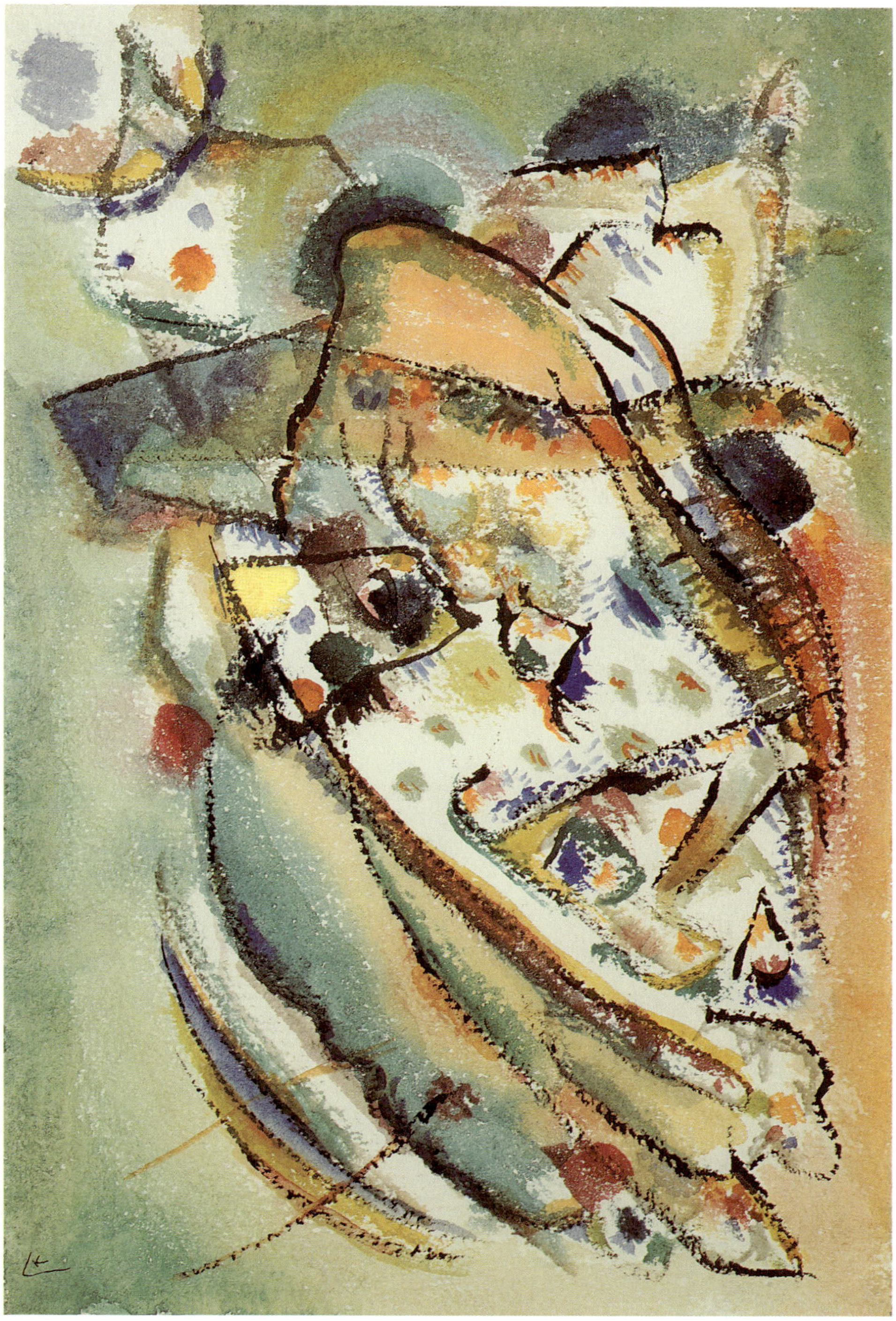

56
Ohne Titel um 1916
Sans titre

Aquarell und Tusche auf Papier
30,9 x 21 cm
bez. K
Vermächtnis Nina Kandinsky, 1981
Inv. AM 1981-65-100
D/B 195

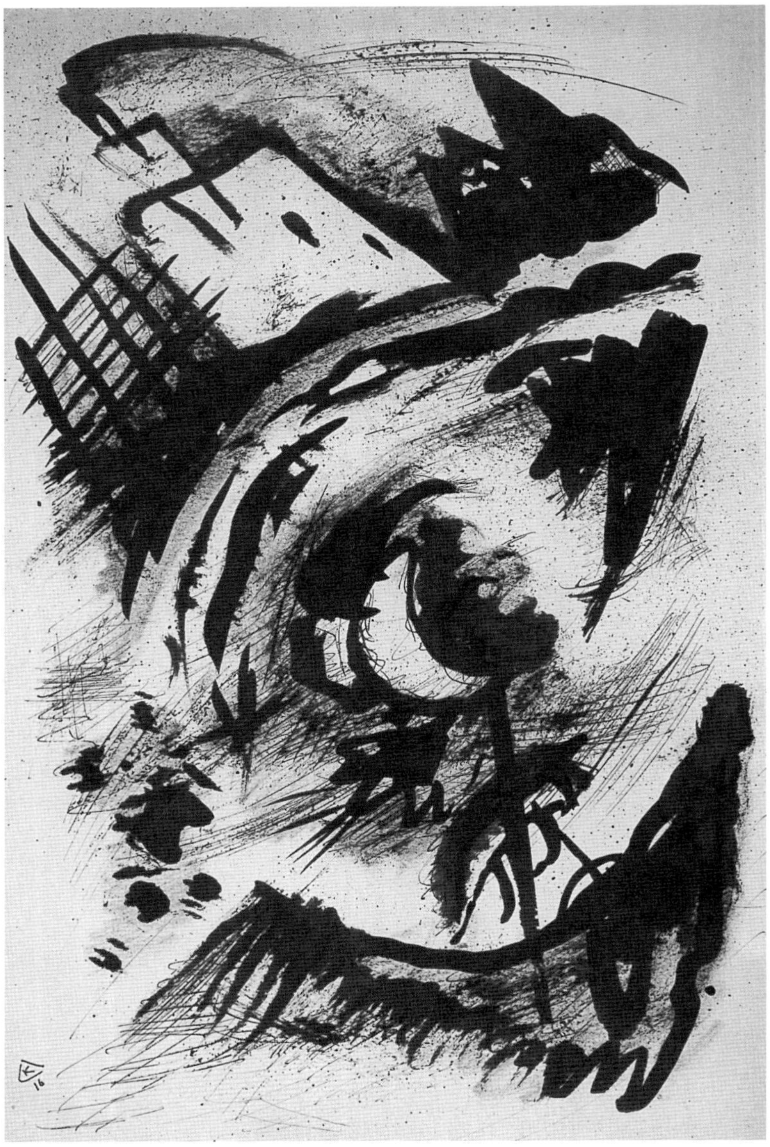

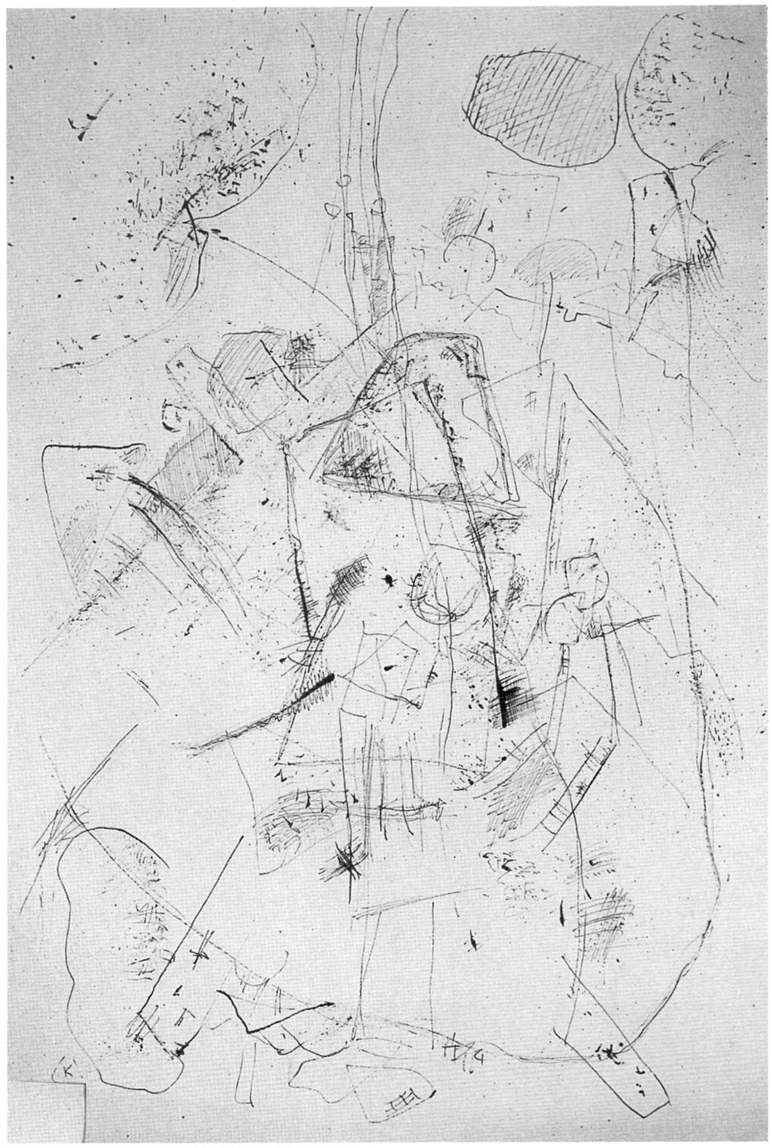

57
Ohne Titel 1916
Sans titre

Aquarell und Tusche auf einem Skizzenbuchblatt
34 x 22,8 cm
bez. K 16
Vermächtnis Nina Kandinsky, 1981
Inv. AM 1981-65-264
D/B 192

58
Ohne Titel um 1916
Sans titre

Tusche auf einem Skizzenbuchblatt
33,9 x 22,7 cm
bez. K
Vermächtnis Nina Kandinsky, 1981
Inv. AM 1981-65-263
D/B 191

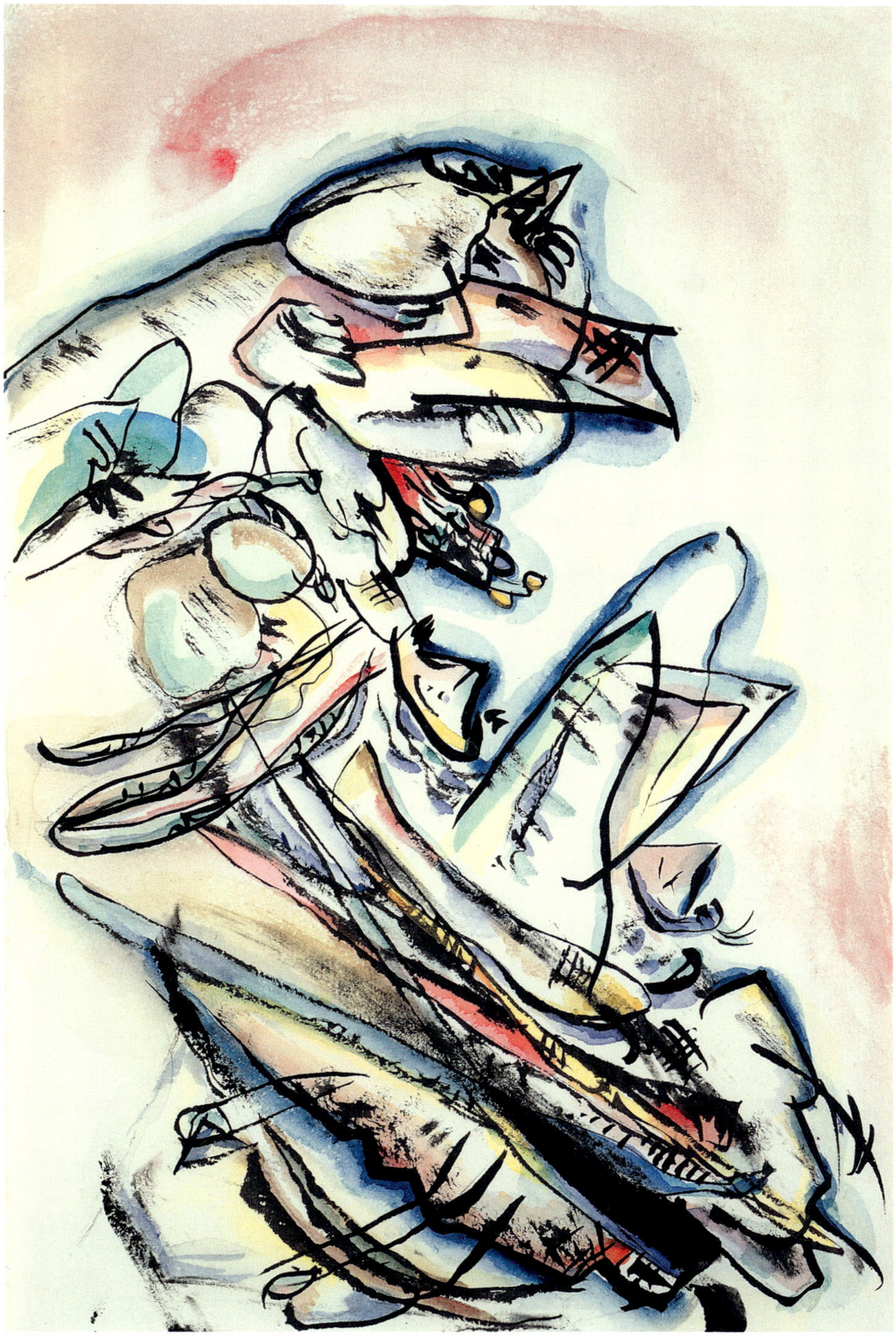

59
Ohne Titel um 1916
Sans titre

Aquarell, Tusche und Bleistift auf Papier
20,8 x 13,9 cm
Vermächtnis Nina Kandinsky, 1981
Inv. AM 1981-65-99
D/B 194

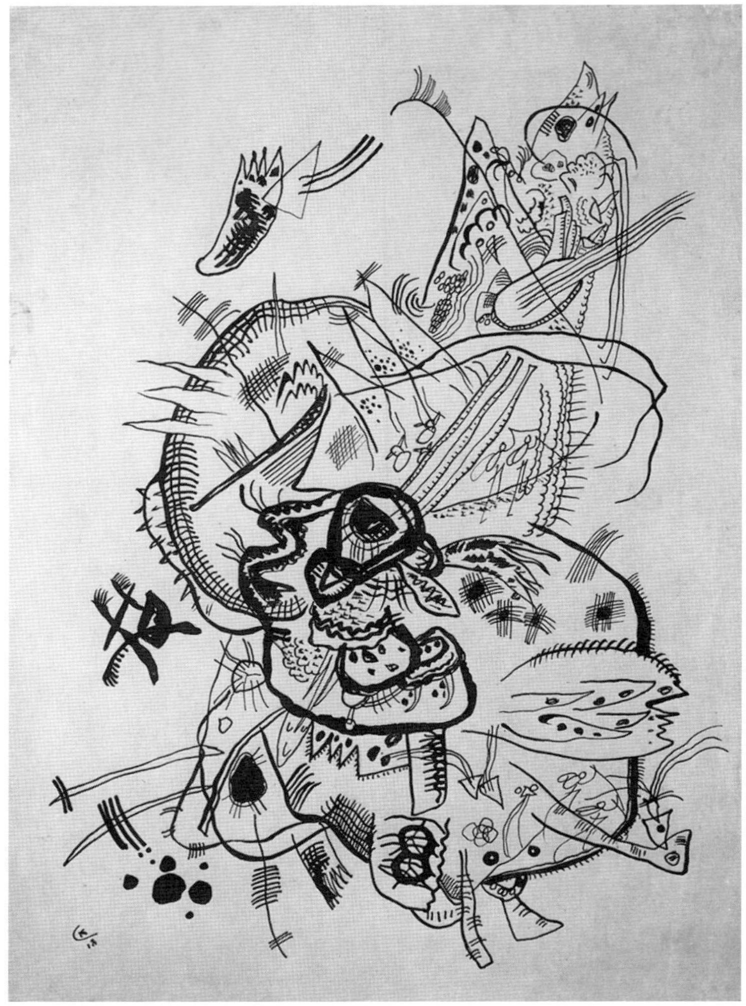

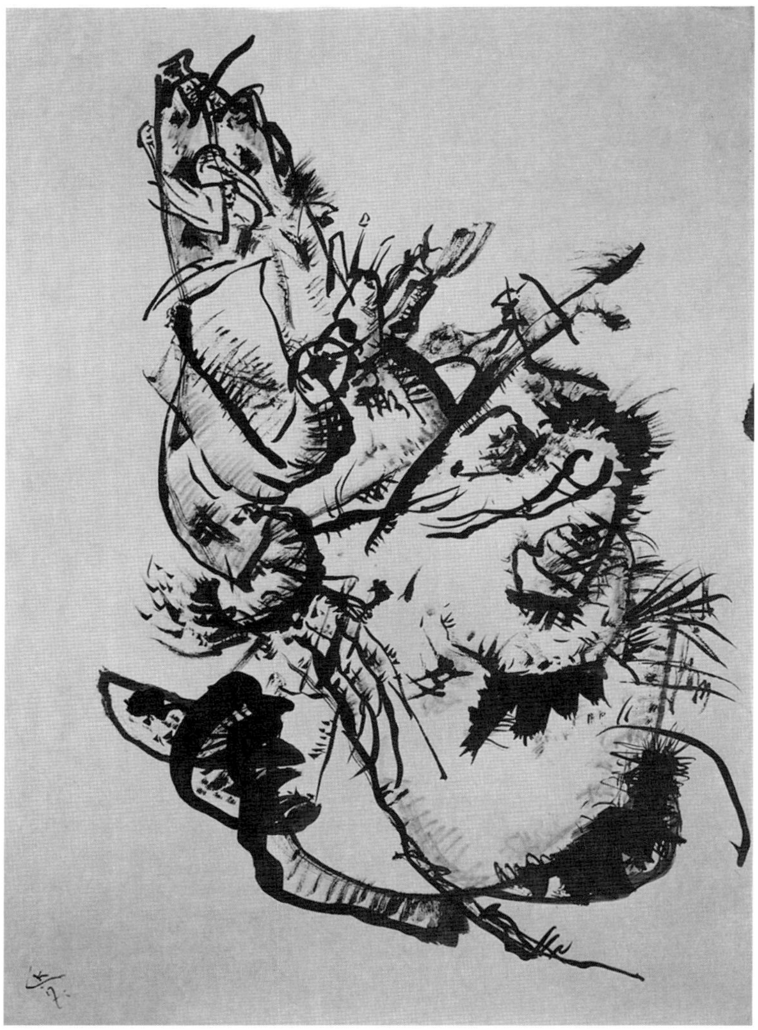

60
Ohne Titel 1917
Sans titre

Tusche und Kohle auf Papier
34,5 x 25,5 cm
bez. K 17
Vermächtnis Nina Kandinsky, 1981
Inv. AM 1981-65-271
D/B 210

61
Ohne Titel 1918
Sans titre

Tusche auf Papier
34,4 x 25,6 cm
bez. K 18
Vermächtnis Nina Kandinsky, 1981
Inv. AM 1981-65-283
D/B 232

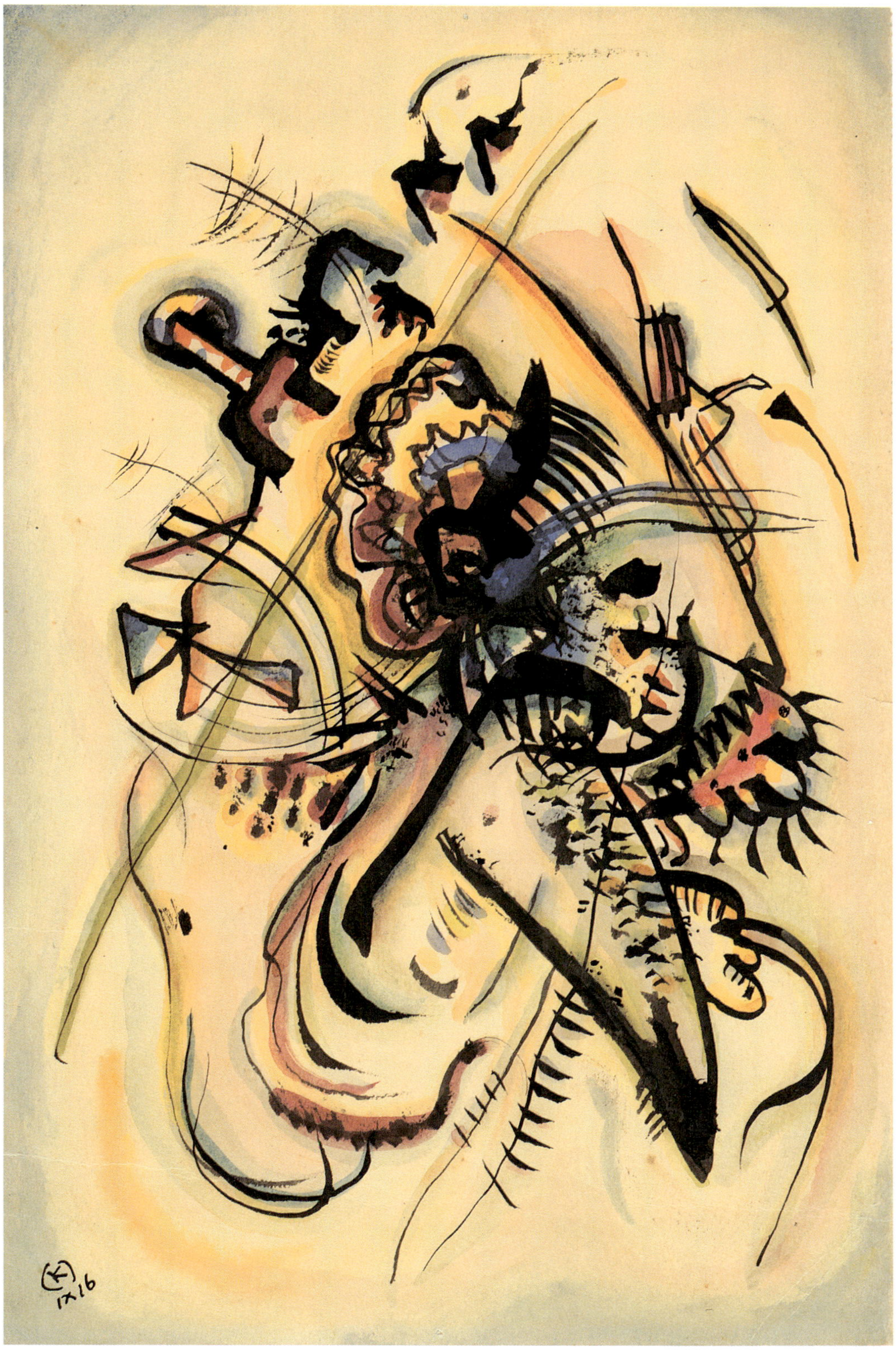

62
An eine Stimme 1916
A une voix

Aquarell und Tusche auf Papier
23,7 x 15,8 cm
bez. K IX 16
Vermächtnis Nina Kandinsky, 1981
Inv. AM 1981-65-101
D/B 198

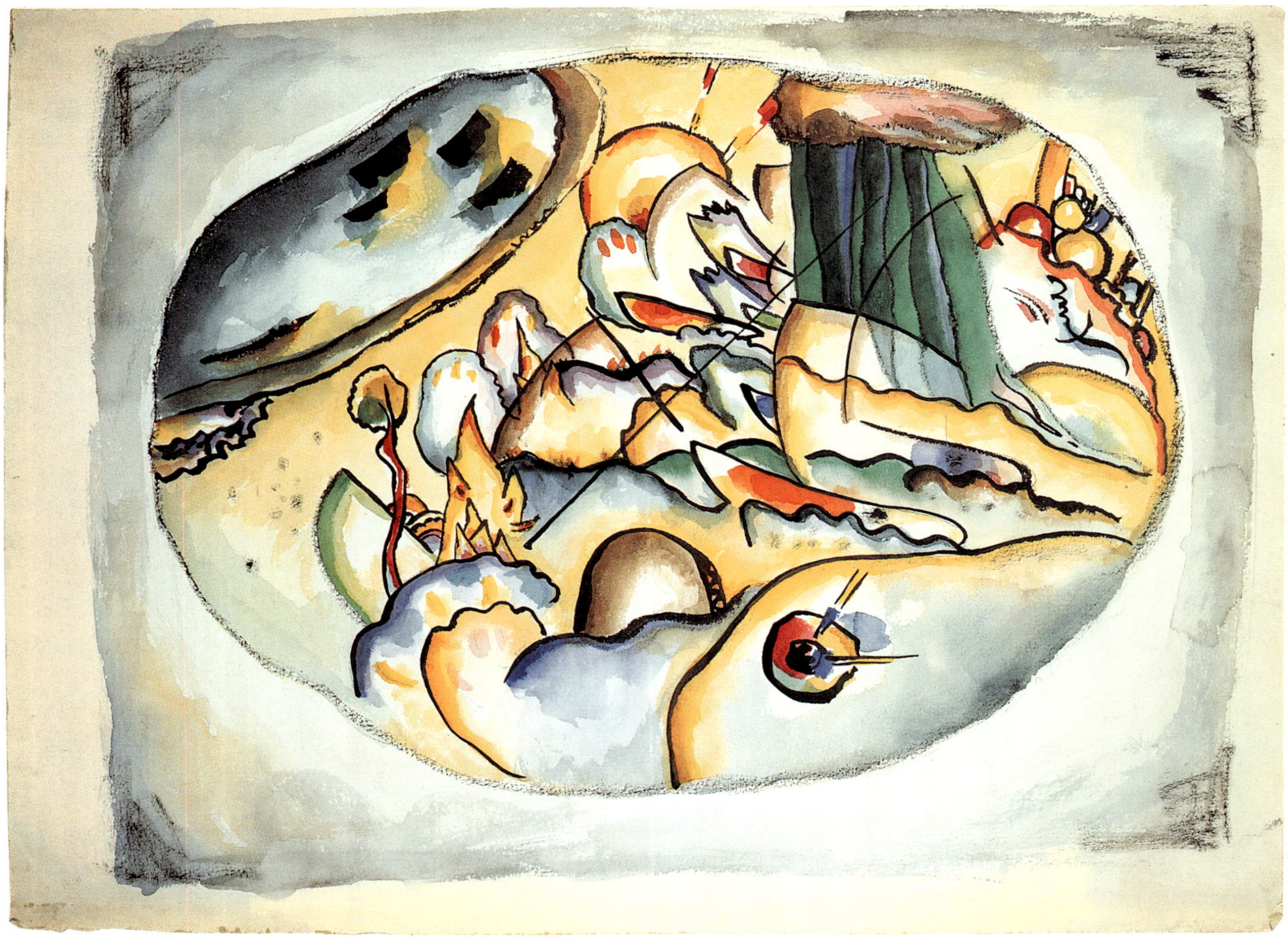

63
Ohne Titel um 1917
Sans titre

Aquarell und Tusche auf Papier
27,5 x 38 cm
Vermächtnis Nina Kandinsky, 1981
Inv. AM 1981-65-105
D/B 208

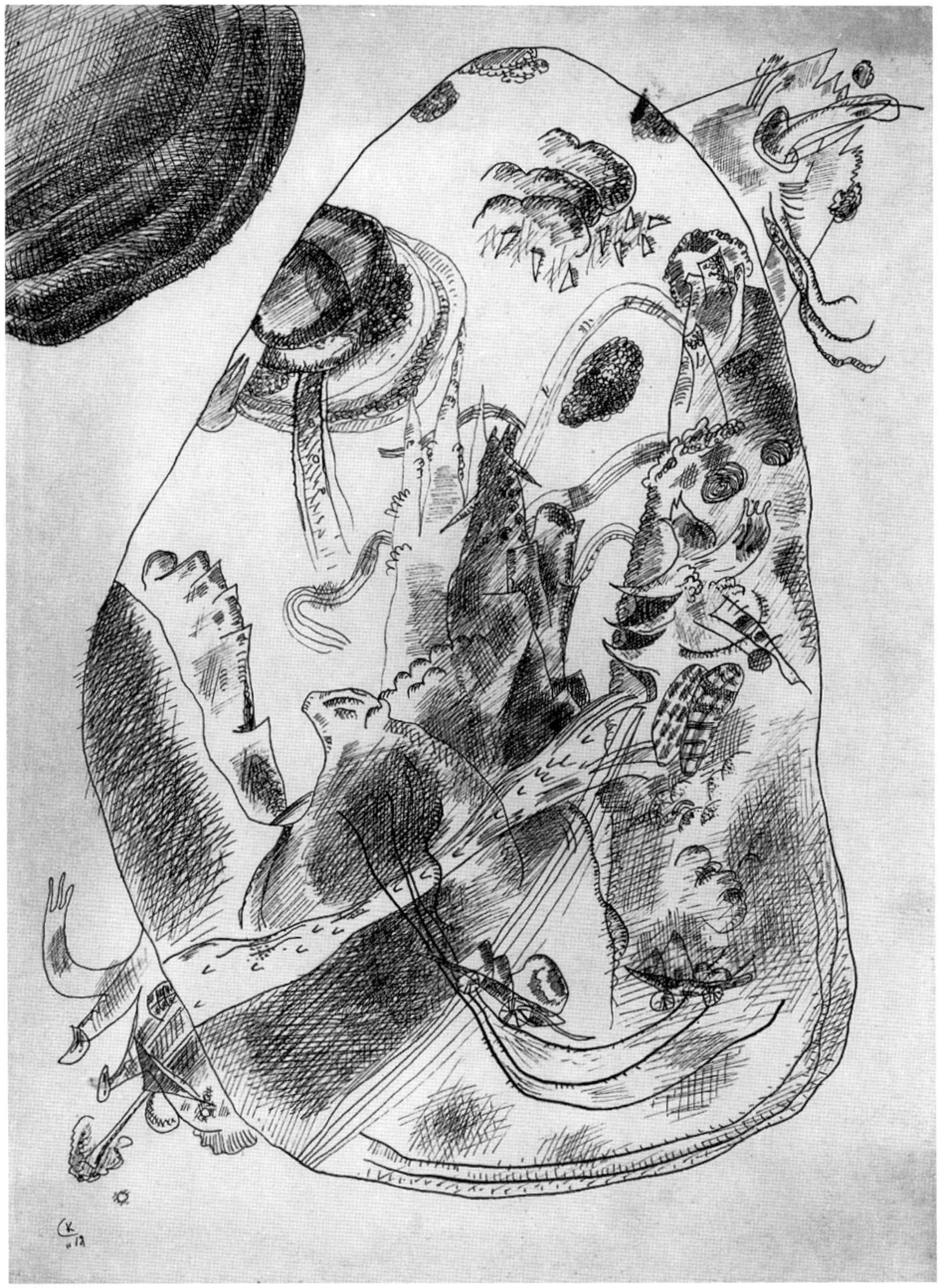

64
Ohne Titel 1918
Sans titre

Tusche auf Papier
34 x 25,5 cm
bez. K ii 18
Vermächtnis Nina Kandinsky, 1981
Inv. AM 1981-65-279
D/B 228

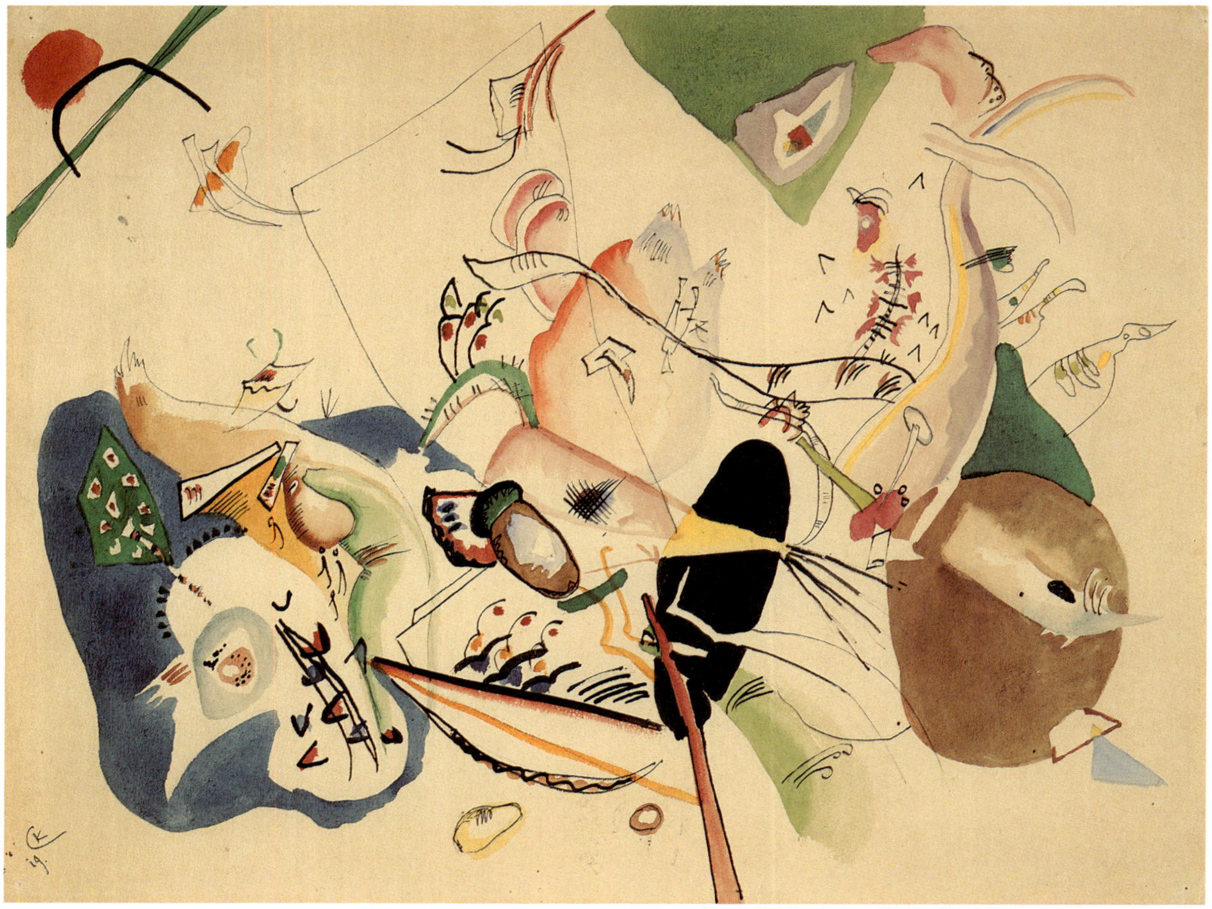

65
Ohne Titel 1919
(Entwurf zu *Im Grau*)
Sans titre (étude pour la peinture *Dans le gris*)

Aquarell auf Papier
25,6 x 34,4 cm
bez. K 19
Vermächtnis Nina Kandinsky, 1981
Inv. AM 1981-65-110
D/B 237

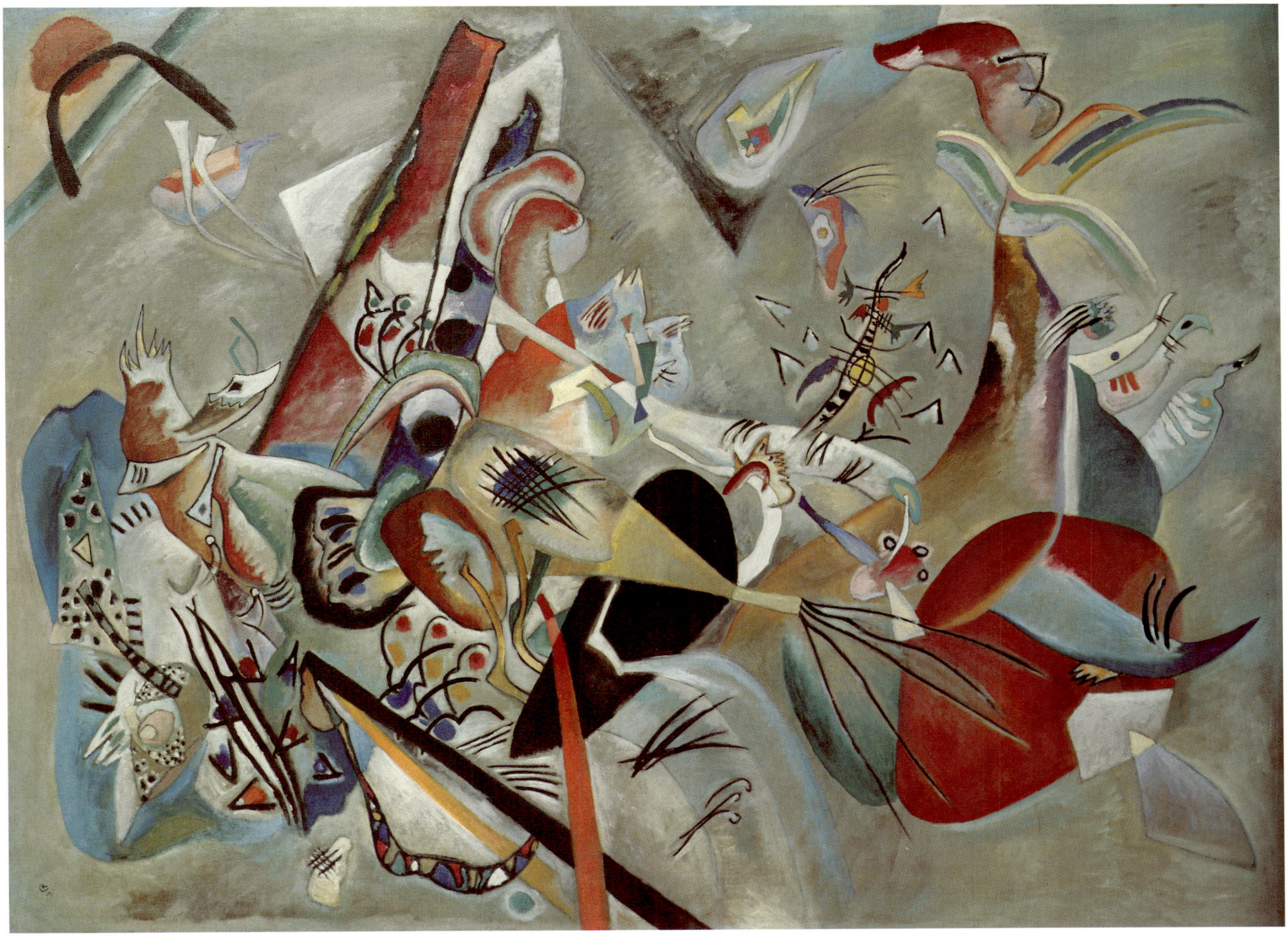

66
Im Grau 1919
Dans le gris

Öl auf Leinwand
129 x 176 cm
bez. K 19
Vermächtnis Nina Kandinsky, 1981
Inv. AM 1981-65-43
D/B 238

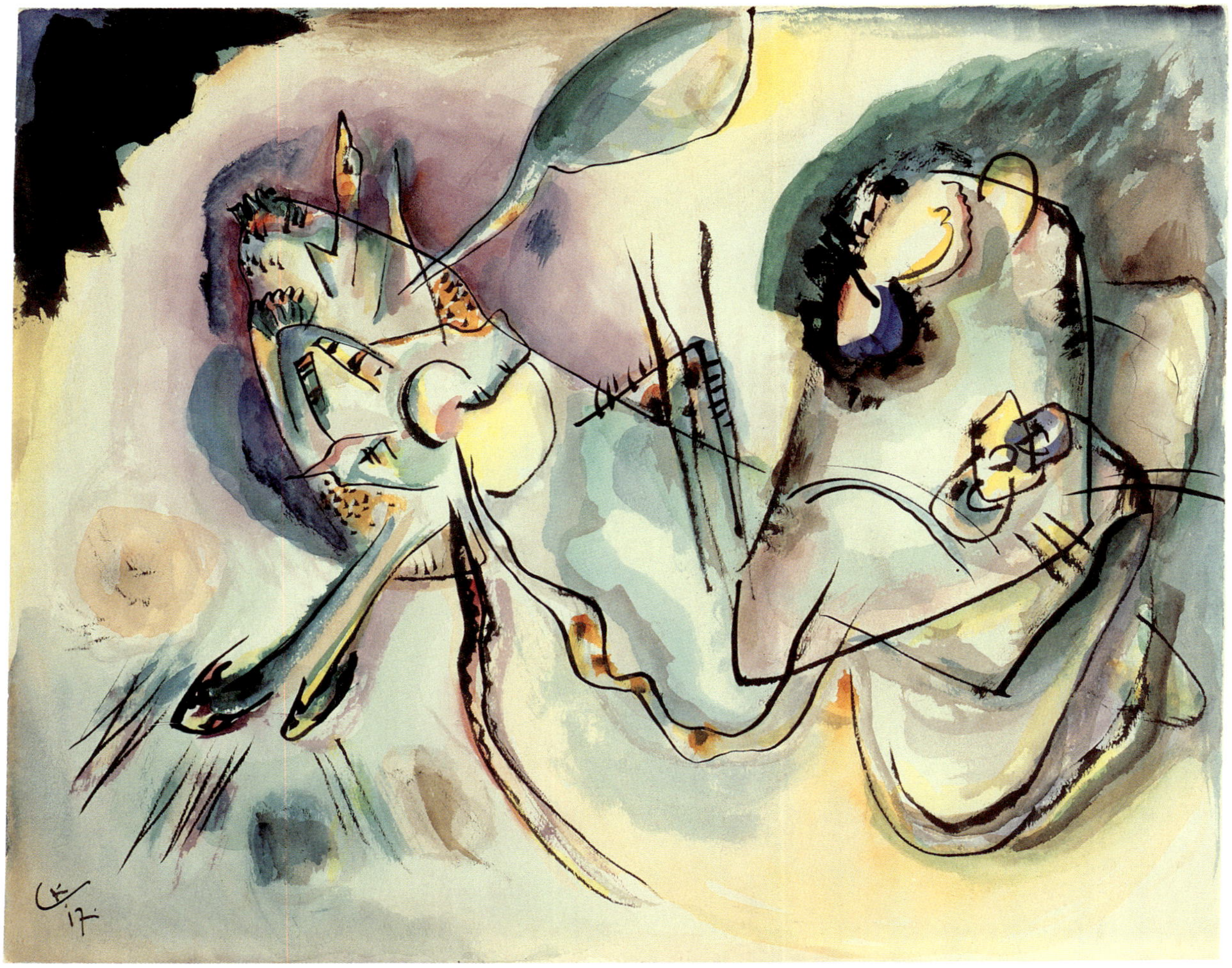

67
Ohne Titel 1917
Sans titre

Aquarell und Tusche auf Papier
22,8 x 29,1 cm
bez. K 17
Vermächtnis Nina Kandinsky, 1981
Inv. AM 1981-65-104
D/B 207

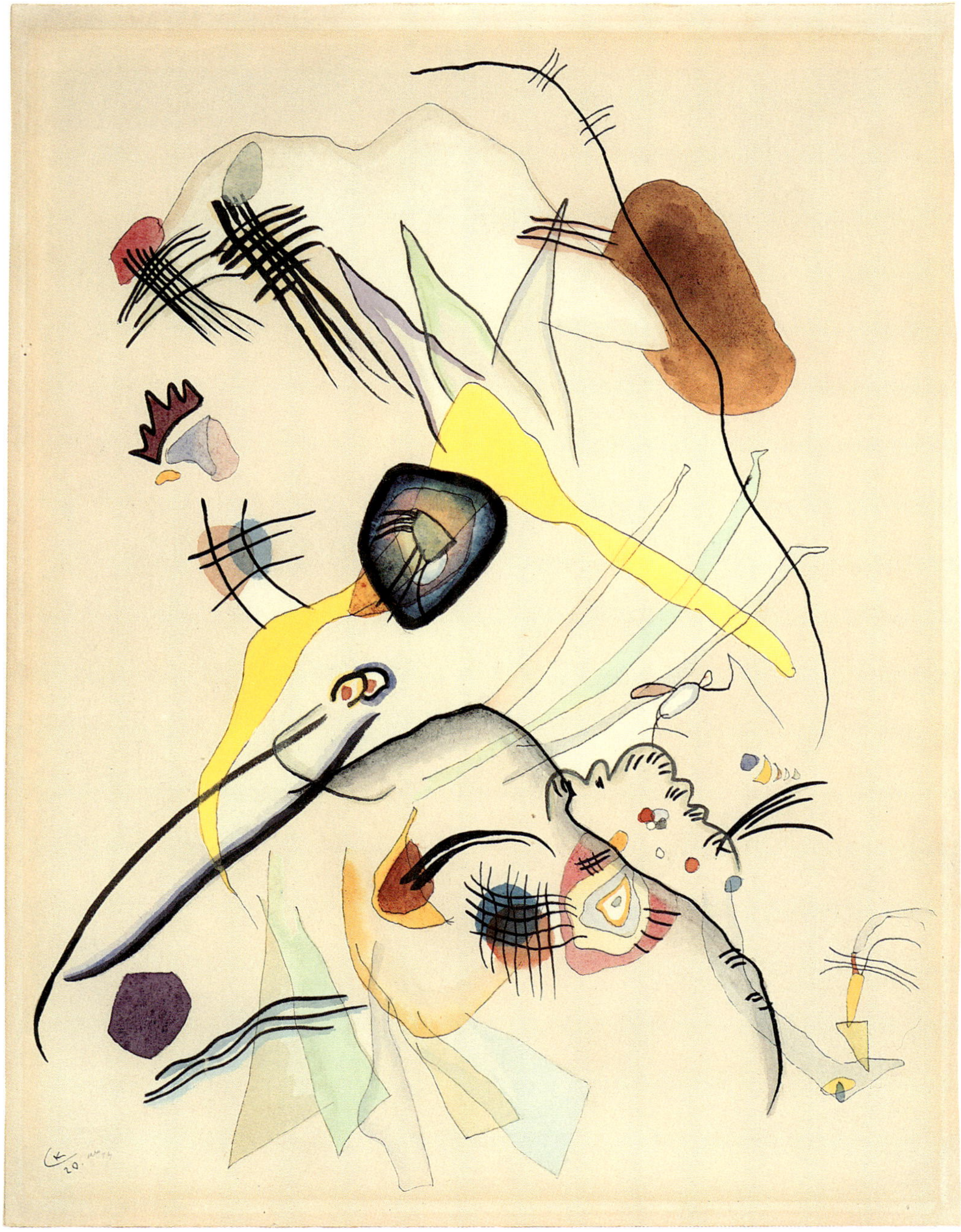

68
Promenade 1920
Promenade

Aquarell und Tusche auf Papier
32,2 x 25 cm
bez. K 20
Schenkung Nina Kandinsky, 1976
Inv. AM 1976-868
D/B 242

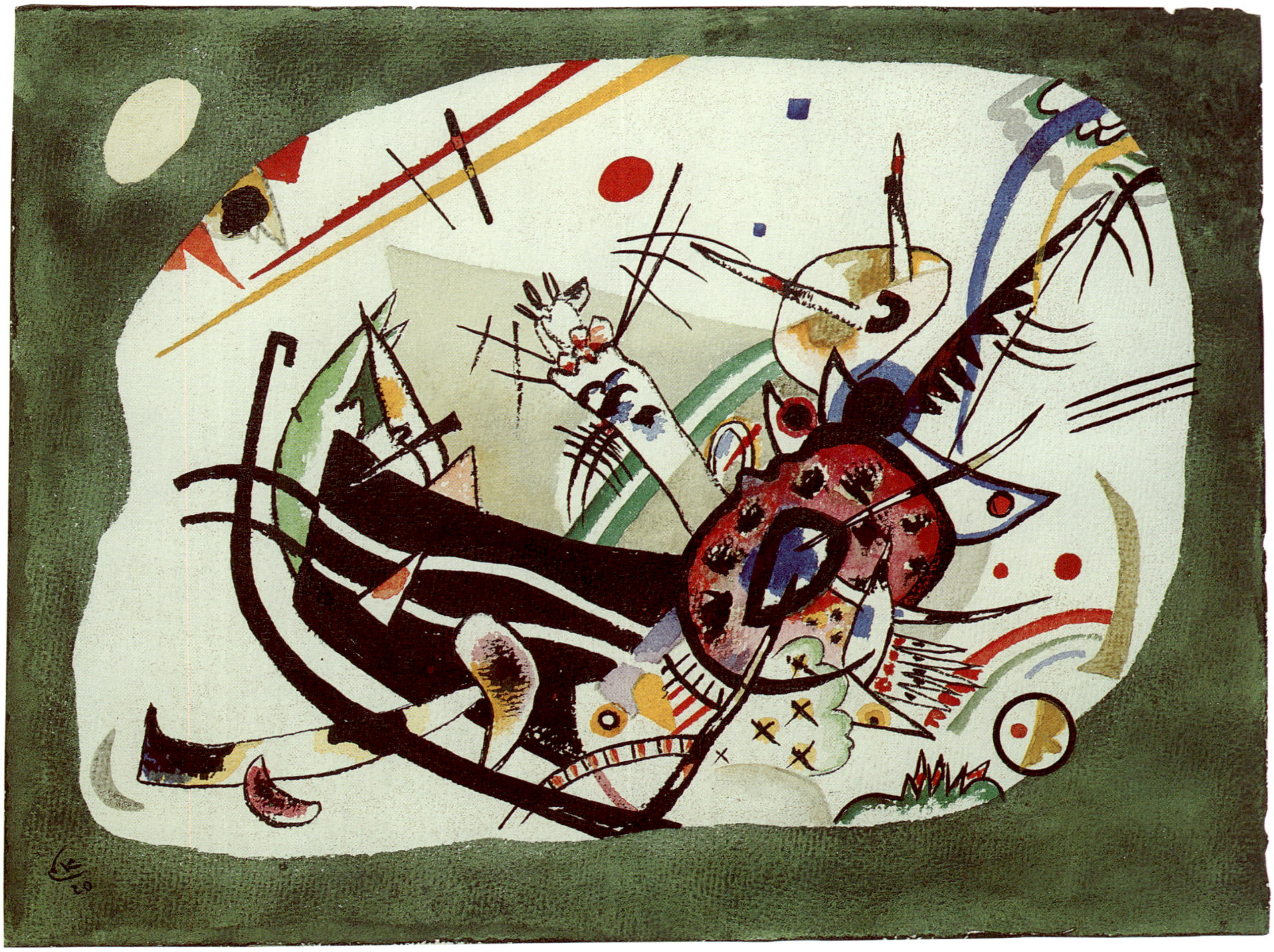

69
Entwurf zu *Der grüne Rand* 1920
Étude pour *La Bordure verte*

Aquarell und Tusche auf Papier
26,9 x 36,3 cm
bez. K 20
Schenkung Nina Kandinsky, 1976
Inv. AM 1976-869
D/B 246

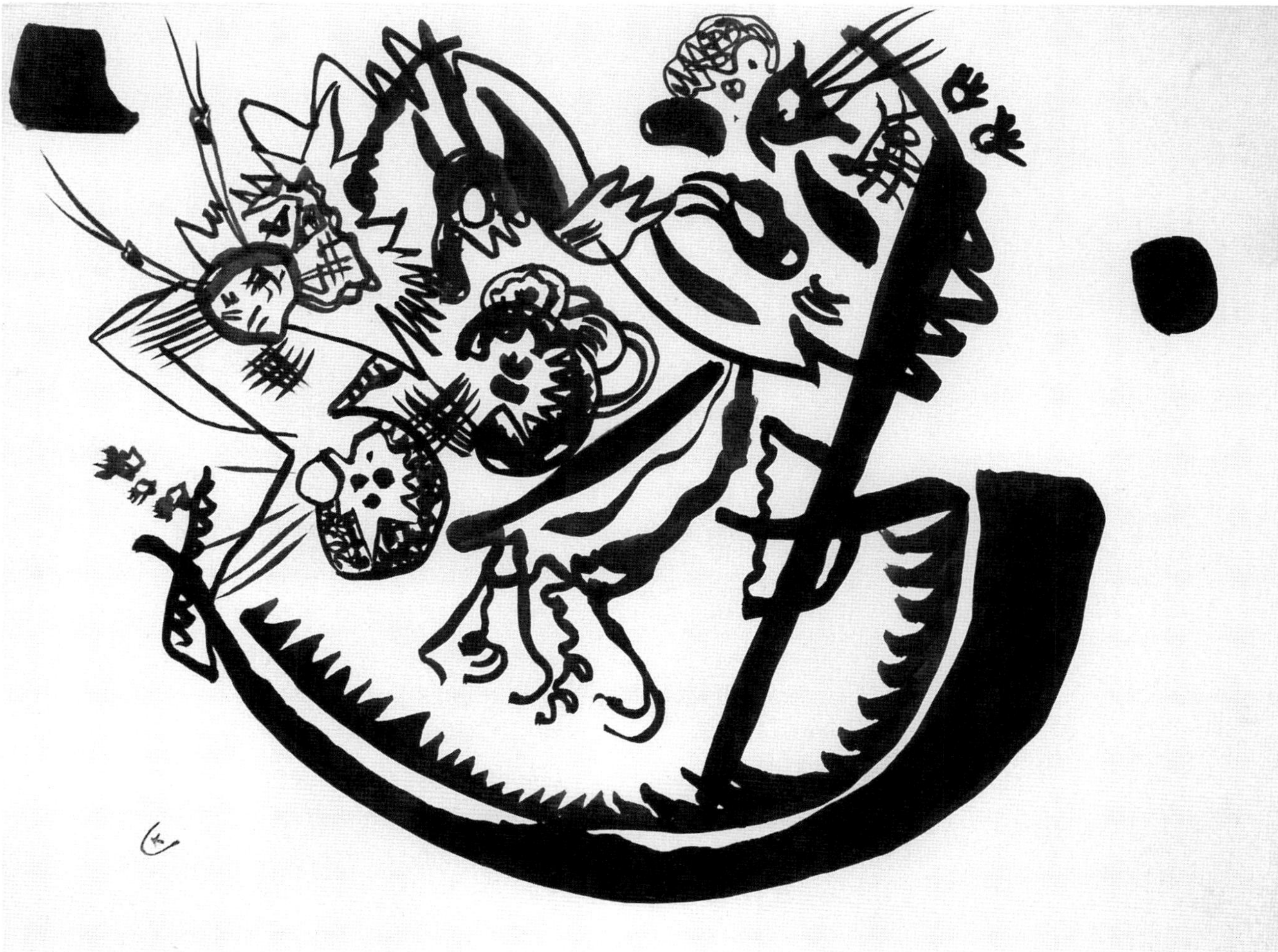

70
Ohne Titel um 1920
Sans titre

Tusche auf Papier
19,4 x 26,3 cm
Vermächtnis Nina Kandinsky, 1981
Inv. AM 1981-65-289
D/B 243

Verwandlungskraft und Mut zum Neuen

Klees Verhältnis zu Kandinsky

Osamu Okuda

»Vielleicht ist es nicht richtig, Vergleiche zu ziehen, Künstler nebeneinander zu stellen. Vielleicht sollte man das Alles als Ganzes betrachten, ohne Namen, als Architektur. Die Spitze muß dann da sein, architektonisch betrachtet, sie wird aber von Vielen getragen. Die Spitze selbst darf nicht daran denken, daß sie Spitze ist, sonst wird sie im Arbeiten gehindert. Sie muß einfach arbeiten, ohne auf andere zu achten.«[1]

Mit diesen Worten rechtfertigte Klee um 1931 seine Position als Künstler und wehrte sich dagegen, mit anderen Künstlern verglichen zu werden. Klee stand damals an der Spitze der internationalen Kunstszene: Alfred H. Barr Jr. hatte ihm 1930 im Museum of Modern Art in New York eine umfassende Retrospektive gewidmet.

Entgegen Klees Meinung werden Künstler jedoch immer wieder miteinander verglichen, und es waren Klee und Kandinsky selbst, die sich in ein kompetitives Verhältnis brachten. Nach der Klee-Ausstellung im Museum of Modern Art war beispielsweise eine große Ausstellung an ebendiesem Ort »für Kandinsky als stets unerfüllter Herzenswunsch nahezu Obsession«.[2]

In der Forschung wird die Beziehung zwischen Klee und Kandinsky allgemein idealisiert dargestellt.[3] Deshalb soll das Verhältnis der beiden Künstler im folgenden hinterfragt werden, und zwar an Hand von Werken Klees, die sich in der Nachlaß-Sammlung Nina Kandinsky befinden und in der Ausstellung zusammen mit dem Œuvre Kandinskys zu sehen sind. Zusätzlich werde ich von bisher unbekanntem Quellenmaterial Gebrauch machen können.

Nachdem sich Klee und Kandinsky kriegsbedingt das letzte Mal im Oktober 1914 in Goldach in der Ostschweiz gesehen hatten – Klee besuchte Kandinsky und Gabriele Münter auf der Rückreise von Bern nach München –, sollten sie sich acht Jahre später am Bauhaus in Weimar wiederbegegnen.[4] Während dieser acht Jahre haben sich die beiden Künstler des *Blauen Reiter* unterschiedlich entwickelt.

Klee setzte sich 1913/1914, besonders nach der Tunisreise im April 1914, intensiv mit dem Kubismus auseinander, vor allem mit der von Robert und Sonia Delaunay beeinflußten Bildsprache der abstrakten Komposition. Nach Beginn des Ersten Weltkriegs schuf Klee Zeichnungen und Bilder aus abstrakten Elementen, darunter auch einige kriegsthematische Werke; er verband seine bildnerische Sprache mit einer kritischen Haltung gegenüber der allgemein vorherrschenden patriotischen Kriegsbegeisterung. Als Klee mit solchen Werken an die Öffentlichkeit trat, riefen sie Kontroversen hervor, in denen der Wechsel des politischen und kulturellen Klimas, wie er nach dem Ausbruch des Weltkriegs stattgefunden hatte, deutlich hervortrat. Diese Kontroversen standen sehr häufig mit den abwesenden Künstlern des *Blauen Reiter* – mit Kandinsky vor allem – in direktem Zusammenhang.[5]

Fritz von Ostini schrieb etwa 1915 über die Ausstellung der Münchener Neuen Sezession: »Eine gewisse Einheitlichkeit des Zieles ist unverkennbar, besonders vielleicht, weil durch die Zeitumstände die Teilnahme der für das junge Malergeschlecht gefährlichsten ehemaligen Mitglieder, *die russisch-blauen Reiter*, für diesmal ausgeschlossen war. Jenes Ziel ist wohl die Schöpfung einer an die Natur nicht mehr wie bisher gebannten Malerei, einer Kunst, die innerliche Empfindung ohne unmittelbare Abhängigkeit vom Vorbild geben soll.«[6]
[Hervorh. v. A.]
Trotz der Kritik hielt Klee an seiner neuen kubistischen Bildsprache fest und entwickelte sie im Jahr 1915 weiter. Er schrieb an seinen Schweizer Künstlerfreund Ernst Sonderegger:
»Ich habe mit besonderem Bewußtsein gearbeitet, dies Jahr. Aber wie allein war ich! Kandinsky in Moskau, der arme Marc hinter der westlichen Front in irgend einem Nest.«[7]
Klee wurde nach Franz Marcs Tod von der Kunstkritik erfolgreich als dessen Nachfolger in die Kunstwelt eingeführt. Der geschäftliche Erfolg stellte sich ab 1917 ein, worüber eine sehr detaillierte Analyse von Otto Karl Werckmeister existiert.[8] Im Laufe der Jahre 1919 bis 1923 ging Klee in seiner Kunstproduktion von einer expressionistisch-kubistischen zu einer konstruktivistisch-rationalistischen Konzeption über.[9]

St. Germain bei Tunis (landeinwärts), 1914.217

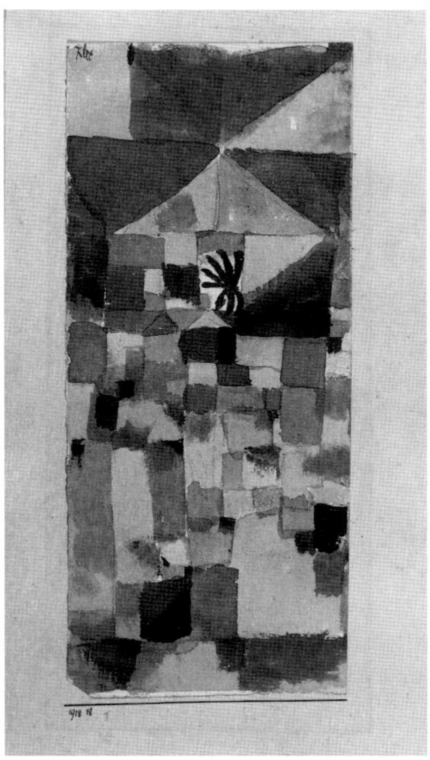

Paul Klee, Blick von St. Germain (Tunis) landeinwärts (Hochformat), 1918.18. Aquarell, 24,8 x 10,8 cm Privatbesitz, Frankreich

Das Aquarell *St. Germain bei Tunis (landeinwärts)* (Kat.-Nr. 106) von 1914 ist eines der Bilder, die durch Schenkung oder Tausch in den Besitz von Wassily und Nina Kandinsky gelangten.[10] Für Klee mußte dieses Blatt, das sich Nina Kandinsky bei ihm hatte aussuchen dürfen, bedeutsam gewesen sein, denn er benutzte es mehrmals als Vorlage für spätere Werke.[11]
Klee malte 1918 nach dem Vorbild von *St. Germain bei Tunis (landeinwärts)* eine Komposition, die er anschließend zerschnitt, und zwar in die beiden Aquarelle *Blick von St. Germain (Tunis) landeinwärts I (Hochformat)*, 1918.18, und *Desgleichen II (Breitformat)*, 1918.19; von letzterem ist kein Fotonachweis bekannt.[12] 1919 stellte Klee eine weitere Variante des Aquarells von 1914 her, mit dem Titel *Mit der Bergkette*, 1919.31, die durch ihr dynamisches Kompositionsgefüge charakterisiert ist. Im gleichen Jahr schuf Klee nochmals eine Variante nach demselben Vorbild und zerschnitt sie anschließend in die zwei Teilstücke *Tunesische Gärten*, 1919.80, und *Tunesische Gärten (höheres Format)*, 1919.81.[13]
In Weimar griff Klee 1923 erneut auf das Vorbild aus dem Jahr 1914 zurück, als er das Aquarell *Südliche Frühlingslandschaft*, 1923.175, schuf, diesmal ohne Einsatz der Schere. Klee stufte das Aquarell von 1914 erst Anfang der zwanziger Jahre als vollwertiges Kunstwerk ein, indem er es auf Karton aufzog und im Œuvrekatalog nachträglich für das Jahr 1914 unter der Nummer 1914.217 verbuchte.[14]
Es ist anzunehmen, daß Klee das Blatt von 1914 erst, nachdem er die letzte Variante vollendet hatte, vermutlich in der zweiten Hälfte des Jahres 1923, Nina Kandinsky überließ. Zu diesem Zeitpunkt hatte das Aquarell *St. Germain bei Tunis (landeinwärts)* seine Funktion als Vorlage offensichtlich erfüllt, womit Klee Nina Kandinsky das Blatt als kostbares Geschenk überlassen konnte. Das Bild erlangte auch für ihren Mann eine besondere Bedeutung; hatte er sich doch über Weihnachten bis März 1905 zusammen mit Münter ebenfalls in Tunesien aufgehalten.[15]

Winterlandschaft

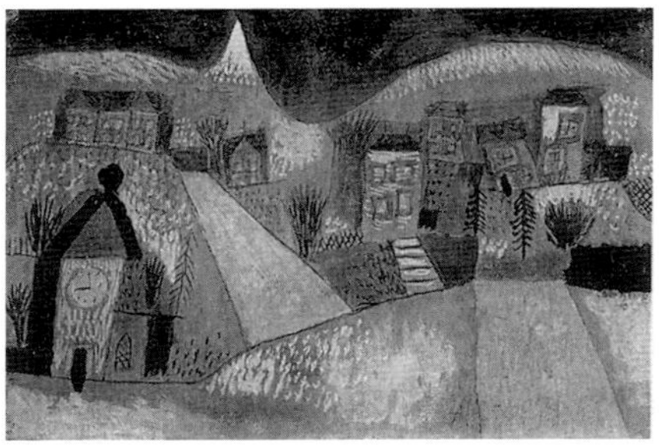

Paul Klee, Winterlandschaft, 1923.10. Öl auf Karton, 24,2 x 35,8 cm. Musée national d'art moderne/ Centre Georges Pompidou, Paris Vermächtnis Nina Kandinsky, 1981

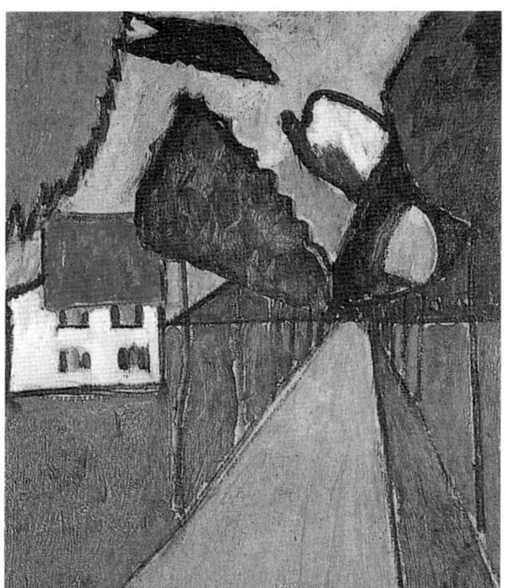

Gabriele Münter, Gerade Straße, 1910. Öl auf Leinwand, 40,5 x 33 cm, Sammlung Peter Selinka, Ravensburg

Im Frühjahr 1923 malte Klee in Weimar ein weiteres Bild, das in die Sammlung Kandinsky überging, die *Winterlandschaft*, 1923.10. Stilistisch erinnert das Ölbild *Winterlandschaft* stark an frühe expressionistisch-fauvistische Landschaftsbilder von Jawlensky und Kandinsky, vor allem aber an Gabriele Münters Murnauer Landschaften von 1910 bis 1912, die in naiv-kindlichem Stil gehalten sind. Kandinsky und Münter hatten während der Zeit des *Blauen Reiter* das Sammeln von Kinderzeichnungen intensiv betrieben und derartige Blätter als Vorlagen für ihre Arbeiten verwendet.[16]
In den Jahren 1922 und 1923 schuf Klee – neben den linearen Konstruktionen und den sogenannten *Quadratbildern* – verschiedene Arbeiten im kindlichen Stil. In der ›Weltbühne‹ fragte der Schriftsteller Hans Siemsen in einer Rezension über die Große Berliner Gruppenausstellung von 1921: »Ist er [Klee] ein geniales Kind oder ein kindisches Genie? Jedenfalls beweist er aufs neue, daß der begabte Mensch sich so ziemlich alles erlauben darf, wenn er nur ehrlich bleibt.«[17]
Das Thema ›Kinderkunst‹ war zu jener Zeit, als das Bild entstand, allgemein in Mode.[18] Anläßlich seiner großen Einzelausstellung in der Nationalgalerie in Berlin im Jahr 1923 zeigte Klee – nachdem ihm Kubin in der Ausstellung ›Der Genius im Kinde‹ darin vorausgegangen war – erstmals eine eigene Kinderzeichnung: *Mann, ?, Stuhl, Hase*, 1884.18.[19] Er behandelte das Blatt wie seine übrigen Zeichnungen und versicherte es auch mit dem gleichen Betrag.[20] Klee gefielen die Arbeiten im kindlichen Stil von Kandinskys ehemaliger Lebensgefährtin Münter: »Gabriele Münter mahnt zuweilen direkt an Kinderkunst. Auch sie hat damit den richtigen Ausdruck ihrer Persönlichkeit gefunden. Ein sinniges Gemüt mit schalkhaftem Einschlag durfte sich mit Recht diese Sprache aneignen.«[21] Bezeichnenderweise waren die Werke von Klee und Münter im Almanach des *Blauen Reiter* (1912) nebeneinander abgedruckt.[22]
In der 1923 entstandenen *Winterlandschaft* von Paul Klee können die beiden gelben Wege als direkte Zitate von Münters bekanntem Bild *Gerade Straße* aus dem Jahr 1910 gelesen werden.[23] Klee adaptiert hier Kompositionsprinzipien der Kinderzeichnung: Alle Häuser sind frontal dargestellt, ohne daß sie sich überlappen. Die Raumstaffelung erfolgt nicht nach den Gesetzmäßigkeiten der Zentalperspektive. Die Wege führen nicht in einen einheitlichen Fluchtpunkt. Sie stehen einerseits bildparallel, andererseits raumerzeugend in der Landschaft, wodurch ein belebender Eindruck entsteht.
Die Titel von drei anderen Werken mit ähnlichen Motiven aus dem gleichen Jahr enthalten Informationen über die Ortschaft, an die Klee gedacht hatte: *Südalpiner Ort*, 1923.26, *Südliches Bergdorf*, 1923.60, und *Ort am Fusse des Schneeberges*, 1923.61. Gemeint war wohl ein Dorf in den Alpentälern der Südabdachung, wie man es im Tessin antrifft. Klee wanderte 1894 mit seinem Vater durch diese Landschaft[24], und gemeinsam mit seiner Frau besuchte er im September 1920 Marianne von Werefkin und Alexej Jawlensky im Tessin.
Bevor Klee 1922 Kandinsky in Weimar wiedersah, stand er in brieflichem Kontakt mit Münter, die Korrespondenz betraf die Bilder Kandinskys, die bei ihm eingelagert waren.
Vermutlich vor dem Hintergrund der Aktualität der Kinderkunst und ihrer gemeinsamen Erinnerung an die heroische Zeit des *Blauen Reiter* und ihre Freundschaft mit Gabriele Münter tauschte Klee die *Winterlandschaft* gegen eine geometrische Komposition von Kandinsky ein.[25]

Faktur-Arbeiten: *Rhythmen einer Pflanzung* und *Briefbild z. 5. Dezember 1927*

Zum 66. Geburtstag beschenkte Klee Kandinsky mit dem Blatt *Rhythmen einer Pflanzung*, 1925.78 (Kat.-Nr.105), das 1925 während ihrer gemeinsamen Lehrtätigkeit am Bauhaus entstanden war.[26] Das Aquarell auf Papier wie auch ein weiteres Geburtstagsgeschenk von Klee an Kandinsky, das 1926 gemalte *Briefbild z. 5. Dezember 1927*, 1926.23 (Kat.-Nr. 108) sind Beispiele, auf die sich der Begriff ›Faktur‹ aus ihren theoretischen Schriften anwenden läßt.
Kandinsky definierte den Begriff ›Faktur‹ erstmals 1926 im 9. Band der Bauhaus-Bücher ›Punkt und Linie zu Fläche‹:
»Unter dem Begriff ›Faktur‹ ist die äußere Verbindungsart der Elemente miteinander und mit der Grundfläche zu verstehen. Schematisch bezeichnet hängt diese Art von drei Faktoren ab:
1. von der Art der Grundfläche, die glatt, rauh, flach, plastisch usw. sein kann,
2. von der Art des Werkzeugs, wobei das heute in der Malerei übliche – der verschiedenartige Pinsel – durch andere Werkzeuge ersetzt werden kann, und
3. von der Art des Auftrages, der locker, kompakt, stechend, spritzartig usw. sein kann, je nach der Konsistenz der Farbe – daher die Verschiedenheit der Binde- und Malmittel usw.«[27]
Auf dem »Gebiete des Punktes« erwähnt Kandinsky zwei unterschiedliche Möglichkeiten, Punkte aufzutragen: mit der Hand oder auf »mechanischem Wege« wie etwa mit dem »Spritzverfahren«.[28]
In den Vorträgen am Bauhaus in Dessau führte Klee den Begriff der ›Faktur‹ im Rahmen der »Gliederungslehre« ein: »Faktur ist: wenn eine Einheit der individuellen Gliederung zusammenfällt mit einer Handlung der Hand, z. B. Stein zu Stein.«[29] »Bei uns Bildnern wird es sich in der Regel um eine Manufactur handeln um die Spur der kleinen handlichen Actionen, um die werkhandliche Entstehungsspur.«[30]
Im Unterschied zu Kandinsky verbindet Klee den Begriff ›Faktur‹ mit seinem Konzept von Rhythmus.[31] Das Blatt *Rhythmen einer Pflanzung*, 1925.78, kann als Beispiel gelten für eine manuell hergestellte, auf Rhythmus basierende Faktur-Arbeit.[32]

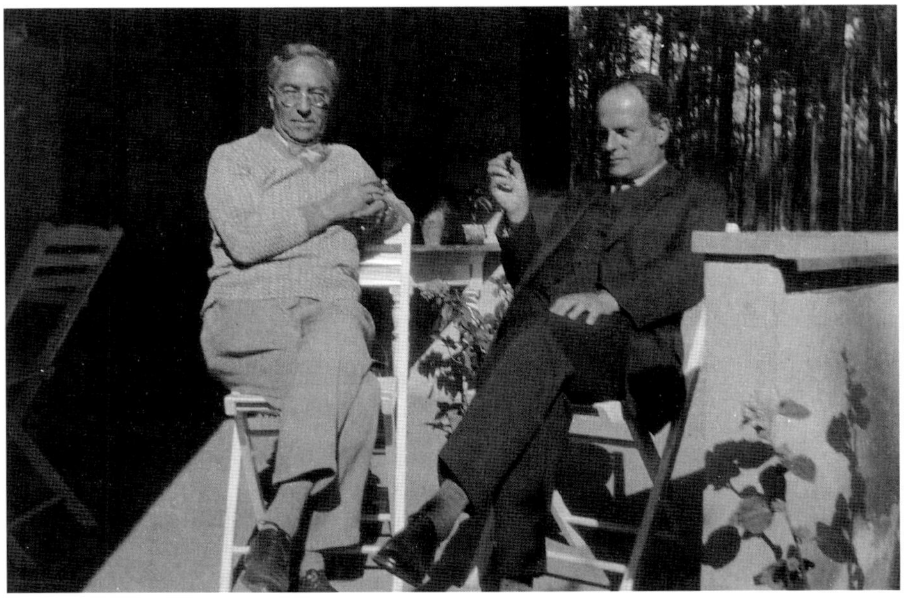

Wassily Kandinsky und Paul Klee im Garten ihres Doppelhauses, Dessau 1926

Das *Briefbild z. 5. Dezember 1927*, 1926.23, ist ein Beispiel für eine mechanische, mit einem Spritzverfahren hergestellte Faktur-Arbeit. Klee benutzte das Verfahren seit 1923, Kandinsky seinerseits etwas später.[33] Mit den Faktur-Arbeiten in Spritztechnik passen sich die beiden Künstler an die rationalistisch-funktionalistische Tendenz ihrer Schule an; der mechanische Gebrauch von technischen Hilfsmitteln wie Schablone und Farbspritzpistole bewirkt, daß die individuelle Handschrift zugunsten eines technischen Geräts reduziert wird.

Treppe und Leiter

Mit einer »freundnachbarschaftlichen« Würdigung versehen, überreichte Klee das kleine Ölbild *Treppe und Leiter*, 1928.183 (Kat.-Nr. 109) am 5. Dezember 1928 als Geburtagsgeschenk an Kandinsky.[34] Es handelt sich um das Teilstück einer friesartigen Gesamtkomposition in Öl auf gipsgrundiertem Stramin (Canevas), die 1928 entstanden ist.[35] Auf der ursprünglichen Komposition war eine Stadtansicht zu sehen, mit einem vorgelagerten befestigten Hügel. Auf der linken Bildhälfte befand sich eine Brücke, die zu der festungsartigen Altstadt auf der rechten Seite der Komposition führte. Der durch eine Stadtmauer befestigte Hügel war mit einer Treppenanlage und einem Kastell ausgestattet, darüber hinaus sah man eine Leiter, nicht näher definierbare Dreiecksgebilde, eine Raute, einen Kreis sowie eine schmale langgestreckte Rechtecksform. Klee zerschnitt das ursprüngliche Bild in zwei Teile: Das linke breitformatige Teilstück überarbeitete er anschließend und machte daraus *alte Stadt und Brücke*, 1928.160. Das rechte kleine quadratische Teilstück, das er später Kandinsky schenken sollte, stellte er auf den Kopf und vollendete es als *Treppe und Leiter*, 1928.183.[36]
Durch Rotation um 180 Grad hat sich das Verhältnis von Räumlichkeit und Bildaussage verändert. Der Hügel ist zum Bildhintergrund, das Kastell auf dem Hügel zum Bildvordergrund geworden. Dadurch entsteht eine leichte Räumlichkeitsillusion. Die nicht näher definierbaren geometrischen Formen scheinen im Raum zu schweben. Die Leiter ist gegen den Himmel gerichtet, gleichsam in den Himmel gestellt. Raute, Kreis und schmale Rechtecksform verwandeln sich – auf dem Kopf stehend – in ein Gesicht.

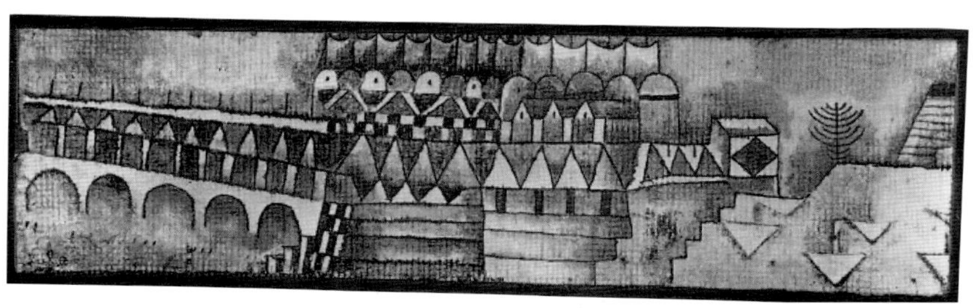

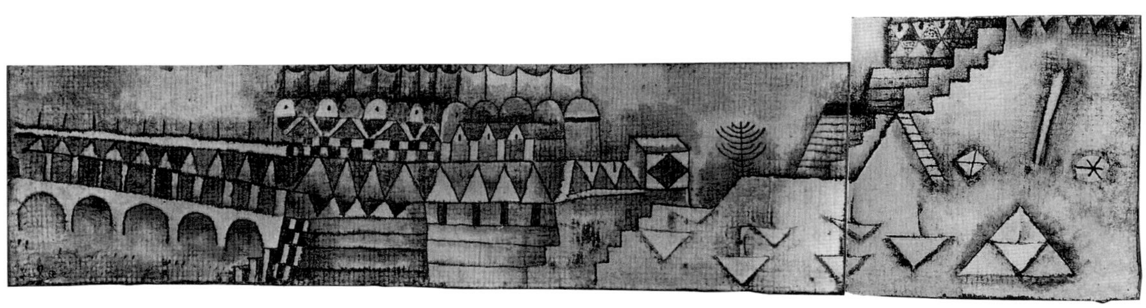

Paul Klee, alte Stadt und Brücke, 1928.160. Öl auf Leinwand, 11,5 x 42,5 cm, Privatbesitz, Schweiz

Rekonstruktion von 1928.160 und 1928.183

Kandinsky seinerseits ließ seinem »lieben Freund« Klee, der zwei Wochen nach ihm Geburtstag hatte, ein Bild zukommen, genannt *Kreis und Treppe*, das ebenfalls auf einem Treppenmotiv aufbaut.[37] 1929 kombinierte Kandinsky die Motive der Treppe und der Leiter nochmals in dem Ölgemälde *Leiterform (auf Flecken)* (s. Abb. S. 118).
Anhand der beiden Werke, *Treppe und Leiter* von Klee und *Leiterform (auf Flecken)* von Kandinsky – läßt sich die Problematik von Figur und Grund analysieren. Im Bild Kandinskys sind Grund und Figur deutlich unterscheidbar, obwohl der Künstler versuchte, durch unterschiedliche Farbkontraste beide Raumebenen in ein dynamisches Verhältnis zu versetzen.
Der für seine scharfsinnigen Urteile gefürchtete Kunstkritiker Carl Einstein dachte offenbar an diesen Aspekt der Raumproblematik, als er 1928 in der 2. Auflage seiner ›Kunst des 20. Jahrhunderts‹ schrieb: »Kandinsky übersah allzu wichtige Kräfte, vor allem die Gestaltung des Raumes.«[38]
In Klees Bild *Treppe und Leiter* sind Bildhintergrund und Bildvordergrund nicht eindeutig unterscheidbar. Man kann in diesem Zusammenhang von zwei verschiedenen Arten der Raumdarstellung sprechen. Collin Rowe und Robert Slutzky beschreiben in ihrer Abhandlung über den Begriff der »Transparenz« diese unterschiedlichen Konzepte in einem breiteren Kontext: »es war anscheinend in Paris, daß die kubistische ›Entdeckung‹ des untiefen Raumes am vollständigsten ausgewertet wurde; dort wurde die Idee der Bildebene als einheitlich aktiviertes Feld völlig verstanden. Bei Picasso, Braque, Gris, Léger und Ozenfant sind wir uns nie bewußt, daß die Bildebene eine nur passive Rolle spielt. Die Bildebene als negativer Raum und die auf ihr placierten Objekte als positiver Raum sind mit der gleichen Fähigkeit zu stimulieren ausgestattet. Außerhalb der Ecole de Paris ist dieser Umstand nicht typisch, obwohl Mondrian, als Wahlpariser, eine bedeutende Ausnahme macht und Klee eine andere. Ein Blick auf irgendein repräsentatives Werk von Kandinsky, Malevitsch, El Lissitzky oder Van Doesburg wird offenbaren, daß diese Maler wie Moholy kaum die Notwendigkeit spürten, ihren Hauptobjekten einen bestimmten räumlichen Nährboden zu verschaffen. (...) Deswegen bieten uns ihre Bilder Kompositionen, die in einer unendlichen, atmosphärischen, naturalistischen Leere schwimmen, ohne eine Spur der reichen pariserischen Schichtungen des Volumens.«[39]
Ob man Klee eindeutig auf die Seite der Pariser Avantgarde stellen kann, ist allerdings fragwürdig, wie Einstein richtig bemerkt hat: »Der französische Kubismus beeinflußte auch die Deutschen. Spuren hiervon sehen wir allenthalben, ob bei Klee (der allerdings aus jeder Formulierung rasch sich löste) oder Feininger.«[40]

Verwandlungskraft und Mut zum Neuen

In einer Düsseldorfer Vorlesung, die Petra Petitpierre mitstenographierte, äußerte sich Klee über Kandinsky: »Wenn Kandinsky lacht, dann hat er etwas sehr Gewaltiges an sich, es dröhnt dann. Er hat eine Gestalt wie Jupiter. (...) Seine Musik hätte etwas Barbarisches, wenn er spielen würde. Aber Kandinsky hat den Mut gehabt zum Neuen, das hat auch mir Mut gegeben. Dieser sein Mut ist zu bewerten. Eine Verwandlungskraft hatte er allerdings nicht.«[41]
Klees Bewertung von Kandinskys Kunst kann im Kontext von derjenigen Carl Einsteins verstanden werden, die dieser in der 3., stark erweiterten und veränderten Auflage seines Buches ›Die Kunst des 20. Jahrhunderts‹ 1931 neu formulierte. Ich zitiere drei Stellen: »Kandinsky gelangte nicht zur Gestaltbildung und somit zur Verwandlung oder Neubildung

der Realität.«[42] »Sein [Klees] Schauen dringt in fernere und wichtigere Schichten als das des Kandinsky, der im Vorspiel befangen bleibt.«[43] »Mit Klee wird ein menschlich wichtiges Problem erhoben, nämlich das der Verwandlung und Neubildung der Welt durch Menschen.«[44]
Die Kritik von Einstein wird durch jene von Will Grohmann relativiert, der in einer Besprechung von Einsteins Buch meinte, »daß im Fall Kandinsky das Ostasiatische zu westlerisch beurteilt ist«.[45] Grohmann hatte bereits 1924 in der September-Ausgabe des ›Cicerone‹ zu diesem west-östlichen Klischee eine Stellungnahme abgegeben: »Daß Kandinsky Russe ist, scheint mir nicht entscheidend zu sein, wenn auch die Neigung, das Künstlerisch-Schöpferische mit Abstraktem zu vereinen, eine russische Eigenschaft ist (Dostojewsky). In seiner Leistung den Gegenpol zu der Picassos zu sehen, die Unform des Russen der Form des Franzosen gegenüberzustellen, geht schon gar nicht an, zumal Kandinsky auf diesem Wege nach zehnjähriger Arbeit zum Konstruktivismus kommt, der entschieden mehr für als gegen die Richtigkeit seines künstlerischen Glaubens beweist.«[46]

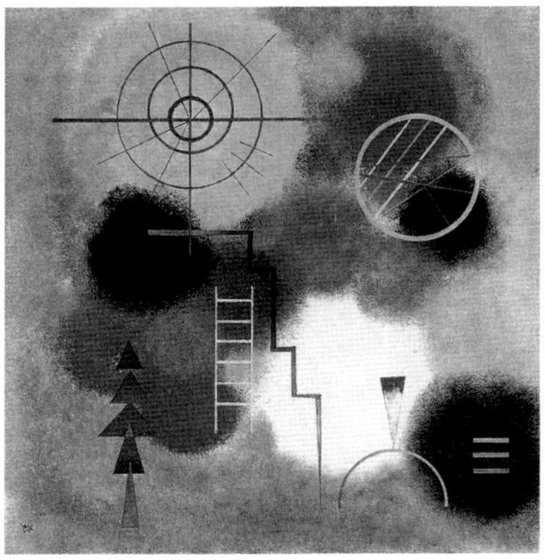

Wassily Kandinsky, Leiterform (auf Flecken), 1929.
Öl auf Leinwand, 48,5 x 48,5 cm.
Kunstmuseum Wintherthur, Nachlaß Clara und Emil Friedrich-Jezler

Über die erste amerikanische Klee-Retrospektive im Museum of Modern Art in New York von 1930 reflektierte der sich paritätisch verhaltende Grohmann: »Das Museum of Modern Art hat den beiden großen Franzosen-Ausstellungen eine erste deutsche folgen lassen. Wieder ist Klee der Schrittmacher. (...) Es wäre ein Glück, wenn der Erfolg Klees der übrigen deutschen Kunst zugute käme.«[47]
Seine Spitzenstellung in der internationalen Kunstszene beurteilte Klee selbstkritisch: In einem Brief an seine Frau Lily berichtete er über die Ausstellung in New York: »Aus New-York sind in der Ausstellung keine Verkäufe gemeldet; aber I. B. Neumann erhält 26 Arbeiten und tut mit viel Sicherheit. Der Verkaufsmisserfolg ist ja nicht gerade erfreulich. Alfred [Flechtheim] wird im Stillen weinen (zu Ostern!).
Was bin ich nun lieber: Internationaler ohne, oder ein Stadtmaler mit Geld? Nolde steht sehr schön auf goldenem Mittelweg. Über die nordischen Gemütsverhältnisse bin ich gut orientiert, das kann die besten und bedeutendsten Menschen ab und zu ungenießbar machen.
Ich habe gar kein Gemüt, sagt man.«[48]

Walther Fuchs besorgte dankenswerterweise die sprachliche und inhaltliche Überarbeitung des Textes. Ein herzlicher Dank für besondere Hilfe geht an Reto Sorg.

1 Unpubliziertes Typoskript von Petra Petitpierre. Das Original befindet sich bei Simone Müller-Petitpierre in Minusio/ Schweiz auf S. 69 des Konvoluts ›Aus Paul Klees Malklasse 1930–1931–1932‹. Petra Petitpierre hat dieses Typoskript in ihr Buch ›Aus der Malklasse von Paul Klee‹, Bern 1957, nicht aufgenommen.

2 Georgia Illetschko, Kandinsky und Paris, München/New York 1997, S. 43.

3 Vgl. u. a. Magdalena Droste, Klee und Kandinsky, in: Ausst.-Kat. Klee und Kandinsky. Erinnerung an eine Künstlerfreundschaft anläßlich Klees 100. Geburtstag, Staatsgalerie Stuttgart, 6. 5.–29. 7. 1970, S. 9–22; Beeke Sell Tower, Klee and Kandinsky in Munich and the Bauhaus, Ann Arbor 1981. Kritische Betrachtungen zu Klee und Kandinsky, vgl. u. a. Georgia Illeschko 1997 (wie Anm. 2), S. 39–44.

4 Zu Kandinskys Aufenthalt in der Schweiz, vgl. Johannes Huber, Wassily Kandinsky und Goldach, in: Rohrschacher Neujahrsblatt 1991, 81. Jg., S. 37–48.

5 Vgl. Wolfgang Kersten/Osamu Okuda, Paul Klee. Im Zeichen der Teilung. Die Geschichte zerschnittener Kunst Paul Klees 1883–1940. Mit vollständiger Dokumentation, Stuttgart 1995, S. 384 f.

6 F. v. O. [Fritz von Ostini], Die Neue Münchner Secession, in: ›Münchner Neueste Nachrichten‹, Nr. 95, Morgenblatt, 21. 2. 1915, S. 3. Die Chauvinistischen Stimmen waren in der konservativen Presse noch lauter. Hier ein Beispiel dafür: »Wir sind Deutsche! Nicht mehr sollen unter uns sein irrsinnige Nachschleicher entarteter französischer, serbischer und russischer Unratsverbreiter, die sich von dem suggestiven Zwang perverser Dekadenz auf Abwege locken ließen, auf denen sie naturnotwendig verkommen müssen!« (R. U. Linhof, Die Neue Münchner Secession, in: ›Allgemeine Zeitung‹ [München], 27. 2. 1915, S. 138 f.)

[7] Postkarte Paul Klees an Ernst Sonderegger vom 5. 9. 1915; zit. nach der Sammlung Eberhard W. Kornfeld, Bern.

[8] Otto Karl Werckmeister, The Making auf Paul Klee's Career, Chicago/London 1989.

[9] Vgl. Wolfgang Kersten, Paul Klee »Zerstörung, der Konstruktion zuliebe?«, Marburg 1987, S. 115–123.

[10] Zum Thema »Bildertausch zwischen Klee und Kandinsky«, vgl. Josef Helfenstein, »Die kostbarsten und persönlichsten Geschenke« – Der Bildertausch zwischen Feininger, Jawlensky, Kandinsky und Klee, Ausst.-Kat., Die Blaue Vier. Feininger, Jawlensky, Kandinsky und Klee in der Neuen Welt, Kunstmuseum Bern, 5. 12. 1997–1. 3. 1998; Kunstsammlung Nordrhein-Westfalen, Düsseldorf, 28. 3.–28. 6. 1998, hg. von Vivian Endicott Barnett und Josef Helfenstein, Köln 1997, S. 79–136, zu Klee, S. 102–120.

[11] Die Bedeutung des Blattes wurde Klee erst sieben Jahre nach dessen Entstehung bewußt, was der nachträgliche Eintrag von 1920/1921 in seinen Œuvrekatalog zeigt. Vgl. Kersten/Okuda 1995 (wie Anm. 5), S. 46.

[12] Zur Rekonstruktion, vgl. ebda., S. 334, Nr. 36.

[13] Zur Rekonstruktion, vgl. ebda., S. 337, Nr. 45.

[14] Vgl. ebda., S. 46.

[15] Vgl. zuletzt Gisela Kleine, Gabriele Münter und Wassily Kandinsky. Biographie eines Paares, Frankfurt am Main und Leipzig 1990, S. 213–222.

[16] Vgl. Jonathan Fineberg, Mit dem Auge des Kindes, Stuttgart 1995, S. 56–91.

[17] Hans Siemsen, Die Große Berliner 1921, in: ›Die Weltbühne‹, 17. Jg., Nr. 28, 14. 6. 1921, S. 41–45; hier S. 43 f.

[18] Ein Höhepunkt war die Ausstellung der Kinderzeichnungen ›Der Genius im Kinde‹, die Gustav F. Hartlaub 1921 in Mannheim organisierte und zu deren Anlaß er das gleichnamige Buch publizierte. In dieser Ausstellung waren die Kinderzeichnungen von Alfred Kubin zu sehen, die auch im Buch Hartlaubs abgebildet sind. – »Die Arbeit ist in ihrem Bemühen um Rettung und Behauptung der schöpferischen Kindheitswerte nicht denkbar ohne die neuere Einstellung des Kunsturteils auf das Naive und Primitive, wie sie der sogenannte Expressionismus als künstlerische Weltanschauung mit sich gebracht hatte.« (Zit. nach Werbeprospekt des Verlags von Ferdinand Hirt in Breslau, Oktober 1921).

[19] Klees handschriftliche Liste der Exponate, Zentralarchiv, Staatliche Museen zu Berlin, Preußischer Kulturbesitz.

[20] Vgl. ebda.

[21] Paul Klee, Die Ausstellung des Moderner Bundes im Kunsthaus Zürich, in: ›Die Alpen‹, Heft 12, August 1912, S. 696–704, Wiederabdruck in: Klee, Schriften, hg. von Christian Geelhaar, Köln 1976, S. 105–111; hier S. 109.

[22] Gabriele Münter, *Mann am Tisch (Kandinsky)*, 1911, S. 108; Paul Klee, *Steinhauer,* 1910.74, S. 109.

[23] Gelegentlich hatte Klee auf den kindlichen Stil von Münter zurückgegriffen: z. B. das Aquarell Klees *Park am See (mit Häusern)*, 1920.94 zeigt eine kompositorische und stilistische Ähnlichkeit mit Münters Bild *Landschaft mit weißer Mauer,* 1910.

[24] Klee, *Tagebücher 1898–1918,* Textkrit. Neued., hg. von der Paul-Klee-Stiftung, Kunstmuseum Bern, bearb. v. Wolfgang Kersten, Stuttgart/Teufen 1988, Nr. 62.

[25] Vgl. Helfenstein 1997 (wie Anm. 10), S. 108.

[26] Vgl. ebda., S. 117–118.

[27] Wassily Kandinsky, Punkt und Linie zu Fläche, 6. Aufl., Bern 1969, S. 52.

[28] Vgl. ebda., S. 52–53.

[29] PN 5 IV/52. Dieser Teil des Pädagogischen Nachlasses ist nachweislich auf 1927/28 zu datieren. Vgl. Kersen/Okuda 1995 (wie Anm. 5), S. 203, Anm. 32.

[30] PN 5 IV/53.

[31] Vgl. Kersten/Okuda 1995 (wie Anm. 5); S. 194 f.

[32] Ebda., S. 194 f.

[33] Vgl. Vivian Endicott Barnett, Kandinskys Arbeiten auf Papier, in: Vivian Endicott Barnett/Armin Zweite (Hg.), Kandinsky. »Kleine Freuden«: Aquarelle und Zeichnungen, München 1992, S. 40.

[34] Vgl. Helfenstein 1997 (wie Anm. 10), S. 111.

[35] Vgl. Christian Geelhaar, Paul Klee und das Bauhaus, Köln 1972, S. 76 und Kersten/Okuda 1995 (wie Anm. 5), S. 356, Nr. 97.

[36] Rekonstruktion der ursprünglichen Komposition in: Kersten/Okuda 1995 (wie Anm. 5), S. 356, Nr. 97.

[37] Vgl. Helfenstein 1997 (wie Anm. 10), S. 112.

[38] Carl Einstein, Die Kunst des 20. Jahrhunderts, 2. Aufl., Berlin 1928; S. 153. Zum Thema Raum bei Kandinsky, vgl. u. a. Jelena Hahl-Koch, Kandinsky, Stuttgart 1993, S. 186.

[39] Colin Rowe/Robert Slutzky, Transparenz, Basel 1968, S. 29.

[40] Carl Einstein, Die Kunst des 20. Jahrhunderts, 3. Aufl., Berlin 1931, S. 156.

[41] Unpubliziertes Typoskript von Petra Petitpierre (wie Anm. 1), S. 66.

[42] Carl Einstein, Die Kunst des 20. Jahrhunderts, 3. Aufl. (wie Anm. 40), S. 208.

[43] Ebda., S. 209.

[44] Ebda., S. 211.

[45] Will Grohmann, Einsteins »Kunst des zwanzigsten Jahrhunderts«, in: ›Das Neue Frankfurt‹. Internationale Monatsschrift für die Probleme kultureller Neugestaltung, Nr. 5, 1931, S. 216.

[46] W. G. [Will Grohmann], Wassily Kandinsky, in: ›Der Cicerone‹, 16. Jg., September 1924, S. 887–898, wiederabgedruckt in: ›Jahrbuch der Jungen Kunst‹ 1924, S. 256–265, Zitat auf S. 256 u. 259.

[47] Will Gohmann, Paul Klee in New York, in: ›Der Cicerone‹, 22. Jg., 1930, Heft 10, S. 268.

[48] Briefe Paul Klees an Lily Klee vom 18. 4. 1930, zit. nach Paul Klee, Briefe an die Familie, hg. von Felix Klee, 2. Bd., Köln 1979, S. 1114.

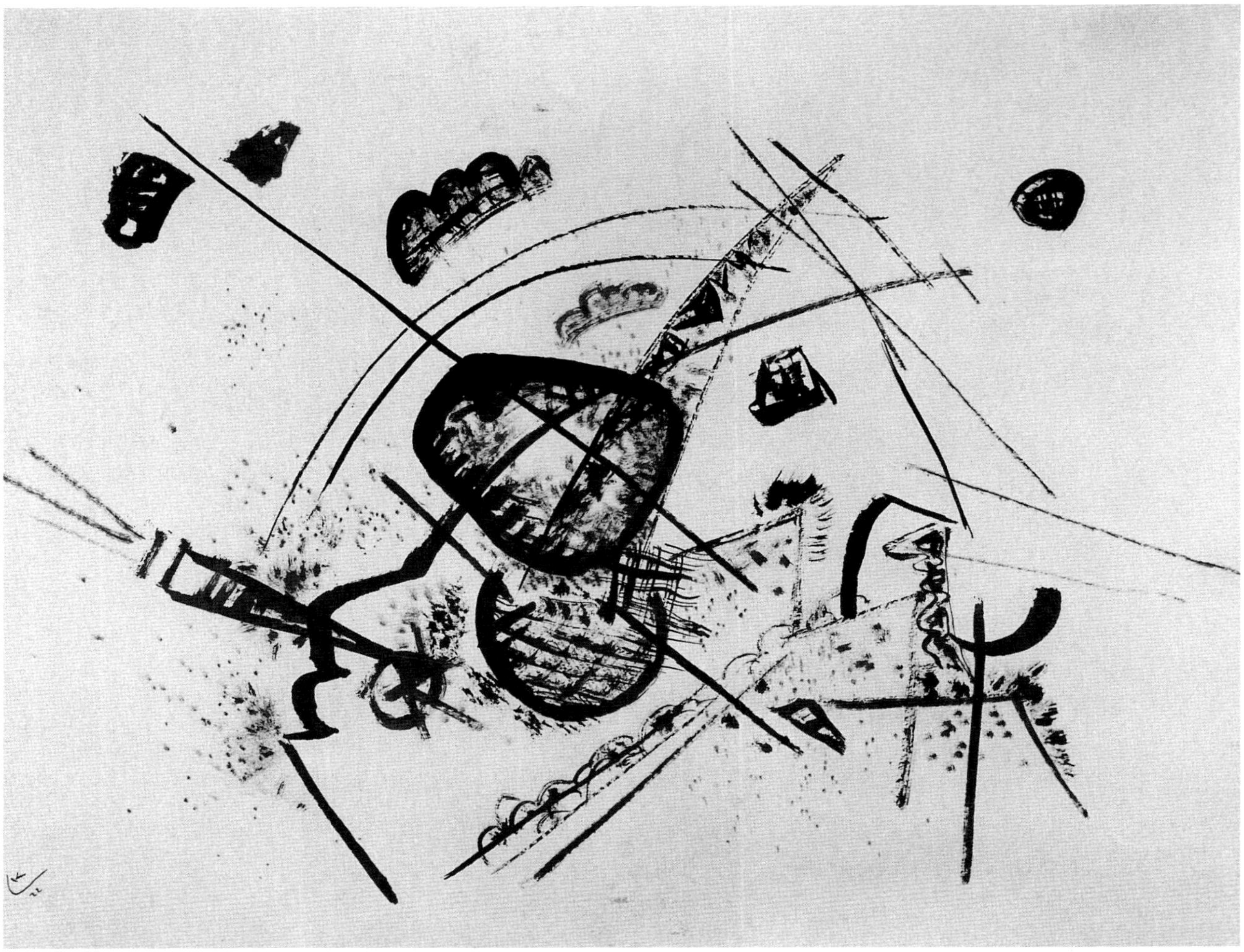

71
Ohne Titel 1922
Sans titre

Tusche auf Papier
33 x 43,3 cm
bez. K 22
Vermächtnis Nina Kandinsky, 1981
Inv. AM 1981-65-300
D/B 258

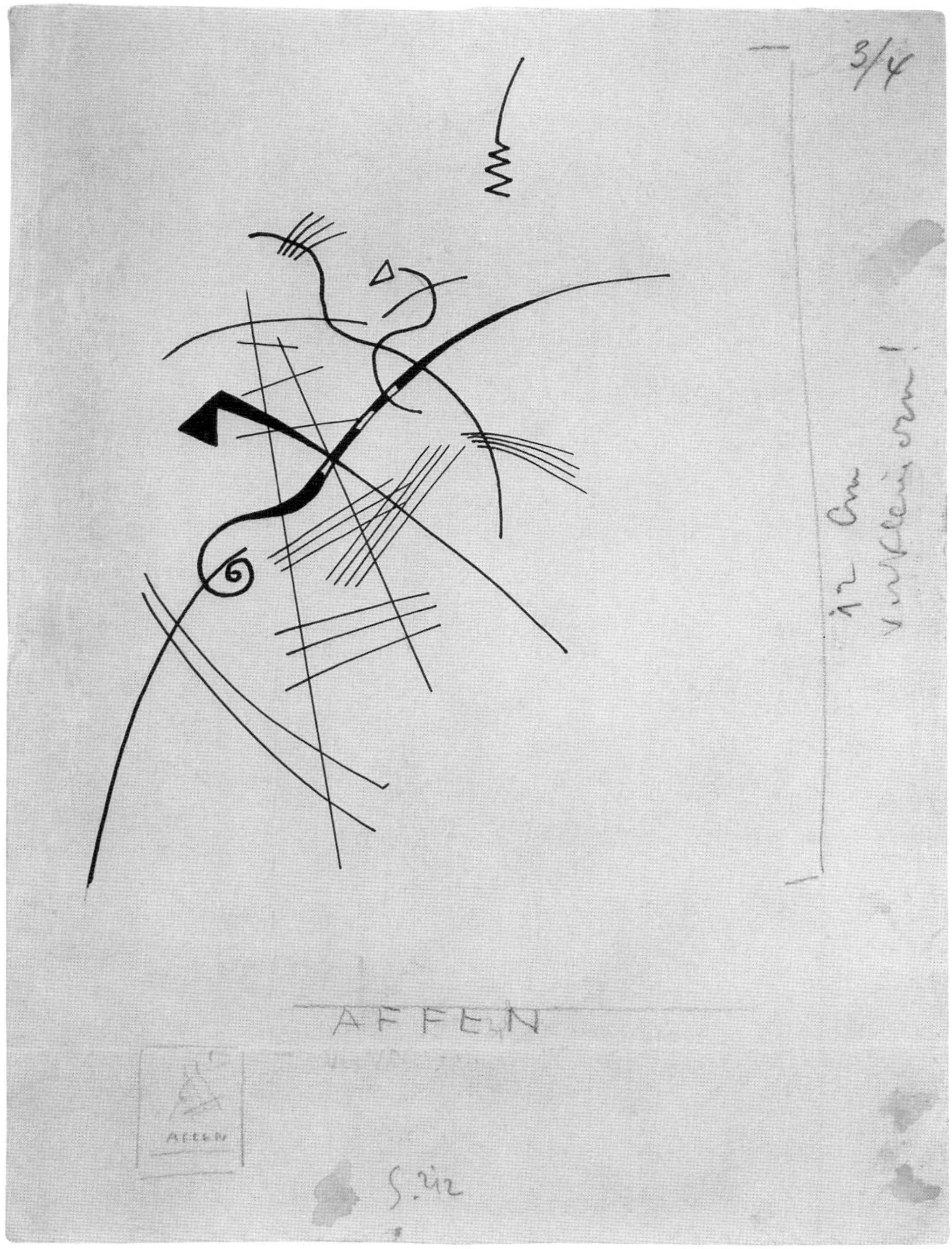

72
Ohne Titel um 1923
(Illustration für ein Märchen von Alexei Remisow: ›Affen‹)
Sans titre (Illustration pour un conte d'Alexei Remisov: ›Singes‹)

Bleistift und Tusche auf Papier
23 x 17,6 cm
Vermächtnis Nina Kandinsky, 1981
Inv. AM 1981-65-318
D/B 300

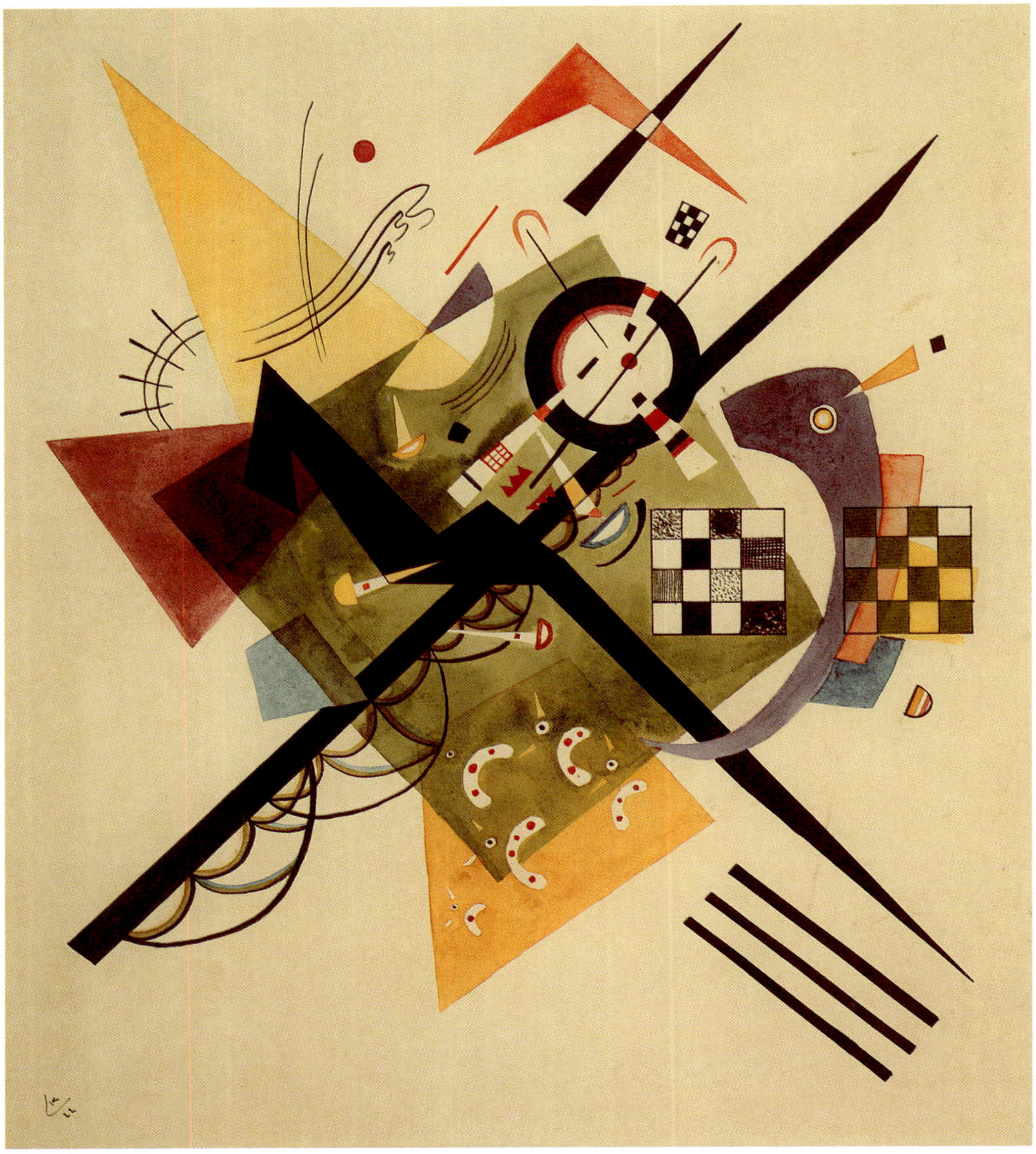

73
Entwurf zu *Auf Weiß II* 1922
Étude pour *Sur blanc II*

Aquarell und Tusche auf Papier, auf Karton aufgezogen
45,4 x 40,4 cm
bez. K 22
Schenkung Nina Kandinsky, 1976
Inv. AM 1976-1324
D/B 310

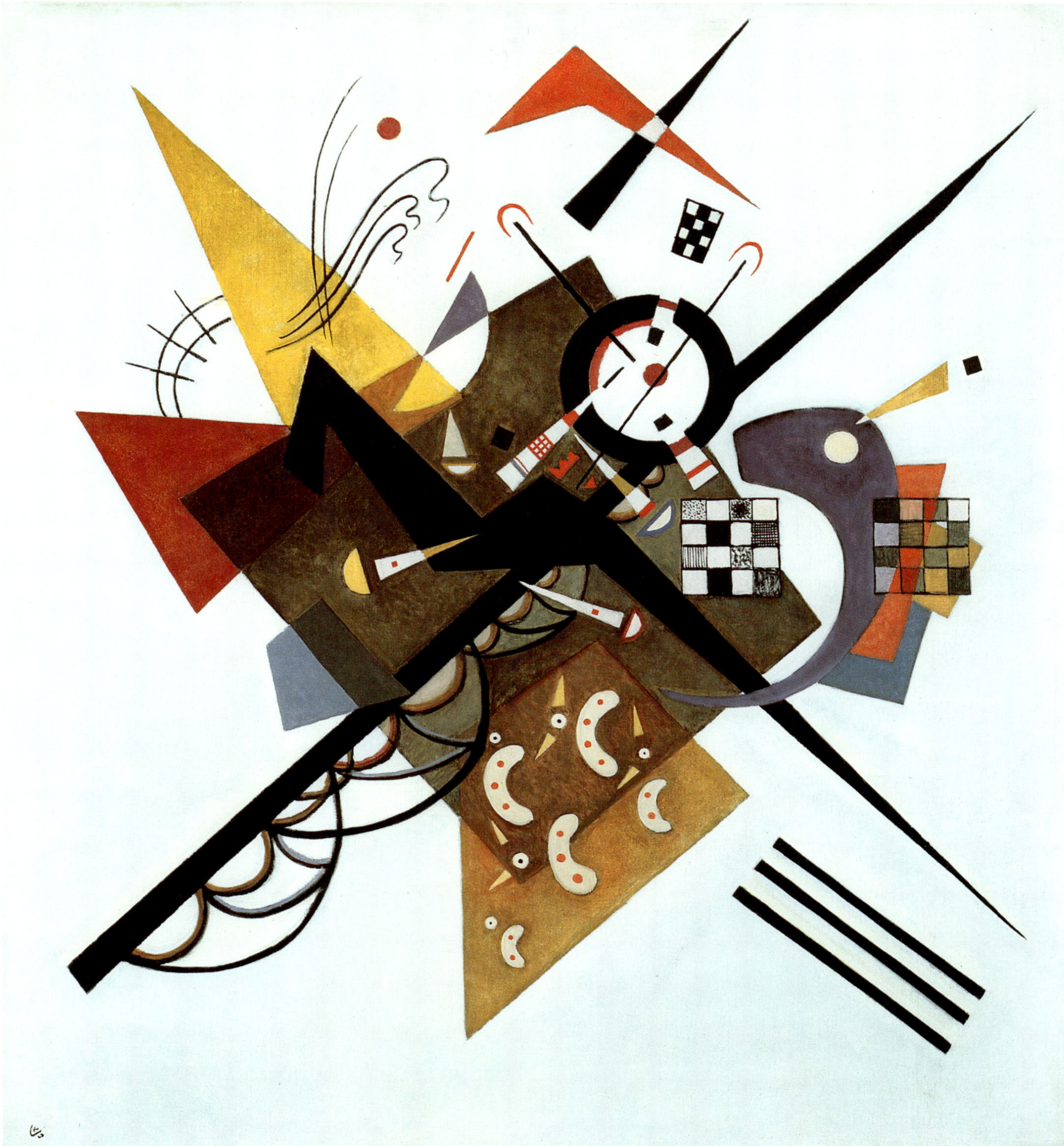

74
Auf Weiß II 1923
Sur blanc II

Öl auf Leinwand
105 x 98 cm
bez. K 23
Schenkung Nina Kandinsky, 1976
Inv. AM 1976-855
D/B 311

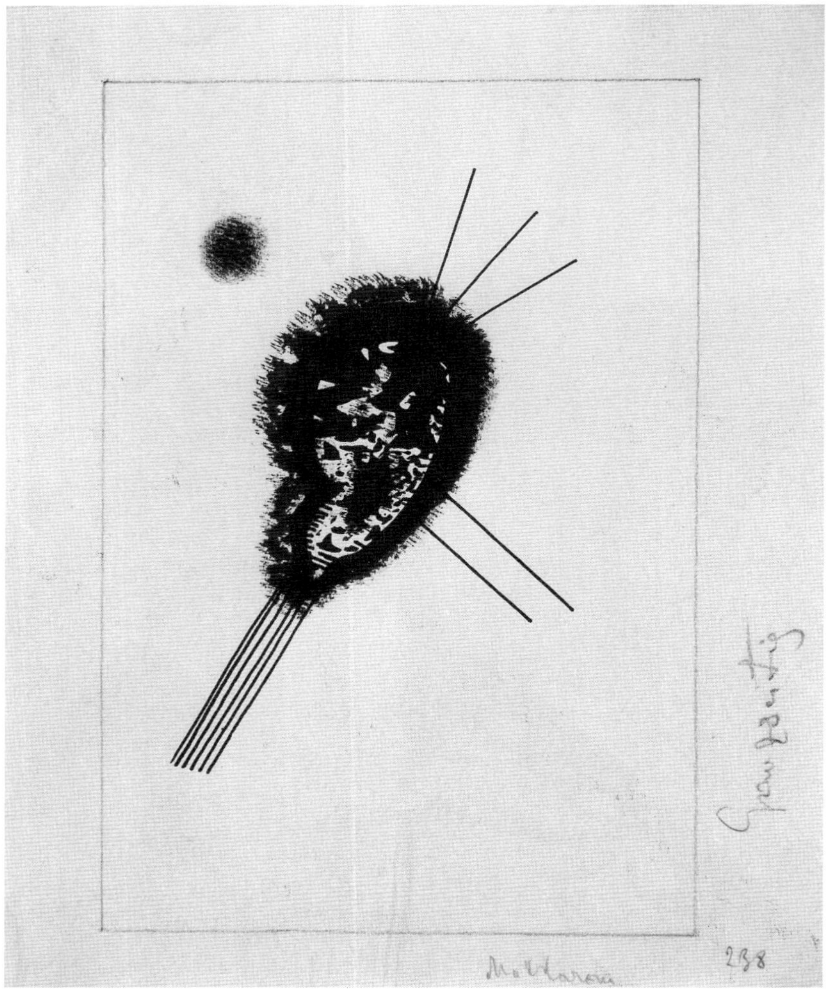

75
Ohne Titel um 1923
(Illustration für ein Märchen von Alexei Remisow: ›Makkaroni‹)
Sans titre (Illustration pour un conte d'Alexei Remizov: ›Makkaroni‹)

Bleistift und Tusche auf Papier
19 x 15,8 cm
Vermächtnis Nina Kandinsky, 1981
Inv. AM 1981-65-316
D/B 298

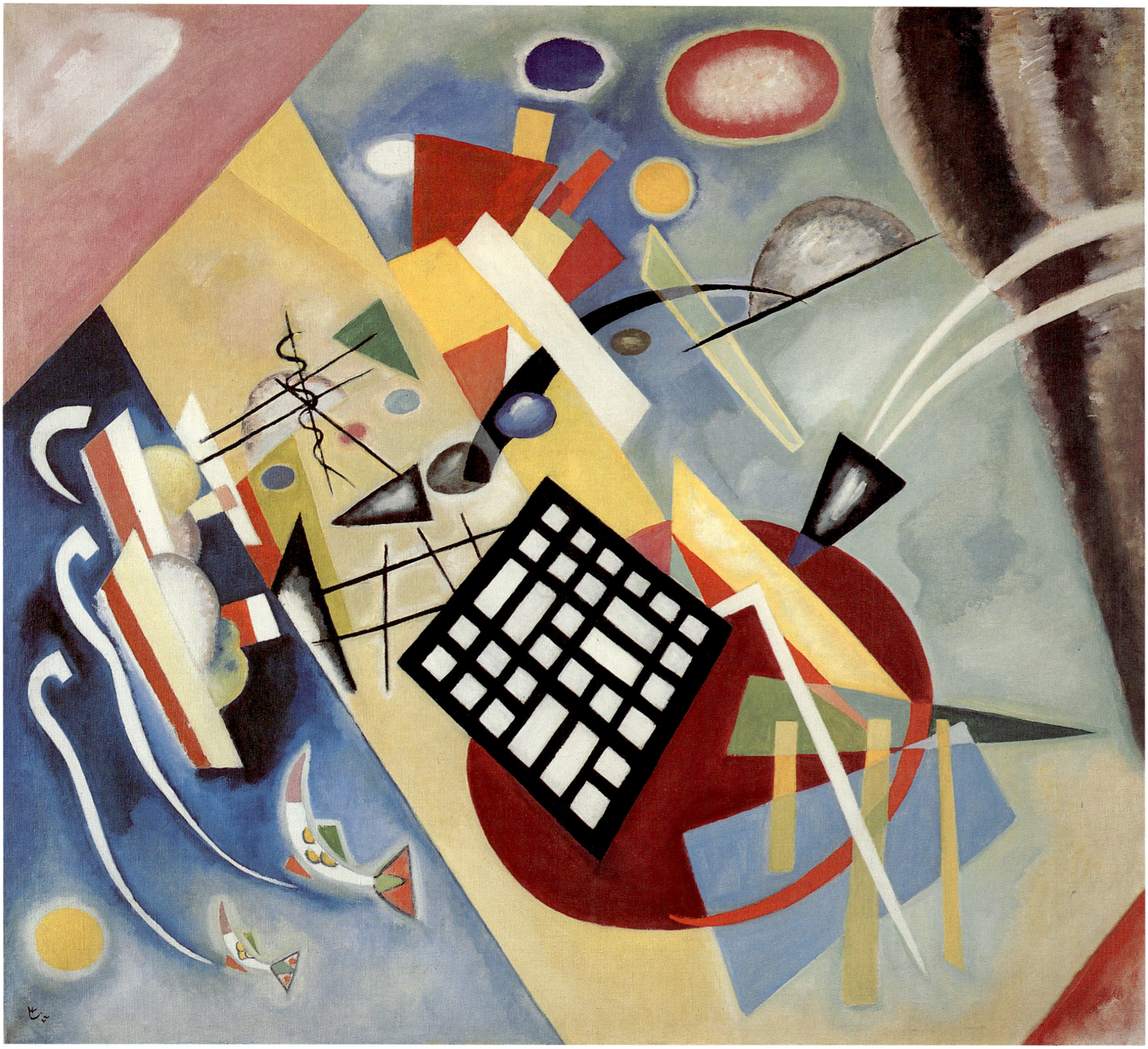

76
Schwarzer Raster 1922
Trame noire

Öl auf Leinwand
96 x 106 cm
bez. K 22
Vermächtnis Nina Kandinsky, 1981
Centre Georges Pompidou, Musée national d'art moderne / Centre de création industrielle, en dépôt au Musée des Beaux-Arts de Nantes
Inv. AM 1981-65-44
D/B 260

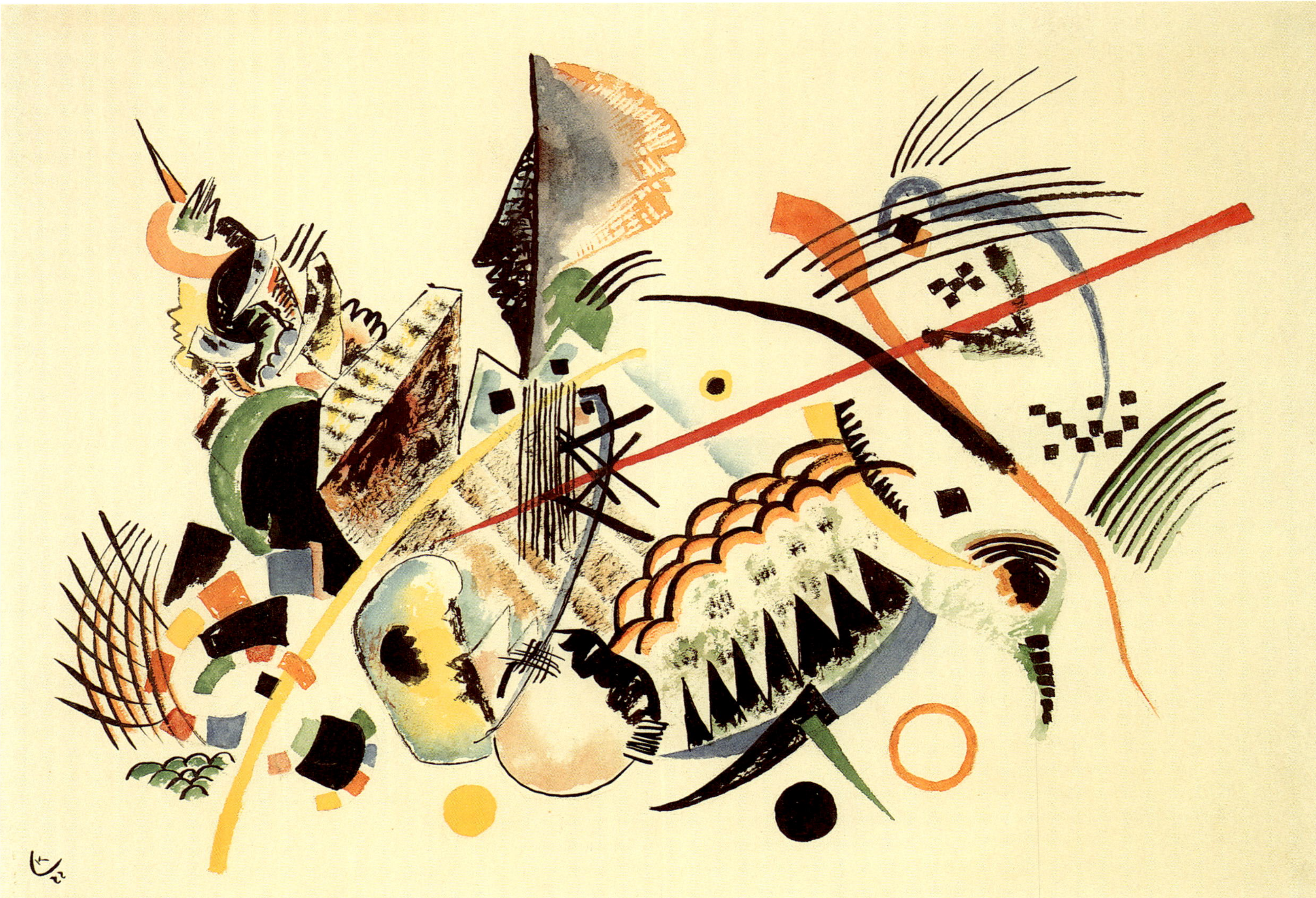

77
Aquarell Nr. 23 1922
Aquarelle n° 23

Bleistift, Aquarell und Tusche auf Papier
33 x 47,8 cm
bez. K 22
Vermächtnis Nina Kandinsky, 1981
Inv. AM 1981-65-115
D/B 259

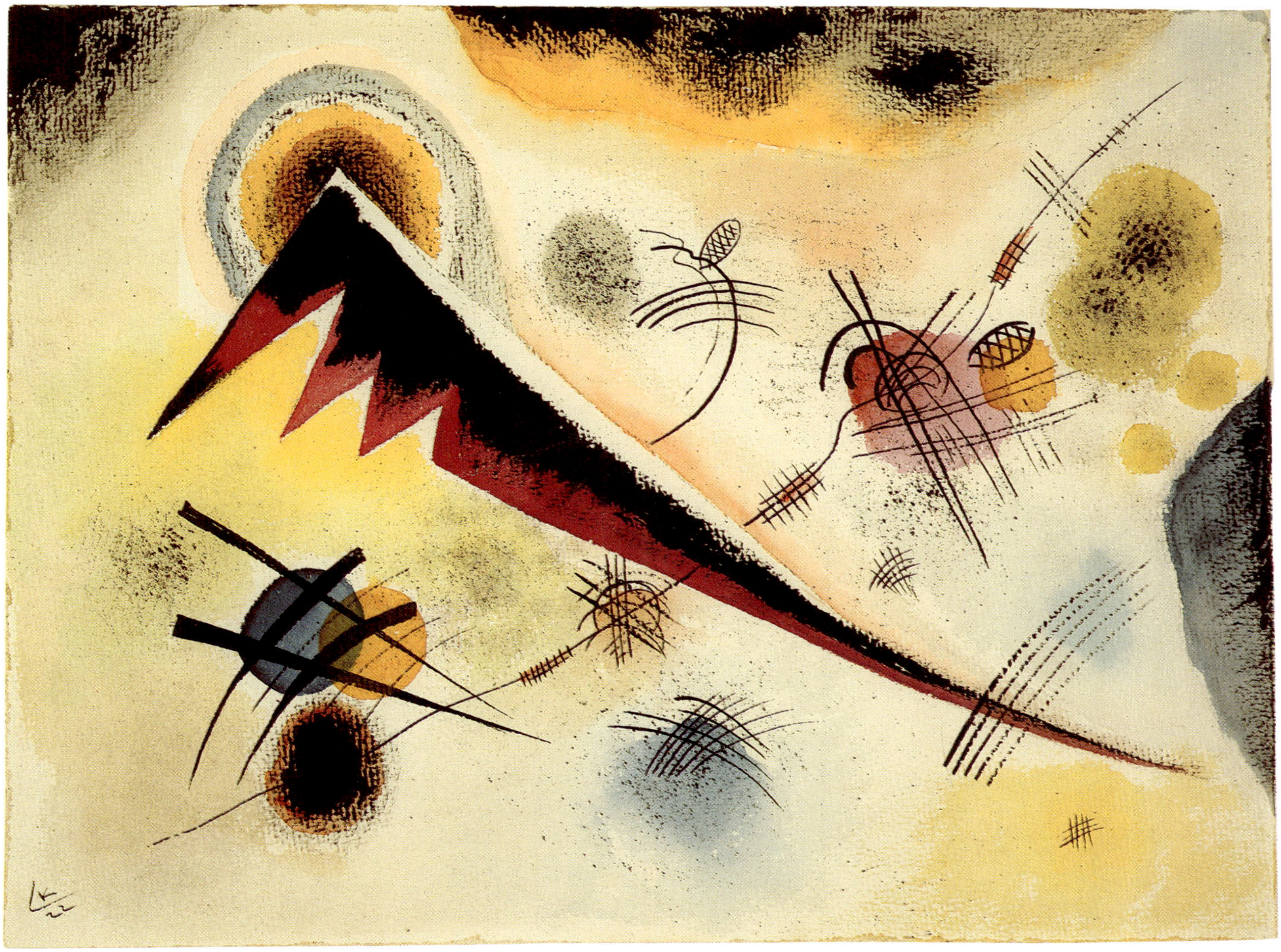

78
Jahresschluß 1922
Fin d'année

Bleistift, Aquarell und Tusche auf Papier
26,9 x 36,5 cm
bez. K 22
Vermächtnis Nina Kandinsky, 1981
Inv. AM 1981-65-116
D/B 295

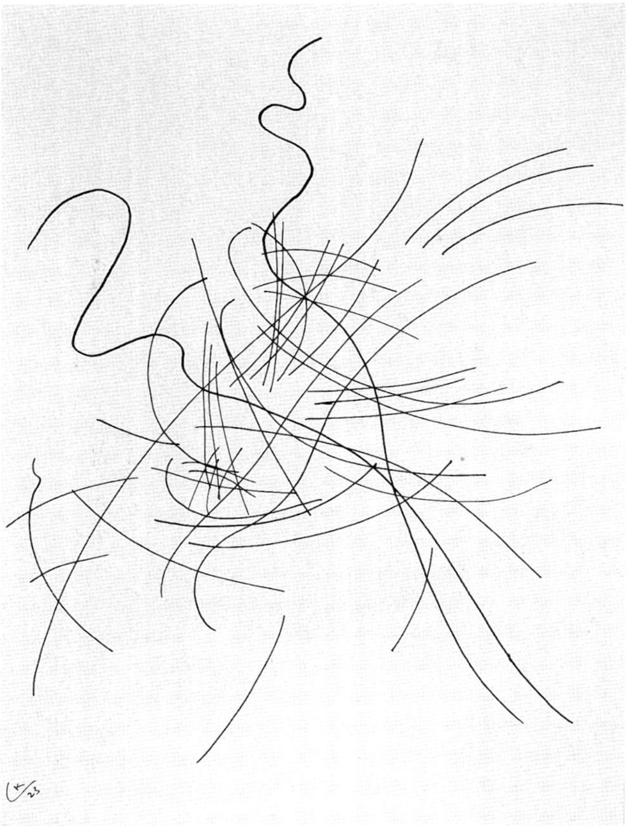

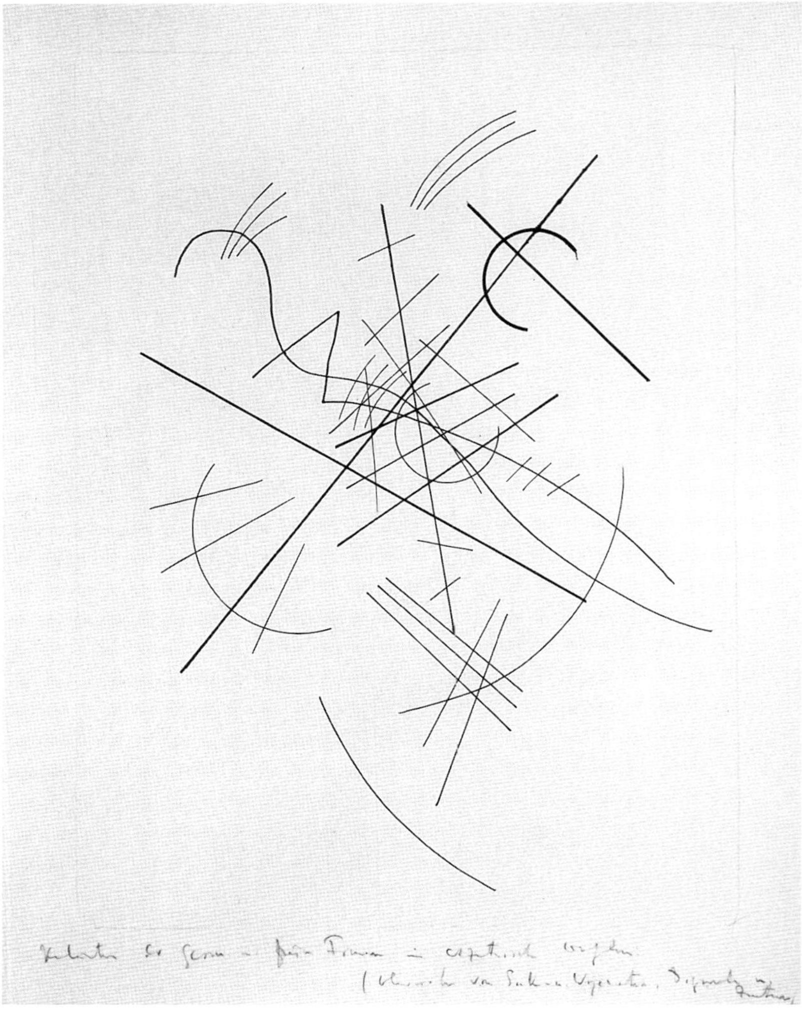

79
Ohne Titel 1923
Sans titre

Bleistift und Tusche auf Papier
30,3 x 23,1 cm
bez. K 23
Vermächtnis Nina Kandinsky, 1981
Inv. AM 1981-65-326
D/B 308

80
Ohne Titel um 1923
Sans titre

Tusche auf Papier
38,1 x 31,6 cm
Vermächtnis Nina Kandinsky, 1981
Inv. AM 1981-65-325
D/B 307

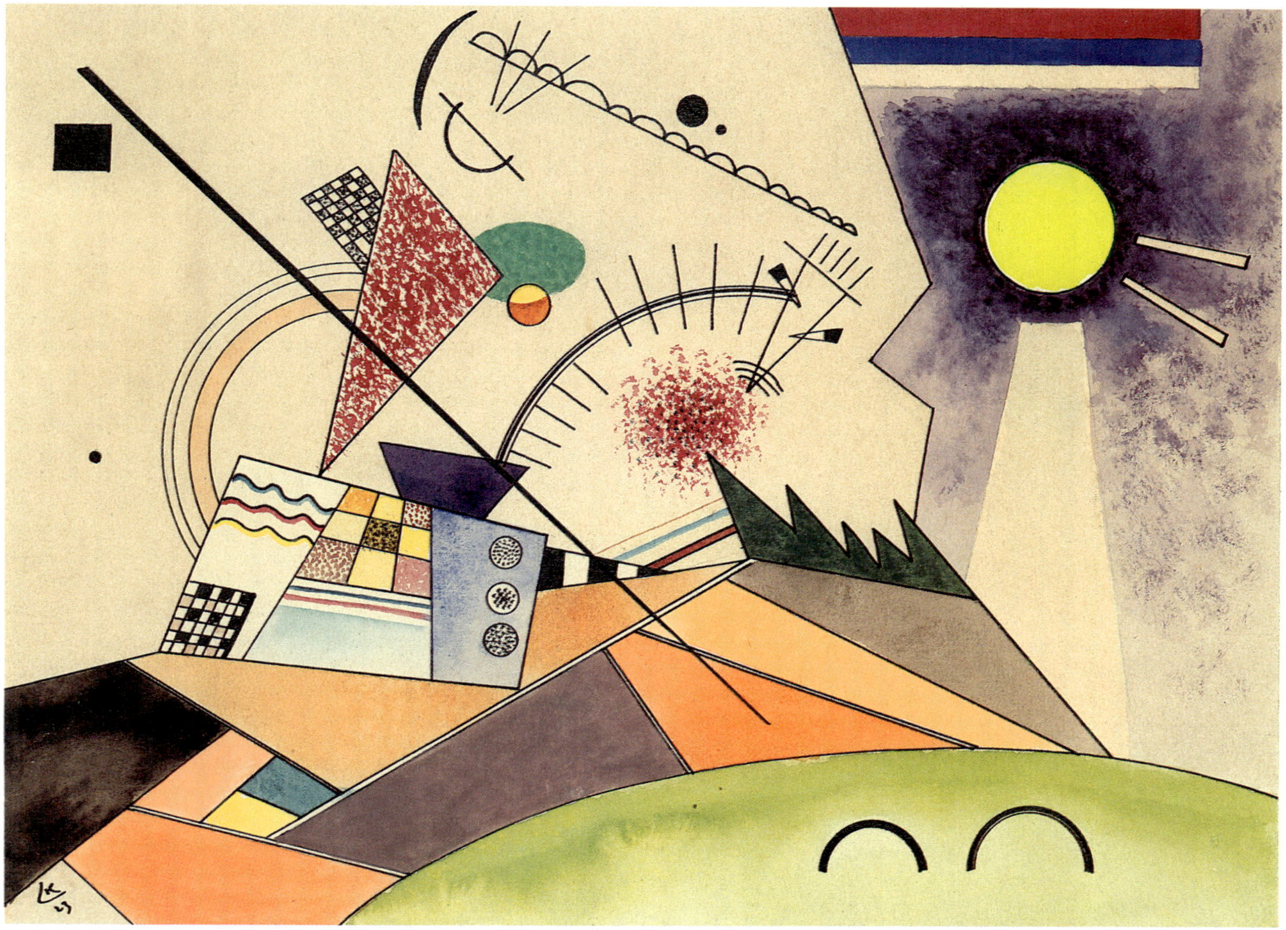

81
Entwurf zu *Bewegte Ruhe* 1923
Étude pour *Repos mouvementé*

Aquarell, lavierte Tuschzeichnung auf Papier
23,4 x 32,2 cm
bez. K 23
Schenkung Nina Kandinsky, 1976
Inv. AM 1976-1325
D/B 316

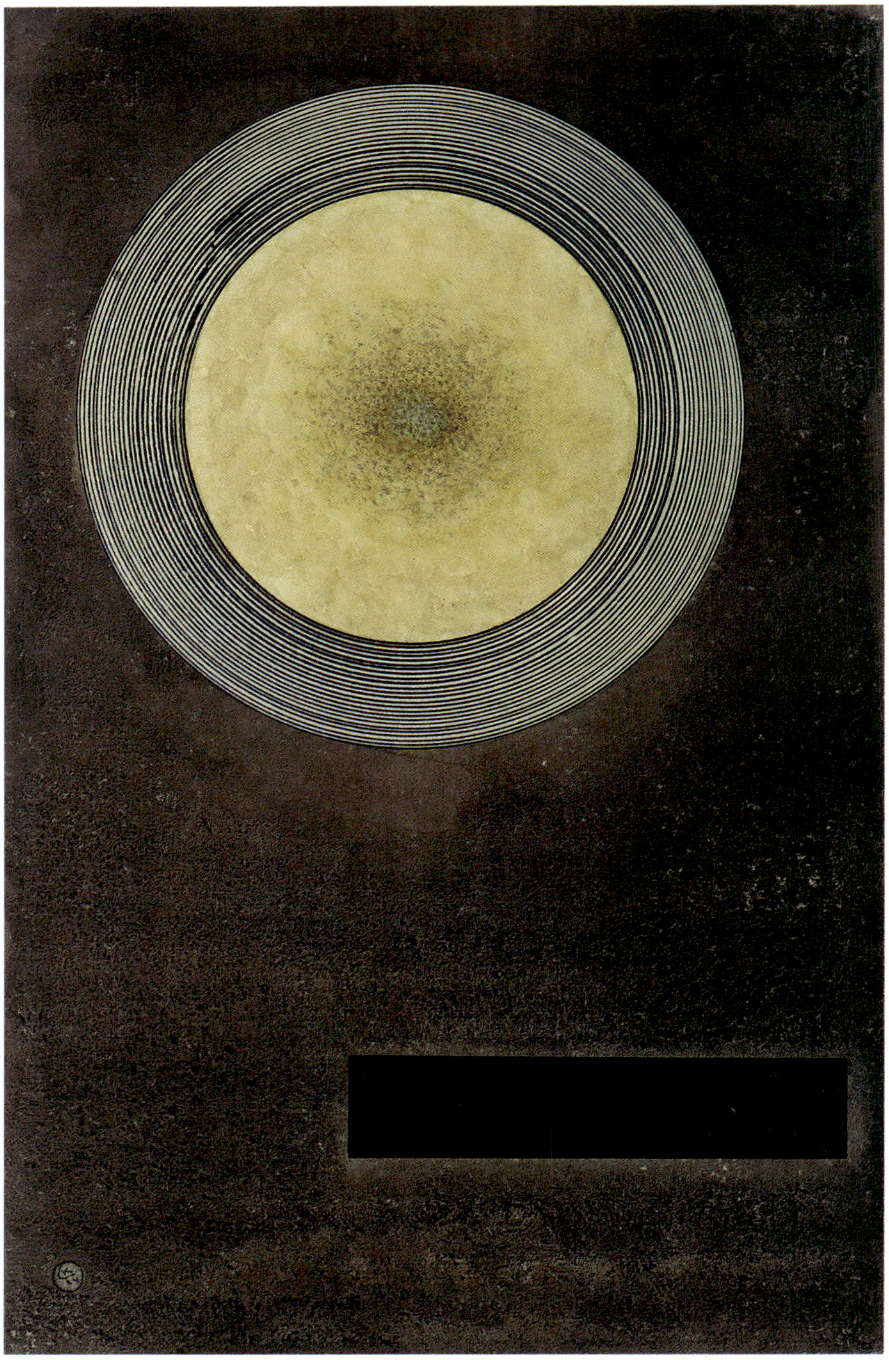

82
Elementare Wirkung 1924
Action élémentaire

Tusche und Aquarell auf braun lasiertem Papier
34,5 x 22,7 cm
bez. K 24
Schenkung Nina Kandinsky, 1976
Inv. AM 1976-1326
D/B 320

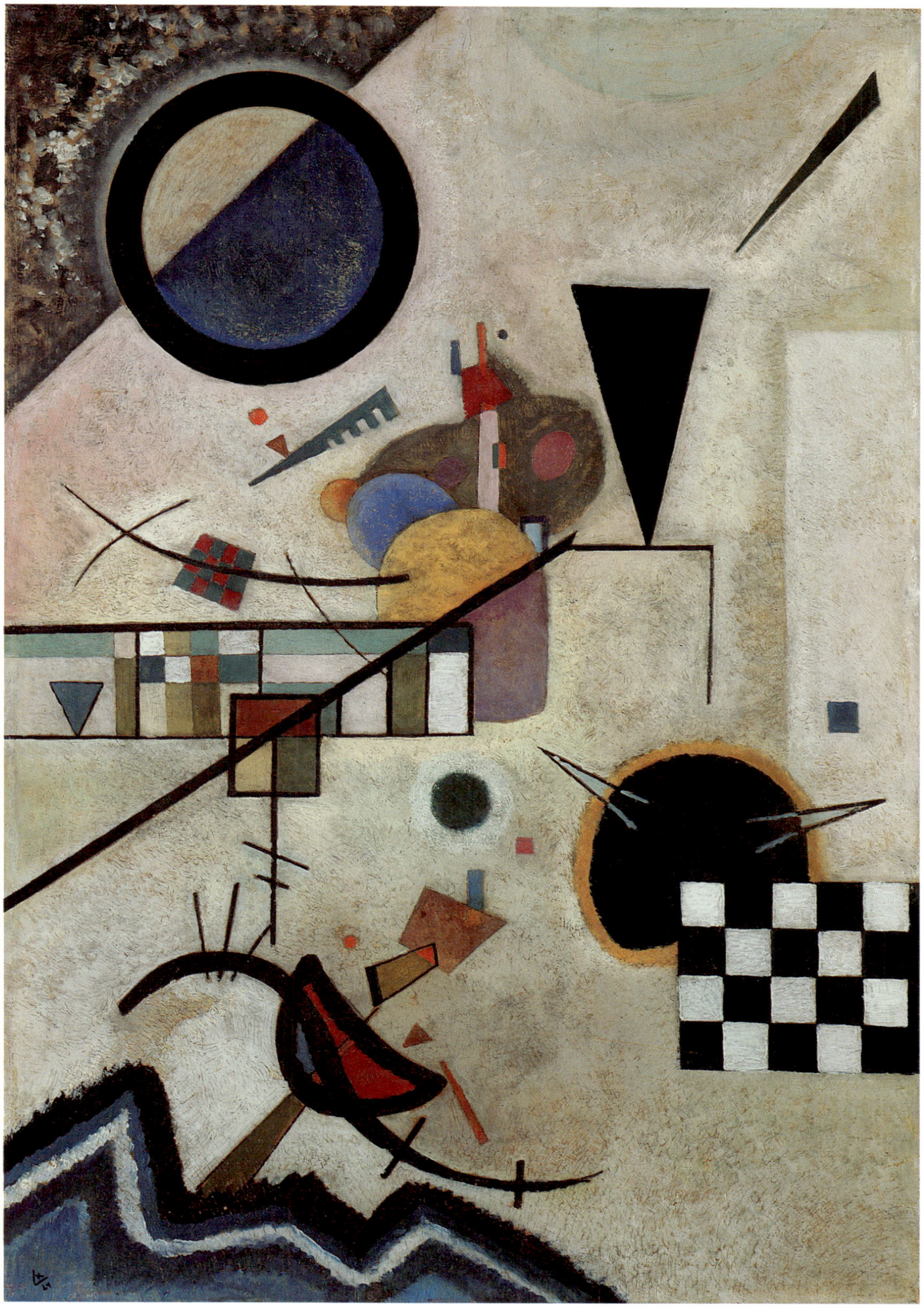

83
Gegenklänge 1924
Accords opposés

Öl auf Karton
70 x 49,5 cm
bez. K 24
Vermächtnis Nina Kandinsky, 1981
Centre Georges Pompidou, Musée national d'art moderne / Centre de création industrielle, en dépôt au Musée des Beaux-Arts de Nantes
Inv. AM 1981-65-45
D/B 321

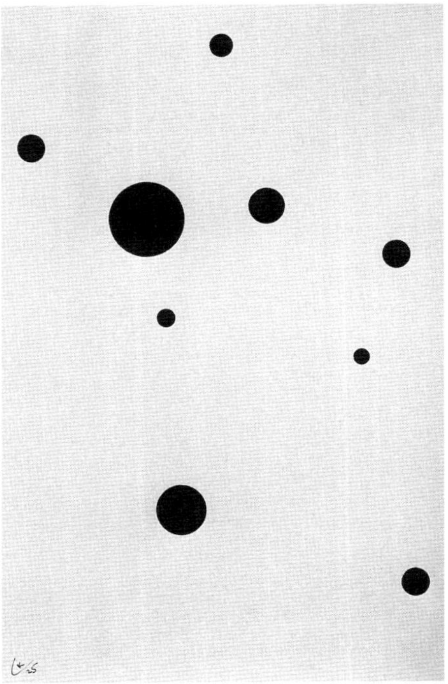

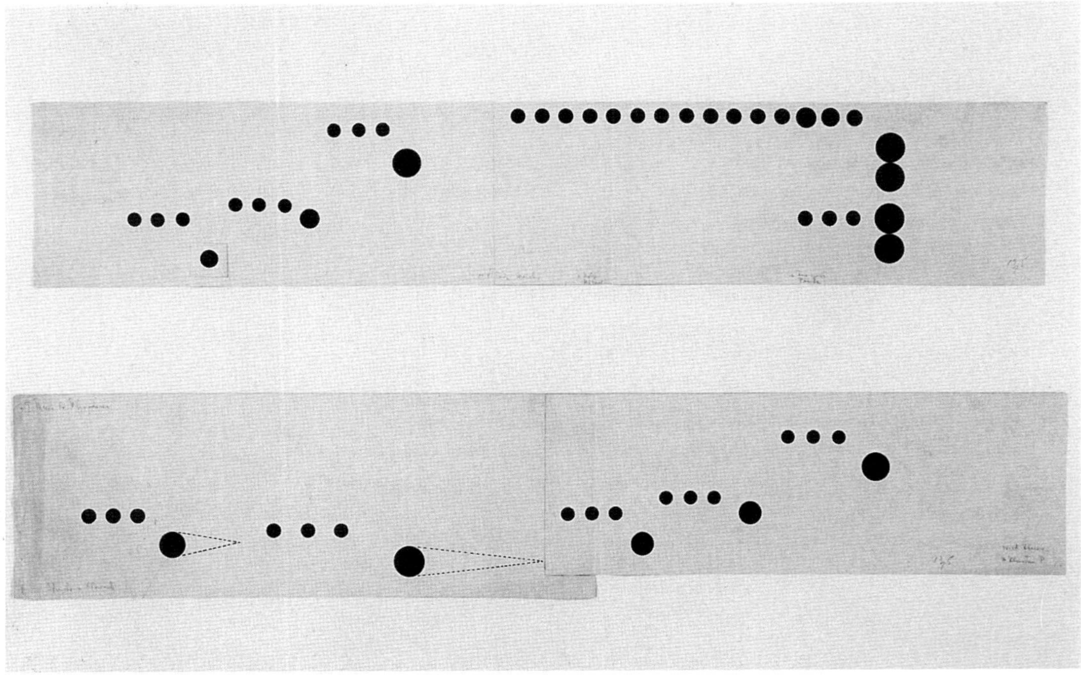

84
Zeichnung zu *Punkt – Linie – Fläche* 1925
Dessin pour *point – ligne – plan*

Tusche und lavierte Tusche auf Papier
32,2 x 21,3 cm
Ankauf 1968
Inv. AM 3726 D

85
Figur 11, S. 37, 38 und 39 1925
(Schematische Darstellung der ersten Takte der 5. Symphonie von Beethoven)
Figure 11, pages 37, 38 et 39
(Représentation schématique des premières mesures de la Cinquième Symphonie de Beethoven)

Tusche auf zusammengeklebtem Papier
13,4 x 69,8 cm
Vermächtnis Nina Kandinsky, 1981
Inv. AM 1981-65-338
D/B 342

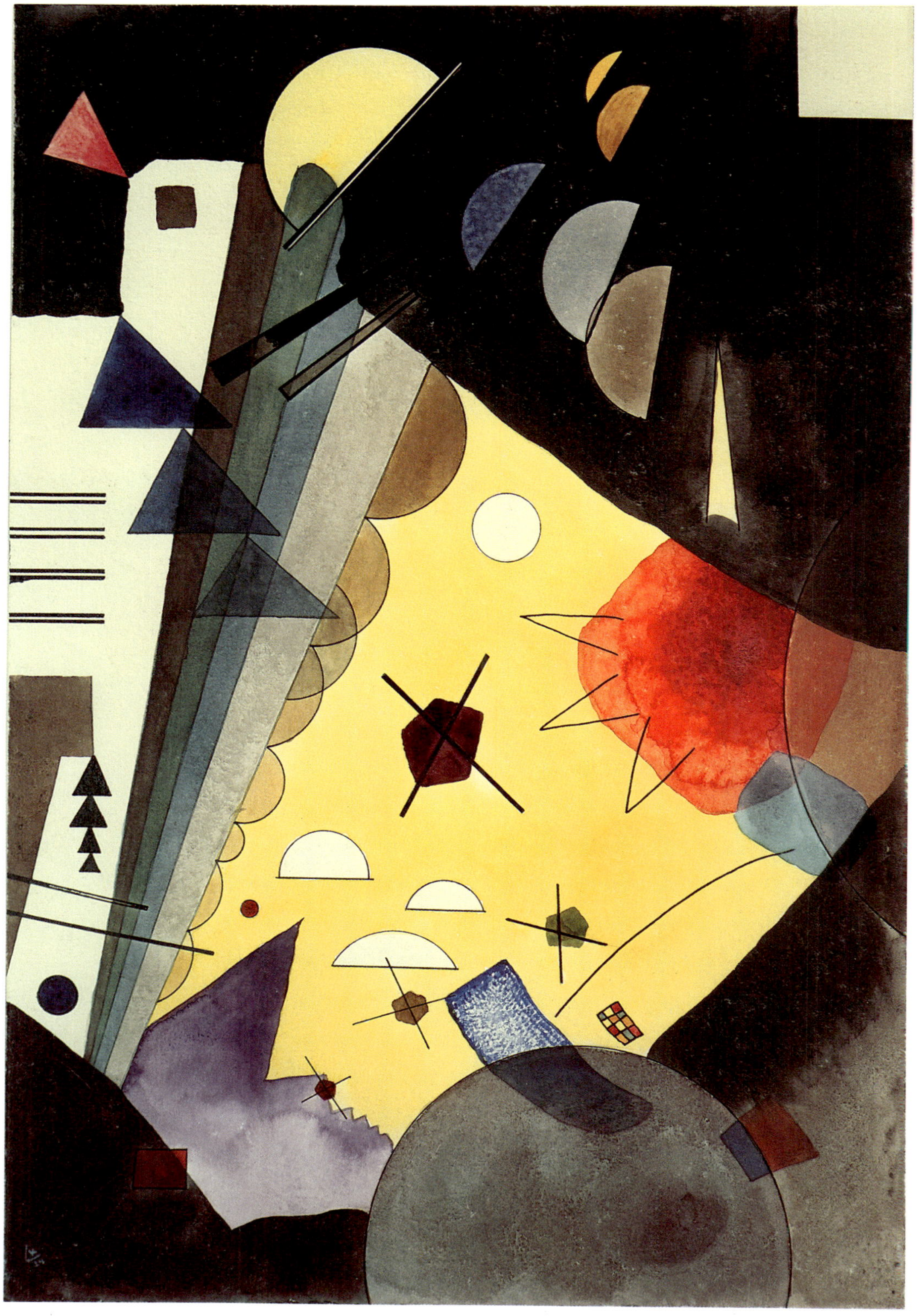

86
Spannung nach oben 1924
Tension en hauteur

Bleistift, Tusche, braune Tinte und Aquarell auf Papier
48,7 x 33,7 cm
bez. K 24
Schenkung Nina Kandinsky, 1976
Inv. AM 1976-872
D/B 319

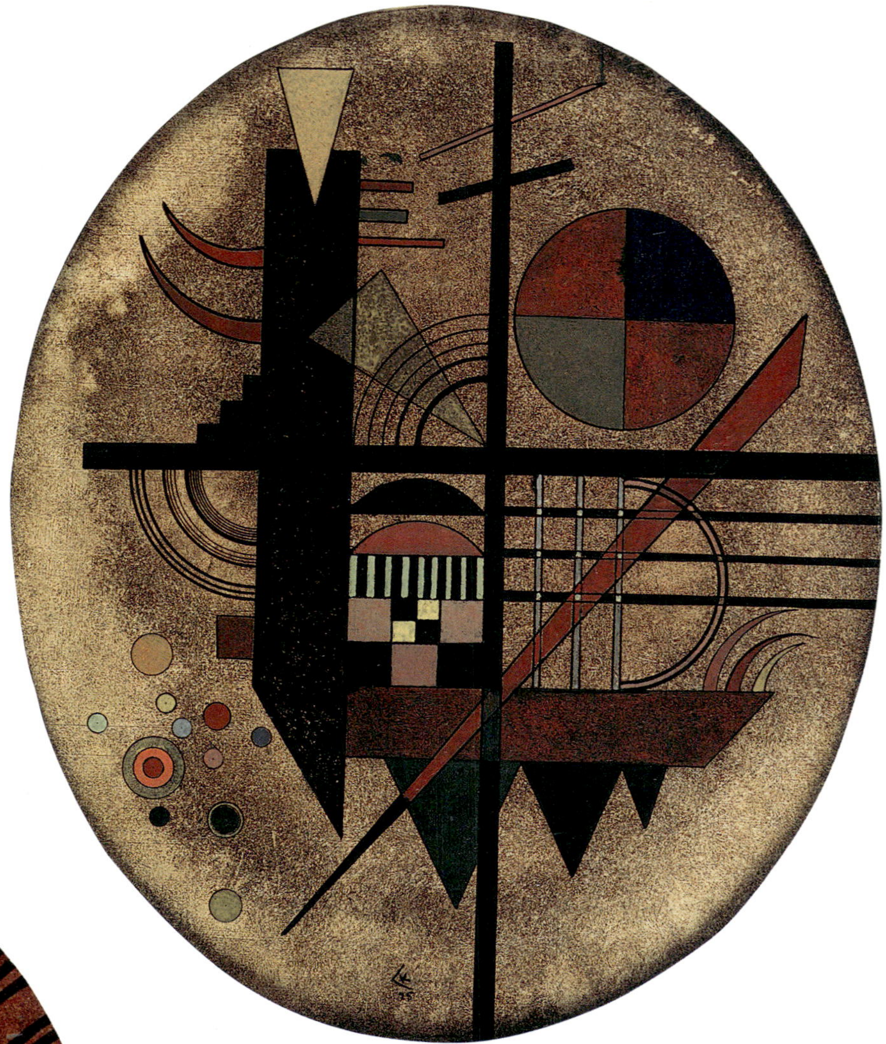

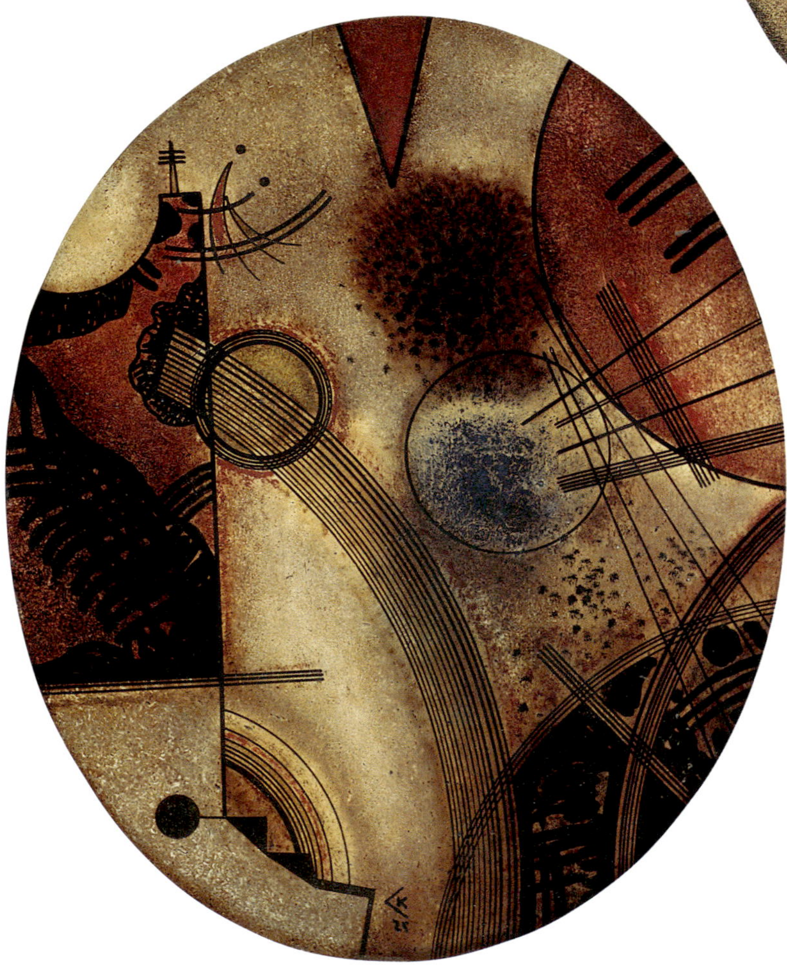

87
Intime Mitteilung 1925
Message intime

Öl auf ovalem Karton
36,7 x 31,4 cm
bez. K 25
Vermächtnis Nina Kandinsky, 1981
Inv. AM 1981-65-46
D/B 333

88
Flüsternd 1925
Chuchoté

Öl auf ovalem Karton
29 x 27,5 cm
bez. K 25
Vermächtnis Nina Kandinsky, 1981
Inv. AM 1981-65-48
D/B 335

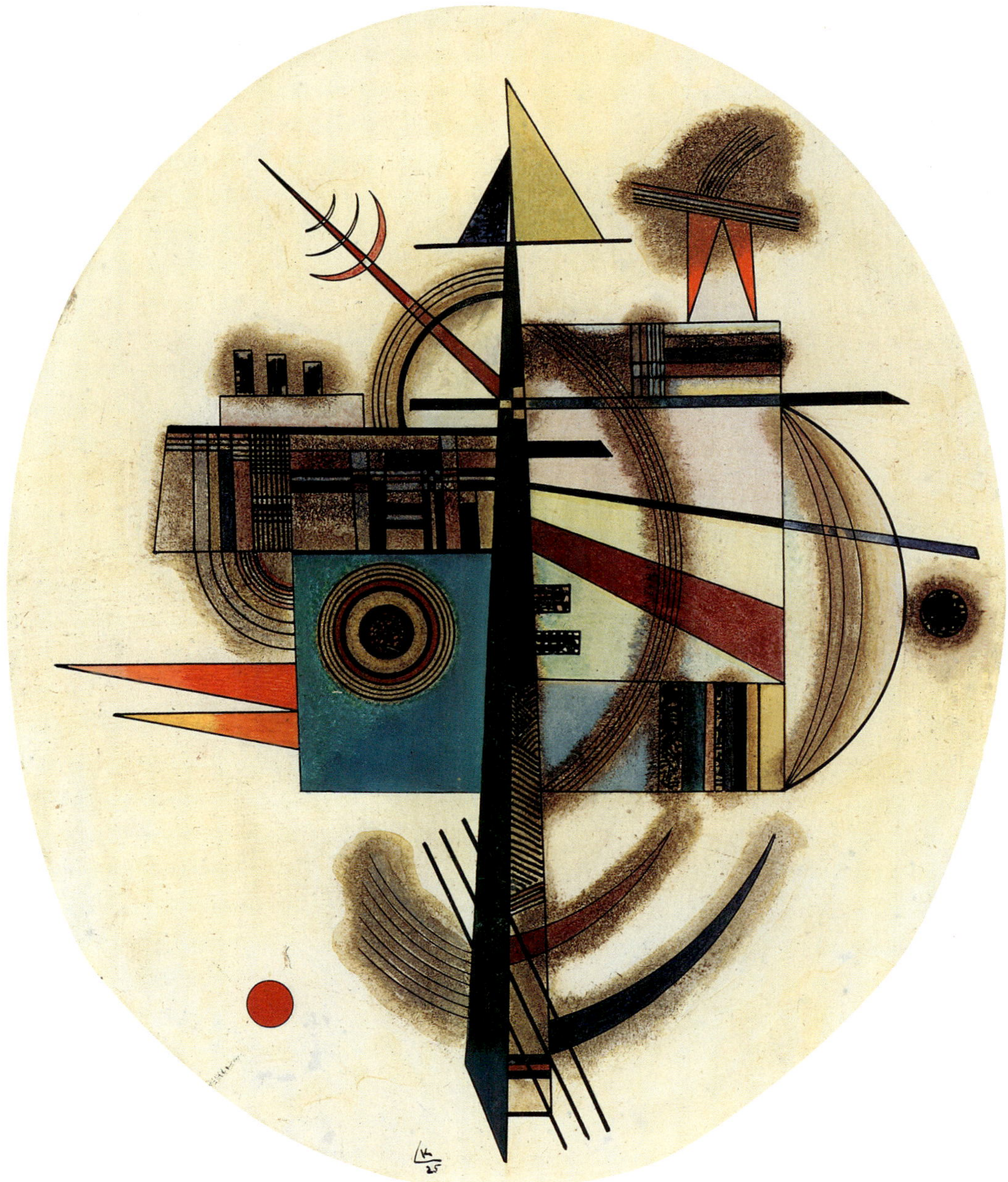

89
Oval Nr. 2 1925
Ovale N° 2

Öl auf Karton
34,5 x 28,7 cm
bez. K 25
Vermächtnis Nina Kandinsky, 1981
Inv. AM 1981-65-47
D/B 334

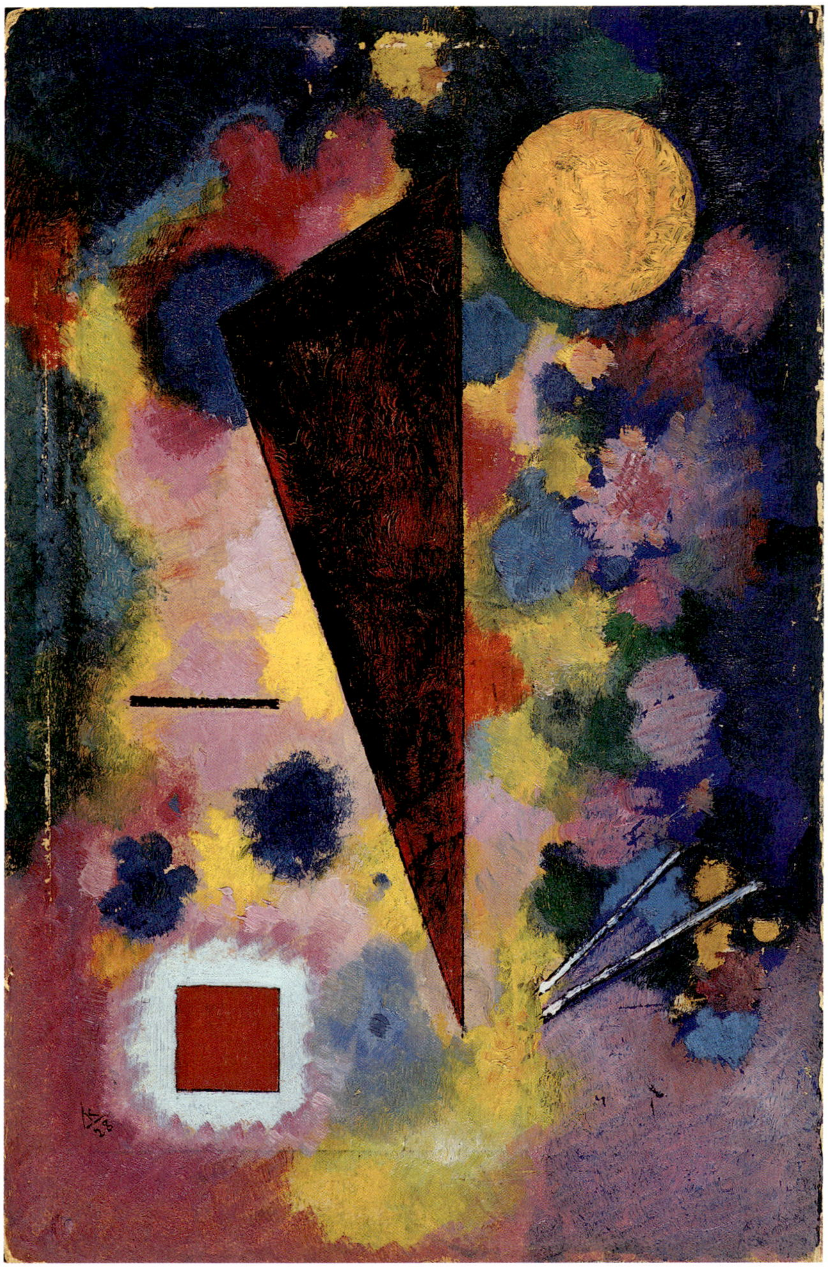

90
Bunter Mitklang 1928
Résonance multicolore

Öl auf Karton
32,9 x 21,3 cm
bez. K 28
Vermächtnis Nina Kandinsky, 1981
Inv. AM 1981-65-57
D/B 400

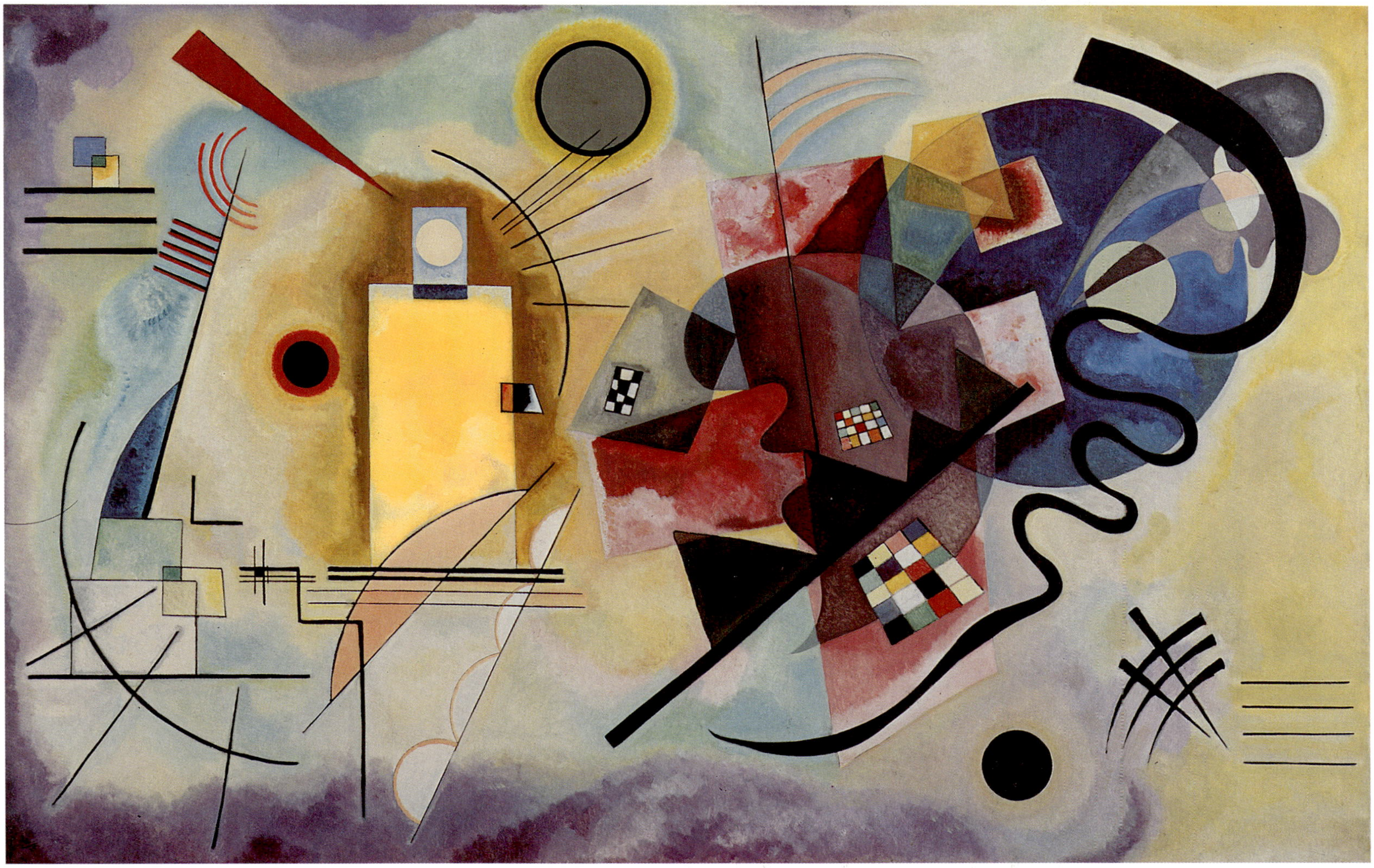

91
Gelb – Rot – Blau 1925
Jaune – Rouge – Bleu

Öl auf Leinwand
128 x 201,5 cm
bez. K 25
Schenkung Nina Kandinsky, 1976
Inv. AM 1976-856
D/B 331

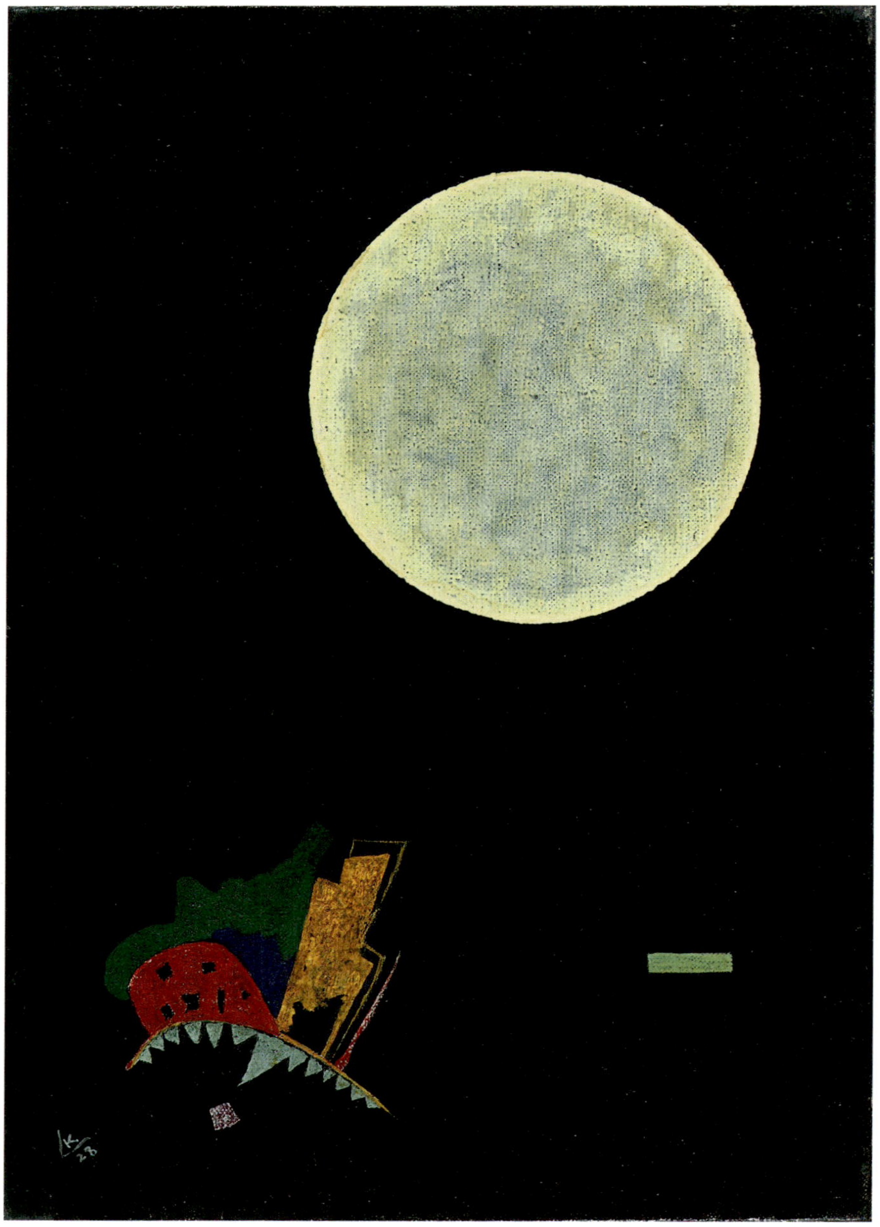

92
Ein Kreis a 1928
Un cercle a

Öl auf Leinwand
35 x 25 cm
bez. K 28
Vermächtnis Nina Kandinsky, 1981
Inv. AM 1981-65-56
D/B 399

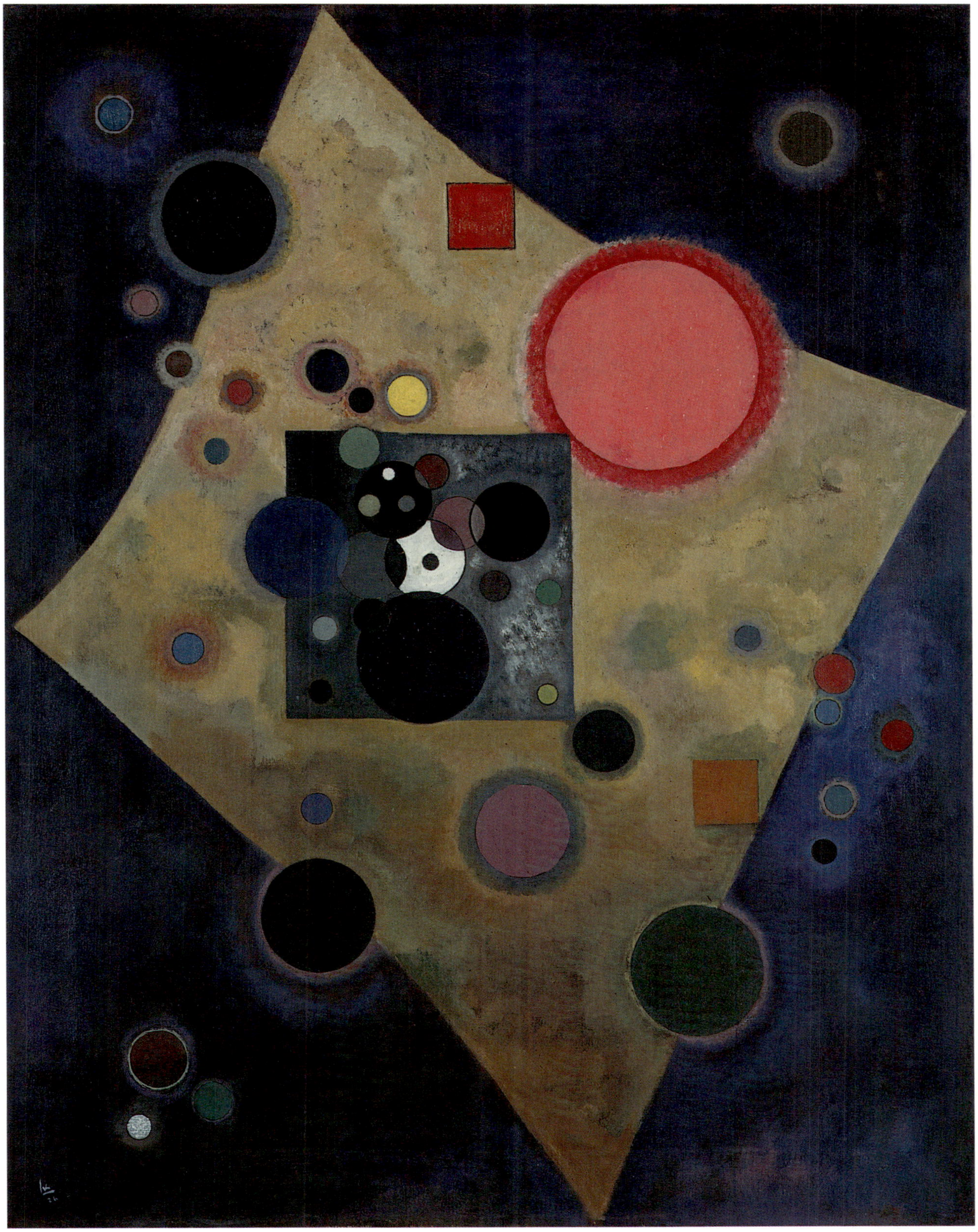

93
Akzent in Rosa 1926
Accent en rose

Öl auf Leinwand
100,5 x 80,5 cm
bez. K 26
Schenkung Nina Kandinsky, 1976
Inv. AM 1976-857
D/B 385

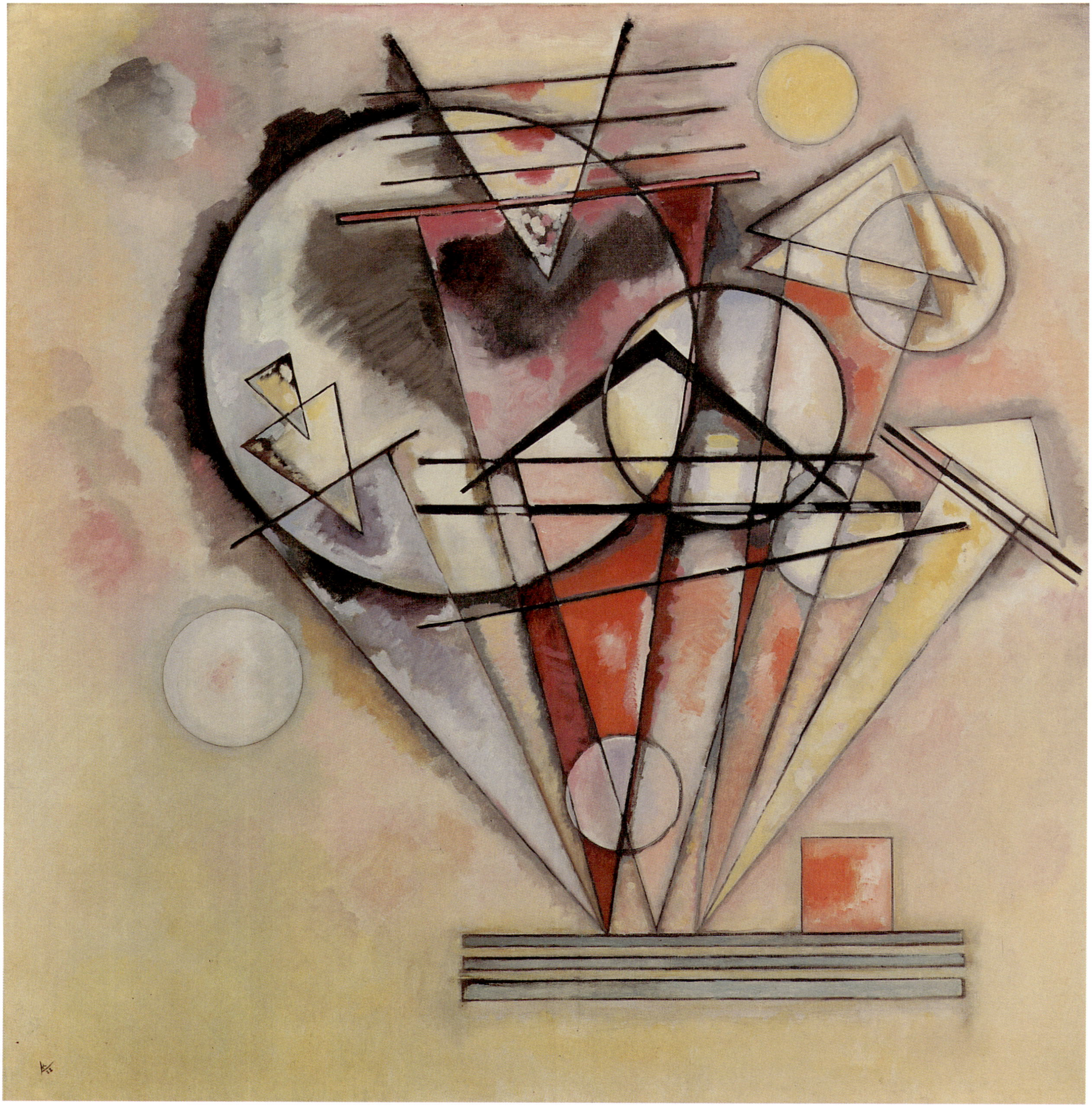

94
Auf Spitzen 1928
Sur les pointes

Öl auf Leinwand
140 x 140 cm
bez. K 28
Schenkung Nina Kandinsky, 1976
Inv. AM 1976-858
D/B 403

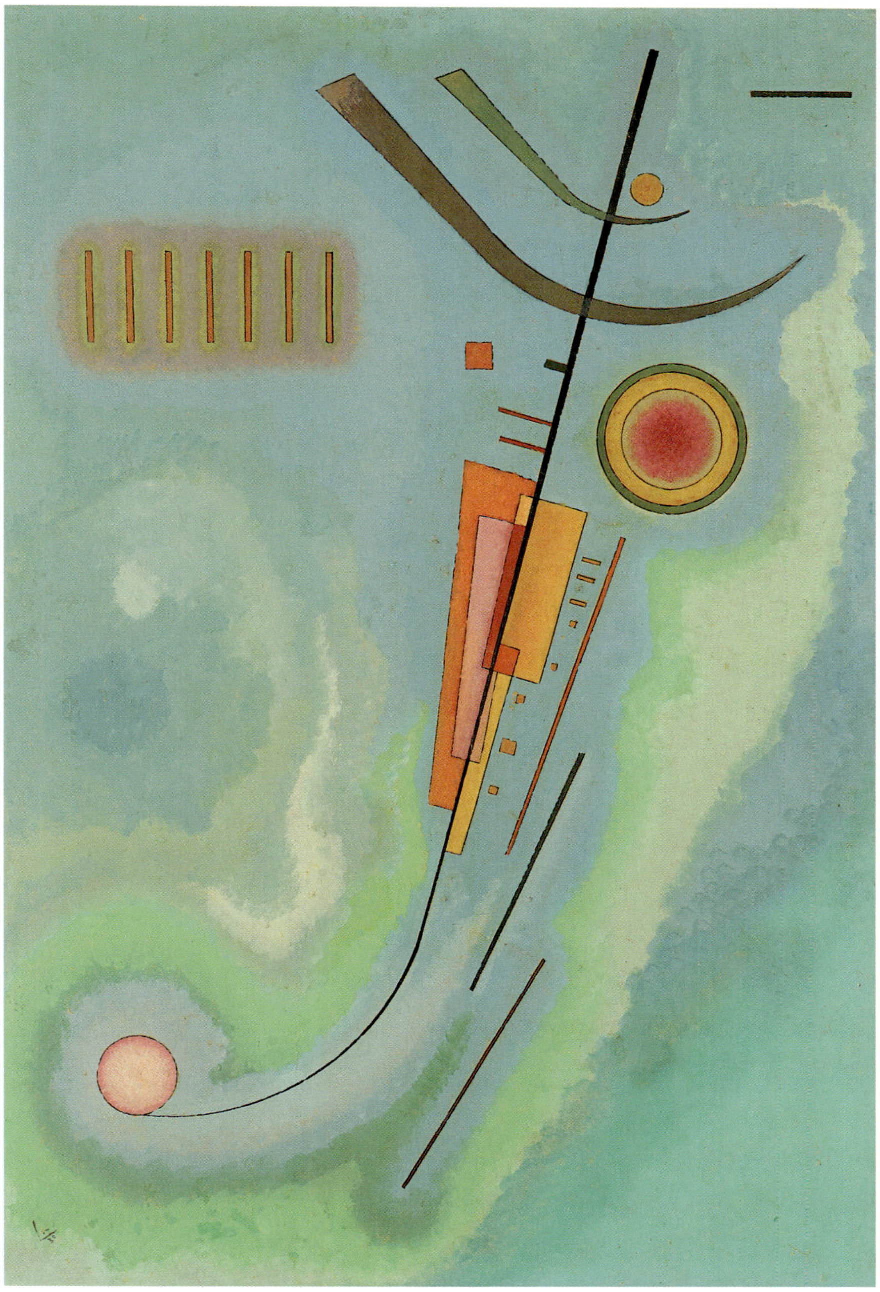

95
Leichtes 1930
Léger

Öl auf Karton
69 x 48 cm
bez. K 30
Staatlicher Ankauf, 1974
Inv. AM 1974-16
D/B 448

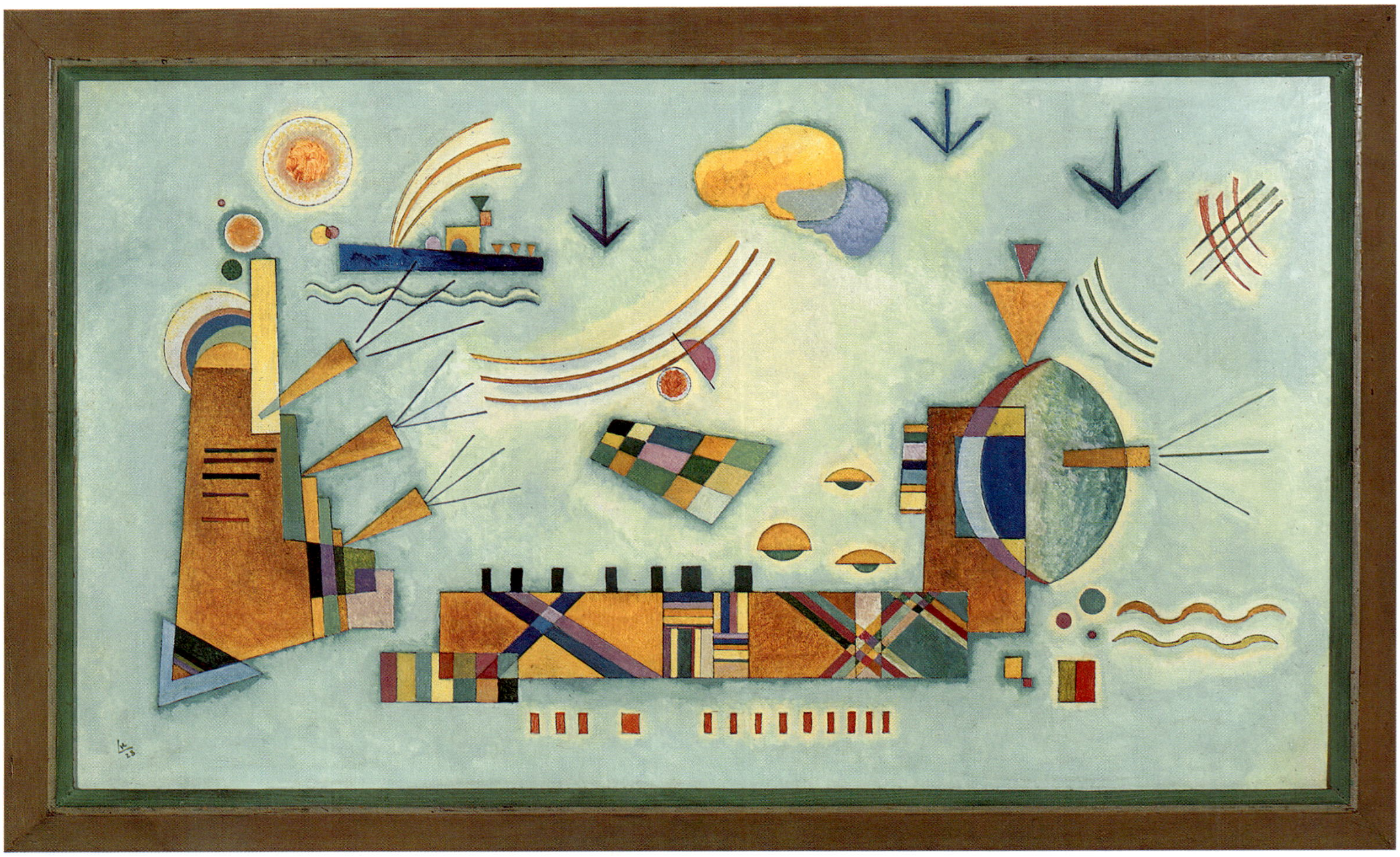

96
Milder Vorgang 1928
Evénement doux

Öl auf Karton
38,6 x 67,8 cm
bez. K 28
Vermächtnis Nina Kandinsky, 1981
Centre Georges Pompidou, Musée national d'art moderne / Centre de création industrielle, en dépôt au Musée des Beaux-Arts de Nantes
Inv. AM 1981-65-55
D/B 398

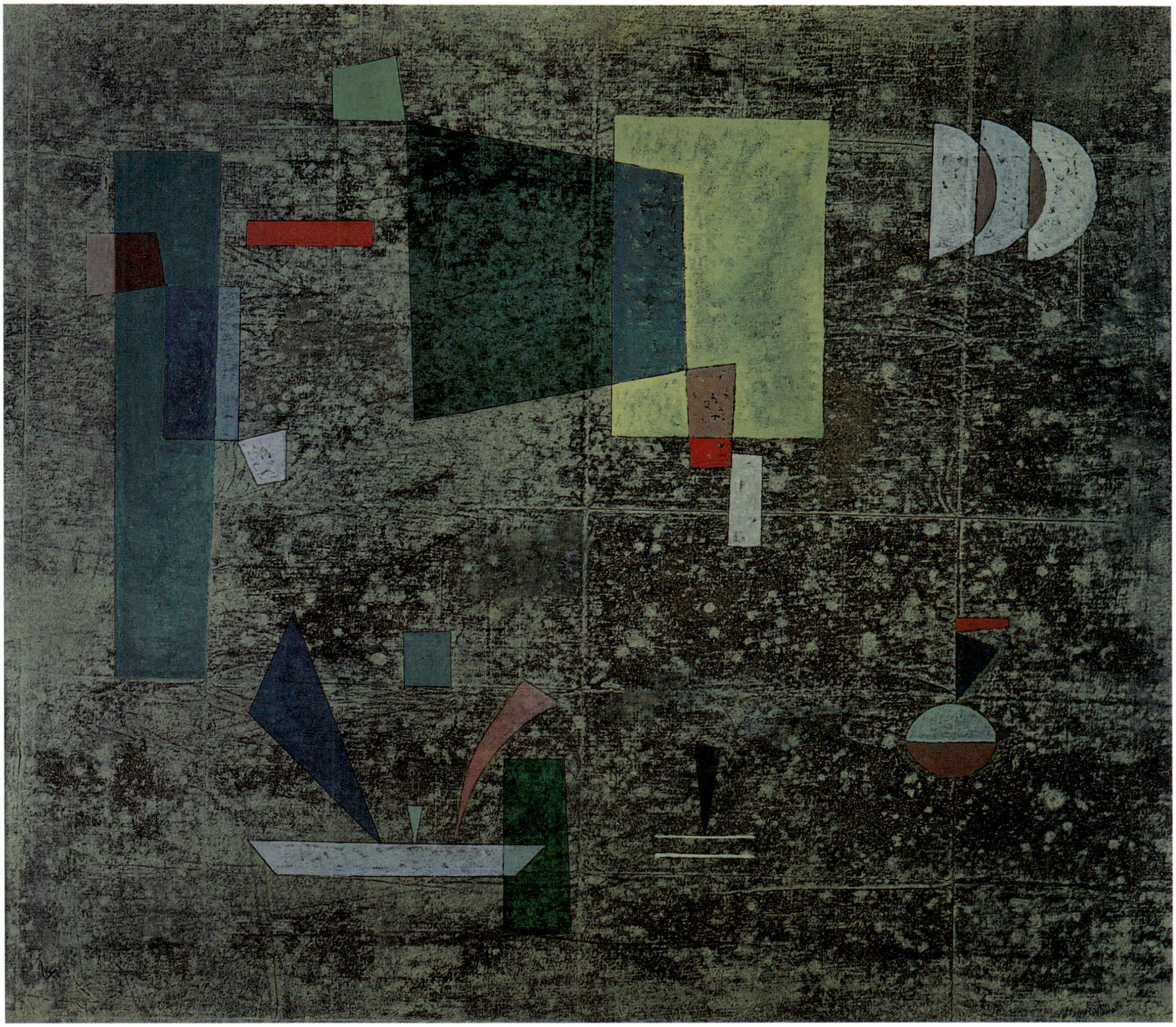

97
Langsam heraus 1931
Dégagement ralenti

Tempera und Öl auf Karton
59,8 x 69,5 cm
bez. K 3i
Vermächtnis Nina Kandinsky, 1981
Centre Georges Pompidou, Musée national d'art moderne / Centre de création industrielle, en dépôt au Musée des Beaux-Arts de Nantes
Inv. AM 1981-65-63
D/B 468

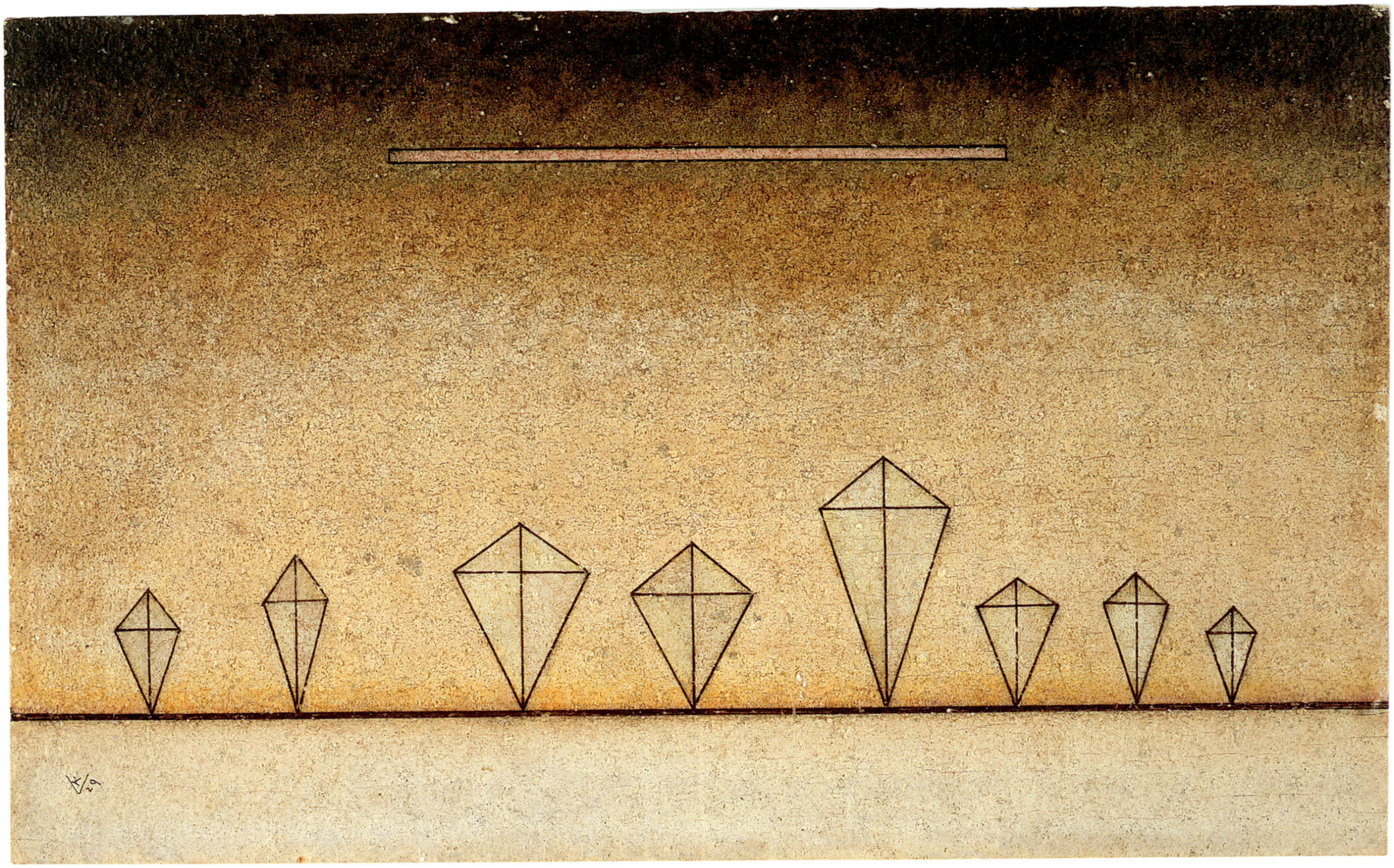

98
Acht mal 1929
Huit fois

Öl auf präpariertem Sperrholz
24,3 x 40 cm
bez. K 29
Vermächtnis Nina Kandinsky, 1981
Centre Georges Pompidou, Musée national d'art moderne / Centre de création industrielle, en dépôt au Musée des Beaux-Arts de Nantes
Inv. AM 1981-65-60
D/B 438

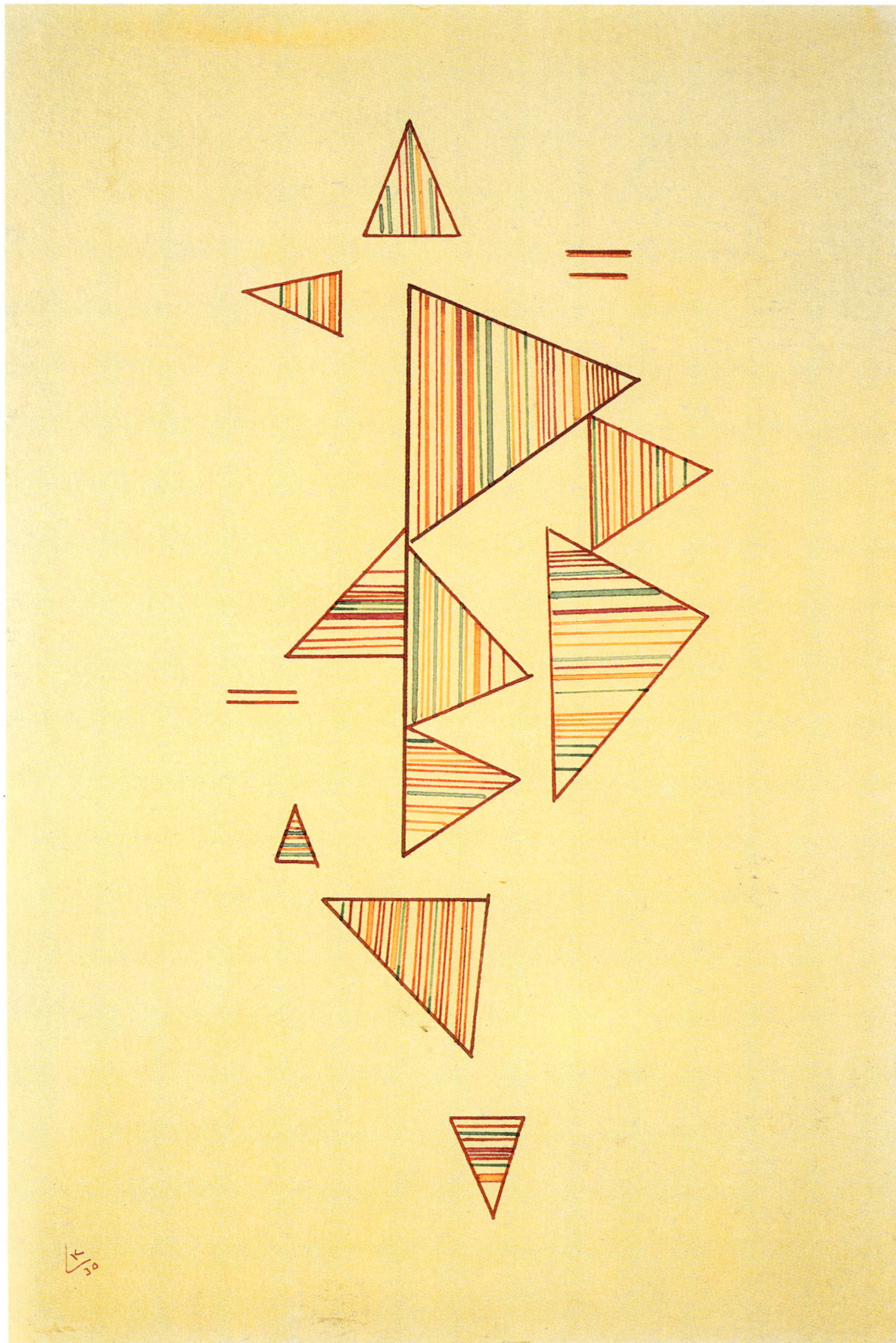

99
Gestrichen 1930
Rayé

farbige Tusche auf Aquarellpapier
26,9 x 18,1 cm
bez. K 30
Vermächtnis Nina Kandinsky, 1981
Inv. AM 1981-65-136
D/B 439

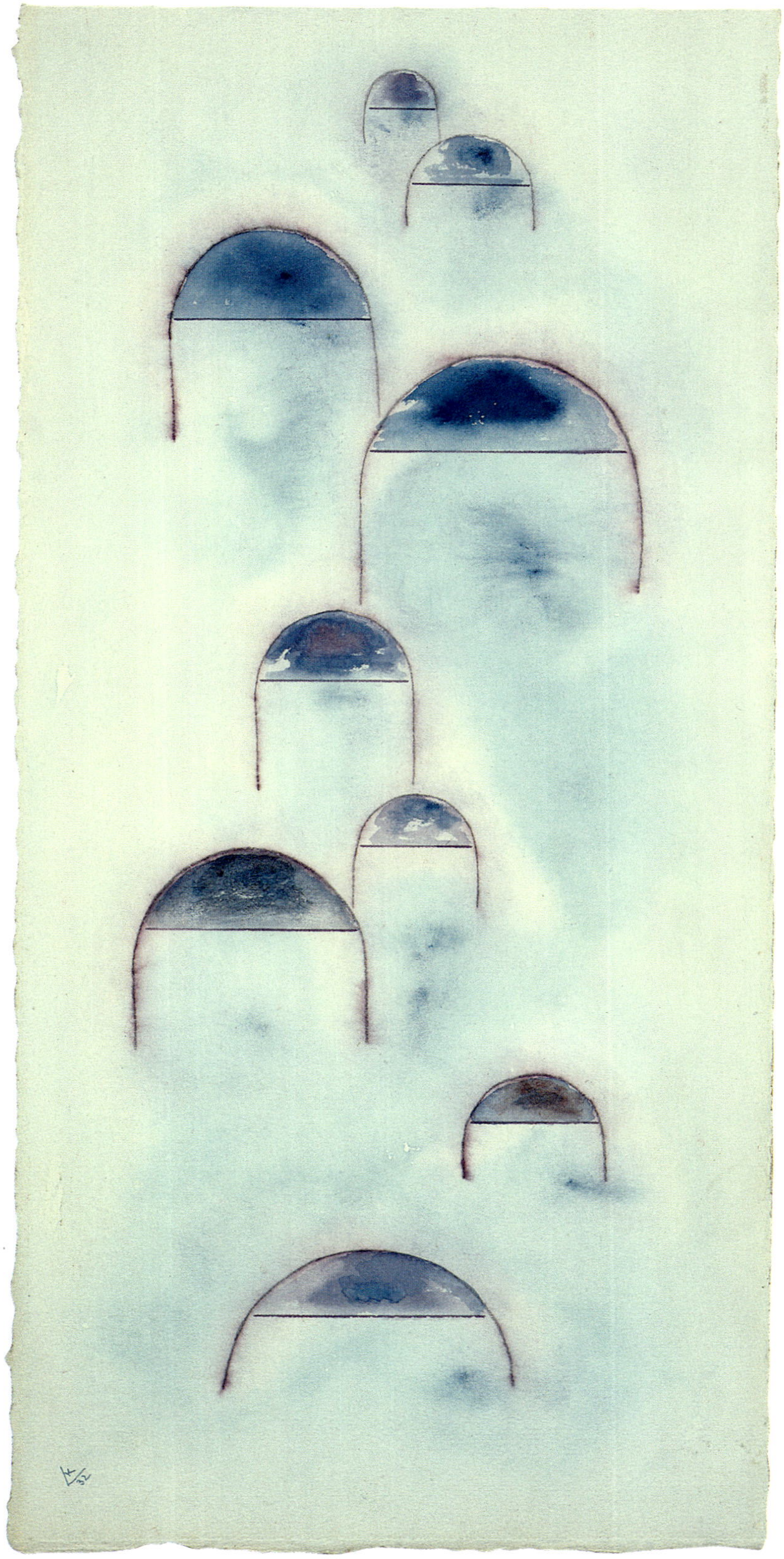

100
Bogen zu oben 1932
Arcs vers le haut

Aquarell auf Aquarellpapier
46,4 x 22,6 cm
bez. K 32
Vermächtnis Nina Kandinsky, 1981
Inv. AM 1981-65-143
D/B 491

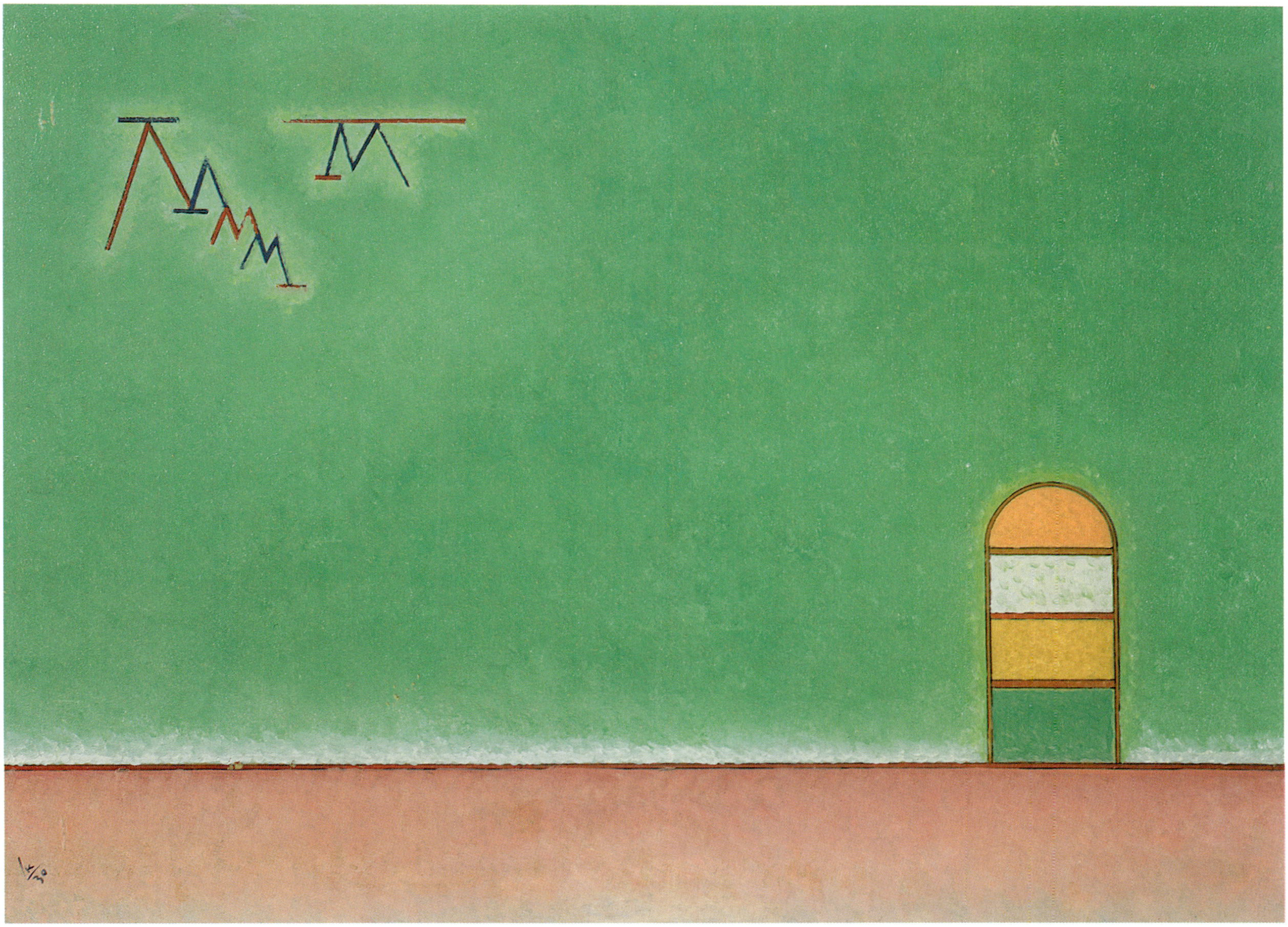

101
Grünleer 1930
Vide vert

Öl auf Karton
35 x 40 cm
bez. K 30
Vermächtnis Nina Kandinsky, 1981
Centre Georges Pompidou, Musée national d'art moderne / Centre de création industrielle, en dépôt au Musée des Beaux-Arts de Nantes
Inv. AM 1981-65-61
D/B 444

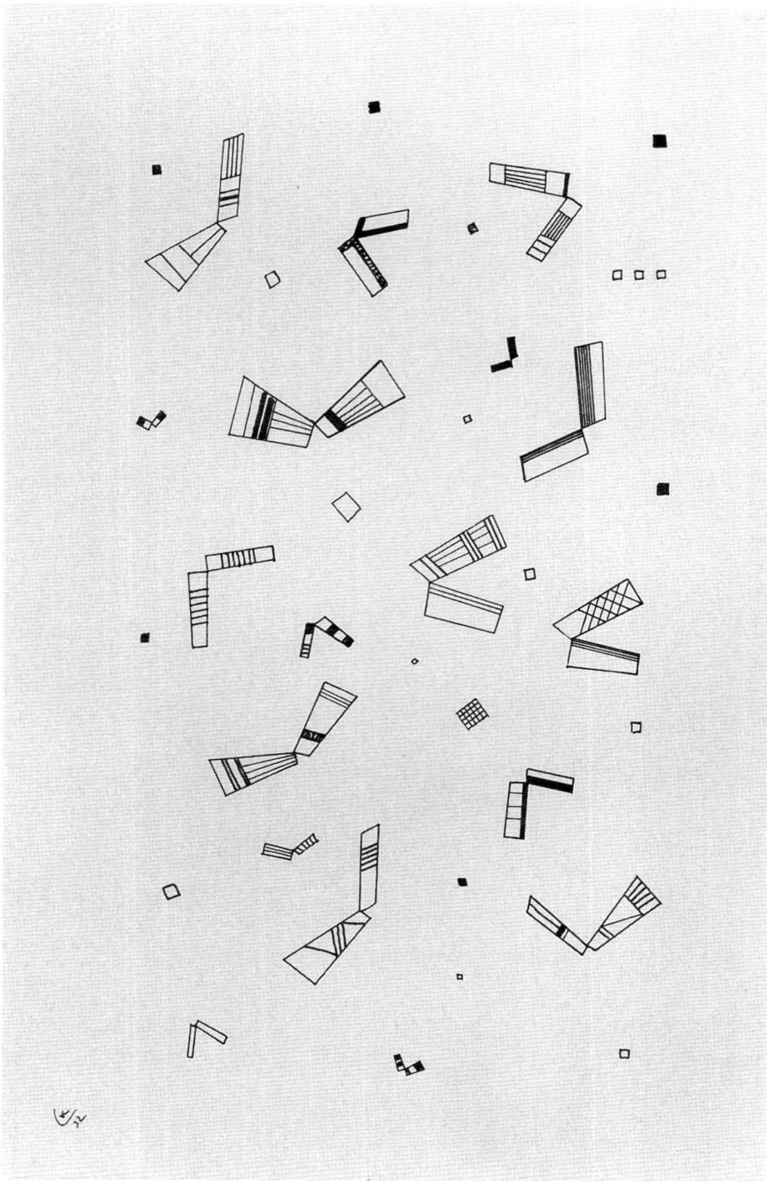

102
Ohne Titel 1932
Sans titre

Tusche auf Papier
34,9 x 22,8 cm
bez. K 32
Staatlicher Ankauf, 1976
Inv. AM 1976-260
D/B 475

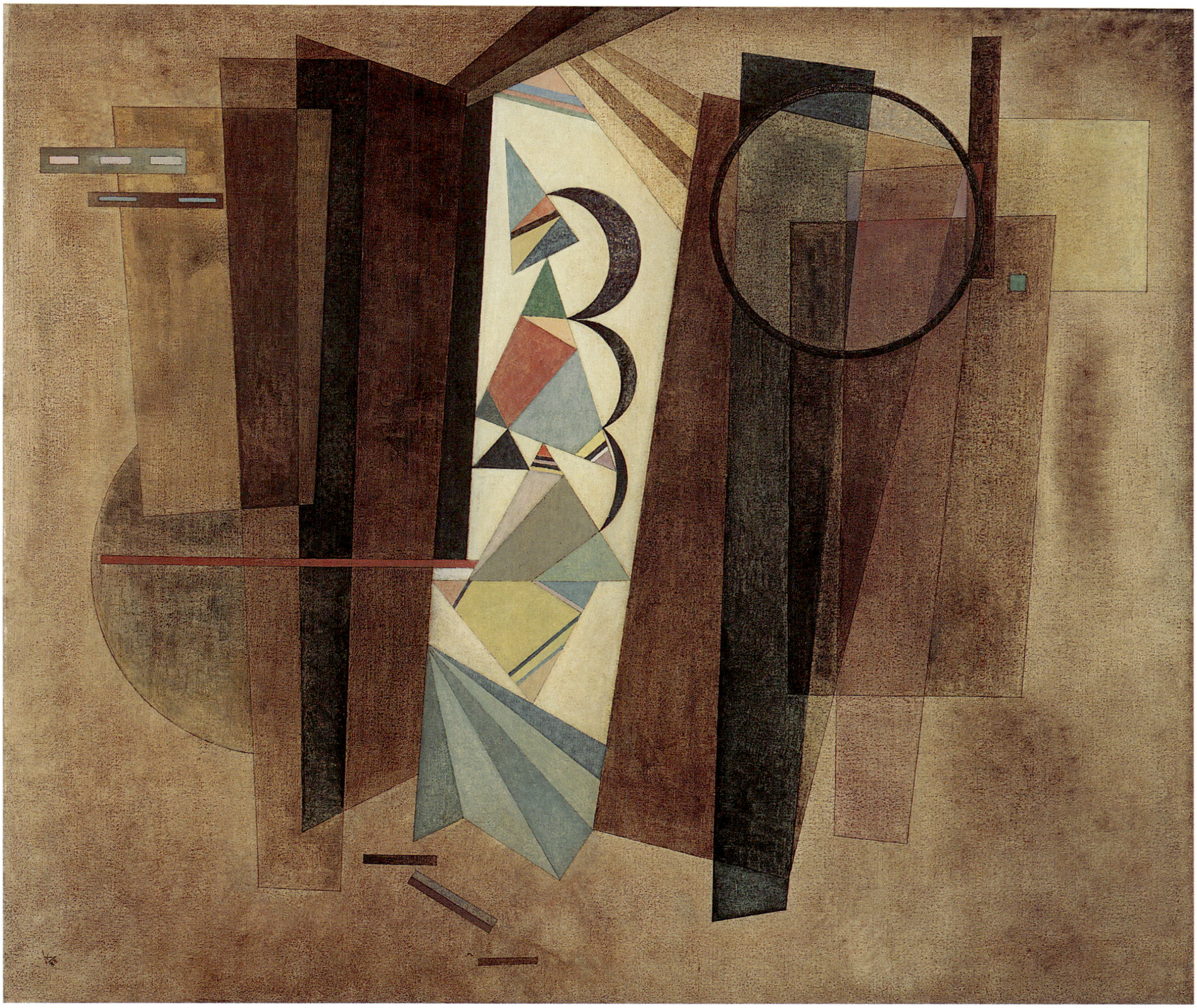

103
Entwicklung in Braun 1933
Développement en brun

Öl auf Leinwand
105 x 120 cm
bez. K 33
Staatlicher Ankauf, 1959
Centre Georges Pompidou, Musée national d'art moderne / Centre de création industrielle, en dépôt au Musée Cantini (Marseille)
Inv. AM 3666 P
D/B 501

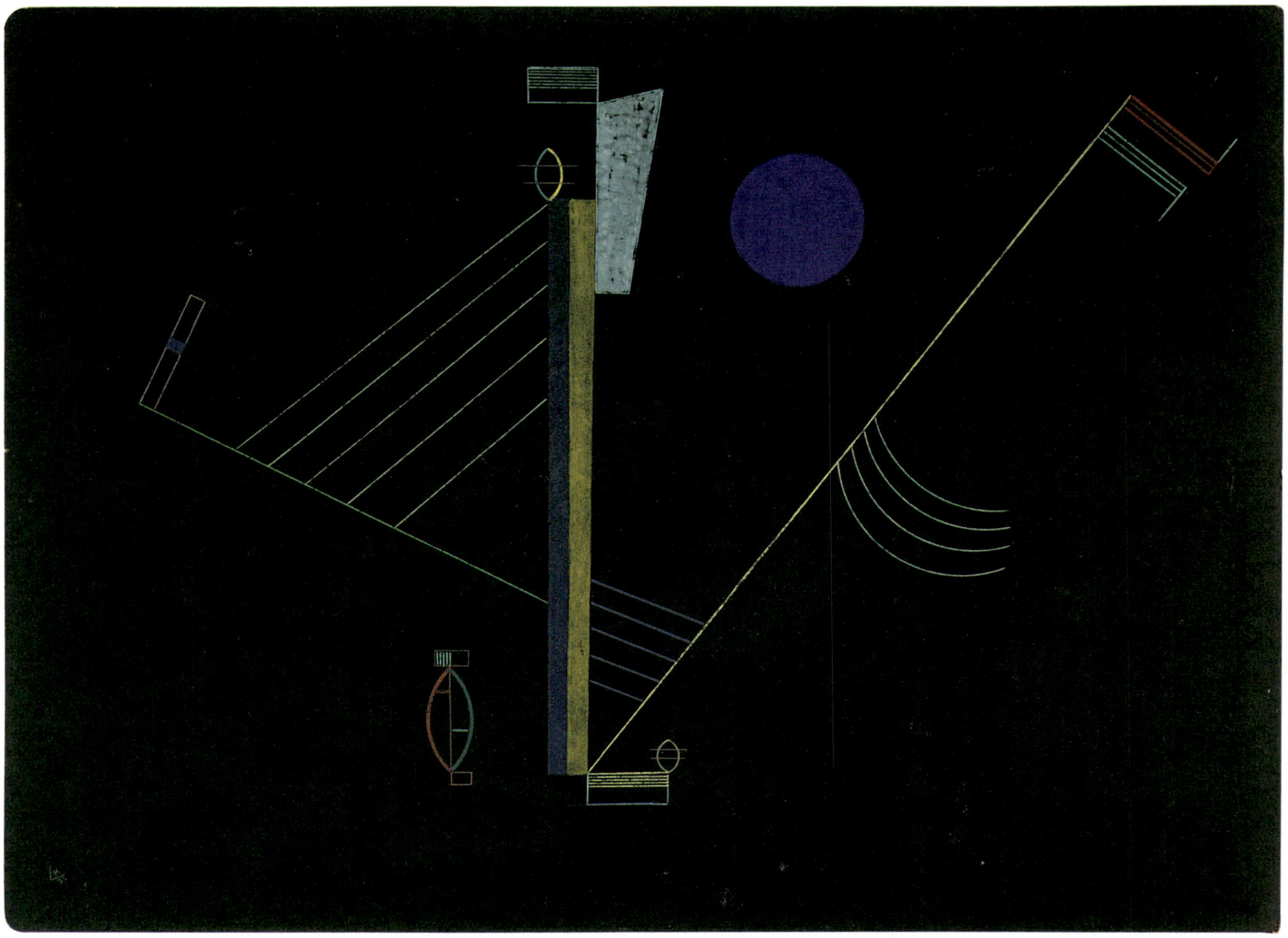

104
Zweiseitig gespannt 1933
Tendu dans les deux sens

Tempera und Gouache auf grauem Karton
41,5 x 57 cm
Schenkung (vormals Sammlung Karl Flinker), 1994
Inv. AM 1994-73

Die Schenkungen Paul Klees an Kandinsky

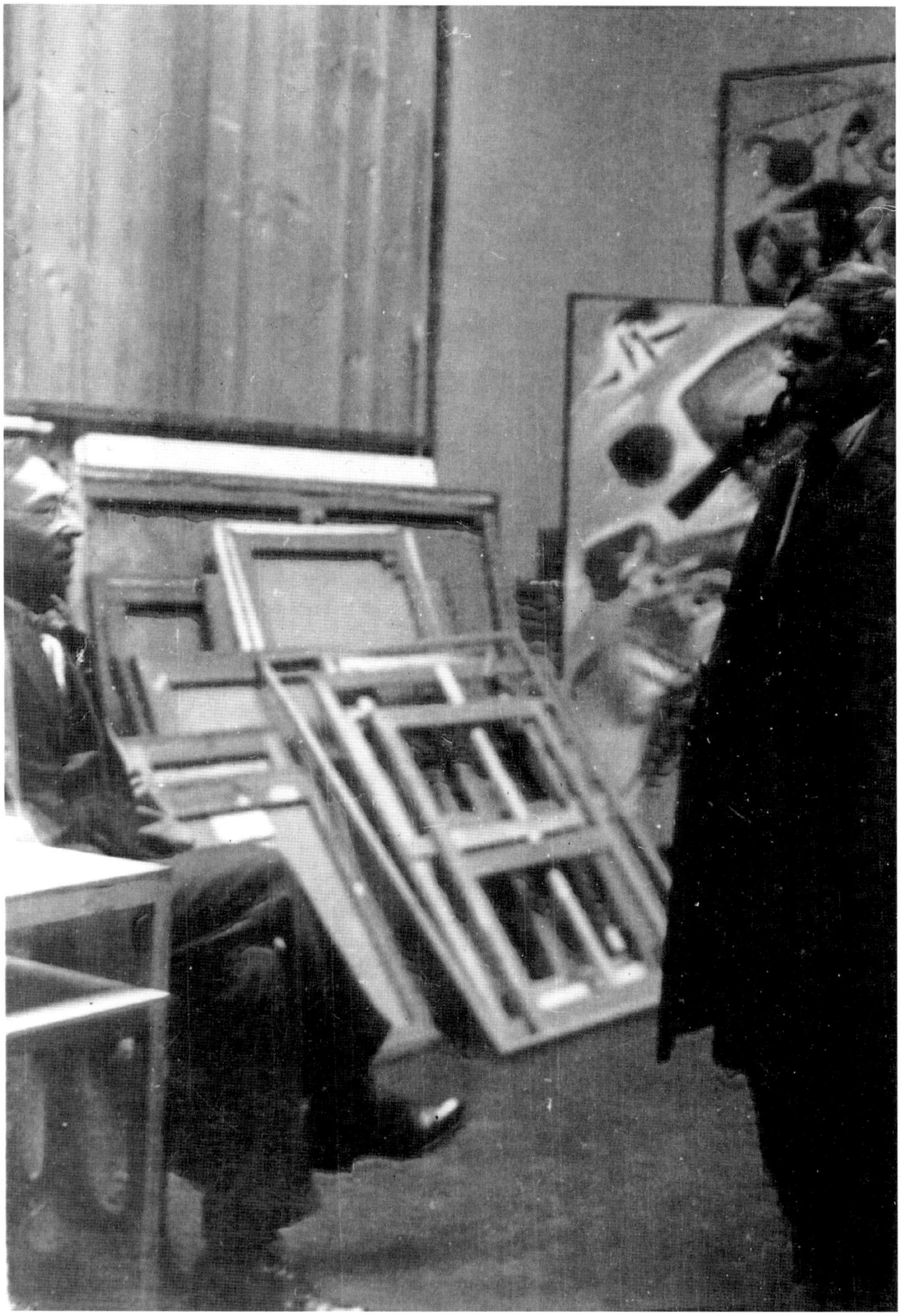

Paul Klee besucht Wassily Kandinsky in dessen Atelier, Dessau 1926

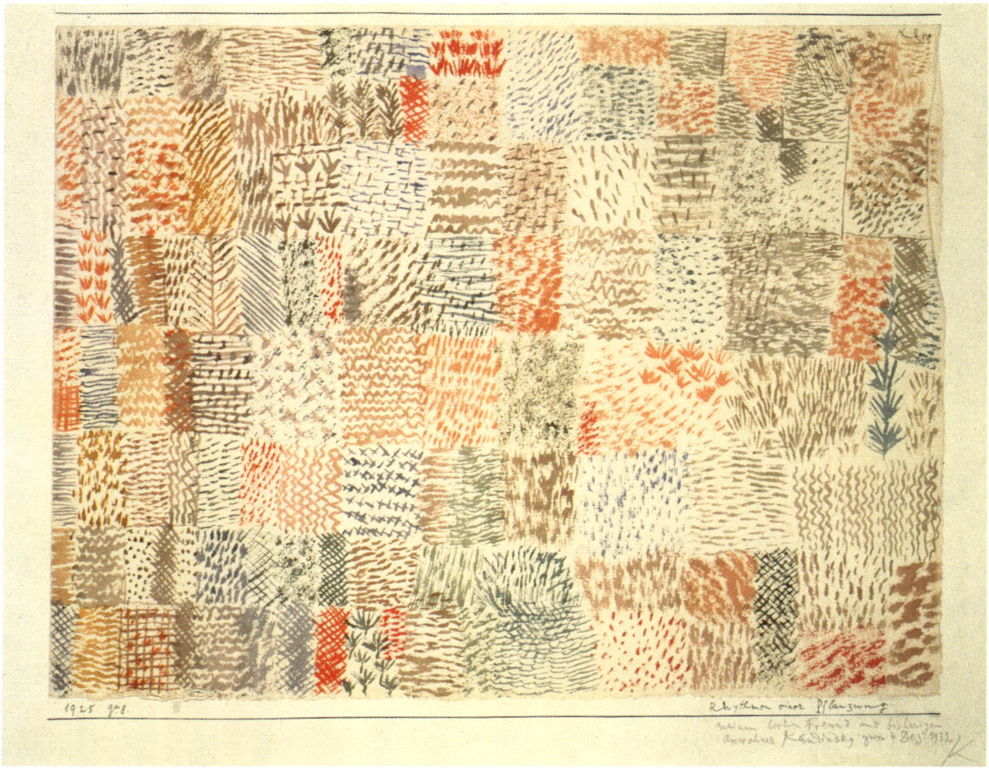

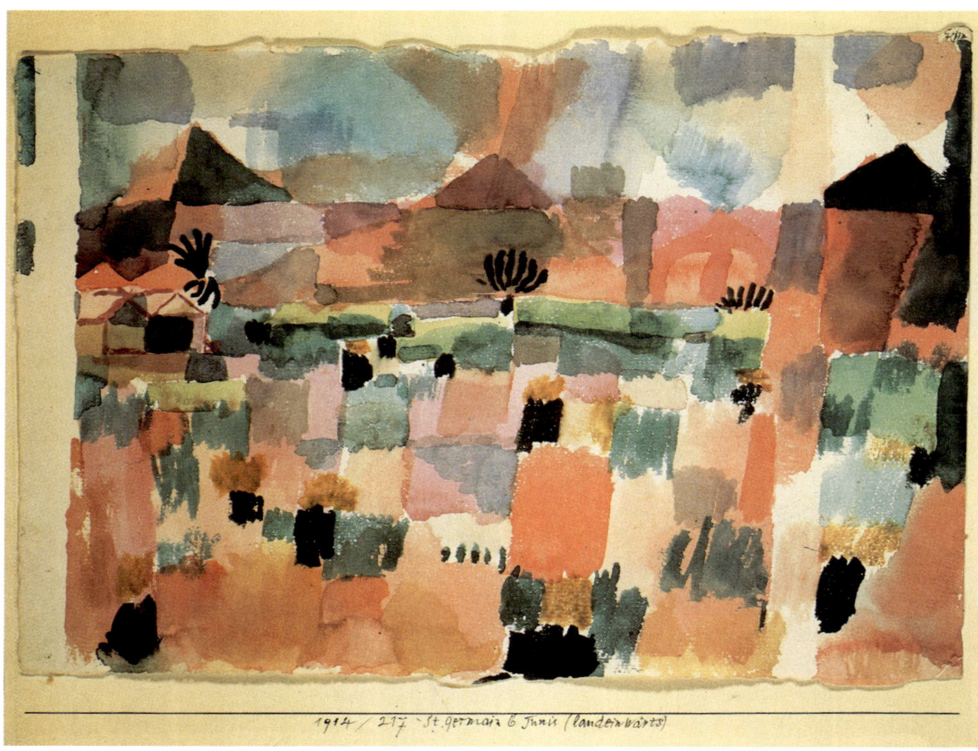

105
Paul Klee
Rhythmen einer Pflanzung 1925
Rythmes d'une plantation

Aquarell auf Papier
23 x 30,5 cm
bez. Klee
Vermächtnis Nina Kandinsky, 1981
Inv. AM 1981-65-878
D/B 864

106
Paul Klee
Saint-Germain bei Tunis (landeinwärts) 1914
Saint-Germain près de Tunis
(à l'intérieur des terres)

Aquarell auf Papier auf Karton
21,8 x 31,5 cm
bez. Klee
Vermächtnis Nina Kandinsky, 1981
Inv. AM 1981-65-876
D/B 862

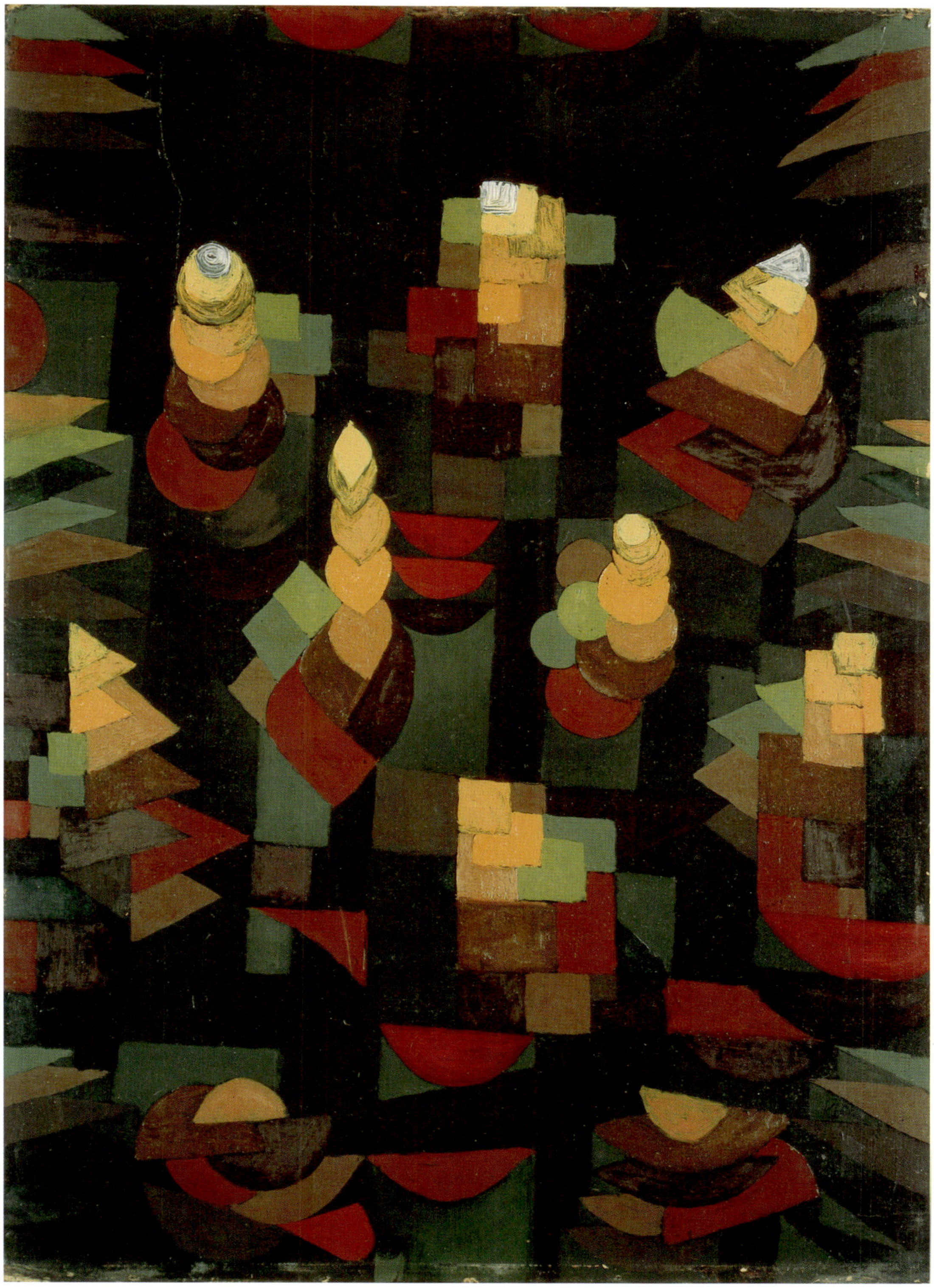

107
Paul Klee
Pflanzenwachstum 1921
Croissance

Öl auf Karton
54 x 40 cm
bez. Klee
Vermächtnis Nina Kandinsky, 1981
Inv. AM 1981-65-879
D/B 867

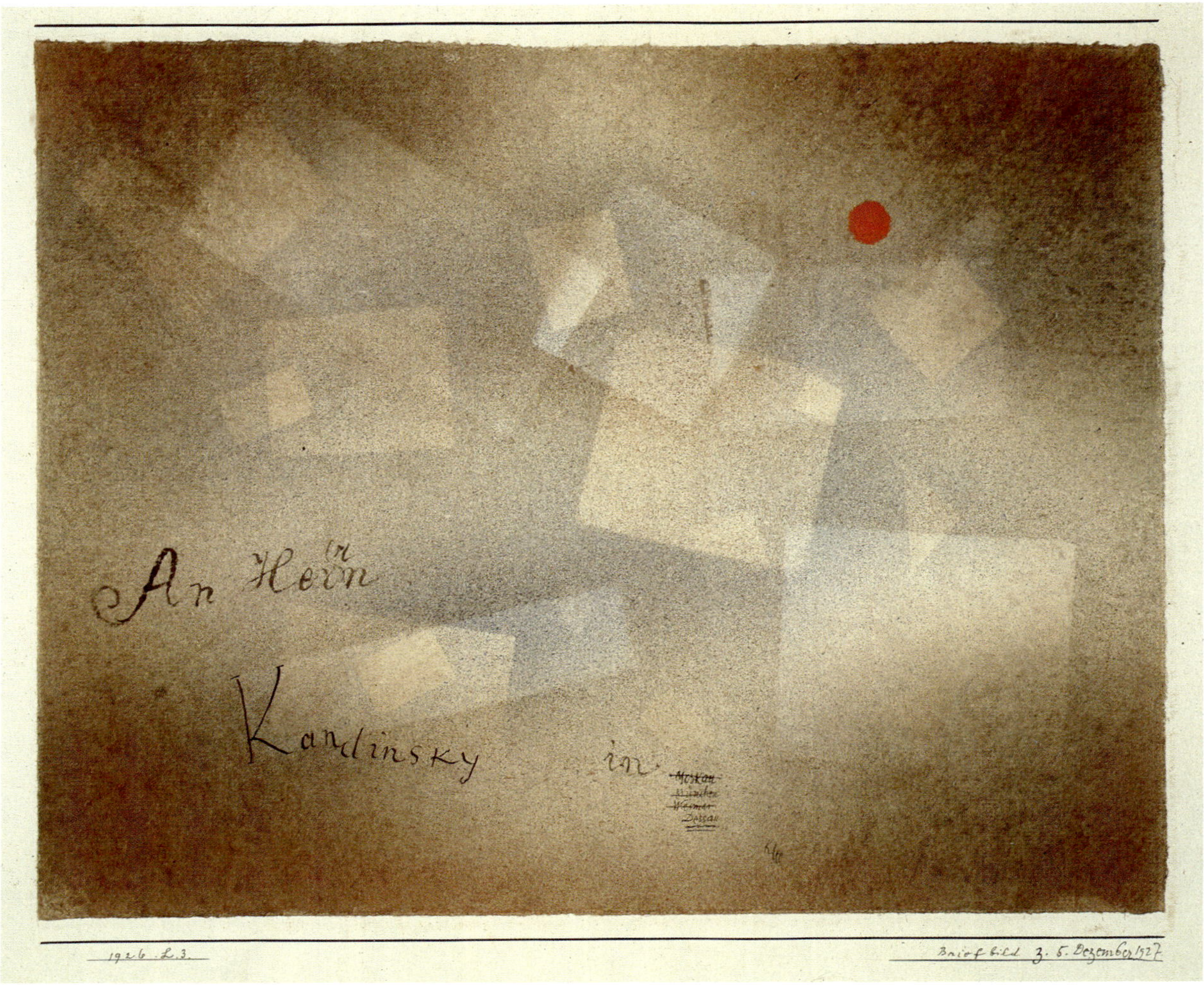

108
Paul Klee
Briefbild 1926
Peinture-lettre

Aquarell und Gouache auf Papier
23,7 x 30,5 cm
bez. Klee
Vermächtnis Nina Kandinsky, 1981
Inv. AM 1981-65-877
D/B 863

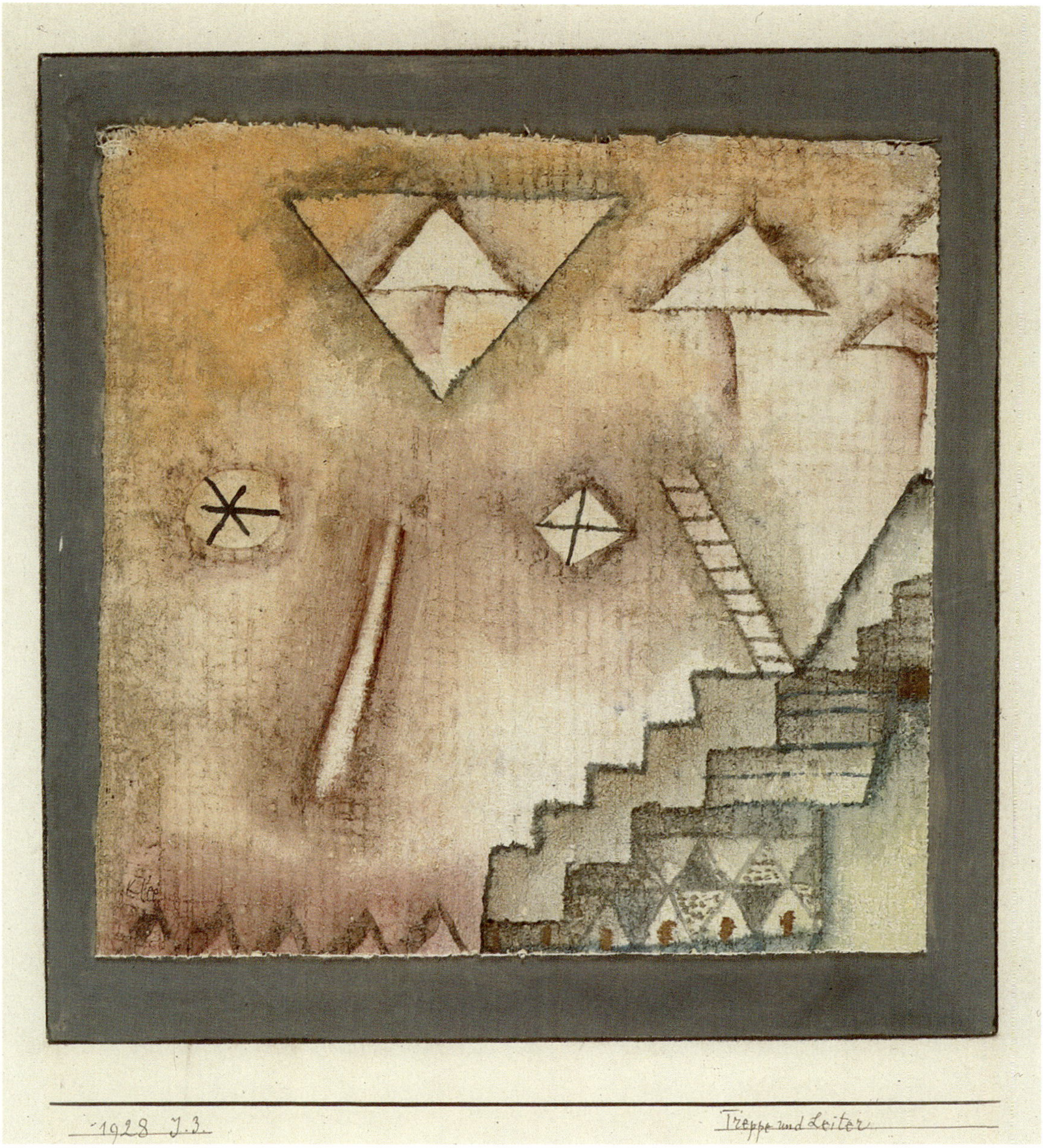

109
Paul Klee
Treppe und Leiter 1928
Escalier et échelle

Öl und Karton auf gipsgrundierter Gaze auf Karton
14,5 x 14,5 cm
bez. Klee
Schenkung Nina Kandinsky, 1966
Inv. AM 4345 P
D/B 865

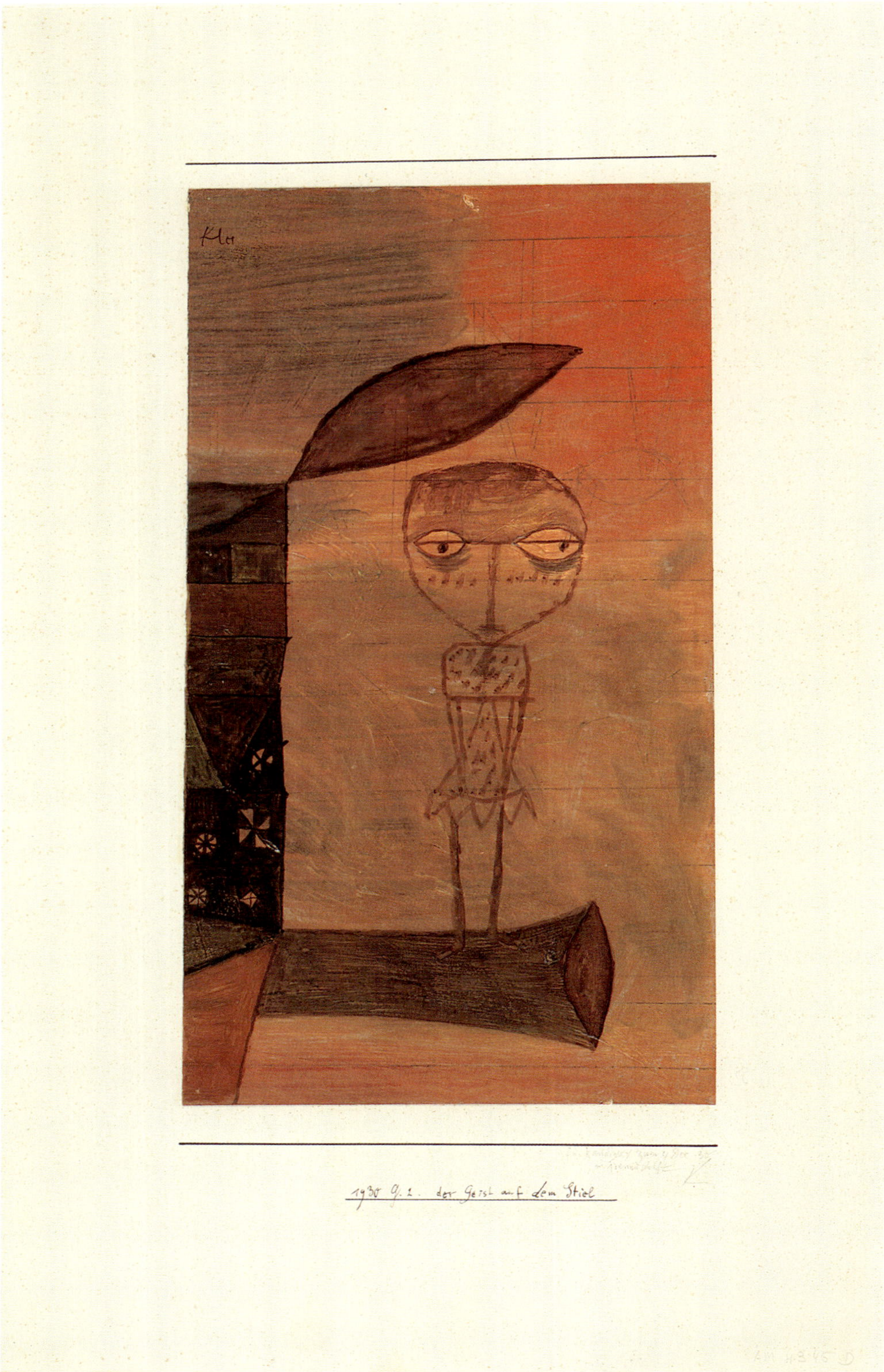

110
Paul Klee
Der Geist auf dem Stiel 1930
L'Esprit sur la tige

Gouache auf Papier
33 x 19 cm
bez. Klee
Schenkung Nina Kandinsky, 1966
Inv. AM 4346 P
D/B 866

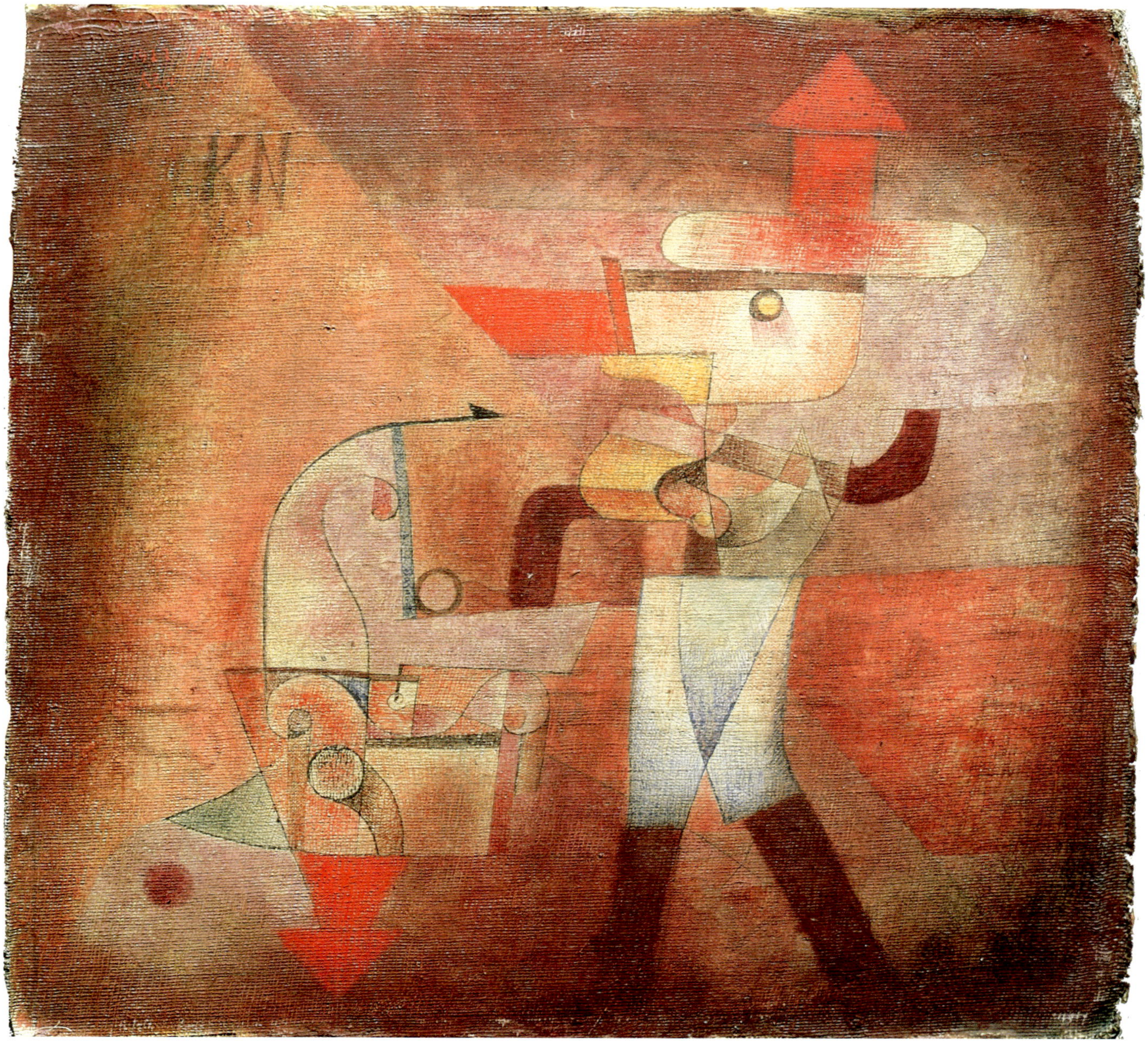

111
Paul Klee
KN Der Schmied 1922
KN le forgeron

Öl, Aquarell und Feder auf kreidegrundierter Gaze auf Karton
32,8 x 35,6 cm
bez. Klee
Vermächtnis Nina Kandinsky, 1981
Inv. AM 1981-65-881
D/B 869

Knappheit und Fülle

Christian Derouet

I Der Fonds Kandinsky

Der Fonds Kandinsky des Musée national d'art moderne enthält den Nachlaß aus dem Besitz der Witwe des Künstlers, die ihren Ehemann um 40 Jahre überlebte. Er setzt sich zusammen aus dem Treibgut, das der Künstler im Laufe einer von Kriegen und Revolutionen heimgesuchten Existenz hat bergen können. Somit handelt es sich um das geschmälerte, aber unverzichtbare Erbe eines zunächst europaweit, dann für die ganze Welt bedeutsamen Künstlers. »Basile, Wassily, Vassily« Kandinsky, 1866 in Moskau unter der Zarenherrschaft in das wohlhabende russische Bürgertum hineingeboren, entfaltete seine Laufbahn hauptsächlich in Deutschland, zuerst in Bayern, dann in der Nähe von Berlin. Er beendete seinen Lebensweg 1944 in Paris, genauer gesagt, in der feinen Pariser Banlieue.

Von allen Künstlern, die in der deutschen Zwischenkriegszeit und insbesondere für das Bauhaus Maßstäbe setzten, zog es Kandinsky als einziger 1933 vor, nach Frankreich, nach Paris zu gehen, anstatt, wie die meisten seiner Kollegen – Walter Gropius, Mies van der Rohe, Walter Peterhans, Josef Albers – ein neues Leben im amerikanischen Exil zu beginnen. Diese abweichende Einschätzung, die manch einer für einen Irrtum hielt, wurde bestätigt durch die testamentarischen Verfügungen Nina Kandinskys (Nina Andrejewskaja, die Kandinsky am 11. Februar 1911 geheiratet hatte). Sie, die sich bereits in mehr denn einer Hinsicht als Wohltäterin des Musée national d'art moderne erwiesen hatte, betrachtete das Werk ihres Mannes nicht als Abschluß einer Epoche, als Apotheose der gesamten künstlerischen Leistung des 19. Jahrhunderts, sondern sah darin eines der Gründungswerke der Ästhetik des 20. Jahrhunderts, das am Seineufer zu einer neuen Hochphase angesetzt hatte. In ihren Memoiren ›Kandinsky und ich‹, die 1976 in deutscher Sprache erschienen sind, schöpfte sie zur Auffrischung ihres Gedächtnisses reichlich aus dem Briefwechsel zwischen Kandinsky und Grohmann. Man erfährt darin, daß die Kandinskys vor ihrer Entscheidung für Paris in Betracht gezogen hatten, sich nach Italien oder in die Schweiz abzusetzen. In Paris wurden sie durchaus nicht mit offenen Armen empfangen. Der befreundete Joan Miró notierte betrübt in seinen ›Souvenirs‹: »Ich erinnere mich auch mit Bitterkeit daran, daß die damaligen ›Meister‹ es bei seiner Ankunft in Paris höflich ablehnten, ihn zu empfangen.« Doch Nina Kandinsky trug solchen Argwohn nicht nach und schlußfolgerte schlicht: »In Frankreich, das er wegen seiner Gastfreundschaft schätzte, hat es etwas länger gedauert, bis Kandinsky Anerkennung fand. Dennoch wurde Frankreich seine dritte Heimat. In Paris ist Kandinsky als französischer Staatsbürger gestorben. Er liegt auf dem Friedhof von Neuilly begraben.« Sie selbst entschied sich mit Optimismus für einen endgültigen Verbleib in Paris.

Die Repräsentanz des Malers in den öffentlichen Sammlungen Frankreichs blieb indes bescheiden. In der Provinz war er so gut wie unbekannt: *Herunter*, ein kleines Gemälde von 1929, befand sich in der Stiftung Gildas Fardel im Musée des Beaux-Arts von Nantes, ein Aquarell in der Stiftung Geneviève und Jean Masurel für das geplante Musée de la communauté urbaine de Lille, eine Tuschzeichnung in der Sammlung Granville in Dijon, weitere im Museum von Straßburg, ein Bild aus der Pariser Epoche in der Fondation Marguerite und Aimé Maeght in Saint-Paul-de-Vence sowie das bedeutende Leinwandbild *Formes noires sur blanc* (1934) in der Sammlung der Fondation Yvonne und Christian Zervos in Vézelay. In Paris sah die Bilanz kaum besser aus. Das Musée national d'art moderne besaß zwei Werke – *La Ligne blanche* (1936, Kat.-Nr. 118) und *Komposition IX* (1936, Kat.-Nr. 117) – die auf Vorschlag von André Dézarrois, dem Konservator des Musée des Ecoles étrangères, zu Lebzeiten des Künstlers angekauft und im Musée du Jeu de Paume ausgestellt worden waren. Zwei wichtige Werke wurden auf Initiative von Jean Cassou erworben, während Bernard Dorival die Hauptwerke aus der Sammlung Nina Kandinsky 1960 bereits als Leihgabe zur Dauerausstellung in einem der Säle des Palais de Tokyo erhielt.
Nach der blendenden Kandinsky-Retrospektive, die Thomas Messer im New Yorker Guggenheim Museum organisiert hatte und die anschließend, 1963, im Palais de Tokyo zu sehen war, begrüßte Nina Kandinsky die Ausrichtung einer erneuten Kandinsky-Ausstellung, die 1966 in den Sälen des Musée national d'art moderne stattfand, mit einer ersten persönlich überreichten Schenkung, durch die das Museum eine wichtige *Improvisation* von 1910 (Kat.-Nr. 15), zwei Aquarelle von Paul Klee sowie ein Gemälde von August Macke hinzugewann. 1969 bestätigte Bernard Dorival in seiner ›Histoire de l'art‹ (Editions La Pléiade) die Anerkennung, die dieses Œuvre mittlerweile erlangt hatte: »Kandinskys Beispiel hat für die Ausbreitung der abstrakten Kunst, die in Frankreich, in den USA und auf der ganzen Welt seit dem letzten Weltkrieg zu beobachten ist, Wesentliches bewirkt. Kandinskys Ruhm, der vielleicht später eintrat als der von Matisse, ist nunmehr endgültig in der Geschichte verankert, und die Reichhaltigkeit des poetischen Universums, das er geschaffen hat, ist weltweit anerkannt.«
1975 brachte der Bau des Centre National d'Art et de Culture Georges Pompidou, durch den das Musée national d'art moderne wieder ins Herz der Stadt eingepflanzt wurde, die Pariser Kunstszene in Bewegung. Die freundschaftliche Verbindung mit Madame Claude Pompidou und die Aufmerksamkeit von Pontus Hulten ließen Nina Kandinsky den Gedanken zu einem großartigen Geschenk fassen: Sie stiftete (unter Vorbehalt des Nießbrauchs, auf den sie alsbald verzichtete) 15 Gemälde und 15 Aquarelle aus allen Werkphasen Kandinskys. Die Urkunde über Nina Kandinskys dem Centre Georges Pompidou zugedachte Schenkung an den französischen Staat wurde 1976 von Robert Bordaz als dem Präsidenten des Centre unterzeichnet. Im selben Jahr nahm der Ankaufsausschuß bei seiner Sitzung vom 30. Januar die persönliche Schenkung der fünf Entwürfe einer Wandmalerei an, die Kandinsky 1922 für die Eingangshalle der Berliner ›Juryfreien‹ geschaffen hatte, während die Werkstatt Jean Vidal diese Dekoration im Ehrensaal des neuen Museums originalgetreu rekonstruierte.
Der Erfolg der Ausstellungen ›Kandinsky, trente tableaux des Musées soviétiques‹ und ›Paris–Moskau‹ bewog Nina Kandinsky, sich endgültig für die neue Pariser Institution zu entscheiden. Im Laufe eines von Madame Pompidou ausgerichteten Diners überreichte sie Pontus Hulten am 6. Dezember 1979 einen Brief, in dem sie ihren Entschluß mitteilte, daß sämtliche Werke Kandinskys und alles aus ihrem Besitz, das unmittelbar oder mittelbar die

Laufbahn ihres Mannes betroffen hatte, einen Fonds Kandinsky im Musée national d'art moderne begründen sollten. Gleichzeitig rief sie einen Verein, die Société Kandinsky, ins Leben, der die Sicherung und Förderung von Kandinskys Werk und Gedächtnis zur Aufgabe hatte. Diese Verfügungen wurden erneut in einem Testament mit Datum vom 12. Januar 1980 aufgeführt, das Nina Kandinsky ihrem Freund Karl Flinker anvertraute.
Dann ereignete sich der tragische Tod Nina Kandinskys am 2. September 1980 in Gstaad. Am 23. September gelangte auf Beschluß des Landgerichts von Nanterre das Centre National d'Art et de Culture Georges Pompidou in den Besitz des ihm zugesprochenen Privatlegats. Die Annahme des Legats für das Centre Georges Pompidou wurde am 8. Oktober 1981 durch den amtierenden Präsidenten Jean-Claude Groshens unterzeichnet.

Der Fonds Kandinsky umfaßt demnach einzelne Ankäufe des Museums, eine persönlich überreichte Schenkung von 1966 und eine Stiftung von 1976, auf die das Legat folgte: 98 Gemälde insgesamt. Darunter sind einige Schlüsselwerke wie *Mit dem schwarzen Bogen* (1912, Kat.-Nr. 27) und *Dans le Gris* (1919, Kat.-Nr. 66) sowie Bilder von erstrangiger Bedeutung wie *Impression V (Park)* (1911, Kat.-Nr. 17), *Bild mit rotem Fleck* (1914, Kat.-Nr. 35), *Gelb–Rot–Blau* (1925, Kat.-Nr. 91), *Trente* (1937), *Bleu de ciel* (1940, Kat.-Nr. 123) und *Accord réciproque* (1942, Kat.-Nr. 127). Freilich begegnet man dabei, wie in jedem Atelierbestand, auch weniger attraktiven Werken, die jedoch die Kohärenz des Œuvres bekräftigen, indem sie die Entwicklungsstufen des Künstlers dokumentieren.
Außerdem findet man unerwartete Werkgruppen: zahlreiche Holzschnitte aus der Periode der ›Tendances Nouvelles‹ und ›Über das Geistige in der Kunst‹, einige Linotypien, Kupferplatten aus der russischen Periode als Zeugnisse bestimmter künstlerischer Anliegen, die Kandinsky noch nicht ganz abgestreift hatte, sowie kleine Landschaften, die er an Ort und Stelle mit dem Aquarellierkasten skizziert hatte. Einige davon klebten aneinander und wurden von dem Restaurator Aloïs Bec de Lièvre gelöst, der auf diese Weise neun völlig unbekannte Arbeiten wiederherstellen konnte. Über den ersten Parisaufenthalt des Künstlers und über seine Kontakte zu Alexis Mérodack-Jeaneau (1873–1919) und der Zeitschrift ›Tendances Nouvelles‹ wissen wir so gut wie nichts, mit Ausnahme des bezeichnenden Umstands, daß der Künstler selber sich daran nicht mehr erinnern mochte.
›Les Tendances Nouvelles‹ erschienen zwischen 1904 und 1914 in 63 Ausgaben. Kandinskys russischer Reiter illustrierte den Umschlag der Nummer 26, Weihnachten 1906, gefolgt von der ungeordneten Veröffentlichung 33 weiterer Holzschnitte und dem Aufsatz von Gérôme-Maèsse [Mérodack-Jeaneau], ›Kandinsky, la gravure sur bois, l'illustration‹. Kandinsky hatte, wahrscheinlich gegen Bezahlung, an den Gruppenausstellungen im Juni 1904 im Lokal der ›Tendances Nouvelles‹, 20 rue Le Pelletier, teilgenommen. Am 10. November 1914 wurde er zum ›Sociétaire‹ des Salon d'Automne gewählt. Aus seinen Besuchen auf diesem Salon zog Kandinsky in einem Brief an Dézarrois vom 31. Juli 1937 nur ein Argument: »Meine Form und der Kubismus können als zwei voneinander unabhängige Linien angesehen werden, die beide den Urschock durch Cézanne und später durch den Fauvismus erfahren haben. Ganz besonders nahm mich 1905 oder 1906 die Malerei von Matisse ein. Ich erinnere mich noch sehr lebhaft an eine Karaffe mit ihrem Korken, der von seiner normalen Stelle, das heißt vom Karaffenhals, recht weit entfernt gemalt war. Die natürlichen Verhältnisse waren auf diesem Bild zerstört.« Kandinskys eigene Beiträge hatten die Besucher lediglich durch ihre Exzentrität beeindruckt:

siehe etwa Louis Vauxcelles' Rezension im ›Gil Blas‹ vom 19. November 1906: »(...) die gouachierten Vignetten von M. Kandinsky verraten vielleicht vom Ansatz her allzusehr das Verfahren der Vereinfachung; etwas schockierend wirkt darüber hinaus der Kontrast zwischen diesen kindlichen Illustrationen und dem opaken Hintergrund, vor dem sie sich abzeichnen.« *Das bunte Leben*, die große Tempera, die Kandinsky in Sèvres gemalt hatte, wurde zusammen mit seinen 109 Ölskizzen, Aquarellen und Druckgraphiken auf einer rund zwölf Meter langen Stellwand im großen Saal des Musée du Peuple in Angers gezeigt. Die Vernissage fand am 11. Mai 1907 statt.
Dieser erste Aufenthalt wies bereits Aspekte auf, die auch den zweiten kennzeichneten, die Einflüsse aus dem geistigen Umfeld Rußlands. In Sèvres erhielt Kandinsky Besuch von seinem betagten Vater und von Lélia, einem seiner Halbbrüder, dem noch lebenden Benjamin: der Jüngstgeborene war an Tuberkulose gestorben, der Älteste war 1905 im Russisch-Japanischen Krieg gefallen und hinterließ seine Frau Choura und seinen damals dreijährigen Sohn Lulenka, Alexander Kojevnikow (1902–1968), heute bekannter unter dem Namen Alexandre Kojève. Allerdings hat Kandinsky sich dazu, wie über die Zeit seines ersten Paris-Aufenthaltes überhaupt, nie wieder geäußert. Von diesem Recht, den Zustand der Unentschlossenheit und die nachteiligen Beziehungen Basile Kandinskys aus seiner Vergangenheit zu streichen, machte Wassily Kandinsky im Laufe seines Lebens mehrfach Gebrauch. So erwähnte er auch nie wieder die Serie der kleinen Landschaften in Öl, die er 1917 in Achtyrka malte (dazu ist freilich anzumerken, daß keines dieser Bilder signiert war), oder die Folge kleiner ovaler Kompositionen, die Kandinsky zum russischen Osterfest seiner Frau schenkte: *Message intime* (1925, Kat.-Nr. 87), *Sans titre* (1925), *Chuchoté* (1926, Kat.-Nr. 88), *Œuf de Pâques* (1926). Alles dies sind sehr persönliche Werke, die sich in die reguläre Produktion des Künstlers schwer einordnen lassen.
Von größtem Interesse im Pariser Fonds Kandinsky ist eine umfangreiche Sammlung von Arbeiten auf Papier, 116 Aquarelle, Gouachen und Temperas. Dabei sind allerdings die bekanntesten zugleich die problematischsten: das legendäre sogenannte ›abstrakte‹ Aquarell von 1910 (Kat.-Nr. 33), aber auch *Dans le cercle* (1911, Kat.-Nr. 25), *Einfach* (1916) und *Promenade* (1920, Kat.-Nr. 68). Viele der 510 Zeichnungen in verschiedenen Techniken datieren aus den frühesten Perioden, von 1910, 1911 oder 1913, und werfen trotz ihres Tuschemonogramms einige Fragen auf. Woher stammen sie? Hat Gabriele Münter sie 1926 zusammen mit Kandinskys altem Fahrrad zurückerstattet, oder hat der Künstler sie nachgestaltet, weil er in der ihm gewidmeten Nummer der belgischen Zeitschrift ›Sélection‹ vom Juli 1933 einen vollständigen Überblick über die Spannweite seines graphischen Schaffens geben wollte? Erst eine Analyse der Papiere und der Tinte wird diese Frage klären. Zur Entlastung des Künstlers sei gesagt, daß er Gründe gehabt hätte, zu einem solchen Notbehelf zu greifen: Er hatte soeben durch die Verhärtung der sowjetischen Politik gegenüber Bürgern, die ihre Rückkehr in die Heimat hinausschoben, einen nicht unerheblichen Teil seines Werks verloren; darunter die Werke *Komposition VI* und *Komposition VII*.

Den Großteil des Fonds Kandinsky bilden allerdings undatierte und unsignierte Bleistiftskizzen, die die in München aufbewahrten Serien fortführen. Schmuckstück ist sicherlich die Serie von 54 Zeichnungen und 22 Aquarellen aus der Moskauer Periode (1915–1921), deren Qualität außer Frage steht und die entgegen den Auffassungen, die Kandinskys Biograph Will Grohmann äußert, beweisen dürften, daß der Künstler weiterhin bemerkenswerte Arbeit auf

Papier geleistet hat. Ferner enthält der Fonds neun Skizzenblöcke sowie die sechs Schulhefte, die unter der Bezeichnung »Hauskatalog« oder »Register« bekannt sind und in denen der Künstler gewissenhaft über seine Produktion Buch führte. Auch die Radierungen sind gut vertreten.

So wie er beschaffen ist, weist der Pariser Fonds Kandinsky nicht die harmonische Kohärenz auf, die den Besucher der Gabriele Münter Stiftung im Münchner Lenbachhaus verblüffte, als diese gewichtige Sammlung am 18. Februar 1957 erstmals der Öffentlichkeit gezeigt wurde. Auch kann er sich nicht mit der Auswahl des New Yorker Guggenheim Museums messen. Aber er bringt dem Centre Georges Pompidou eine Dokumentation über das Bauhaus in Weimar, Dessau und Berlin, die es fraglos zu einem Partner für das Bauhaus-Archiv des Berliner Museums für Gestaltung werden läßt. Der Fonds enthält ja immerhin 229 Zeichnungen und Skizzen, an denen sich die tägliche Arbeit des Künstlers seit seiner Ankunft in Paris 1933 bis zu seinem Tod 1944 nachvollziehen läßt. Freilich schuf Kandinsky diese kleinen Rasterzeichnungen, auf denen in russischer Sprache Farbangaben eingetragen sind, nicht für die Öffentlichkeit. Jedoch haben weder er noch seine Witwe den Beschluß gefaßt, diese Arbeitsnotizen zu vernichten.

Dieser dokumentarische Fonds hat es den Spezialisten Hans Konrad Roethel, Jean K. Benjamin und schließlich Vivian Endicott Barnett ermöglicht, mit aller Gewähr die verschiedenen Werkverzeichnisse zu Ende zu führen, die 1966 bei den Glasmalereien begannen und dann schrittweise die Graphiken, die Gemälde, die Aquarelle und Gouachen verzeichnet haben. Derzeit stellt Vivian Endicott Barnett das Material für das letzte Konvolut der Werkverzeichnisse zusammen, das die Zeichnungen enthalten wird.

Hinzu kommen das Archiv, eine bescheidene, aber reichlich mit in Frankreich unauffindbaren Werken versehene Bibliothek und vor allem eine »Privatsammlung«, die für das Musée national d'art moderne, in dem die deutschen und russischen Künstler noch immer bedauerlich unterrepräsentiert sind, ein Geschenk des Himmels war. Aus der fernen Periode des *Blauen Reiter* stammen zwei kleine Bilder des Zöllners Rousseau, ein Girieud, mehrere Bilder von Gontscharowa, eines von Larionow und ein wunderschöner Bauernkopf von Malewitsch. Aus Kandinskys Freundschaften und seiner Unterrichtstätigkeit am Bauhaus sind eine bemerkenswerte signierte Klee-Serie erhalten, einige Arbeiten von Lyonel Feininger, Gouachen und Graphiken von Albers sowie eine Collage von Schwitters. Von seinen frühen Pariser Aufenthalten hat der Künstler praktisch nichts aufbewahrt.

Der Katalog der Sammlung erschien 1984. Seither wurden dem Fonds 1994 Aquarelle aus der früheren Sammlung Karl Flinker überschrieben, und er dürfte in absehbarer Zeit ein Aquarell von 1915 aus der früheren Sammlung Kojève erhalten. Das Archiv ist um ein mit den Münchener Jahren verbundenes Dossier des Malers Pierre Paul Girieud sowie um Korrespondenzen Kandinskys mit Zervos, dem Herausgeber der ›Cahiers d'Art‹, reicher geworden. Doch konnte der Fonds einige Handschriften Kandinskys nicht zurückerlangen, die von einem Verleger entliehen und in zwei aufeinanderfolgenden Operationen heimlich ins Getty Museum verbracht worden waren.

Der Archivbestand ist immer noch in Aufbereitung. Mehrere Korrespondenzen wurden bereits herausgegeben. 1992 erschien, von mir besorgt, die Korrespondenz Kandinsky – Zervos – Kojève und 1998, besorgt von Jessica Boissel, der Briefwechsel Kandinsky – Albers. Merken wir

auch an, daß Annick Lionel-Marie kürzlich einen Teil des fotografischen Fundus im Katalog der ›Collections de photographies du Musée national d'art moderne, photographies 1905–1948‹, Centre Georges Pompidou 1996, ediert hat. Darin finden sich die fotografischen Werke von Hannes Beckmann, Joseph Breitenbach, Rolf Cavaël, Alfred Ehrhardt, Hugo Erfurth, Florence Henry, Lotte Johanna Jacobi, Boris Lipnitzki, Man Ray, Lucia Moholy, Walter A. Peterhans, Elfriede Reichelt, Rogi André, Charlotte Rudolph, Xanti Schawinsky, Hinnerk Scheper.
Die Bestandsaufnahme der Materialien, Instrumente und Utensilien des Künstlers, so wie sie in das Magazin des Museums überführt worden sind, hat Benoît Dagron vorgenommen; sie wird in naher Zukunft in ›Techne‹, der Zeitschrift des Laboratoire des Musées de France, veröffentlicht werden.

II Kandinskys Atelier

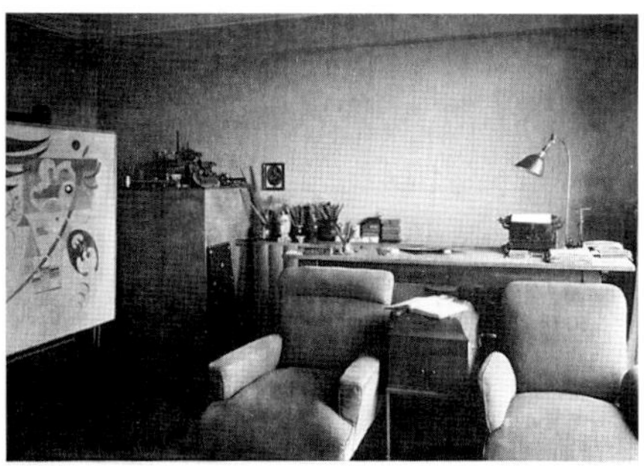

Kandinskys Atelier in Neuilly-sur-Seine, 1944

In Neuilly-sur-Seine erinnert eine kleine Marmorplatte an der Eingangstür von Hausnummer 135 des Boulevard du Général Kœnig, Maréchal de France, daran, daß in diesem Gebäude eine der Ausnahmepersönlichkeiten der Geschichte der modernen Malerei Unterkunft gefunden hatte: »Hier lebte und arbeitete der Maler Wassily Kandinsky 1866–1944«. Knapper ist eine Inschrift schwerlich zu formulieren. Der Zusatz »und arbeitete« erhält Sinn angesichts der Stattlichkeit des Bauwerks, das der Architekt Faure du Jarric im Stil der Dreißiger für die Caisse des Dépôts et Consignation konstruiert hatte. Es handelt sich um einen großen Wohnriegel, dessen einzige pittoreske Markanz darin bestand, unmittelbar am Ufer der Seine gelegen zu sein, wie die Anschrift dies seinerzeit unverkennbar kundtat: 135 avenue de la Seine. Der Wohnblock befand sich am Rande des Bois de Boulogne, zum Parc de Bagatelle hin, ein paar Minuten von der Pont de Puteaux entfernt, also ziemlich weit weg vom Zentrum von Neuilly und von den Stationen der öffentlichen Verkehrsmittel. Der Bau war mit modernem Komfort ausgestattet: Strom, Zentralheizung, Aufzug, Telefon, hatte demnach wenig gemein mit der Kargheit der meisten Pariser Künstlerateliers. Es war ein stilles, isoliertes Gebäude, in dem eine gewisse Anzahl nicht ganz mittelloser Ausländer sich häuslich niedergelassen hatte, was Kandinsky zu der Bemerkung veranlaßte, er lebe im Turm zu Babel, sei darin aber der einzige Maler. Das »und arbeitete« auf der Gedächtnistafel ist also weniger überflüssig, als es beim ersten Lesen scheinen mag. Zu seiner vollständigen Information wird der interessierte Besucher den Büchern entnehmen müssen, daß die Kandinskys auf der sechsten Etage wohnten und der Maler dort lediglich elf Jahre arbeitete, zwischen Dezember 1933 und Dezember 1944.
Innerhalb der den Mietern angebotenen Auswahl an Wohnungen war die von Kandinsky angemietete eher bescheiden: drei Zimmer in einer Reihe, an denen sich ein auf die Seineböschung hinausreichender Balkon entlangzog. Ein kleines Zimmer, ein Naßraum und eine Küche lagen zur Hinterfassade. Das Ganze war durch einen langen Flur verbunden, der auch als Garderobe diente.
Auf diesen Ort gekommen waren die Kandinskys durch einen Hinweis von Marcel Duchamp, der sich mit seinen Brüdern ein Atelier in Puteaux teilte. Zervos hielt sich zu dieser Zeit mit seiner Frau in Griechenland auf; seine Rückkehr zog sich hin, und die Kandinskys, die auf ihn

zählten, um die Verwaltungsformalitäten des Umzugs nach Paris zu klären, erwarteten ihn vergebens in einem Hotel, rue des Saints-Pères, nahe dem Sitz der Zeitschrift ›Cahiers d'Art‹, 14 rue du Dragon. Am 16. Dezember zogen sie in Berlin aus und kamen am 21. Dezember in Paris an. Am 2. Januar 1934 bezogen sie die Räumlichkeiten, in denen der Putz noch nicht ganz trocken war.
Kandinsky funktionierte das größte Zimmer, den Salon in Eingangsnähe, zum Atelier um, verschloß die Flügeltüren zu einem kleineren angrenzenden Salon, der normalerweise als Eßzimmer hätte dienen sollen, und verlegte das besagte Eßzimmer in den hintersten Raum. Alles dies wäre nicht weiter von Interesse, wenn es nicht unmittelbar darauf aufmerksam machte, in welcher ›Abgeschottetheit‹ der Maler sich anschickte, seine Berufsausübung wieder aufzunehmen. Das Verschwinden dieses falschen Ateliers ist überhaupt nicht zu bedauern; es war in keiner Weise ein Ort des Gedächtnisses und eignete sich nicht für eine Rekonstruktion wie das Atelier des Bildhauers Brancusi oder gar die Ateliers von Mondrian in Paris oder in New York. Kandinskys Atelier war nichts weiter als ein Arbeitsplatz; er hat praktisch nichts für diesen Raum gemalt und hat ihn auch nie wirklich in seinen Bildern thematisiert.

Viel aufschlußreicher für die Motivationen des Künstlers ist die unmittelbare Nachbarschaft dieses Arbeitsraums zur Seine und den Inseln, die sich unten entlangzogen. Denn an ebendiesem Seineufer und wiederum im Wohngebiet des Pariser Westens hatte sich ja Kandinsky im Juni 1906 mit Gabriele Münter bei seinem ersten Aufenthalt in Sèvres niedergelassen.
Die erhöhte Raumlage läßt auch an die Beobachtungsstation denken, mit der Kandinsky sein Atelier im obersten Geschoß eines Moskauer Mietshauses im Schnittpunkt der Straßen Dolgy und Trety Neopalimosky 1913 hatte krönen wollen. Was die moderne Bauart des Gebäudes betrifft, so war diese zwar stilistisch eher nichtssagend, erinnerte ihn aber dennoch an die strengen rechteckigen Volumen des Meisterhauses innerhalb des Bauhaus-Komplexes in Dessau oder an die von Henning gebaute Villa in einem der Außenbezirke Berlins, aus der die Kandinskys gerade ausgezogen waren.
Es war die Aussicht aus den großen Fensterflächen, die Kandinsky dazu veranlaßt hatte, sich bei geschlossenen Türen in diesen ätherischen Raum zwischen Luft und Wasser zurückzuziehen. Lichtfluten erwärmten die Mauern. Der Blick folgte dem wechselvollen Schauspiel der Wolken, die vom Wind gejagt und vom Rauch aus den Fabrikschornsteinen der industriereichen Stadt durchzogen wurden. Am 3. Dezember 1937 schrieb Kandinsky an Grohmann: »Ich sehe eben durch mein Atelierfenster, das Sie ja jetzt kennen, eine unbeschreiblich schöne Beleuchtung – ›graue‹ Harmonien mit weichen, aber stark klingenden farbigen Akzenten. Nein, hier ist das Licht tatsächlich phantastisch schön.« Unter der Überschrift »Toile vide, etc.« kommt er in einem Artikel für die ›Cahiers d'Art‹ abermals auf dieses Fenster zu sprechen: »Ich sehe aus meinem Fenster. Manche kalte Fabrikschornsteine stehen schweigend da. Sie sind unbiegsam. Ganz plötzlich steigt aus einem der Schornsteine der Rauch. Der Wind biegt ihn, und er ändert jeden Augenblick seine Farbe. Die ganze Welt hat sich verändert.«

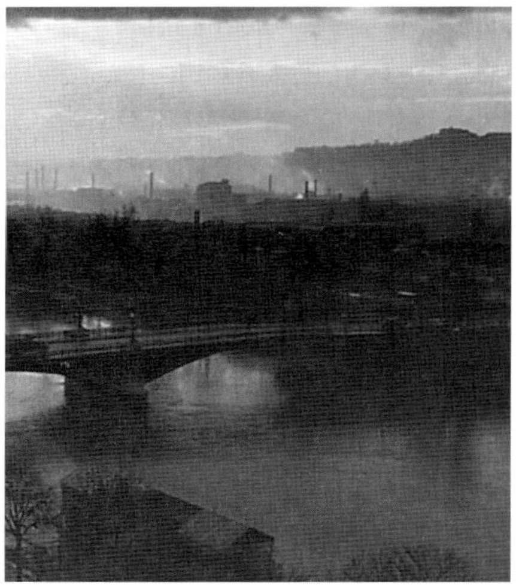

Blick aus Kandinskys Atelier in Neuilly auf das Seineufer, fotografiert von Joseph Breitenbach, 1938

Nach Kandinskys Tod war das Atelier halb Bilder- und Bücherlager, halb Gedenkstätte geworden: Alles in allem wirkte es recht eingestaubt. Das Atelier war zwar einigermaßen geräumig, aber keineswegs weitläufig, die Decke niedrig. Dies beschränkte das Format der Leinwände, die der Maler auf drei Staffeleien aufbaute. Wenn er ein großes Format in Angriff nahm, mußte er es quergestellt bearbeiten. Darüber hinaus dürfte ihm der mangelnde

Abstand zu schaffen gemacht haben. Den Mauern haftete etwas Unpersönliches und Mechanisches an. Folglich mußte er gegen sie ankämpfen, mußte sich bemühen, sie von seiner Leinwand fernzuhalten. Er beließ sie in ihrer kahlen Geometrie, um seine »Courbes dominantes« hervortreten zu lassen. Denn mit dem Umgebungswechsel änderte Kandinsky tiefgreifend seine Handschrift, seinen Stil, und erneuerte seine Themen.
Das Atelier brachte rasch einen eigenen Klang, Bedürfnisse, Wünsche, Ideen, Farblichkeiten mit sich. Jedenfalls läßt uns dies die Aufstellung der Möbel ahnen, zu sehen auf den wenigen Fotografien, die zu Kandinskys Lebzeiten gemacht wurden, bevor das Atelier zu einem entseelten Ort wurde.
Gleich rechts vom Eingang standen Regale, bestückt mit Glastöpfen für Pigmentpulver und Mörsern, in denen seit langem keine Farben mehr gestoßen worden waren. Oben befanden sich weitere Glasbehälter mit Schnurresten, Farbstiften usw.: Wiederverwertung, wie sie unter der Besatzung jedermann betrieb, um eventuellen Materialknappheiten zu begegnen. Die zwei Hinterglasmalereien Kandinskys aus der Münchner Zeit gaben diesem wenig brauchbaren Winkel des Ateliers endgültig das Gepräge jener »roten Ecke«, jener Ikone oder jenes Talismans, vor dem Kandinsky sich dem Fotografen Lipnitzki stellte.

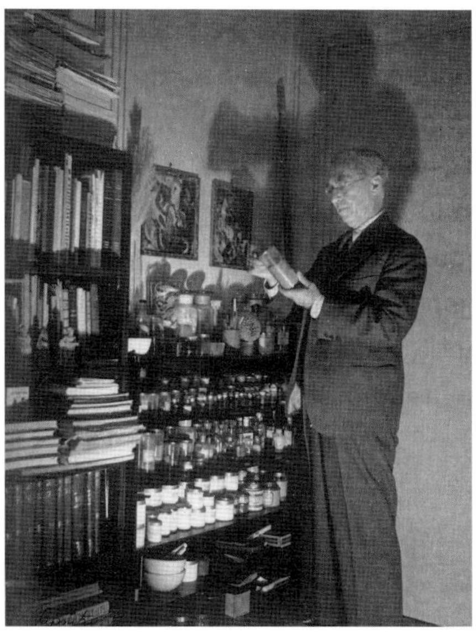

Kandinsky in seinem Atelier in Neuilly-sur-Seine, 1938

Zum Fenster hin wurde ein weiteres Eck des Raums von stilistisch belanglosen Wandborden eingenommen, in die Kandinsky seine unterdessen von außen etwas verblichenen Kunstbücher, Kataloge und ähnliches einsortierte.
Die dritte Ecke wurde zum Schreiben genutzt. Eine hoch aufgebockte, sehr langgestreckte, ungewachste und ungestrichene Arbeitsplatte diente als Zeichentisch und als Schreibtisch, wie die imposante Schreibmaschine anzeigte. Der groben Machart dieses auf schiere Funktionalität reduzierten Möbelstücks kam nur noch der Kartenschrank gleich, der die verbleibende Ecke einnahm. Dorthin räumte Kandinsky seine Papiere, und dort stapelte Nina nach ihm Briefe, Fotografien, Hunderte von Zeichnungen und Skizzen und die Hefte des Registers. In meiner Erinnerung trugen beide Möbelstücke alle Merkmale des kargen Bauhaus-Mobiliars aus der Zeit von Hannes Meyer. Sie wurden nicht notariell im Inventar verzeichnet und konnten daher dem Musée national d'art moderne leider nicht zugesprochen werden.
Die übrige Atelierfläche war mit Sesseln möbliert. Entlang den Wänden standen stapelweise übriggebliebene, unvollendete oder unverkaufte Bilder, die nur dann umgedreht wurden, wenn sich ein potentieller Käufer angekündigt hatte. Denn die Staffeleien dienten von Fall zu Fall auch der Szenographie des Verkaufs. Kandinsky hatte keinen Händler. Er konnte nicht mehr, wie früher, von den Einkünften aus seinem Vermögen leben. Er verfügte über eine bescheidene Professorenrente und mußte sich persönlich die ganzen Unannehmlichkeiten häuslichen Verhandelns zumuten.
Auf dem grauen Marmorkamin trugen russische Schmuckfiguren im Stil der Volkskunst und Garben trockener Pinsel ein Übriges dazu bei, in dem improvisierten Atelier ein gewisses Klima zu schaffen. Nina Kandinsky führte in ihren Memoiren aus: »Außer diesen [Ikonen] wünschte er an seinen Atelierwänden nichts zu zeigen, schon gar nicht eigene Bilder; nichts sollte ihn von der Arbeit ablenken, und freie Wände konnten seine Konzentration nicht beeinträchtigen.« Die in gebrochenem Weiß gestrichenen Wände waren stark angegraut.
Das Atelier grenzte an den Salon. Der Bücherschrank enthielt russische Romane, die Anfang des Jahrhunderts erschienen waren; darauf stand eine aus München mitgebrachte Holzstatue des hl. Martin. In einem Schrank des Salons verbarg sich ein Stapel ›Cahiers d'Art‹-Ausgaben,

wobei sich nicht mehr feststellen läßt, ob dafür der Maler selbst oder, nach dem Zerwürfnis mit Zervos, seine Witwe verantwortlich war. Der Salon war mit bunt zusammengewürfelten Möbeln bestückt, die erkennen ließen, wie wenig die Kandinskys sich für Fragen der Möblierung interessierten – und schon gar nicht für solche des Designs, würde man annehmen, doch zur Ausstattung des winzigen Eßzimmers gehörten der weißlackierte Tisch und die sechs Stühle mit schwarzen Kreiselementen, die Marcel Breuer 1926 im Auftrag der Kandinskys gefertigt hatte, als es darum ging, die Dessauer Häuser der Bauhaus-Lehrer in der Burgkühnauer Allee zu möblieren. Kandinsky hatte die Wände nun in Rosa und Schwarz gestrichen, um dem Ensemble einen Rahmen zu geben, der seinem ursprünglichen Wirkungszusammenhang entsprach. In diesem erstaunlichen Raum empfing Kandinsky nachmittags seine Gäste zum Tee. Bilder von Kandinsky, kleine Formate zumeist, schmückten die Wände des Salons und des Eßzimmers. Diejenigen, die 1980 noch dort hingen, wurden 1988 dem Musée des Beaux-Arts von Nantes übergeben und bilden dort ein außergewöhnliches Kabinett.
Zu der Wohnung gehörte auch ein Keller, wo Kandinsky seine Unterrichtsnotizen in einem großen Koffer aufbewahrte. Während des Krieges benutzten die Kandinskys bei Bombenalarm ihren Keller als Luftschutzraum, den sie mit Sesseln und einem großen Teppich versehen hatten. Zu unbekannten Zeitpunkten wurde der Keller vom Hochwasser der Seine überflutet, das auch den Inhalt des Koffers durchnäßte und das Bauhaus-Material unter dem wassergetränkten Teppich schwer beschädigte.
Als im strengen Winter von 1941 die Zentralheizung ausfiel, konnte das Atelier nicht mehr benutzt werden. Um Abhilfe zu schaffen, blieb den Kandinskys nichts anderes übrig, als das zu kaufen, was Seele und Hindernis eines jeden Pariser Malerateliers gewesen war: einen Ofen. Am 20. November 1941 teilte Kandinsky Bruguière mit: »Wir haben einen Ofen für mein Atelier bestellt, aber er läßt auf sich warten. Ich werde mich noch etwa zehn Tage in Geduld fassen, und solange kann ich nur Zeichnungen machen.« Am 31. Dezember setzte er fröhlich hinzu: »Wir werden Silvester zu zweit in meinem Atelier am Ofen verbringen, der jetzt endlich seit einer guten Woche installiert ist« (siehe auch S. 191).
Über Kandinskys Atelierpraxis fehlt es uns an Berichten. In einem Gespräch, das er am Sonntag, dem 28. Juli 1935 der kompromittierenden italienischen Tageszeitung ›Il Lavoro Fascista‹ gewährte, erklärte Kandinsky, seinen Pigmenten seit kurzem wie Braque und Picasso Sand und Pulver zuzusetzen: »Aber reden wir nicht länger von Büchern und Theorien auf Papier. Sie haben doch meine Ausstellung gesehen? Sie erinnern sich, daß ich in den Räumen der ›Cahiers d'Art‹ 10 Gemälde jüngsten Datums, 25 ebenfalls neue Gouachen und Aquarelle sowie 28 Zeichnungen aus der Periode von 1910 bis 1934 zusammengestellt habe. Bei den meisten Kompositionen auf Leinwand habe ich mehr oder minder ausgedehnt von der Sandtechnik Gebrauch gemacht, doch pflege ich im allgemeinen nicht so sehr zu unterscheiden zwischen den traditionellen Ölgemälden, Gouachen, Tempera, Aquarellen, und auch heute noch benutze ich die verschiedenen Verfahren der Ausführung oftmals in ein und demselben Werk. Die Hauptsache ist für mich, daß ich klar sagen kann, was ich möchte: *meinen Traum erzählen*. In der Technik und in der Form überhaupt sehe ich nichts weiter als Instrumente des Ausdrucks, und im übrigen haben meine Erzählungen keinen narrativen oder geschichtlichen Charakter, sondern sind rein malerischer Natur.« 1949 schilderte Nina Kandinsky Henri-Pierre Roché, wie ihr Mann vorzugehen pflegte: »Wenn Kandinsky ein Werk lange genug in sich getragen hatte, ging er daran, in verschließbaren Näpfchen sorgfältig die Welt der Farben zu

bereiten, aus denen es gebildet werden sollte, alles im vorhinein, mit seinen neuen, niemals wiederholten Skalen. Und sobald das Werk fertig war, schüttete er, ohne eine Möglichkeit der Retusche zu wahren, den gesamten Inhalt der Näpfe weg.«

III Der Pariser Teil von Kandinskys Schaffen

Kandinsky machte sich in Paris unverzüglich wieder an die Arbeit und nahm einen neuen Zyklus in Angriff: Dies nannte man nach seinem Tod die Pariser Periode. In der Tat bleibt es schwierig, sich den chronologischen Unterteilungen zu entziehen, die auf seinen Biographen Will Grohmann zurückgehen. Dieser unterschied in dem Bestreben, dem Werk eine – wenn auch etwas gewollte – Einheitlichkeit zu verleihen, folgende Epochen und Unterepochen im Schaffen des Künstlers: 1900–1907 Ausbildung und Reisen; 1908–1914 München-Murnau, die sogenannte »geniale« Periode; 1915–1921 das Moskauer »Intermezzo«; 1922–1933 Lehre am Bauhaus; 1934–1944 die »Pariser Periode« – eine praktische Bezeichnung, die freilich das Exil und die erzwungene Seßhaftigkeit eines Künstlers verschleiert, dessen wahre Natur das Nomadentum war.

Um die Geschichte von Kandinskys letzten Jahren zu schreiben, wären mit Blick auf ein äußeres Ereignis – Zweiter Weltkrieg – und mit Blick auf die Beeinträchtigungen durch das Alter drei Phasen zu unterscheiden: von 1934 bis 1940 nimmt Kandinsky aktiv am internationalen künstlerischen Leben teil; von 1940 bis 1942 lebt er isoliert, führt indes die formale Erneuerung fort, die er seit seiner Niederlassung in Paris unternommen hat, und malt nach wie vor große Bilder; von 1942 bis 1944 zieht er sich in eine vorsichtige Klausur zurück.

In dem Maße, wie die von Nina Kandinsky nachgelassenen Archive, welche weder Grohmann noch Roethel hatten nutzen können, geordnet und zusammengestellt wurden, konnten den Forschern neue Quellen aus dieser Periode zur Verfügung gestellt werden. Kandinskys an Bruguière gerichtete Korrespondenz, 25 über die Kriegsjahre verteilte Briefe, war lange Zeit vollkommen unbekannt. Hinzu kamen, als dokumentarischer Kernbestand für die Kandinsky-Historiographie und für das Verständnis der dreißiger Jahre ganz allgemein, die Briefwechsel Kandinsky – Zervos und Kandinsky – Kojève, außerdem der Briefwechsel Kandinsky – Albers in deutscher Sprache. So konnte Georgia Illetschko in dem Buch ›Kandinsky und Paris. Die Geschichte einer Beziehung‹, (Prestel Verlag) München und New York 1997, den deutschen Lesern eine ausgezeichnete Synthese dieser Periode vorlegen.

Im Lauf der elf Jahre, die Kandinsky in Neuilly-sur-Seine verbrachte, entstanden 44 Gemälde, 208 Aquarelle und Gouachen, zahlreiche Tusch- und Bleistiftzeichnungen und ein paar vereinzelte Stiche. Die Aufspaltung in Hauptwerke – die Leinwände – und Nebenarbeiten – die Aquarelle und andere Arbeiten auf Papier – läßt sich aus der Logik des Marktes erklären. Kandinsky stand am Ende seiner Laufbahn und verlangte für seine Gemälde gehobene Preise. Seine Gouachen und Aquarelle waren dazu da, eine bescheidenere Klientel zufriedenzustellen. 1934 malte er deren sehr viele, so als habe es ihm einige Schwierigkeiten bereitet, sich an seinen neuen Raum zu gewöhnen. 1940 malte er mehr als 60 und gab ihnen nicht einmal mehr

Titel: Sein Atelier war geräumt worden, und er erlebte die Bedrängnis des zeitweiligen Exodus in Cauterets und der Okkupation in Neuilly. Abgeschnitten von Amerika und von der Schweiz, den Ländern, die ihm die tägliche Existenz sicherten – Hilla Rebay, Galka Scheyer, Karl Nierendorf und I. B. Neumann hatten ihm regelmäßig Leinwandbilder und Aquarelle abgekauft –, akzeptierte es Kandinsky, neben anderen Behelfserwerben kolorierte Zeichnungen für Stoffe anzufertigen, die Jean Bauret von der Société industrielle de la Lys druckte. Als Ausweg aus der Materialknappheit und auch, weil es ihm leichter fiel, sich über seine Arbeitsfläche zu beugen, als an der Staffelei zu stehen, hatte Kandinsky aus seinen Vorräten einen Stoß Fotokarton vom Anfang des Jahrhunderts hervorgeholt, von dessen angenehmer Festigkeit er seit 1942 für seine Kompositionen Gebrauch machte.

Kandinsky war so naiv zu glauben, daß Hitler den Rückhalt in der Bevölkerung verlieren und von den Massen gestürzt werden könnte. Dies erklärt auch seine abwartende Haltung, seinen Wunsch, in der unmittelbaren Nähe Deutschlands Zuflucht zu finden und nur vorläufig nach Neuilly-sur-Seine zu ziehen. Tatsächlich hielt er noch 1935 seine Rückkehr für möglich und unternahm nichts, was ihn hätte kompromittieren können. Er beauftragte Kojève, der auf Besuch in Berlin war, jedermann, der es hören wollte, auszurichten: »Wiewohl ich bereits vor dem Krieg [1914–1918] meinen ständigen Wohnsitz in Deutschland hatte, habe ich immer auch Reisen ins Ausland unternommen, wo ich einmal über vier Jahre ohne Unterbrechung geblieben bin (Frankreich, Belgien, Tunesien, Italien). Demgemäß hat meine schon fast zweijährige Abwesenheit nichts mit politischen, sondern ausschließlich mit künstlerischen Gründen zu tun.«

Die Umwälzungen, die sich von 1917 bis 1921 in Rußland zutrugen, hatten ihn tief verbittert und ihn in eine antikommunistische Haltung verfallen lassen. Um Hab und Gut gebracht und nach dem Verlust seines einzigen Kindes, war Kandinsky nicht danach zumute, von diesen schmerzlichen Zeiten zu reden. In die Notwendigkeit, seine Leiden zu verbergen, schickte er sich mit Eleganz, doch gereichte ihm diese Haltung zum unmittelbaren Nachteil in den Surrealistenkreisen, in die André Breton und Christian Zervos ihn 1933 eingeführt hatten. Man wandte sich hinterrücks von ihm ab, wie man es mit einem gewöhnlichen »Reaktionär« getan hätte.

Vollends verdarb er es sich mit den Surrealisten, als er sich 1935 ostentativ zu einer tumultuarischen Rede Marinettis einfand, des italienischen futuristischen Dichters, der zum eifrigen Propagandisten des Faschismus geworden war. Kandinsky unternahm hier unleugbar eine Verführungskampagne, um von Rom oder Venedig aus eine große Retrospektive zu bekommen. Später, am 11. Mai 1938, schrieb er an Grohmann: »(…) Vor ein paar Wochen hat in der ›Ecole du Louvre‹ Marinetti mit einem stürmischen Erfolg gesprochen – über ›Du Futurisme à l'Aeropeinture‹ in Italien natürlich. Er war mit einigen Italienern auch bei uns. Gleichzeitig mit Dezarrois, der vor etwa 8 Tagen in derselben Ecole über die Geschichte der amerik. Kunst gesprochen hat (…).«

Das Zerwürfnis zwischen Kandinsky und den Surrealisten war von Dauer, trotz des Erscheinens von André Gides Buch ›Zurück aus der Sowjetunion‹, welches den Zeitpunkt bezeichnet, an dem die Avantgarde sich von den Sowjets lossagte. Einzig Breton kam den Maler 1938 in Neuilly noch einmal besuchen und verfaßte ein Vorwort für dessen Retrospektive in London bei Peggy Guggenheim. Breton war damals gerade aus Mexiko zurück, wo er zu Gast bei dem Maler Diego Rivera gewesen war, der über Galka Scheyer Kandinskys Kunst zu schätzen

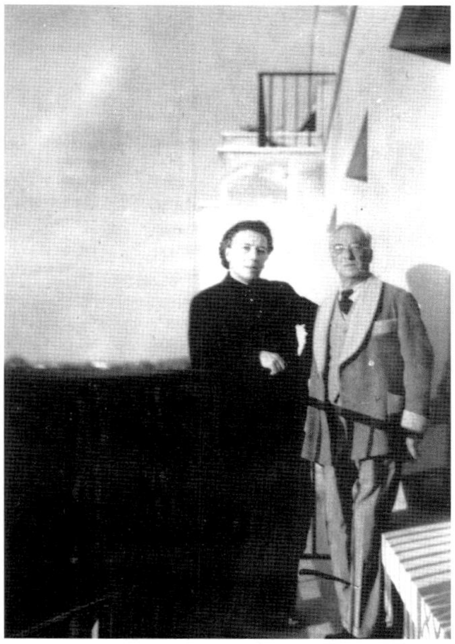

André Breton und Wassily Kandinsky in Neuilly-sur-Seine, 1934–1938

gelernt hatte. Doch lag auf seiten Kandinskys das Mißverständnis gegenüber den Surrealisten sicherlich tiefer, da er sich nicht wie sie auf den Zufall oder auf die automatische Schreibweise verlassen mochte.
Zögerliche Beziehungen unterhielt Kandinsky zur abstrakten Tendenz. Zwar hatte die abstrakte Kunst 1930 noch nicht die Anerkennung eines breiten Publikums gefunden, doch das, was Kandinsky 1910 als eine Umwälzung der bildenden Künste vorhergesehen hatte, wurde nun von durchschnittlichen, ja mäßigen Malern praktiziert. Man braucht nicht die Liste der Maler durchzugehen, die an ›Cercle et Carré‹ und ein wenig später an ›Abstraction – Création‹ teilnahmen, um festzustellen, daß die Abstraktion – zumindest in Paris – bereits zum Verfahren gerann. An Piet Mondrian achtete Kandinsky die Persönlichkeit, sah aber in der Entwicklung seines Werkes eine Sackgasse. Auch bemühte er sich, die Bedeutung der russischen Konstruktivisten abzustreiten; in ›Toile vide, etc.‹ ging er mit Malewitsch und jenen, die sich auf ihn berufen hatten, ins Gericht.
Die großen Kunsthändler jener Jahre, Paul Rosenberg, Daniel-Henry Kahnweiler, gingen trotz der Bemühungen André Levels nicht das Risiko ein, sich eines nahezu vollendeten Œuvres anzunehmen, dessen Markt in Deutschland zusammenbrach. 1936 war Kandinsky zur Randfigur geworden und genoß nur noch das Vertrauen Jeanne Buchers, mit der er sich gern auf deutsch unterhielt. Sie hatte wieder eine Galerie eröffnet, dies jedoch ohne Kapital. Vom 17. bis 30. November 1936 richtete sie ihm eine schöne Ausstellung aus, die von Louis Hautecœur und Jean Cassou, den Konservatoren des Musée du Luxembourg, besucht wurde. Kandinsky stellte gern in jener Wohnung, erster Stock der Hausnummer 9 Boulevard de Montparnasse, aus, wo die Avantgarde während der Besatzungszeit eine Zuflucht fand. Er hatte nichts dagegen, daß in seine Einzelausstellung 1939 Skulpturen von Hajdu einbezogen wurden, ebensowenig störte es ihn, gemeinsam mit César Domela und Nicolas de Staël auszustellen. Für eine Buchpublikation der Reliefs von Domela, die 1943 ohne Jahresangabe erschien, verfaßte Kandinsky seinen ersten gedruckten Text, eine scharfsinnige Analyse. Im übrigen empfing er in seinem Atelier großzügig junge Künstler: Ben Nicholson und dessen Frau Barbara Hepworth, Hans Hartung, Joan Miró, Hans Arp, Paul Vezelay, Max Bill, Alberto Magnelli u.a.m. Er stattete ihnen sogar seinerseits Höflichkeitsbesuche ab. Zweimal begab er sich zu Jean Hélion.

Während der ersten vier Jahre blieben die Kandinskys in Neuilly ausländische Einwohner mit deutscher Staatsbürgerschaft, das heißt, sie hatten einen Paß als Auslandsdeutsche. Da dieser Ausweis nach 1937 nicht verlängert werden konnte, befanden sie sich in der mißlichen Lage von Staatenlosen. Kandinsky hütete sich, mit den von den Nazis verfolgten deutschen Intellektuellen und Künstlern zu sympathisieren, die von Paris aus die Machenschaften des Führers zu bekämpfen trachteten. Während Kandinskys Bilder aus den deutschen Museen entfernt und in Schandausstellungen vorgeführt wurden (›Entartete Kunst. Bildersturm vor 25 Jahren‹, München, Haus der Kunst, Juli 1937; Berlin 1938), lehnte er es ab, sich den Protesten anzuschließen – sieht man einmal ab von der Fotografie, auf der er vor der Galerie Jeanne Bucher neben Otto Freundlich posiert. Dazu muß man sagen, daß viele der Protestbekundungen von Vereinigungen angestoßen wurden, die direkt von der Kommunistischen Partei Frankreichs abhingen. Durch diesen vorsichtigen Fatalismus erfüllte er die Voraussetzungen, um 1939 mit Hilfe der Intervention von Cassou und Dézarrois sowie der Umsichtigkeit Bruguières die fran-

zösische Staatsbürgerschaft zu erlangen. So blieb es ihm erspart, einige Monate später in einem der Sammellager, in denen die französischen Behörden die deutschen Ausgereisten einwiesen, in Schutzhaft genommen zu werden.

Der zurückgezogen lebende, alternde Kandinsky des Exils experimentierte mit Formen, die nichts mehr mit den Ankündigungen des *Blauen Reiter* noch auch mit der geometrischen Bauhaus-Syntax zu tun hatten. Dreieck, Quadrat und Kreis wichen der Komplexität des lebendigen Gewebes: Kandinsky nahm sich kapriziöser, überraschender Formen an, die er pflanzlichen oder tierischen Zellschnitten entlehnte.
Darüber hinaus grub er, dessen Umgang sich nun hauptsächlich auf seine Frau, seinen Neffen und einige Russen – unter ihnen der Schriftsteller Remisow – beschränkte, die Bilderwelt ›altrussischer‹ Farbdrucke aus. Trat Kandinskys russische Identität im Alltag wieder zutage, indem er sich mit den ihm Nahestehenden immer öfter auf russisch unterhielt, so war ihm doch daran gelegen, der Einordnung als russischer Emigrant zu entgehen. Er mied die Künstler, die der Zeitschrift ›Mir Iskusstwo‹ angehört hatten und bei den Konservatoren der französischen Museen in gutem Ansehen standen, jedoch der abstrakten Kunst besonders unzugänglich waren. Beziehungen unterhielt er zu den Bildhauern Antoine Pevsner und Jacques Lipchitz. Unter den wenigen Personen, die 1944 seinem Leichnam das letzte Geleit gaben, sind die Namen Lanskoy und Poliakoff zu nennen.

War Kandinskys mündliches Französisch – laut Domela und Bruguière – mehr als ausreichend, ja vorzüglich, so blieb es im Schriftlichen ungenau. Doch seit seiner Niederlassung in Paris begann Kandinsky, seinen neuen Werken französische Titel zu geben. Nach einem rätselhaften »Start« – ein englisches Wort, das sich gewissermaßen in Kandinskys Werkbestand verirrt hat und eine Nebenarbeit bezeichnet – gab es dann eine *Montée gracieuse* und ein *Chacun pour soi*, eine lange Liste bis ins Paradoxe kontrastierter Wörter. Der Kandinskysche Titel signiert in einem gewissen Sinne das Bild ein zweites Mal; er zeigt an, daß es endgültig fertiggestellt ist und der Maler nicht mehr Hand daran legen wird.
Kandinskys Schriftsprache, jene, in der er die Beiträge verfaßte, die Zervos zwischen 1935 bis 1936 bei ihm bestellte, blieb das Deutsche. Kandinsky antwortete auf die »Umfrage zur abstrakten Kunst« 1931, auf die »Umfrage zur Kunst von heute« 1935 und publizierte danach zwei rückblickende Artikel: »Toile vide, etc.« 1935 und »Franz Marc« 1936. Doch allein schon dieses ungeschliffene Französisch, das übrigens Zervos so sehr zu eigen war wie Kandinsky, ist bezeichnend für das Schillernde dieses Pariser Künstlermilieus, das hauptsächlich aus Ausländern bestand, denen Frankreich heute einen Teil seiner Kultur verdankt. Das Aufkündigungsschreiben, das Kandinsky 1937 an die Welt der ›Cahiers d'Art‹ richtete, nahm die schlechte Behandlung zum Vorwand, die Zervos bei der Organisation der Ausstellung ›Origines et développements de l'art international indépendants‹ im Jeu de Paume den »abstrakten« Künstlern widerfahren ließ. Möglicherweise rührte Kandinskys Zorn auch aus Zervos' Ablehnung, eine umfangreiche ästhetische Abhandlung über seine künstlerische Praxis zu veröffentlichen, den Kojève 1936 unter dem Titel ›L'art concret‹ verfaßt hatte. Kandinsky hatte sich die Mühe gemacht, den Text des Philosophen mit Anmerkungen zu versehen. Später empfahl er ihn an Galtieri de San Lazzaro, den Direktor der neuen Zeitschrift ›XXè Siècle‹, freilich ebenso erfolglos. Darüber hinaus begeisterte sich Kandinsky für die Zeitschriften

›Verve‹, ›Plastique‹ und sogar ›Transition‹, für die er Holzschnitte aus *Klänge* noch einmal abziehen ließ und die neuen Gedichte »Erinnerungen« und »Immer zusammen« schrieb, die auf Paris, Mai 1937, datiert sind.

Als antimaterialistischer Künstler bevorzugte Kandinsky die Wirkung einer mageren, matten und glatten Malerei, die für pure Oberflächlichkeit gehalten wurde und bei seinen Zeitgenossen wenig Niederschlag fand. Seine Girlanden und Einsprengsel provozierten mehr Widerwillen als Zuneigung. Seine letzte Ausstellung fand vom 7. November bis 7. Dezember in der Galerie ›L'Esquisse‹, 66 Quai des Orfèvres, statt. Georges Limbour ließ es sich nicht nehmen, in dem im Verlag René Drouin erschienenen ›Le Spectateur des arts‹, Heft 1, Dezember 1944, einen regelrechten Verriß anzubringen: »Ich fand Heimkrocket schon immer reizvoll: Die Farben überlagern sich auf Schlägern und Toren und bebändern die Kugeln, die Drahtbügel staffeln sich in erfreulicher Architektur. Auch haben die Stoffdesigner kostbare Einfälle für

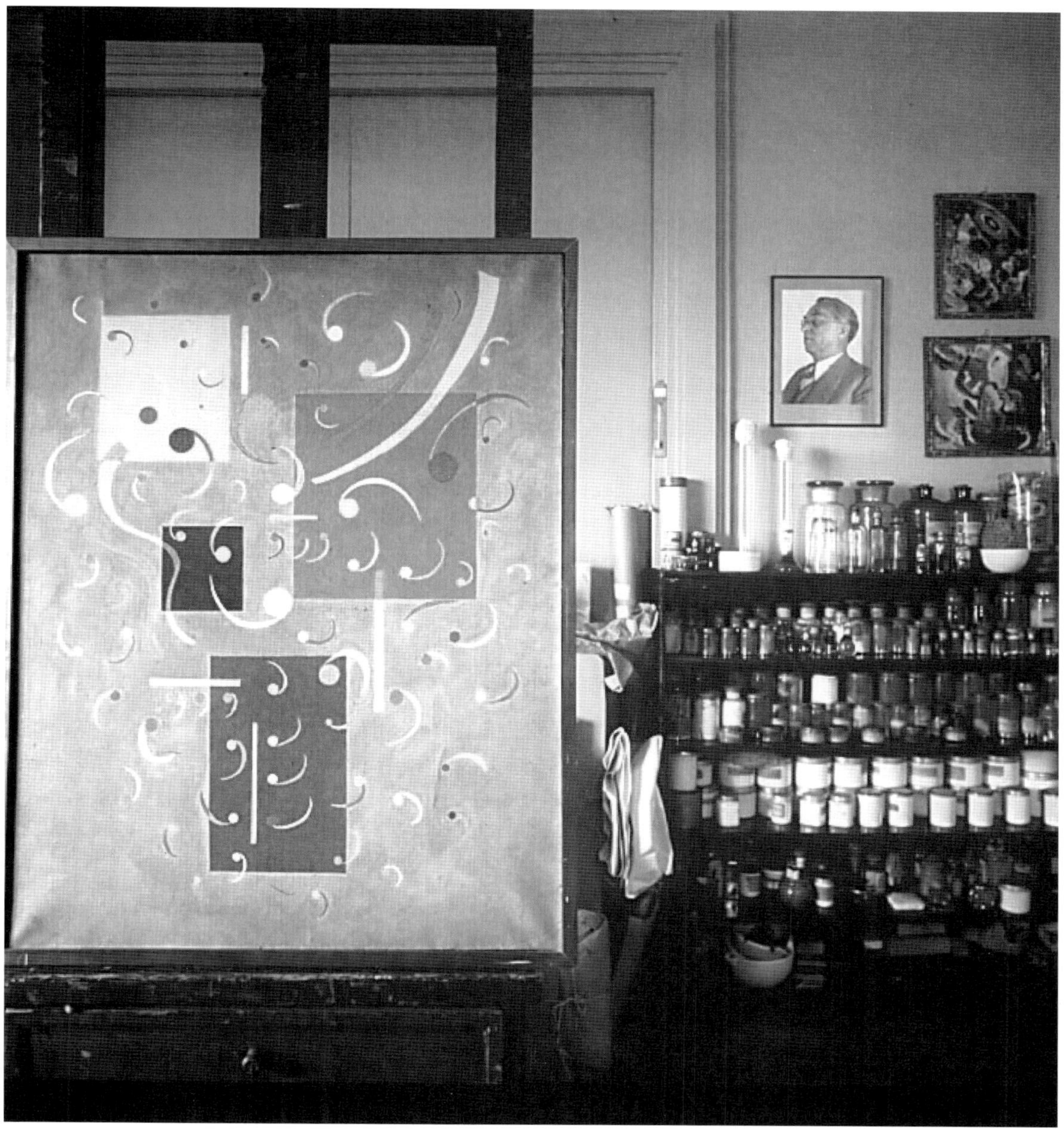

Das als musealer Raum erhaltene Atelier Kandinskys in Neuilly-sur-Seine, fotografiert um 1980

Roben und Korsagen. Dergleichen Elemente fliegen hier empor, transfiguriert vom ungestümen, wenn auch unstürmischen Atem der Imagination, und schweben sodann in metaphysischem Raum. Für einen Augenblick der Wirklichkeit und der lebendigen Welt entrückt und gleichsam in einem eigenartigen, vom Schnee und von der Stille blockierten Zimmer festgehalten, folgt der Gedanke den belustigenden und geheimnisvollen Formen, die eine anmutige Windsbraut einer asiatischen Traumstadt entrissen haben muß und die nun die Höhen der Glückseligkeit durchfahren. Doch können diese Jahrmarktsgebilde sich vereinen und sich durchdringen mit der Intensität des Dramas?«

Dieser launig-bissige Text tastet freilich weniger Kandinskys Werk an, als er vom Zustand der Pariser Kritik kündet, die zum Zeitpunkt der Befreiung gegenüber der Möglichkeit einer von außen kommenden Kunst noch äußerst reserviert war. Daß Kandinskys Pariser Bilder manieristisch sind, zieht keiner in Zweifel. Daß sie aller politischen Anspielung entraten und keine Stellung zu den Wechselfällen des Konflikts beziehen, erstaunt niemanden: Der Maler hatte bereits 1911 als Prinzip seiner Kunst eine gänzliche Unabhängigkeit von Konjekturen festgesetzt. Dies bedeutet allerdings nicht, daß *Bleu de ciel* (Kat.-Nr. 123) nicht seiner Zeit angehörte. Im Gegenteil sind darin Spuren der beiden großen Tendenzen der dreißiger Jahre zu erkennen, der futuristischen Aeropittura (Flugmalerei) nämlich und der ›konkreten‹ Kunst. Zu Unrecht haben die Kritiker dieses Bild aus der Geschichte herauszuheben versucht; es ist mit ihr verwoben, ja gehört zu den wenigen Hoffnungsträgern im künstlerischen Debakel zur Zeit der Pariser Okkupation. Ein Äquivalent fände es in der Arbeit von Ilya Kabakov, *Der Mann, der von seinem Zimmer in den Kosmos flog*, Teil der Installation *10 handelnde Personen* von 1981/1988, die heute im Besitz des Centre Georges Pompidou ist.

Kandinskys Fortüne bei der französischsprachigen Kritik datiert hauptsächlich aus den fünfziger und sechziger Jahren. Diese mal hagiographische, mal unterschwellig aggressive Literatur muß heute für besonders veraltet gelten. Sie betrachtet Kandinskys Werk ausschließlich unter rückblickender Sicht auf die geometrische oder lyrische Abstraktion, die sich in den Pariser Galerien eingenistet hatte. Sie dient weniger dem Maler, als sie sich seiner bedient als Gewährsmann für die Kühnheiten des Informel, und sie verkürzt seine Geschichte und sein Werk auf eine tolle Tat: die geniale Periode zwischen 1908 und 1914. Alles übrige kehrt sie unter den Tisch, zumal die sogenannte ›Pariser Periode‹.

Man ist noch weit von einem Verständnis der abgeklärten Äußerungen des Meisters entfernt, der sich 1936 in den Spalten der ›Cahiers d'Art‹ eine für das Pariser Publikum wenig schmeichelhafte Bemerkung gestattete: »Die Zeit des Blauen Reiter war schwierig, aber heroisch. Wir machten unsere Malerei, und das Publikum zeterte. Heute machen wir unsere Malerei, und das Publikum sagt: ›Das ist hübsch‹. Diese Veränderung bedeutet nicht, daß die Zeiten für den Künstler einfacher geworden wären.«

Seither haben wir uns weit von der Vorstellung des göttlichen Kandinsky befreit, der mit einem Fingerschnippen die abstrakte Kunst geschaffen hätte. 1984 schlug Frank Stella als erster eine neue positive Herangehensweise mit dem Begriff der »einfachen Kompliziertheit« vor: »A practical, everyday practical axiom of abstraction…« (siehe auch S. 221 ff.).

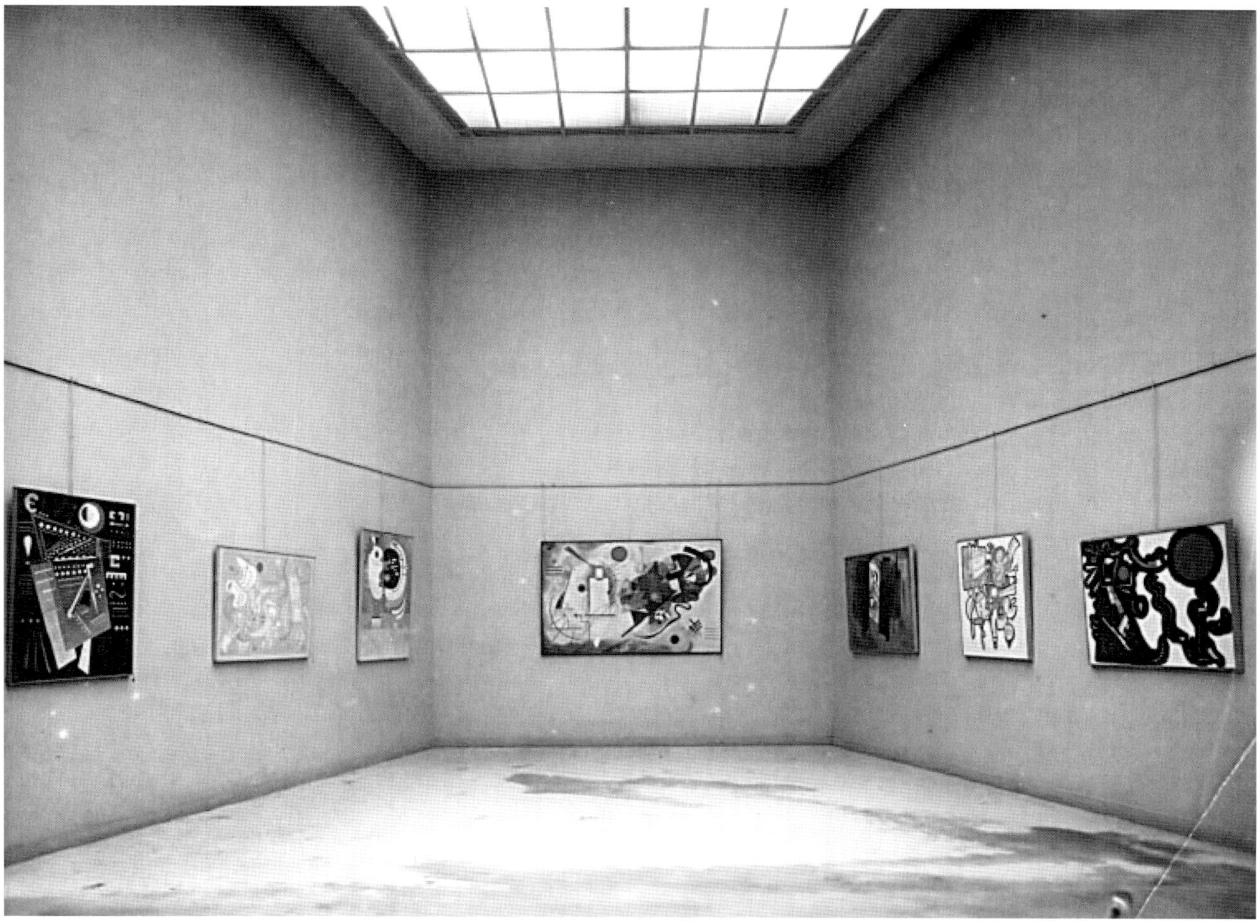

Der Saal mit Gemälden Kandinskys im ›Salon des Réalités Nouvelles‹, Paris 1946

25 Briefe von Kandinsky an Pierre Bruguière

25 lettres de Kandinsky à Pierre Bruguière *

Die Korrespondenz, die Kandinsky an Pierre Bruguière richtete, beginnt mit selbstverständlichen Danksagungen für dessen bedeutende Hilfe und nimmt dann rasch den Ton eines überaus freundschaftlichen Briefverkehrs an. Diese Briefe enthalten viele Informationen über die Kriegsjahre, die die letzten Jahre des Künstlers trübten; Kandinsky versichert auf die schlichteste Weise, noch am Leben zu sein und weiterhin Werke zu malen, die nur sehr wenige Kunstfreunde interessieren.
Kandinsky schrieb gern am Abend. Als Schreibfläche benutzte er einen hochbeinigen Holztisch, auf dem er neben seinen Pinseln und Stiften eine ›Continental‹-Schreibmaschine aufgestellt hatte. Die im Zuge des Krieges verhängten postalischen Beschränkungen machten es ihm praktisch unmöglich, mit seinen New Yorker Händlern, seinen deutschen Kunstfreunden Verbindung zu halten. Seine Freunde waren entweder zum Stillhalten gezwungen, wie Grohmann in Deutschland oder Rupf in Bern, oder kamen jäh zu Tode, wie Klee.
Zu diesem Zeitpunkt wurde der Untersuchungsrichter von Tours, ein außergewöhnlicher Liebhaber der zeitgenössischen Kunst und Kritiker, der einige Artikel in den *Cahiers d'Art* veröffentlichte, sein Gesprächspartner – denn es handelt sich in der Tat um eine Unterhaltung, die durch kleine Mitteilungen über die Entfernung hinweg aufrechterhalten, zuweilen auch von Momenten des Schweigens unterbrochen wurde. Kandinsky wahrte gegenüber seinem Briefpartner eine gewisse Zurückhaltung, und gerade diese Distanzierung erklärt den anrührenden Charme dieser Briefe, in die Kandinsky diskret die kleinen Ereignisse einfließen ließ, die ihn als Person, und das heißt, die sein Werk betrafen.

Christian Derouet

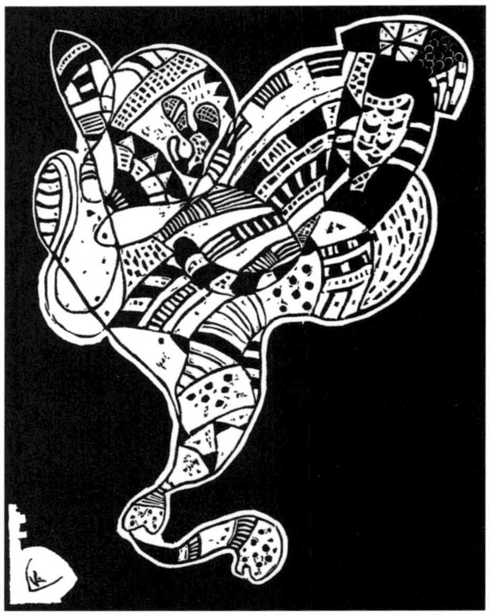

Blatt für ›10 Origin‹, 1942. Holzschnitt, 21 x 17 cm. Erschienen in der von Max Bill im Allianz-Verlag in Zürich im Jahre 1942 herausgegeben Mappe ›10 origin‹ mit graphischen Blättern von zehn Künstlern.
Am 12. September 1966 schrieb Max Bill an Hans Konrad Roethel: »Dieses Blatt ließ Kandinsky in Paris drucken, und es wurde dann über Südfrankreich nach der Schweiz geschmuggelt.«

* Erschienen in ›Cahiers du Musée national d'art moderne‹, Spezialnummer ›Paris-Paris 1937–1957‹, Nr. 9, Paris 1982, S. 92ff.

Neuilly-sur-Seine — 5. Januar 1939

Lieber Monsieur Bruguière,
Der Horizont, der politische, bleibt gewittrig. Was mich betrifft, so bin ich nach wie vor optimistisch, aber der Optimismus hindert nicht, notwendige Vorkehrungen zu treffen. Meine Einbürgerung hängt nunmehr ausschließlich vom Justizministerium ab, denn die Nachforschungen der Präfektur sind durchaus günstig ausgefallen. Meinen Sie, daß ich bald auch im Ministerium mit einem positiven Ausgang rechnen kann? Ich wäre Ihnen unendlich dankbar, wenn Sie in dieser Angelegenheit mit Monsieur D. sprechen könnten … Ich muß Ihnen für meine Hast eine kleine Erklärung geben. Ich war recht schwer erkrankt (eine Grippe, dazu eine beginnende Lungenentzündung), und mein Arzt rät mir, zwei bis drei Wochen in einem Schweizer Gebirge zu verbringen, um Sonne und Schnee zu nutzen. Ich plane, Ende dieses Monats loszufahren, und ich wäre sehr froh, diese Reise mit einem französischen Paß antreten zu können. Halten Sie diese

Neuilly-sur-Seine — 5 janvier 1939

Cher Monsieur Bruguière,
L'horizon reste orageux, le politique, quant à moi je ne cesse pas d'être optimiste, mais l'optimisme n'empêche pas de prendre des précautions nécessaires. Ma naturalisation dépend maintenant exclusivement du Ministère de la Justice puisque les recherches de la préfecture étaient tout à fait favorables. Pensez-vous que je pourrais compter bientôt avec une solution positive aussi au Ministère? Je vous serais infiniment reconnaissant si vous voudriez parler à ce propos à Monsieur D. … Je dois vous donner une petite explication de ma hâte. J'ai été assez grièvement malade (une grippe accompagnée du commencement d'une pneumonie), et mon docteur me conseille de passer deux (ou) trois semaines dans une montagne suisse pour profiter du soleil et de la neige. Je pense de partir à la fin de ce mois, et je serais très heureux de pouvoir faire ce voyage avec un passeport français. Tenez-vous cette

Vorstellung für gar zu kühn? Ich möchte Sie nicht mit Telefonanrufen im Ministerium behelligen, deshalb schreibe ich Ihnen lieber. Wären Sie so liebenswürdig, mich anzurufen (MAI 59–31, am besten vormittags von 9 bis 13 Uhr), oder mir eine kurze Nachricht zu senden, um mir mitzuteilen, woran ich mich wohl halten darf? Bitte entschuldigen Sie mich, lieber Monsieur Bruguière, und nehmen Sie und Madame Bruguière von meiner Frau und mir aufrichtigste Wünsche für das neue Jahr entgegen.

Kandinsky

Neuilly-sur-Seine
135 bd de la Seine
12. April 1939

Lieber Monsieur Bruguière,
Sie wissen, glaube ich, darüber Bescheid, daß das Justizministerium sich zwecks Auskünften meine Einbürgerung betreffend an das Außenministerium gewandt hatte. Dieses wiederum hatte sich an das Büro der russischen Flüchtlinge gewandt, das am 27. Februar seine für mich sehr günstige Antwort übersandte. Nach meiner unsachverständigen Meinung sind die nötigen Formalitäten mehr oder minder erledigt, und ich werde einen positiven Ausgang meines Falls binnen kürzester Frist erwarten dürfen. Habe ich recht? Es ist mir wirklich peinlich, Sie mit dieser rein persönlichen Angelegenheit zu behelligen, doch was tun? Erlauben Sie mir, Sie daran zu erinnern, daß man mir mit meinem deutschen Paß keine Möglichkeit gewähren würde, im Kriegsfalle ins Ausland zu gehen. Hiermit wäre mir das Konzentrationslager gewiß. Mit einem französischen Ausweis würde ich nicht daran denken, Frankreich zu verlassen, wo ich bis ans Ende meines Lebens bleiben möchte. Könnten Sie mir sagen, was die Ursache für die Langwierigkeit meiner Einbürgerung ist? Entschuldigen Sie bitte diese vielleicht naive Frage. Was für mich noch viel wichtiger ist – meinen Sie, daß ich bald (sehr bald!) eingebürgert werde? Wie denkt Monsieur D. darüber? Ob er dem Verfahren ein wenig nachhelfen würde? Ich wäre Ihnen unendlich dankbar, wenn Sie mich ein wenig auf dem laufenden halten wollten. Ich entschuldige mich und bitte Sie, lieber Monsieur, meine sehr ehrerbietigen Grüße entgegenzunehmen.

Kandinsky

Neuilly-sur-Seine
135 bd de la Seine
22. Juni 1939

Lieber Monsieur Bruguière,
Vorgestern war ein glücklicher Tag für uns. Auf der Präfektur wurde uns mitgeteilt, daß unser Einbürgerungsantrag bewilligt ist. Ein hoher Beamter, den ich persönlich kenne, hatte mir das Posteinzahlungsformular für die Überweisung eines wirklich recht bescheidenen Betrags gegeben. Und gestern war die Überweisung angekommen. So brauchen wir nur noch auf das amtliche Dekret und die Vorladung unseres Bürgermeisteramts zu warten, um einen französischen Ausweis zu erhalten. Derselbe Beamte riet mir, mich, wenn ich einen hätte, an einen Freund im Justizministerium zu wenden, mit der Bitte, sich ein wenig um das Dekret zu kümmern, das heißt, den erforderlichen Zeitablauf abzukürzen. Könnte

idée pour trop audacieuse? Je ne voudrais pas vous embêter par des coups de téléphone au Ministère, et c'est pour cela que je vous écris. Seriez-vous si aimable de me donner un coup de téléphone (MAI 59-31, le matin de 9 à 13 heures serait préférable), ou de m'écrire un petit mot pour me dire à quoi je pourrais me tenir? Excusez-moi, je vous prie, cher Monsieur Bruguière, et agréez pour vous et pour Madame Bruguière, des souhaits les plus sincères pour la nouvelle année de la part de ma femme et de la mienne.

Kandinsky

Neuilly-sur-Seine
135 bd de la Seine
12 avril 1939

Cher Monsieur Bruguière,
Vous savez, je pense, que le Ministère de la Justice s'était adressé au Ministère des Affaires Etrangères pour des renseignements sur moi à propos de ma naturalisation. Ce dernier s'était adressé à son tour à l'office des Réfugiés russes qui avait envoyé sa réponse très favorable pour moi le 27 février. A mon avis profane, les formalités nécessaires sont plus ou moins achevées, et je pourrai espérer une solution positive de mon cas dans le délai le plus court. Ai-je raison? Je me gêne vraiment de vous embêter avec cette affaire purement personnelle, mais que faire? Permettez de vous rappeller à mon passeport allemand qu'on ne me donnerait pas de possibilité d'aller dans un pays étranger en cas de guerre. Ici le camp de concentration me serait sûr. Avec une pièce d'identité française je ne penserais pas à quitter la France, où je voudrais rester jusqu'à la fin de ma vie. Pourriez-vous me dire qu'elle est la cause de la lenteur de ma naturalisation? Excusez, je vous prie, cette question peut-être naïve. Ce qui est encore beaucoup plus important pour moi, pensez-vous que je serais bientôt, (très bientôt!), naturalisé? Que pense Monsieur D. ...? Voudrait-il un peu pousser le procédé? Je vous serais infiniment reconnaissant, si vous voudriez me renseigner un peu. En m'excusant je vous prie bien d'agréer mes salutations très empressées, cher Monsieur.

Kandinsky

Neuilly-sur-Seine
135 bd de la Seine
22 juin 1939

Cher Monsieur Bruguière,
Avant-hier était un jour heureux pour nous. On nous a fait savoir à la préfecture que notre demande de naturalisation est admise. Un haut fonctionnaire que je connais personnellement m'avait donné la fiche du mandat-poste pour le versement d'une somme vraiment assez modeste. Et hier le versement était fait. Ainsi il ne nous reste que d'attendre le décret et la convocation de notre mairie pour recevoir une carte d'identité française. Le même fonctionnaire m'a conseillé de m'adresser à un ami, si j'en ai au Ministère de la Justice, avec la prière de s'occuper un peu du décret, c'est-à-dire de (re)pousser la marche du temps nécessaire. Pourrais-je compter sur vous dans ce cas? Je pense toujours à nos

ich in diesem Falle auf Sie zählen? Ich denke immer noch an unsere Ferien, die wesentlich schöner werden könnten durch die Möglichkeit, auf die Frage »Nationalität?« mit dem Wort »französisch« zu antworten. Ich bin sicher, daß Sie meine Gefühle verstehen werden, und ich bitte Sie, mir diese Anfrage nachzusehen, die letzte, hoffe ich! – auch hoffe ich, einmal Gelegenheit zu haben, mich für Ihre Hilfe sehr, sehr erkenntlich zu zeigen. Nehmen Sie, lieber Monsieur Bruguière, meine sehr herzlichen Grüße entgegen. Kandinsky

Neuilly-sur-Seine 4. August 1939

Lieber Monsieur,
Ich hatte Ihnen versprochen, Sie nicht mehr mit den Fragen meiner Einbürgerung zu belästigen. Doch leider bin ich gezwungen, meinem Versprechen untreu zu werden, und ich bitte Sie sehr, mich dafür zu entschuldigen. Die Sachlage ist recht einfach. Das Dekret wurde am 2. Juli ausgefertigt, so daß ich nur noch den französischen Personalausweis entgegenzunehmen brauche, den mir das Bürgermeisteramt von Neuilly-sur-Seine aushändigen muß; doch die Vorladung seitens des Bürgermeisteramts kam nicht, und da ich in etwa zehn Tagen gern in Ferien fahren würde, wandte ich mich telefonisch an das Bürgermeisteramt, an die Polizeipräfektur, an Monsieur Didier, der wirklich sehr liebenswürdig war, und schließlich, auf seinen Rat hin, an die Seine-Präfektur. Man sagte mir, es habe in letzter Zeit viele Einbürgerungen gegeben und deshalb habe die Seine-Präfektur mein Einbürgerungsdekret noch nicht erhalten. Man gab mir leise zu verstehen, daß ein Freund im Justizministerium das Dekret zu meiner Einbürgerung der Seine-Präfektur im Eilverfahren zuleiten lassen könne. Die Präfektur ihrerseits würde es umgehend an das Bürgermeisteramt von Neuilly-sur-Seine weiterleiten. Dann könnte ich den Ausweis ›binnen weniger Tage‹ erhalten. Ich kenne Monsieur Didier zu wenig, um mich direkt an ihn zu wenden, und ... so habe ich an Sie gedacht, die Sie immer überaus liebenswürdig zu mir gewesen sind. Könnten Sie auch in diesem Fall der Angelegenheit ein wenig ›nachhelfen‹? Es wäre nur zu schön, wenn man der Seine-Präfektur das Dekret mit dem Vermerk ›eilig‹ übersenden könnte. Ich spute mich deshalb so sehr, weil unser Zimmer in Croix Valmer, wo wir unsere Ferien verbringen wollen, bereits reserviert ist. Und der politische Himmel bleibt leider gewittrig. Ich wäre froh, wenn ich mit einem französischen Personalausweis dorthin fahren könnte. Ich bitte Sie, lieber Monsieur Bruguière, mich zu entschuldigen, und unternehmen Sie nichts, falls dieses Vorgehen Ihnen nicht paßt. Meine Frau und ich hoffen jedenfalls, Sie wie auch Madame Bruguière bei uns zuhause zu sehen, bevor Sie Paris endgültig verlassen. Wir bitten Sie, unsere sehr herzlichen Grüße zu empfangen.

Ihr Kandinsky

Neuilly-sur-Seine
135 bd de la Seine 9. August 1939

Mein lieber Monsieur Bruguière,
Es war wirklich unendlich nett von Ihnen, daß Sie sofort auf meinen

vacances qui pourraient être essentiellement embellies par la possibilité de répondre sur la question »nationalité?« par le mot »française«. Je suis sûr que vous comprendrez mes sentiments, et je vous prie de m'excuser cette demande, j'espère la dernière! – j'espère aussi d'avoir une fois l'occasion de me montrer très, très reconnaissant de votre aide. Veuillez agréer, cher Monsieur Bruguière, mes salutations très cordiales.

Kandinsky

Neuilly-sur-Seine 4 août 1939

Cher Monsieur,
Je vous avais promis de vous plus ennuyer avec les questions de ma naturalisation. Mais hélas! je suis forcé d'être infidèle à cette promesse, et je vous prie bien de me le pardonner. Le cas est assez simple. Le décret était paru le 2 juillet, et il me reste seulement de recevoir la carte d'identité française, que je dois obtenir de la mairie de Neuilly-sur-Seine, mais la convocation de la part de la mairie n'arrivait pas, et puisque je voudrais bien aller en vacances dans à peu près dix jours, je me suis adressé par téléphone à la mairie, à la préfecture de police, à Monsieur Didier qui était vraiment très aimable, enfin sur son conseil à la Préfecture de la Seine. On m'avait dit qu'il y avait le dernier temps beaucoup de naturalisations, et qu'à cause de cela la Préfecture de la Seine n'avait pas encore reçu le décret de ma naturalisation. On m'avait fait délicatement comprendre qu'un ami au Ministère de la Justice pourrait faire envoyer d'urgence le décret concernant ma naturalisation du Ministère de la Justice à la Préfecture de la Seine. De sa part cette Préfecture l'enverrait de suite à la Mairie de Neuilly-sur-Seine. Et alors »en quelques jours«, je pourrais obtenir la carte. Je connais trop peu Monsieur Didier pour m'adresser directement à lui, et ... j'ai pensé à vous qui étiez toujours plus aimable envers moi. Pourriez-vous aussi dans ce cas »pousser« un peu l'affaire? Ce serait excessivement bien, si on pourrait *(sic)* envoyer le décret à la Préfecture de la Seine avec la remarque d'»urgent«. Je me dépêche tellement parce que notre chambre est déjà réservée à la Croix Valmer, où nous voulons passer nos vacances. Et le ciel politique reste malheureusement orageux. Je serais heureux de pouvoir y aller avec une carte d'identité française. Excusez-moi, je vous prie, cher Monsieur Bruguière, et n'entreprenez rien si la démarche ne vous convient pas. Ma femme et moi espérons en tout cas de vous voir chez nous, ainsi que Madame Bruguière avant votre départ définitif de Paris. Nous vous prions de recevoir nos salutations bien cordiales. Bien à vous.

Kandinsky

Neuilly-sur-Seine
135 bd de la Seine 9 août 1939

Mon cher Monsieur Bruguière,
Vous étiez vraiment infiniment gentil d'avoir immédiatement répondu

letzten Brief geantwortet haben. Ich danke Ihnen sehr dafür. Heute haben wir die Ausfertigung unseres Dekrets erhalten, so daß nun alles in Ordnung ist. Wir sind sehr glücklich. Da es mit den Personalausweisen insgesamt noch etwa drei Wochen dauern wird und das Dekret ein völlig ausreichender Nachweis unserer französischen Staatsangehörigkeit ist, haben wir nur die nötigen Schritte unternommen, um diese Ausweise unmittelbar nach unserer Rückkehr zu erhalten. Wir brechen nächste Woche nach Croix-Valmer (Var) auf, wo wir ungefähr vier Wochen bleiben möchten. Um den 20. September werden wir zurück sein. Auf alle Fälle bekommen wir unsere Post nachgesandt. Meine Frau und ich danken Ihnen sehr herzlich für Ihre Hilfe und alle Ihre Bemühungen während des gesamten Verfahrens unserer Einbürgerung. Wir sind tief berührt und werden dies in schönster Erinnerung behalten. Ich habe Sie noch gar nicht zu Ihrer Beförderung beglückwünscht – so muß man doch sagen, nicht wahr? –, weil ich nicht sofort verstanden hatte, was Ihre Mission in Tours bedeutet. Daher also erreichen unsere Glückwünsche Sie mit Verspätung, sind aber deshalb nicht weniger herzlich gemeint. Mir fiel auch ein, daß Sie ganz gewiß Jura studiert haben, und in diesem Fall sind wir Kollegen, denn ebendies habe ich an der Universität Moskau getan. Eine wissenschaftliche Karriere war mir sicher, als ich beschloß, meine Bibliothek der Universität Moskau zu schenken und ins Ausland zu gehen, um Malerei zu studieren. Nach meiner Auffassung ist das Studium des Rechts und insbesondere des Römischen Rechts eine »Disziplin« des Denkens und hält sehr wertvolle Übungen in »Konstruktion« und Ausgewogenheit bereit – eine Qualität, die durch nichts anderes zu ersetzen ist. Wenn wir nach Tours kommen, werden wir nicht versäumen, Sie zu besuchen, um Ihnen die Hand zu schütteln und uns Madame Bruguière zu empfehlen. Bitte vergessen Sie nicht, uns anzurufen, wenn Sie in Paris sind. Wir sähen uns dann bei uns zuhause, was uns die lebhafteste Freude bereiten würde. Meine Frau und ich bitten Madame Bruguière und Sie, unsere herzlichsten Grüße zu empfangen.

Kandinsky

Neuilly-sur-Seine
135 bd de la Seine 22. Oktober 1939

Lieber Monsieur Bruguière, wie geht es Ihnen? Lange ist es her, daß wir nichts von Ihnen und Ihrer Familie gehört haben. Haben Sie eine angenehme Wohnung gefunden, mit der Sie zufrieden sind? Gefällt Ihnen Tours? Ich stelle Ihnen diese Fragen, nehme aber gleichzeitig an, daß Sie versetzt wurden. Sind Sie es? Mein Gott, was für eine Veränderung seit unserer letzten Begegnung! Meine Frau und ich wären sehr glücklich, Nachricht von Ihnen zu bekommen, wenn Sie die Zeit finden, uns ein paar Worte zu schreiben. Wir haben unsere Ferien in La Croix (Var) verbracht, der schönsten Gegend der gesamten Mittelmeerküste – wenigstens unserem Eindruck nach. Am Ende unseres Aufenthalts brach der Krieg aus, und ein paar Tage später sind wir nach Neuilly zurückgekehrt. Ich hatte das Glück, den größten Teil meiner Gemälde weit von Paris wegschicken zu können, und mein Atelier ist fast leer. Auf diese Weise sind wir ruhiger. Es ist gut möglich, daß wir uns nicht von hier fortbewegen werden, vor allem, weil unsere Unterkunft prächtig organisiert ist –

(à) ma dernière lettre. Je vous en remercie beaucoup. Aujourd'hui nous avons reçu l'ampliation de notre décret, et tout est alors en ordre. Nous sommes très heureux. Puisque cela durera encore en tout presque trois semaines avec les cartes d'identité, et puisque le décret est une preuve tout à fait suffisante de notre nationalité française, nous avons fait seulement les démarches nécessaires pour obtenir ces cartes immédiatement après notre retour de vacances. Nous partons la semaine prochaine pour la Croix-Valmer (Var), où nous voulons rester quatre semaines à peu près. Vers le 20 septembre nous serons de retour. En tout cas on nous fera suivre notre courrier. Ma femme et moi vous remercions très cordialement de votre aide et de tous vos efforts pendant tout le développement de notre naturalisation. Nous sommes profondément touchés et en retiendrons le plus beau souvenir. Je ne vous ai pas encore félicité de votre avancement, c'est donc le vrai mot (n'est-ce pas?), parce que je n'avais compris de suite ce que signifiait votre mission à Tours. C'est pour ça que nos félicitations arrivent chez vous avec un retard, mais elles ne sont pas moins cordiales à cause du retard. J'ai pensé aussi que vous avez pour sûr étudié le droit, et dans ce cas nous sommes des collègues, puisque j'ai fait de même à l'Université de Moscou. Une carrière scientifique m'était assurée, quand j'avais décidé de faire cadeau (de) ma bibliothèque à l'Université de Moscou et d'aller en étranger pour étudier la peinture. Je trouve que les études du droit, et surtout du droit romain, sont une »discipline« de la pensée et présentent des exercices très précieuses *(sic)* de la »construction« et de l'équilibre, qualité qui ne se laisse pas remplacer par aucune autre chose. Si nous venons à Tours, nous ne manquerons pas de vous visiter pour vous serrer la main et pour présenter nos hommages à Madame Bruguière. N'oubliez pas, je vous prie, de nous donner un coup de téléphone quand vous serez à Paris. On se verra alors chez nous, ce que *(sic)* nous fera le plus vif plaisir. Ma femme et moi prions Madame Bruguière et vous-même de recevoir nos salutations les plus cordiales.

Kandinsky

Neuilly-sur-Seine
135 bd de la Seine 22 octobre 1939

Cher Monsieur Bruguière, comment allez-vous? Depuis longtemps que nous n'avons rien entendu de vous et de votre famille. Avez-vous trouvé un appartement sympathique dont vous êtes satisfaits? Etes-vous content de Tours? Je vous pose ces questions, mais en même temps je suppose que vous êtes mobilisé. L'êtes-vous? Mon Dieu, quel changement depuis notre dernière rencontre! Ma femme et moi serions très heureux d'avoir de vos nouvelles, si vous trouvez le temps pour nous écrire quelques mots. Nous avons passé nos vacances à La Croix (Var), le plus beau pays de toute la côte de la Méditerranée – au moins d'après notre impression. A la fin de notre séjour, la guerre a éclaté, et après quelques jours nous sommes rentrés à Neuilly. J'ai eu la chance de pouvoir envoyer la plus grande quantité mes toiles loin de Paris, et mon atelier est presque vide. On est plus tranquille ainsi. C'est bien possible que nous ne bougerons pas d'ici, surtout que notre abri est organisé merveilleusement – des tapis, des fauteuils, etc. Voulez-

Teppiche, Sessel usw. Wollen Sie so freundlich sein, lieber Monsieur, Madame Bruguière unsere Verehrung auszurichten und unsere sehr herzlichen Grüße zu empfangen. Und nochmals Dank für Ihre freundschaftliche Hilfe. Kandinsky

Neuilly-sur-Seine
135 bd de la Seine 3. Januar 1940

Lieber Monsieur, ich danke Ihnen für Ihren Brief vom 15. Dezember, über den ich mich sehr gefreut habe. Ich dachte schon, mein Brief würde Sie nie erreichen. Ich war mir fast sicher, daß Sie versetzt worden wären, hatte aber doch keine volle Gewißheit. Nun gut! Sie nutzen Ihre Zeit und machen Ihren langgehegten, jetzt neu belebten Wunsch wahr, die romanische Plastik im Languedoc zu studieren. Ich selbst kenne sie nur von ein paar Abbildungen, was nicht viel ist. Man muß solche Werke immer an dem Ort sehen, für den sie geschaffen wurden. Übrigens habe ich viel über die Schönheit von Toulouse gehört. Wir haben sogar überlegt, vielleicht zum Frühlingsanfang hinzufahren. Aber man sagte uns, dort unten sei alles voll und es sei überaus schwierig, ein Zimmer in einem Hotel oder einer Pension zu finden, will sagen, »mit allem Komfort«. Ich wußte nichts von Ihrer Ernennung, habe aber schon so etwas geahnt, und habe erst in jüngster Zeit erfahren, daß sie als Untersuchungsrichter nach Tours gegangen sind. So kann ich Sie erst jetzt herzlich beglückwünschen. Eine sehr erfreuliche Nachricht war auch, daß Ihre Familie zu Ihnen nach Tours gekommen ist und daß Sie, wie Sie es ausdrücken, »so gut es möglich ist, leben, als wäre nichts geschehen«. Wir halten es auf unsere Art genauso, meine Frau und ich, wir tun unsere übliche Arbeit. Es ist recht ruhig in Paris, aber man kann wohl nicht ganz sicher sein, daß es immer so bleiben wird. Ich bin allerdings zufrieden, daß ich meine gewohnten Arbeitsbedingungen habe. Die Tage werden allmählich wieder länger, und wir genießen es munter. So weit ich weiß, gibt es nur eine einzige Ausstellung in Paris, *L'Ecole de Fontainebleau* im [Palais des] Beaux-Arts. Ich habe sie noch nicht gesehen. Ansonsten nichts weiter. Madame Bucher hat in der Nähe ihres Büros einen entzückenden kleinen Salon, der geheizt ist; die anderen Räume sind kalt und leer. Sie selbst arbeitet viel für die Soldaten, immer energisch, wie sie ist. Eine großartige Frau. Unsere Künstlerfreunde sind fast alle fort aus Paris. Im allgemeinen sehen wir nicht viele Menschen und bleiben abends durchweg zu Hause, was gar nicht schlecht ist. Meine Frau und ich wünschen Madame Bruguière und Ihnen, lieber Monsieur, ein sehr glückliches neues Jahr und grüßen Sie sehr herzlich. Lassen Sie uns nicht ohne Nachricht von Ihnen!
Ihr Kandinsky. Ich bitte Sie sehr, lieber Monsieur, die Verzierung dieses Briefes zu entschuldigen; es ist ein vermaledeiter preußischblauer Klecks!
Kandinsky

Neuilly-sur-Seine
135 bd de la Seine 29. Oktober 1940

Lieber Monsieur, meine Frau und ich freuen uns sehr, Neuigkeiten von Ihnen zu haben. Vor allem gratulieren wir Ihnen herzlich zu dem glück-

vous être si aimable de dire nos hommages à Madame Bruguière, cher Monsieur, et de recevoir nos salutations très cordiales. Et encore une fois merci de votre aide amicale.
Kandinsky

Neuilly-sur-Seine
135 bd de la Seine 3 janvier 1940

Cher Monsieur, je vous remercie pour votre lettre du 15 décembre qui m'a été très agréable. Je pensais déjà que ma lettre ne vous trouverait jamais. Je savais presque sûrement que vous êtes mobilisé, mais je n'avais pas la pleine certitude. Eh bien! vous ne perdez pas votre temps et vous réalisez votre ancien rêve, maintenant ressuscité, d'étudier la sculpture romane de Languedoc. Je la connais seulement d'après quelques reproductions, ce que *(sic)* n'est pas beaucoup. Il faut toujours voir de pareilles œuvres sur la place prédestinées à leur réalisation. En outre j'ai souvent entendu parler de la beauté de Toulouse. Nous avons même pensé d'y aller peut-être au commencement du printemps. Mais on nous disait que tout était plein là-bas et que ce serait trop difficile d'y trouver une chambre à l'hôtel ou dans une pension, ça veut dire avec »tout confort«. Je ne savais pas, mais j'ai deviné votre nomination, et c'est seulement le dernier temps qu'on m'avait dit que vous êtes allé à Tours en qualité de juge d'instruction. Et c'est alors seulement maintenant que je peux vous féliciter cordialement. C'était aussi une nouvelle très agréable que votre famille vous a rejoint à Toulouse et que vous vivez »autant que possible comme si rien n'était«, comme vous le dites. Nous le faisons aussi à notre manière, ma femme et moi, nous faisons notre travail habituel. C'est bien tranquille à Paris, mais sans doute on ne peut pas être tout à fait sûr que ça peut durer toujours ainsi. Mais je suis content d'avoir mes conditions habituelles pour le travail. Les jours commencent lentement à devenir plus longs et on le *(sic)* profite joyeusement. Autant que je sais il y a seulement une seule exposition à Paris. C'est *L'Ecole de Fontainebleau* aux Beaux-Arts. Je ne l'ai pas encore vue. Autrement rien. Madame Bucher a près de son bureau un petit salon ravissant, chauffé, les autres pièces froides et vides. Elle-même travaille beaucoup pour les soldats, toujours énergique comme elle est. Une femme formidable. Nos amis, les artistes, sont presque tous absents de Paris. En général, nous ne voyons pas beaucoup de monde, et les soirs on reste exclusivement à la maison, ce que (sic) n'est pas mal du tout. Ma femme et moi souhaitons à Madame Bruguière et à vous, cher Monsieur, une très heureuse nouvelle année, et nous vous saluons bien cordialement. Ne vous laissez pas sans vos nouvelles! Bien à vous, Kandinsky. Je vous prie bien, cher Monsieur, d'excuser l'ornement de la lettre c'est un éclaboussement malheureux bleu de Prusse! Kandinsky

Neuilly-sur-Seine
135 bd de la Seine 29 octobre 1940

Cher Monsieur, ma femme et moi sommes très contents d'avoir de vos nouvelles. Avant tout nous vous disons nos félicitations bien cordiales à

lichen Ereignis in Ihrer Familie; gleichzeitig bitten wir Sie, unseren Glückwunsch Madame Bruguière auszurichten. Wir hoffen, daß Sie mit Ihrer Familie Briefe wechseln können. Von Cauterets (Hautes-Pyrénées) aus haben wir drei ruhige Monate verbracht. Ich habe Ihnen einen Brief nach Toulouse geschickt, adressiert an einen Monsieur Bruguière, den wir im Telefonbuch gefunden haben, davon ausgehend, daß dieser Monsieur vielleicht ein Verwandter von Ihnen ist. Aber der Brief kam zurück; dieser Monsieur B. kannte Sie nicht. Die Rückkehr nach Paris war ein Problem, zum Verzweifeln, doch schließlich und endlich sind wir jetzt seit Ende August zuhause. Es würde uns ungeheuer freuen, Sie bei uns wiederzusehen – hoffen wir, daß es nicht gar zu lange dauert. Gerade gestern waren wir bei Madame Bucher, die ihre Galerie noch nicht wieder eröffnet hat. Ich glaube, lediglich eine einzige Galerie ist offen – die von Monsieur Kahnweiler (Simon). Es gab nur eine Ausstellung französischer Künstler in der Orangerie, mit ein paar schönen Gemälden. Der modernste war Dufy. Zufällig haben wir Léger in Vichy getroffen, von wo aus er nach Amerika wollte. Wir waren sehr froh, von Ihnen zu hören, auch von Arp und von Hélion aus der Gefangenschaft – es geht immer noch gerade so. Sie würden uns lebhafte Freude bereiten, wenn Sie uns von sich berichten würden, lieber Monsieur; meine Frau und ich grüßen Sie herzlich.

Kandinsky

Neuilly-sur-Seine
135 bd de la Seine — 9. Januar 1941

Lieber Monsieur, meine Frau und ich sagen Ihnen Dank für Ihre guten Wünsche zum Neuen Jahr und senden Ihnen auch von unserer Seite den aufrichtigsten Segen. Wir erwarten mit lebhafter Freude Ihre Ankunft in Paris, und wir hoffen, daß Sie genügend Zeit für uns mitbringen werden. Ich würde Ihnen auch gern meine neuen Gouachen zeigen (neue Leinwände habe ich nicht), die sich gerade bei meinem Buchbinder befinden und am 15. Januar zurück sein werden. Aber falls sie am 12. kommen, könnte ich Ihnen zumindest ältere kleine Leinwände zeigen. Vergessen Sie nur nicht, daß ich am Nachmittag des 11. nicht zuhause sein werde, doch am 12. (Sonntag) bin ich auf jeden Fall da. Ihre Art, Kunst zu »erleben« und auf so ernsthafte Weise zu schätzen, ist mir unendlich sympathisch. Sie wissen so gut wie ich, daß es nur sehr, sehr wenige gibt, die diese außerordentliche Eigenschaft haben. Auf bald also, lieber Monsieur!

Kandinsky

Neuilly-sur-Seine
135 bd de la Seine — 2.2.41

Lieber Monsieur, ich bedanke mich für Ihre Anweisung vom 24. Januar: Ich habe 500 Frs erhalten, so daß Ihr Ankauf meiner kleinen Leinwand endgültig geregelt ist. Das Fehlen einer präzisen Terminologie für das, was man abstrakte Kunst nennt, die bei Ihnen »real« und bei mir »konkret« heißt, dieses Fehlen ist ein Beweis für die große vitale Kraft dieser Kunst, die sich in Entwicklung befindet und unendliche Perspektiven hat. Eine definitive Terminologie ist nach meiner Ansicht durchaus

propos de l'événement heureux dans votre famille, et nous vous prions en même temps de transmettre la félicitation à Madame Bruguière. Nous espérons que vous pouvez échanger les lettres avec votre famille. De Cauterets (Hautes-Pyrénées), nous avons passé trois mois en tranquillité. Je vous ai écrit une lettre à Toulouse en l'adressant à un Monsieur Bruguière que nous avons trouvé à l'annuaire, en admettant que ce Monsieur est peut-être un de vos parents. Mais la lettre était venue de retour, ce Monsieur B. ne vous connaissait pas. Le retour à Paris était un problème, désespérant, mais à la fin des fins nous voilà à la maison depuis la fin d'août. Nous serions très ravis de vous revoir chez nous – espérons que cela ne tardera pas trop. Justement hier, nous étions chez Madame Bucher qui n'a pas encore réouvert sa galerie. Je crois qu'il (n')y a qu'une seule galerie ouverte – celle de Monsieur Kahnweiler (Simon). Il y avait une seule exposition des artistes français à l'Orangerie, avec quelques beaux tableaux. Le plus moderne était Dufy. Nous avons rencontré par hasard Léger à Vichy, d'où il voulait aller en Amérique. Nous étions bien contents d'entendre de vous, de Arp et de Hélion prisonnier – ça va encore toujours. Vous nous ferez un vif plaisir en nous donnant de vos nouvelles, cher Monsieur, ma femme et moi vous saluons cordialement.

Kandinsky

Neuilly-sur-Seine
135 bd de la Seine — 9 janvier 1941

Cher Monsieur, ma femme et moi vous disons merci pour vos souhaits à l'occasion du Nouvel An et nous vous adressons de notre part nos vœux les plus sincères. C'est un vif plaisir d'attendre votre arrivée à Paris et nous espérons que vous aurez assez de temps pour nous. Je voudrais bien vous montrer aussi mes nouvelles gouaches (je n'ai pas de nouvelles toiles) qui sont justement chez mon relieur et qui seront de retour le 15 janvier. Mais si vous venez le 12, j'aurais toujours à vous montrer au moins de petites toiles plus anciennes. N'oubliez pas seulement que je ne serai pas à la maison l'après-midi du 11, mais le 12 (dimanche) je serai en tout cas à la maison. Votre manière de »vivre« l'art et de l'apprécier si sérieusement m'est infiniment sympathique. Vous savez autant que moi qu'il y a très, très peu de monde qui ont cette qualité exclusive. A bientôt alors, cher Monsieur!

Kandinsky

Neuilly-sur-Seine
135 bd de la Seine — 2.2.41

Cher Monsieur, je vous remercie de votre envoi du 24 janvier. J'ai reçu frs 500 et ainsi votre achat de ma petite toile est réglé définitivement. L'absence de terminologie précise pour ce qu'on appelle l'art abstrait et que vous nommez »réel«, et moi »concret«, cette absence est une preuve de la grande force vitale de cet art qui se trouve en développement et a des perspectives infinies. Une terminologie définitive est bien à mes yeux la preuve de la fin du développement – »Musée«, classi-

der Beweis für das Ende der Entwicklung – ist »Museum«, »abgeschlossene« Klassifikation. Unsere Gegner behaupten seit 30 Jahren, die Mittel der sogenannten »abstrakten« Kunst seien zu beschränkt für eine mögliche Fortentwicklung in der Zukunft. Für Blinde mag das zutreffen. Ich hoffe, Sie bald wiederzusehen, und bitte Sie, von meiner Frau und mir herzliche Grüße zu empfangen. Ihr

Kandinsky

Neuilly-sur-Seine
135 bd de la Seine 1. Mai (19)41

Lieber Monsieur Bruguière, das lange Ausbleiben Ihrer Nachrichten hat uns in Unruhe versetzt, und das, wie wir jetzt erfahren, nicht ohne Grund. Empfangen Sie unser herzlichstes Beileid, und sprechen Sie es, wir bitten Sie, an unserer Stelle Madame Bruguière aus. Wir verstehen sehr gut, daß dieser Verlust Ihnen schweren Kummer bereitet. Es ist eins der größten Unglücke im Leben, ein Kind zu verlieren. Die Verlegung unseres Gefangenen Hélion ist sicher für ihn sehr günstig, worüber wir hoch erfreut sind. Ihre Wahl des *Blauen Kreuzes* sagt mir sehr zu, doch beeilen Sie sich nicht, mir *Im Rot* zurückzugeben, sondern bringen Sie es mir bei Ihrer nächsten Reise nach Paris vorbei. Was meine Frau und mich betrifft, so geht es uns sehr gut, soweit dies in dieser wahrhaft harten Zeit möglich ist. Meine Frau bringt den ganzen Tag damit zu, »auf Jagd« nach Lebensmitteln zu gehen, aber sie beklagt sich nicht. Ich selber arbeite wie gewöhnlich. Die Landschaft in Paris und in unserem Neuilly ist, wie immer im Frühjahr, sehr schön, und wir finden es schade, daß Sie sie jetzt nicht sehen. Lassen Sie immer von sich hören, lieber Monsieur, und empfangen Sie unsere sehr freundschaftlichen Grüße.

Kandinsky

Neuilly-sur-Seine 30. August (19)41

Lieber Monsieur, seit langem hören wir nichts von Ihnen, und das hat uns doch etwas beunruhigt. Wie geht es Ihnen? Und Ihrer Familie? Haben Sie die Möglichkeit, sie während Ihrer Ferien zu besuchen? Was uns betrifft, so geht es uns im allgemeinen recht gut, abgesehen von den immer schlimmeren Versorgungsschwierigkeiten. Aber meine Frau schlägt sich erfolgreich durch. Allerdings ist sie allmählich doch recht erschöpft, und wir haben die Absicht, vom 25. September an Urlaub in Marlotte zu machen – ungefähr zwei oder drei Wochen lang. Da das Wetter im August eher ungünstig war, hoffen wir, im September schönes Wetter zu haben. Ich habe viel gearbeitet, und eine Unterbrechung wird uns sehr gut tun. Ich hoffe, im Herbst Gelegenheit zu haben, Ihnen meine neuen Leinwände zu zeigen. Wann haben Sie vor, nach Paris zu kommen? Meine Frau und ich freuen uns ungeheuer darauf, Sie wiederzusehen. Geben Sie unterdessen Nachricht von sich, lieber Monsieur, und nehmen Sie unsere ganz und gar freundschaftlichen Grüße an.

Kandinsky

fication »parfaite«. Nos adversaires affirment depuis trente ans que les moyens de l'art dit »abstrait« sont trop limités pour un développement possible à l'avenir. Pour les aveugles cela doit être juste. J'espère de vous revoir bientôt, et je vous prie de recevoir les salutations cordiales de la part de ma femme et les miennes. Bien à vous.

Kandinsky

Neuilly-sur-Seine
135, bd de la Seine 1 mai (19)41

Cher Monsieur Bruguière, la longue absence de vos nouvelles nous avait mis en inquiétude, comme nous le voyons maintenant non sans raison. Recevez nos condoléances les plus cordiales. Nous vous prions de les dire de notre part à Madame Bruguière. Nous comprenons bien que cette perte vous provoque une lourde peine. C'est un des plus grands malheurs de la vie que de perdre un enfant. Le changement de la position de notre prisonnier Hélion est sûrement bien favorable pour lui, ce que *(sic)* me donne un vif plaisir. Je suis content de votre choix de la *Croix bleue* mais ne vous dépêchez pas de me rendre *En Rouge*, et rapportez-le moi à votre prochain voyage à Paris. Quant à ma femme et moi, nous allons très bien autant que c'est possible par ce temps vraiment dur. Ma femme ne fait qu'aller toute la journée »à la chasse« des produits alimentaires, mais elle ne se plaint pas. Moi, je travaille comme d'habitude. Le paysage de Paris et de notre Neuilly est très beau, comme toujours, au printemps, et nous regrettons que vous (ne) le voyez pas maintenant. Donnez toujours de vos nouvelles, cher Monsieur, et recevez nos salutations très amicales.

Kandinsky

Neuilly-sur-Seine 30 août (19)41

Cher Monsieur, c'est depuis longtemps que nous n'entendons rien de vous, ce que *(sic)* a provoqué en nous une certaine inquiétude. Comment allez-vous? Et votre famille? Avez-vous la possibilité de la visiter pendant vos vacances? Quant à nous, on va assez bien en général, sauf les difficultés toujours croissantes d'approvisionnement. Mais ma femme se débrouille avec succès. Mais à la fin elle est assez fatiguée, et nous avons l'intention de prendre des vacances à partir du 25 septembre à Marlotte – deux ou trois semaines environ. Puisque le temps en août était plutôt défavorable, nous espérons d'avoir un beau temps en septembre. J'ai beaucoup travaillé et un entr'acte nous sera très agréable. J'espère d'avoir en automne une occasion de vous montrer mes nouvelles toiles. Quand pensez-vous de venir à Paris? Ma femme et moi serons ravis de vous revoir. En attendant donnez-moi donc de vos nouvelles, cher Monsieur, et acceptez nos salutations bien amicales.

Kandinsky

Neuilly-sur-Seine
135 bd de la Seine — 20. November 41

Lieber Monsieur, ich habe Ihren Brief vom 18. gestern abend erhalten und ich danke Ihnen dafür. Wir schätzen uns sehr glücklich, Sie am Sonntag dem 30. November bei uns zu sehen, und wir erwarten Ihren Telefonanruf Samstag vormittag. Vor zwei oder drei Tagen sprachen wir von Ihnen und fragten uns, warum Sie uns nicht schreiben. Als Antwort auf diese Frage kam Ihr Brief. Wir haben uns gefreut zu hören, daß Sie gute Nachrichten von Ihrer Familie haben. Es ist sehr traurig für Sie, so lange Zeit so weit von ihr entfernt zu sein, aber das wird nicht ewig dauern. Nicht wahr? Wir haben einen Ofen für mein Atelier bestellt, aber er läßt auf sich warten. Ich werde mich noch etwa zehn Tage in Geduld fassen, und solange kann ich nur Zeichnungen machen. Aber es erwarten Sie einige bereits bemalte Leinwände. Empfangen Sie, lieber Monsieur, meine herzlichsten Grüße und auf bald.

Kandinsky

Neuilly-sur-Seine
135 bd de la Seine — 20 novembre 41

Cher Monsieur, j'ai reçu votre lettre du 18 hier soir et je vous en remercie. Nous serons très heureux de vous voir chez nous dimanche le 30 novembre et nous attendons votre téléphone le samedi matin. Il y a deux ou trois jours nous avons parlé de vous en nous demandant pourquoi vous ne nous écrivez pas. Cette question a eu pour réponse votre lettre. Nous nous sommes réjouis d'entendre que vous avez eu de bonnes nouvelles de votre famille. C'est bien triste pour vous d'être si longtemps si loin d'elle, mais cela ne durera pas éternellement. N'est-ce pas? Nous avons commandé un poêle pour mon atelier mais il tarde. Je patiente encore une dizaine de jours en attendant je ne peux faire que des dessins. Mais quelques toiles déjà peintes vous attendent. Recevez, cher Monsieur, mes salutations les plus cordiales et à bientôt.

Kandinsky

Neuilly-sur-Seine
135 bd de la Seine — 31. Dezember 1941

Lieber Monsieur Bruguière, meine Frau und ich wünschen Ihnen herzlich ein sehr schönes und glückliches neues Jahr. Wir nehmen an, daß Sie Möglichkeiten hatten, die Feiertage bei Ihrer Familie zu verbringen, und sie bei guter Gesundheit und in froher Stimmung angetroffen haben. Wir werden Silvester zu zweit in meinem Atelier am Ofen verbringen, der jetzt endlich seit einer guten Woche installiert ist. In dem Augenblick, als ich die vorige Zeile schrieb, wurde uns Ihr Brief vom 19. 12. heraufgebracht. Vielen Dank! Es tut uns sehr leid, daß Ihr Vorhaben, nach Südfrankreich zu fahren, nicht zustande gekommen ist, und Sie die Festtage ganz allein in Tours zubringen. Hoffen wir, daß sich in Bälde eine Möglichkeit ergeben wird. Mein Gott, die einfachsten Dinge sind heutzutage dermaßen kompliziert! Vor drei Wochen war ich sehr beunruhigt wegen einer beginnenden Lungenentzündung bei meiner Frau. Sie lag über eine Woche im Bett; glücklicherweise hat unser tüchtiger Doktorfreund der Sache schnell ein Ende bereitet. Ihre Anmerkungen zu meinen Gemälden lese ich immer mit lebhaftem Interesse: Sie haben Augen nicht nur für die Oberfläche. Unsere sehr herzlichen Grüße, lieber Monsieur.

Kandinsky

Neuilly-sur-Seine
135 bd de la Seine — 31 décembre 1941

Cher Monsieur Bruguière, ma femme et moi nous vous souhaitons cordialement une très belle et heureuse nouvelle année. Nous admettons que vous avez eu des possibilités de passer les jours de fête auprès de votre famille, que vous avez trouvé en bonne santé et joyeuse. Nous allons passer le réveillon à deux dans mon atelier près le poêle enfin installé depuis une dizaine de jours. Au moment d'avoir écrit la ligne précédente on nous a monté votre lettre, le 29.12. Merci beaucoup! Nous regrettons beaucoup que votre projet du Midi ne s'était pas réalisé et que vous passez les fêtes tout seul à Tours. Espérons qu'une possibilité se présentera un peu plus tard. Mon Dieu, les choses les plus simples sont aujourd'hui tellement compliquées! Il y a une vingtaine de jours que j'étais très inquiet à cause du commencement d'une pneumonie chez ma femme. Elle était plus d'une semaine au lit, heureusement notre brave ami docteur a vite fait d'y mettre fin. Je lis toujours avec un vif intérêt vos réflexions sur mes toiles: vous avez des yeux non seulement pour la surface. Nos salutations très cordiales, cher Monsieur.

Kandinsky

Neuilly-sur-Seine
135 bd de la Seine — 14.3.42

Lieber Monsieur, vorgestern habe ich zu meiner Frau gesagt, daß Ihr langes Schweigen mich zu beunruhigen begänne. Und tags darauf ist Ihr Brief vom 9. März eingetroffen. Es geht Ihnen also gut und Sie hatten sogar die glückliche Gelegenheit, Ihre Familie zu besuchen. Unser Glückwunsch! Eine weitere gute Nachricht war die baldige Ankunft von Madame Bruguière bei Ihnen und Ihre gemeinsame Reise nach Paris. Wir freuen uns darauf, Sie mit Ihrer Frau bei uns zu empfangen. Meine Frau

Neuilly-sur-Seine
135 bd de la Seine — 14.3.42

Cher Monsieur, c'est avant-hier que j'avais dit à ma femme que votre long silence a commencé de m'inquiéter. Et le lendemain votre lettre du 9 mars était arrivée. Alors vous allez bien et vous aviez même l'heureuse occasion de visiter votre famille. Nous (vous) en félicitons. C'était une autre bonne nouvelle. L'arrivée prochaine de Madame Bruguière chez vous et votre voyage ensemble pour Paris. Nous vous attendons avec votre femme avec joie chez nous. Ma femme est depuis

ist seit langem wohlauf, mit Ausnahme einiger Unannehmlichkeiten infolge der Impfung, aber jetzt ist auch das vorbei. Im allgemeinen haben wir keinen ernstlichen Grund, uns zu beklagen. Wir haben die Bombardierung vom 3. März genauestens durch unsere Fenster gesehen, und wir waren naiv genug, es ziemlich lange für ein wundervolles Feuerwerk zu halten. Meine Frau ist ein wenig beunruhigt, wenn sie die große Menge Schornsteine in dem uns gegenüberliegenden Puteaux sieht, aber ich bin sicher, daß die Engländer keine Bomben auf eine Stadt werfen werden, in der die Wohnhäuser von allen Seiten eng um die Fabriken stehen, die in Puteaux recht klein sind, allerdings hören wir nach langer »Pause« erneut den Gesang der Sirenen, jene fremdartige und nervenaufreibende Musik. Alles dies hält mich nicht davon ab, viel zu arbeiten, und ich werde Ihnen mit dem lebhaftesten Vergnügen meine neuen Leinwände zeigen. Auf Wiedersehen also, lieber Monsieur, und nehmen Sie meine herzlichsten Grüße entgegen.

Kandinsky

longtemps bien portante à l'exception de quelques désagréments comme suite de la vaccination mais à l'heure donnée c'est fini aussi. En général nous n'avons pas de raisons sérieuses de nous plaindre. Nous avons parfaitement bien vu le bombardement du 3 mars par nos fenêtres et nous étions assez naïfs pour le prendre assez longtemps pour un feu d'artifice merveilleux.
Ma femme est un peu inquiète en voyant la masse de cheminées à Puteaux notre vis-à-vis, mais je suis sûr que les Anglais ne jetteront pas des bombes, sur une ville, où les maisons d'habitation entourent de tous les côtés et à proximité les usines qui sont assez petites à Puteaux, mais après un grand »entr'acte« nous entendons de nouveau le chant des sirènes, musique étrange et énervante. Tout cela ne m'empêche pas de travailler beaucoup, et je vais vous montrer avec le plus vif plaisir mes nouvelles toiles. Alors au revoir, cher Monsieur, et agréez mes salutations les plus cordiales.

Kandinsky

Neuilly-sur-Seine
135 bd de la Seine — 16. Oktober 1942

Lieber Monsieur, wir waren sehr glücklich, Neues von Ihnen zu hören. Danke! Wir haben gerade dieser Tage von Ihnen gesprochen und uns gefragt, wie es bei Ihnen steht. Und ich hatte gerade vor, Ihnen zu schreiben, als Ihr Brief eintraf. Wir gratulieren Ihnen zu Ihrer mit so viel Mühe aufgetriebenen Wohnung und wünschen Ihnen, darin ein glückliches Leben zu finden. Vor allem jedoch alles Gute für Ihre Arbeitsprojekte zur Kunst und zur Ästhetik! Eine solche Arbeit fehlt seit langem, denn alles, was ich an Schriften insbesondere zur modernen Kunst kenne, ist von Vollkommenheit recht weit entfernt. Der Mangel an »Auge«, das heißt an der grundlegenden Fähigkeit, die Malerei zu sehen, ist im allgemeinen der Grund für diese Unvollkommenheit. Das Gehirn ist eine segensreiche Erfindung, doch unselig sind diejenigen, die sich einbilden, das Gehirn genüge, um in die Kunst »einzudringen«, und ganz besonders *in* die Malerei. So ist es doch? Ich sage Ihnen ganz offen meine Meinung, weil ich sehr genau um Ihre Fähigkeit zu *sehen* weiß. Wollen Sie auch auf die Konstruktion des Bildes zu sprechen kommen? Denn das ist ja nun ein wahrhaft kompliziertes, aber ungemein interessantes und bedeutsames Problem. Nicht weniger als die Frage des Gleichgewichts, dieses schwer zu ergründenden Partners der Konstruktion! Sehen Sie mir bitte diese kleine Philosophie nach, aber ich wüßte brennend gerne, von welchem Ansatz Sie ausgehen. So Sie einverstanden sind, können wir diese Fragen wieder aufgreifen, wenn Sie, wie Sie es vorhaben, Ende Dezember in Paris sind. Auf alle Fälle würden wir uns ungeheuer freuen, Madame Bruguière und Sie wiederzusehen. Uns geht es im allgemeinen gut, doch beginnen wir unter der Kälte in unserer Wohnung zu leiden. Auch diesen Winter wird es keine Heizung geben – zumindest sind die Aussichten minimal. Aber wir wollen Anfang November in meinem Atelier und im Schlafzimmer mit dem Heizen beginnen. Neuigkeiten aus Paris: Wir hatten eine sehr interessante Ausstellung der »Fauves« in der neuen »Galerie de France« – die Zeit von 1902 bis 1908. Es sind dieselben großen Meister von heute, die freilich verglichen mit dieser ruhmreichen Vergangenheit viel von ihrem

Neuilly-sur-Seine
135 bd de la Seine — 16 octobre 1942

Cher Monsieur, nous étions très heureux d'avoir de vos nouvelles. Merci! Justement nous avons parlé ces jours(-ci) de vous en nous demandant comment ça va chez vous. Et justement j'avais l'intention de vous écrire, quand votre lettre est arrivée. Nous vous félicitons de votre appartement, trouvé avec tant de peine, et nous vous souhaitons d'y trouver une vie bien heureuse. Et surtout bonne chance pour vos projets de travail sur l'art et l'esthétique! Un pareil travail manque depuis longtemps, car tout ce que je connais d'écrit surtout sur la peinture moderne est assez loin de la perfection. Le manque d'»œil«, c'est-à-dire de la capacité primordiale de voir la peinture, est en général la cause de cette imperfection. Le cerveau est une invention bienheureuse mais malheureux sont ceux qui s'imaginent que le cerveau tout seul est suffisant pour »entrer« *dans* l'art et spécialement dans la peinture. N'est-ce pas? Je vous dis ouvertement mon opinion, puisque je connais bien votre capacité de *voir*. Avez-vous aussi l'intention de parler de la construction du tableau? Voilà un problème vraiment compliqué, mais exceptionnellement intéressant et important. Non moins que la question de l'équilibre, ce participant énigmatique de la construction! Excusez-moi, je vous prie, cette petite philosophie, mais je voudrais vivement connaître votre point de départ. Nous pourrons reprendre ces questions, si vous êtes d'accord, quand vous êtes à Paris vers la fin de décembre, comme vous le projetez. En tout cas nous serions ravis de revoir Madame Bruguière et vous. Quant à nous cela va bien en général, mais nous avons commencé à souffrir du froid dans notre appartement. Le chauffage manquera cet hiver aussi – au moins l'espoir est minime. Mais nous voulons commencer le chauffage de mon studio et à la chambre à coucher au début de novembre. Les nouvelles de Paris, nous avions une exposition très intéressante des »Fauves« à la nouvelle »galerie de France« – le temps de 1902 à 1908. Ce sont les mêmes grands maîtres d'aujourd'hui, mais à la vérité ils ont beaucoup perdu l'ancienne charme, de l'ancienne force d'expression

früheren Charme, von ihrer früheren Ausdruckskraft eingebüßt haben. Es gab keinen Katalog, sonst könnte ich ihn Ihnen zuschicken. Die Galerie Carré hatte eine kleine Rouault-Ausstellung arrangiert – elf Leinwände von bescheidenem Format –, von denen neun während der Ausstellung verkauft wurden, doch zu welchem Preis! 60–80000 für ein kleines Gemälde. Um ehrlich zu sein, ziehe ich die früheren Rouaults vor, denn der moderne Rouault ist für meinen Geschmack ein wenig zu milde geworden. Die Skala zarter Farben ist auf allen Gemälden die gleiche. Darüber hinaus gab es eine von meinem Standpunkt interessantere Ausstellung – die meinige – bei Madame Bucher. Nein, sie war wirklich nicht übel, und ich beklage mich nicht über den Erfolg – nichts Großartiges, jedoch nicht schlecht. Wie gewöhnlich habe ich den Herbstsalon nicht besucht – es ist traurig, Leichname zu sehen. Auch arbeite ich wie gewöhnlich, aber in Ermangelung von Leinwand mache ich kleine Sachen auf altem Karton, das heißt auf einer Pappe von guter Qualität. Man hat mir für November andere Leinwände versprochen – wir werden ja sehen. Es war mein Fehler, zu Beginn des Krieges zu wenige Leinwände bestellt zu haben, doch wer glaubte schon in unseren naiven Kreisen, daß er so lange würde dauern. können!
Bestellen Sie, lieber Monsieur, doch Madame Bruguière unsere Empfehlungen, und empfangen Sie unsere freundschaftlichen Grüße. Ich bin sehr glücklich, über Hélion die gute Nachricht zu haben, daß er bald heimkehren wird.

Kandinsky

en comparaison avec ce temps passé glorieux. Il n'y avait pas de catalogue autrement je pourrai vous l'envoyer. La galerie Carré avait arrangé une petite exposition Rouault – onze toiles de dimensions modestes – 9 vendues au cours de l'exposition mais pour quel prix! 60–80 000 pour une petite toile. A vrai dire je préfère les anciens Rouault, parce que le moderne est devenu un peu trop doux pour mon goût. La gamme des couleurs douces est pareille sur toutes ces toiles. En dehors de cela il y avait une exposition plus intéressante de mon point de vue – la mienne – chez Madame Bucher. Non, vraiment elle n'était pas mauvaise et je ne me plains pas du succès – pas très grand chose, mais pas mauvais. Comme d'habitude je n'ai pas visité le Salon d'Automne – c'est triste de voir des cadavres. Je travaille comme d'habitude aussi, mais en manque de toile je fais de petites choses sur du carton ancien, c'est-à-dire un carton de bonne qualité. On m'a promis des différentes toiles en novembre – nous allons voir. C'était de ma faute d'avoir commandé trop peu de toiles au début de la guerre, mais qui a pensé dans nos milieux naïfs qu'elle pourra durer si longtemps!
Veuillez nous rappeler, cher Monsieur, au souvenir de Madame Bruguière et recevez nos salutations amicales. Je suis très heureux d'avoir de bonnes nouvelles sur Hélion qu'il reviendra bientôt.

Kandinsky

Neuilly-sur-Seine
135 bd de la Seine 28.2.43

Lieber Monsieur, wie geht es Ihnen? Wir sind etwas beunruhigt wegen der Bombardierungen, denen Ihre Stadt kürzlich ausgesetzt war. Ich bitte Sie, lassen Sie von sich hören. Sonst keine Veränderungen; meine Frau opfert ihre ganze Zeit der Haushaltsführung, deren Schwierigkeiten Ihnen ja nicht fremd sind. Und ich male ein kleines Format nach dem anderen. Endlich habe ich eine Leinwand im Großformat erhalten, und die übrigen lassen immer noch auf sich warten! Nun, morgen ist der 1. März, und wir hoffen auf einen milden Frühling, so wie der Winter es war. Unsere aufrichtigen Grüße an Sie und an Madame Bruguière.

Kandinsky

Neuilly-sur-Seine
135 bd de la Seine 28.2.43

Cher Monsieur, comment allez-vous? Nous sommes un peu inquiets à cause des bombardements que votre ville avait subis dernièrement. Donnez-nous de vos nouvelles je vous prie. Pas de changements, ma femme sacrifie tout son temps au ménage dont les difficultés ne vous sont pas étrangères. Et moi je fais une petite toile après l'autre. Enfin j'ai reçu une toile de 40 figure et les autres me font toujours attendre! Enfin demain c'est le 1 mars et nous espérons d'avoir un printemps doux, comme c'était l'hiver. Nos salutations sincères à vous et à Madame Bruguière.

Kandinsky

Neuilly-sur-Seine
135 bd de la Seine 4.4.43

Lieber Monsieur, meine Frau und ich danken Ihnen für Ihren Brief vom 7. März, der uns mit seinen guten Nachrichten hoch erfeut hat. Ich wollte Ihnen seit langem antworten, aber ich war sehr in Anspruch genommen, und die Zeit vergeht so rasch! Ich arbeite den ganzen Tag, und wenn ich abends nicht arbeite, bin ich doch zu müde, mich an einen Brief zu setzen. Ich danke Ihnen besonders für die Mitteilung über den Inhalt ihres Buches. Es ist mir eine große Freude, daß Sie die Frage der Kunst auf so ernsthafte und gründliche Weise angehen. Es ist sehr schade, daß Sie so

Neuilly-sur-Seine
135, bd de la Seine 4.4.43

Cher Monsieur, ma femme et moi nous vous remercions de votre lettre du 7 mars, qui nous a fait un vif plaisir par ses bonnes nouvelles. Je voulais vous répondre depuis longtemps, mais le temps était fort occupé passe si vite! Je travaille toute la journée, et le soir si je ne travaille pas, je suis assez fatigué pour me mettre à une lettre. Je vous remercie spécialement de la communication du contenu de votre livre. C'est une grande joie pour moi de voir que vous prenez la question d'art de la manière tellement sérieuse et approfondie. C'est bien

wenig freie Zeit haben. Die meisten Bücher über Kunst sind recht oberflächliche »Dichtung« und umgehen die bedeutsamsten Aspekte der großen Frage. Besonders glücklich bin ich zu erfahren, daß Sie einen der wichtigsten Punkte in Angriff nehmen, nämlich die Qualitätsfrage. Für mich ist sie eine Frage der Genauigkeit, das heißt, der Genauigkeit der Form, die den bildlichen Inhalt verwirklicht. Ich bin davon überzeugt, daß es in dieser Hinsicht ein »natürliches« Gesetz (oder Gesetze) gibt, die wir jedoch nicht kennen und, wie ich glaube, nie kennen werden. Nicht durch irgendwelche Theorie oder speziell durch Berechnung können sie aufgedeckt werden, sondern, wie wir beide übereinstimmend meinen, allein durch das Gefühl und, wie Sie so schön sagen, durch das Leben. Doch das »passive Talent« (wie ich es mir erkläre) ist bei verschiedenen Personen in stark unterschiedlicher Weise gegeben: gar nicht vorhanden, sehr entwickelt oder aber »genial«. Dies entspricht der Musikalität; man hat »ein Ohr« oder keines, so wie man ein »Auge oder keines« hat. Sie haben für Ihr Werk die Grenzen sehr weit gezogen, und der Plan Ihres Buches ist wunderbar. Alle meine Glückwünsche! Meine Frau und ich bitten Sie, Madame Bruguière unsere Empfehlungen auszurichten. Seien Sie meinerseits meiner freundschaftlichen Gefühle versichert.

Kandinsky

Neuilly-sur-Seine
135 bd de la Seine 7.4.43

Lieber Monsieur, ich danke Ihnen für Ihren Brief vom 5.4. Sie hatten gerade meinen Brief vom 4.4. erhalten und wußten also bereits am 5. oder gestern, daß wir von der Bombardierung verschont geblieben sind. Als ich Ihnen über die theoretischen Fragen schrieb, hatte ich dieses Ereignis, das uns für einen Augenblick einen gewaltigen Eindruck gemacht hatte, völlig vergessen. Wir waren gerade mit dem Mittagessen fertig, als man den Lärm der sicherlich nicht deutschen, also wohl englischen oder amerikanischen Flugzeuge vernahm. Der Alarm kam zu spät, als durch zwei gewaltige Explosionen alle unsere Scheiben herabflogen. Das waren die Explosionen von der Rennbahn, auf der sie so viele Opfer gefordert haben. Ein wenig später sah man aus unseren Fenstern eine riesige Feuersbrunst bei Saint-Cloud. Es war die Fabrik Coti, die brannte. Die Explosionen der Bomben über Raynault [*sic*] waren bei uns nicht zu hören; es heißt, die Schäden seien verheerend. Nach Ihrem Besuch bei uns stellte ich mit Bedauern fest, daß ich vergessen hatte, Ihnen meine Zeichnungen zu zeigen, die Sie hatten sehen wollen. Mir war in dem Augenblick entfallen, daß ich eine recht große Anzahl endgültig fertiggestellter Zeichnungen hatte! Unsere herzlichen Grüße an Madame Bruguière und an Sie.

Kandinksy

Erlauben Sie mir, auf Ihre Erkundigungen nach meiner Arbeit und nach Paris in Bälde zu antworten.

5.6.43

Lieber Monsieur, meine Frau und ich gratulieren Madame Bruguière und Ihnen sehr herzlich zur Geburt Ihres Sohnes Jean-Louis. Wir hören mit

dommage que vous avez *(sic)* si peu de temps libre. Généralement les livres sur l'art sont de la »poèsie« assez superficielle et ils évitent les côtés les plus importants de la grande question. Je suis spécialement heureux d'entendre que vous attaquez un des plus importants points, c'est-à-dire la question de la qualité. Pour moi elle est celle de l'*exactitude*, c'est-à-dire de l'exactitude de la forme réalisatrice du contenu pictural. Je suis bien sûr qu'il existe une loi (ou des lois) »naturelle« à ce propos mais nous ne les connaissons pas et, je crois, ne les connaîtrons jemais. Ce n'est pas par théorie quelconque ou particulièrement par calcul qu'on puisse le découvrir, mais comme nous sommes bien d'accord tous les deux, exclusivement par le sentiment et comme vous dites si bien par la vie. Mais le »talent passif« (comme je m'explique) est bien différent chez (des) personnes différentes, absent, ou très développé ou »gènial«. Cela correspond à la musicalité, on »a l'oreille« ou non comme on a »l'œil ou non«. Vous avez tiré des limites très larges pour votre œuvre, et le plan de votre livre est merveilleux. Toutes mes félicitations! Ma femme et moi vous prions de nous rappeler au souvenir de Madame Bruguière. Recevez de ma part l'expression de mes sentiments amicaux.

Kandinsky

Neuilly-sur-Seine
135 bd de la Seine 7.4.43

Cher Monsieur, je vous remercie de votre lettre du 5.4. Vous aviez justement reçu ma lettre du 4.4., et ainsi vous saviez déjà le 5 ou hier que le bombardement nous a épargné. En vous écrivant des questions théoriques j'avais complètement oublié cet événement qui nous a fait un moment une impression violente. Nous étions justement à la fin du déjeuner quand on entendit le bruit des avions sûrement pas allemands alors anglais ou américains. L'alerte était en retard, quand deux explosions violentes ont fait tomber toutes nos vitres. C'était les explosions au Champ de courses où elles ont fait tant de victimes un peu plus tard on apercevait de nos fenêtres un incendie immense du côté de Saint-Cloud. C'était l'usine Coti qui brûlait. Les explosions des bombes sur Raynault *(sic)* n'étaient pas à entendre chez nous on dit que ce sont des dégâts formidables. J'ai regretté après votre visite chez nous d'avoir oublié de vous montrer mes dessins que vous vouliez voir. Au moment j'avais oublié que j'ai une assez grande quantité de dessins définitivement exécutés! Nos salutations cordiales à Madame Bruguière et à vous-même.

Kandinsky

Permettez-moi de vous répondre sur vos questions de mon travail et de Paris, prochainement.

5.6.43

Cher Monsieur, ma femme et moi félicitons très cordialement Madame Bruguière et vous-même de la naissance de votre fils Jean-Louis. Nous

lebhaftem Vergnügen, daß die glückliche Mutter und der kleine Monsieur wohlauf sind. Und wir wünschen ihm ein langes und glückliches Leben. Ich habe ausgerechnet, daß er am Anfang des großen neuen Zeitalters, das 2000 einsetzt, 57 Jahre alt sein wird. Er wird dann die großen Ergebnisse aller der schrecklichen Leiden sehen, die wir seit bald 150 Jahren erleben. Von meinem Standpunkt, den Sie vielleicht kennen, gibt es keinen anderen Weg für einen Fortschritt des Geistes. Der reine, übersteigerte Materialismus unserer Zeit hatte die geistige Entwicklung verbaut, was teuer bezahlt werden muß. Und er verbaut sie noch immer. Ein Beispiel: Das Unverständnis gegenüber der »abstrakten« Kunst (ja, sogar der Haß) entspringt diesem verfluchten Quell. Jean-Louis wird das große Glück haben, die Geistige Renaissance zu erleben, was ich ihm innig wünsche. Ich bin sehr froh zu hören, daß es mit Ihrem Buch auf zufriedenstellende Weise vorangeht. Alles Gute bis zum Schluß! Uns geht es im allgemeinen gut, und ich arbeite viel. Sie und ich müssen unserem Schicksal danken, die Arbeit machen zu können, die wir so sehr lieben. Bestellen Sie Madame Bruguière unsere guten Empfehlungen und empfangen Sie selbst unsere herzlichen Grüße.

Kandinsky

Ich danke Ihnen besonders für das schöne Foto, und ich bin gerührt, daß Sie meine Bitte nicht vergessen haben. Würden Sie mir in Ihrem nächsten Brief die *Nummer* der Gouache mitteilen, von der ich das Foto bekommen habe, sowie die *Abmessungen* dieser Gouache; es ist für mein privates Werkverzeichnis. Danke im voraus.

entendons avec un vif plaisir que la mère heureuse et le petit monsieur vont bien. Et nous lui souhaitons une longue et heureuse vie. J'ai calculé qu'il sera âgé de 57 ans au commencement de la nouvelle grande époque commençant avec 2000. Il va voir alors les grands résultats de toutes les terribles souffrances que nous voyons bientôt depuis cent cinquante ans. De mon point de vue que vous connaissez peut-être il n'y a pas d'autre chemin de progrès de l'esprit. Le pur et exagéré matérialisme de notre temps avait barré le développement spirituel ce que *(sic)* doit être payé bien cher. Il le barre encore. Un exemple: l'incompréhensibilité de l'art »abstrait« (et même la haine) provient de cette maudite source. Jean-Louis aura le grand bonheur de voir la Renaissance Spirituelle ce que je lui souhaite chaleureusement, je suis ravi d'entendre que votre livre marche d'une manière satisfaisante. Bonne chance jusqu'à la fin! Nous allons bien en général, et je travaille beaucoup. Vous et moi devons remercier notre destin de pouvoir faire le travail que nous aimons tellement. Veuillez nous rappeler au bon souvenir de Madame Bruguière et recevez vous-même nos salutations cordiales.

Kandinsky

Je vous remercie spécialement de la belle photo et je suis touché que vous n'avez *(sic)* pas oublié ma prière. Voulez-vous me communiquer dans votre prochaine lettre le *numéro* de la gouache dont j'ai reçu la photo et les *dimensions* de cette gouache c'est pour mon catalogue privé. Merci d'avance.

Neuilly-sur-Seine 11.8.43

Lieber Monsieur, vielen Dank für Ihren Brief vom 1. August. Ich hatte gerade an Sie und an Ihre Familie gedacht und mich gefragt, wie es bei Ihnen steht. Ich bin sehr froh zu erfahren, daß Sie in Urlaub fahren, was Sie wirklich sehr nötig haben. Ihr Buch interessiert mich sehr, und ich warte voller Ungeduld auf den Zeitpunkt, an dem ich es werde sehen können. Sie schreiben es mit einer unerhörten und bewundernswerten Hingabe. Mit Ihrer anderen Arbeit unter der Überschrift »Préface« – eine Art Bekenntnis? – muß es eine ganz eigene und genuine Bewandtnis haben, für die ich mich besonders interessiere. Seien Sie nur vernünftig und erholen Sie sich gut in Ihren Ferien, um für die nächste Runde Ihrer Arbeiten einen neuen Kraftvorrat anzulegen! Ich gehe Ihnen mit gutem Beispiel voran: Seit vielleicht zehn Tagen arbeite ich nicht, nachdem ich eine Fülle neuer Leinwände produziert habe. Ich war wirklich erschöpft. Aber ich habe dieser Tage die Arbeit wieder aufgenommen, bis zum Beginn meiner richtigen Ferien. Wir haben endlich per Zufall ein Zimmer in Rochefort-en-Yvelines gefunden, vom 15. September an. Wir fahren mit dem Bus, so daß wir die Reise mit der Eisenbahn umgehen können. Wir werden zwei, drei Wochen weg sein. Ich danke Ihnen für die Abmessungen der Gouache, bitte Sie jedoch, mir auch ihre *Nummer* mitzuteilen. Ich hoffe, Sie bald im Oktober oder im November bei uns wiederzusehen. Solange schöne Ferien und sehr herzliche Grüße, auch von meiner Frau, an Sie und Ihre Familie.

Kandinsky

Neuilly-sur-Seine 11.8.43

Cher Monsieur, merci beaucoup de votre lettre du 1er août. Justement j'avais pensé à vous et à votre famille en me demandant comment tout va chez vous. Je suis très heureux d'entendre que vous allez en vacances, ce qui était vraiment bien nécessaire pour vous. Votre livre m'intéresse beaucoup et j'attends avec impatience le temps quand je pourrai le voir. Vous le faites avec une passion inouïe et admirable. Votre autre travail intitulé »Préface«, une sorte de confession? – doit éveiller un intérêt tout à fait particulier et original ce que *(sic)* m'intéresse spécialement. Soyez seulement raisonnable et reposez-vous bien pendant vos vacances pour construire un nouveau stock de force pour la prochaine saison de vos travaux! Je vous donne un bon exemple, c'est depuis à peu près dix jours que je ne travaille pas, après avoir produit de quantité de nouvelles toiles. J'étais vraiment épuisé. Mais j'ai recommencé ces jours jusqu'au début de mes vraies vacances. Nous avons trouvé enfin par hasard une chambre à Rochefort-en-Yvelines à partir du 15 septembre. On y va avec un car ce qui permet d'éviter un voyage avec le chemin de fer. Nous serons absents deux-trois semaines. Je vous remercie des mesures de la gouache mais je vous prie de me communiquer aussi son *numéro*. J'espère de vous revoir chez nous en octobre ou en novembre. En attendant belles vacances et salutations très cordiales aussi de la part de ma femme à vous et à votre famille.

Kandinsky

Neuilly-sur-Seine 1. Dezember 1943

Lieber Monsieur, ich danke Ihnen sehr für Ihre beiden Briefe, den einen vom 1., den anderen vom 28. November. Ich habe Ihnen auf den ersten nicht schnell genug geantwortet, weil ich zu sehr von meiner Arbeit in Anspruch genommen war, und danach bin ich der augenblicklichen Pariser Mode gefolgt und war über zwei Wochen lang ziemlich schlimm vergrippt. Erst jetzt geht es sehr viel besser, aber ich gehe trotzdem noch nicht aus dem Haus. Wir hatten hier ein Ausnahmewetter – während desselben Tages mehrmals den schönsten Sonnenschein, weggeblasen von außerordentlichen Stürmen. Es war mir eine große Freude, von Ihrer Freundschaft mit einem leidenschaftlichen Archivar der Kunst und zumal der modernen Kunst zu hören. Und ich bin stets entzückt, von den Fortschritten Ihres Buches zu erfahren. Arbeiten Sie gleichzeitig an dem schwerwiegenden, voller Rätsel steckenden Thema – den Beziehungen zwischen »sittlichem Niveau« des Künstlers und Verhältnis zu seinen Werken? Ein überaus interessantes Thema! und voller unabsehbarer Schlußfolgerungen mit großen Konsequenzen, die sich möglicherweise auch auf andere Bereiche der menschlichen Tätigkeit erstrecken. Ich erwarte mit lebhaftestem Interesse die Ergebnisse Ihrer Forschungen. Was unser künstlerisches Leben in Paris betrifft, gibt es nichts Großes. Wir haben den Herbstsalon nicht besucht, und wir bedauern es nicht, denn nach dem Eindruck einiger Freunde, die ihn gesehen haben, gab es nichts Bemerkenswertes. Der große Braque-Saal bot nichts Neues. Man macht jetzt aus B. den größten französischen Maler, und man spricht nur noch von der wahren französischen Malerei – ein doch sehr patriotischer Geist! Ich erhalte sehr oft Einladungen zu Vernissagen, denn es gibt durchaus etliche kleine Ausstellungen. Gesehen habe ich jedoch nur die Miró-Ausstellung bei Jeanne Bucher, auf der es ein paar schöne Gemälde im bekannten Miró-Stil gab. Es heißt, die Marcoussis-Ausstellung in derselben Galerie sei interessant, und ich hoffe, sie noch besichtigen zu können. Wir hoffen bei alledem, Sie bald in Paris und bei uns zuhause zu sehen, lieber Monsieur. Richten Sie bitte Empfehlungen von meiner Frau und mir an Madame Bruguière aus und seien Sie meiner freundschaftlichen Gefühle versichert.

Kandinsky

29.12.43

Meine Frau und ich wünschen Madame Bruguière und Ihnen ein neues Jahr voller Gesundheit, Erfolg und Freude. Wie geht es Ihnen? Herzlich N. und W. Kandinsky

Neuilly-sur-Seine 30.1.44

Lieber Monsieur, ich danke Ihnen für Ihren Brief vom 3. Januar. Ich begreife nach wie vor, wie immens der Plan zu Ihrem Buch ist – in der Breite und in der Tiefe. Sie wollen bis zu den »Wurzeln« des Werks hinabsteigen, das heißt, die verwickeltsten und geheimnisvollsten Dinge analysieren. Insbesondere die Frage des »Bouquets«, des Dufts eines Werks ist für mich

Neuilly-sur-Seine 1 décembre 1943

Cher Monsieur, je vous remercie beaucoup de vos deux lettres dont l'une du 1er, l'autre du 28 novembre. Je ne vous ai pas répondu assez vite à la première parce que j'étais trop pris par mon travail et après j'ai suivi la mode actuelle de Paris et j'ai été assez gravement grippé pendant plus de deux semaines. C'est seulement maintenant que ça va beaucoup mieux, mais je ne sors pas encore quand même. Nous avons eu ici un temps exceptionnel – pendant la même journée on a plusieurs fois les plus beaux soleils bousculés par des tempêtes exceptionnelles. Cela m'a fait un grand plaisir d'entendre de votre amitié avec un archiviste passionné d'art et d'art moderne spécialement. Et je suis toujours ravi d'entendre des progrès de vos livres. Travaillez-vous en même temps sur le thème grave et plein d'énigmes – les relations entre »niveau moral« de l'artiste et rapport à ses œuvres? Un thème excessivement intéressant! et plein de conclusions énigmatiques avec de grandes conséquences peut-être aussi sur les autres domaines de l'activité humaine. J'attends avec le plus vif intérêt les résultats de vos recherches. Quant à notre vie artistique de Paris, il n'y a pas de grandes choses. Nous n'avons pas visité le Salon d'Automne et nous ne le regrettons pas puisque d'après l'impression de quelques amis qu'ils *(sic)* l'ont vu, il n'y avait rien de remarquable. La grande salle de Braque n'a offert rien de nouveau. On fait de B. maintenant le plus grand peintre français, et on ne parle que de la vraie peinture française – un esprit bien patriotique! Je reçois très souvent des invitations de visite de vernissage, puisqu'il y a en général assez de petites expositions. Mais j'ai vu seulement l'exposition de Mirò chez Jeanne Bucher, où il y avait quelques belles toiles dans le style connu de Mirò. On dit que l'exposition de Marcoussis à la même galerie est intéressante et j'espère de (pouvoir) la voir encore. Nous espérons quand même de vous voir bientôt à Paris et chez nous, cher Monsieur. Rappelez, je vous prie, ma femme et moi au souvenir de Madame Bruguière et recevez vous-même l'expression de mes sentiments amicaux.

Kandinsky

29.12.43

Ma femme et moi souhaitons à Madame Bruguière et à vous-même une nouvelle année pleine de santé, de succès et de joie. Comment allez-vous? Cordialement.
N. et W. Kandinsky

Neuilly-sur-Seine 30.1.44

Cher Monsieur, je vous remercie de votre lettre du 3 janvier. Je comprends toujours que le plan de votre livre est immense – en largeur et en profondeur. Vous voulez descendre jusqu'aux »racines« de l'œuvre c'est-à-dire d'analyser les choses les plus compliquées et mystérieuses. Spécialement la question du »bouquet«, du parfum d'une œuvre est

etwas so tief Verborgenes – vielleicht im »Unbewußten« –, daß man bei seiner Anstrengung, ein Licht zu finden, das so stark wäre, es genügend zu erhellen, leicht entmutigt werden könnte. Meistens hat man, wenn man beispielsweise sagt: »das ist ein gutes Gemälde«, keine Mittel zu begreifen, *warum* es gut ist, und erst recht keine, um dies einem Dritten zu erklären. Denken Sie nicht auch so? Doch wenn man sich über die Qualität eines Werks einig ist, muß dieser Behauptung sicherlich etwas »Positives«, Objektives zugrundeliegen. Früher einmal habe ich gedacht, man würde in allerletzter Instanz eine oder zwei in Ziffern ausgedrückte Formeln finden, welche die schlüssigen und endgültigen Beweise für die »Qualität« wären. Eine winzige, kaum sichtbare Veränderung auch nur einer einzigen Farbe verleiht mit einem Mal dem Werk unendliche Tadellosigkeit. Es bedürfte vielleicht der Mittel, die Kräfte der Zeichnung, des Gemäldes, des Formats sowie der Beziehungen zwischen ihnen usw. ins Unendliche zu messen, um alle Verhältnisse in Zahlen berechnen zu können und so zu einer Formel zu gelangen! Alles was wir heute zu messen imstande sind, stößt sehr schnell an sein Ende und drückt die »Konstruktion« eines Werks auf allzu unvollkommene, viel zu begrenzte Weise aus. Aber vielleicht verstehe ich Sie nicht richtig, und Ihre Methode ist ganz anders als alles, was ich gesagt habe. Hoffen wir, daß wir unsere Beobachtungen bald in lebendiger Zwiesprache austauschen können. Jedenfalls wünsche ich Ihnen von ganzem Herzen, daß sie Ihre Bücher erfolgreich vollenden. Ich bewundere Ihre Hingabe, und sie ist in meinen Augen ein Beweis dafür, daß meine Wünsche in Erfüllung gehen werden. Meine Frau und ich bitten Sie, meine sehr aufrichtigen Grüße an Ihre ganze Familie entgegenzunehmen.

Kandinsky

31.1.44

Morgen geht eine recht interessante Ausstellung bei Madame Bucher zu Ende. Domela, de Staël (ein neuer und junger »Abstrakter«) und ich. Unter meinen Bildern auf Leinwand aus letzter Zeit ist auch ein altes von 1908 dabei. Madame Bucher ist sehr zufrieden mit der geistigen Anerkennung, bedauert aber das Ausbleiben von Verkäufen. Vor allem die französische Jugend beginnt Geschmack an der wirklich modernen Kunst zu finden, was sehr erfreulich ist. Jedoch verfügt sie zweifelsohne nicht über die Mittel für Ankäufe. In Paris gibt es seit etwa zwei Jahren eine neue Kunstgalerie, die einem jungen französischen Paar gehört. Die beiden sind sehr »fortschrittlich«. Ende Februar möchten sie eine Ausstellung meiner Bilder machen – eine »Retrospektive in Auszügen«, Werke seit 1910 –, und zwar Ölgemälde und Aquarelle. Diese Ausstellung soll bis zum 15. März dauern. Wir werden sehen, ob die heutigen Verhältnisse diesem Vorhaben günstig sind. Was uns (vor allem meine Frau) entnervt, sind die oftmaligen Alarme, die manchmal von Bombardierungen begleitet sind. Doch im allgemeinen geht es uns durchaus gut. Wir sind beheizt (zwei Räume), und wir essen nicht schlecht. Soweit die Antwort auf Ihre Fragen, lieber Monsieur.

pour moi quelque chose de tellement bien caché, peut-être dans l'»Inconscience«, qu'on pourrait être facilement découragé dans son effort de trouver une lumière qui aurait la force de l'éclairer suffisamment. En général quand on dit par exemple »c'est une bonne peinture« on n'a pas des moyens de comprendre *pourquoi* elle est bonne et encore moins de l'expliquer à un autre. Ne le trouvez-vous pas aussi? Mais certainement si on est d'accord sur une qualité d'une œuvre il doit y avoir quelque chose de »positif«, d'objectif au fond de cette affirmation. J'ai pensé aux temps anciens qu'on découvrirait à la fin des fins une ou deux formules exprimées en chiffres qui seraient les dernières et définitives preuves de la »qualité«. Un tout petit changement presque invisible, d'une seule couleur, donne d'un seul coup à l'œuvre une irréprochabilité illimitée. Il faudrait peut-être avoir des moyens de mesurer les forces du dessin, de la peinture, du format, des relations entre eux, etc. sans fin pour pouvoir calculer en chiffres toutes les relations et arriver ainsi à une formule! Tout ce que nous pouvons mesurer aujourd'hui s'arrête bien vite et exprime la »construction« d'une œuvre d'une manière trop imparfaite, beaucoup trop limitée. Mais peut-être, je ne vous comprends pas bien et votre méthode est tout à fait différente de tout ce que j'ai dit. Espérons de pouvoir bientôt changer nos observations par la vive parole. En tout cas je vous souhaite de tout cœur d'achever victorieusement vos livres. J'admire votre passion et c'est une preuve à mes yeux que mes souhaits seront réalisés. Ma femme et moi vous prions d'agréer mes salutations très sincères à toute votre famille.

Kandinsky

31.1.44

Demain sera terminée une bien intéressante exposition chez Madame Bucher, Domela, de Staël (un nouveau et jeune »abstrait«) et moi. Parmi mes toiles récentes se trouve une ancienne de 1908. Madame Bucher est très satisfaite du succès moral, mais regrette l'absence des ventes. C'est surtout la jeunesse française qui commence à trouver goût à l'art vraiment moderne, ce qui est bien agréable. Mais sans doute elle n'a pas des moyens pour des achats. Il existe à Paris depuis un an à peu près une nouvelle galerie d'art, dont les propriétaires sont un jeune couple français. Ils sont très »avancés«. A la fin de février, ils veulent faire une exposition de mes toiles – »un échantillon de rétrospective«, œuvres depuis 1910 – huiles et aquarelles. Cette exposition doit durer jusqu'au 15 mars. On va voir si les circonstances d'aujourd-hui sont favorables à ce projet. Ce que *(sic)* nous énerve (surtout ma femme) sont les alertes fréquentes, des fois accompagnées de bombardement. Mais en général nous allons tout à fait bien. On est chauffé (deux pièces) et on mange pas mal. C'est la réponse à vos questions, cher Monsieur.

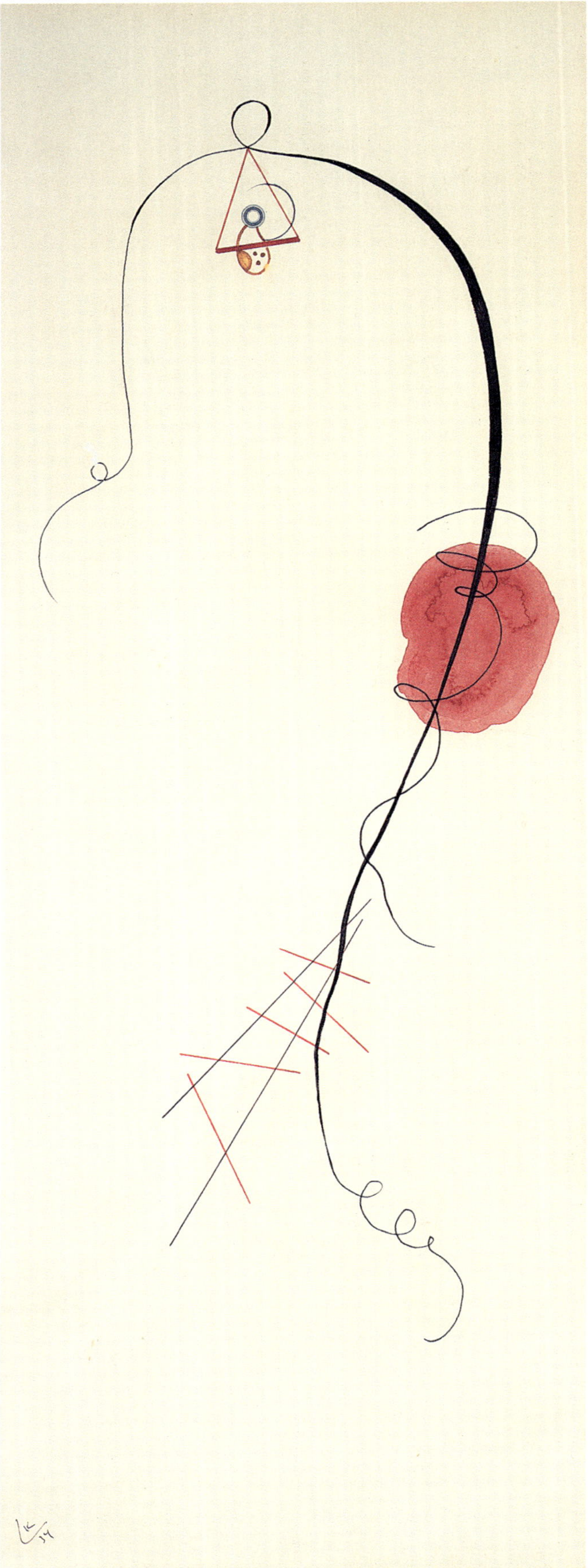

112
Linie 1934
Ligne

Aquarell und Tusche auf Papier
52,7 x 20,3 cm
bez. K 34
Vermächtnis Nina Kandinsky, 1981
Inv. AM 1981-65-155
D/B 585

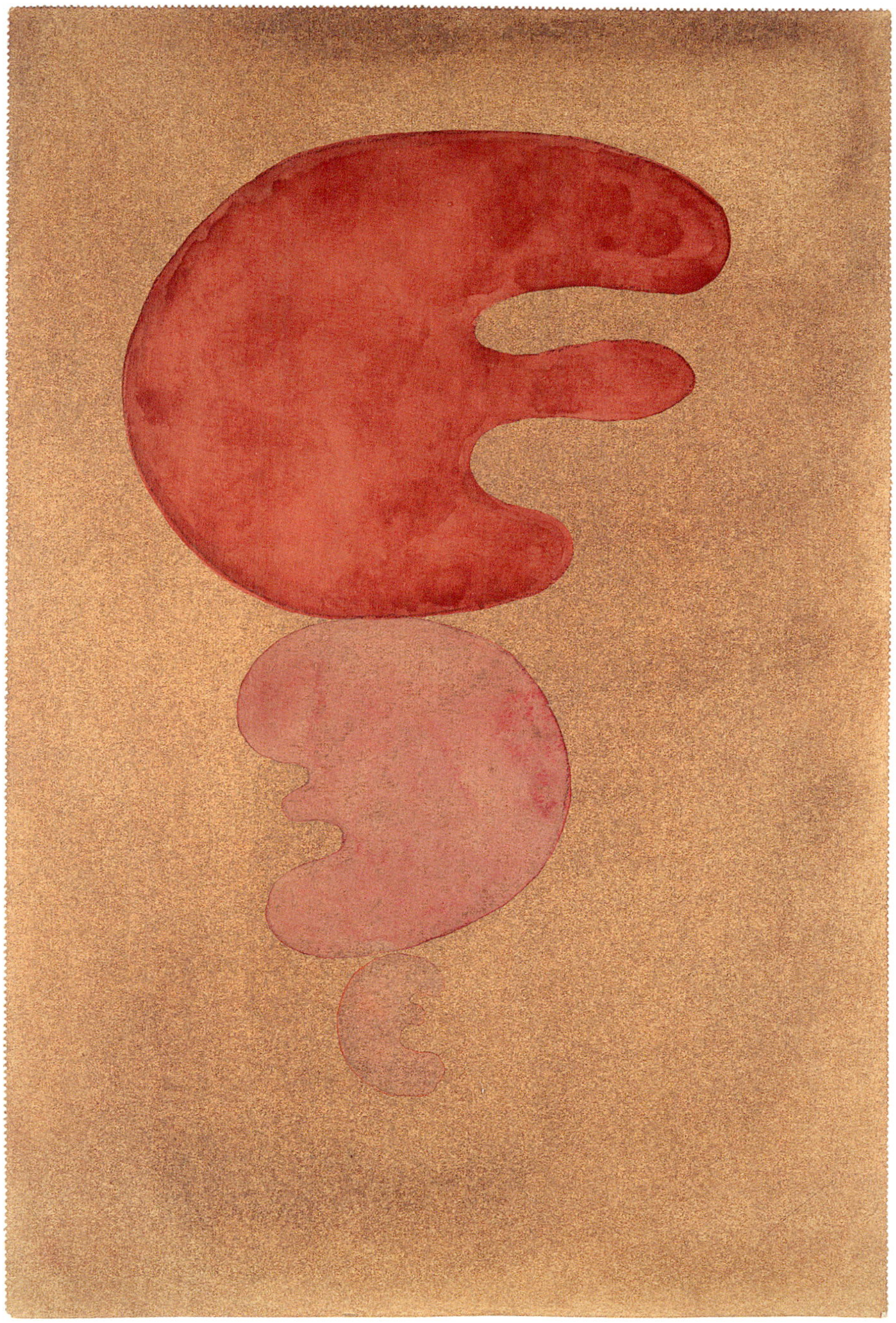

113
Ohne Titel 1934
Sans titre

Aquarell auf Skizzenbuchblatt
34 x 23 cm
Vermächtnis Nina Kandinsky, 1981
Inv. AM 1981-65-146
D/B 558

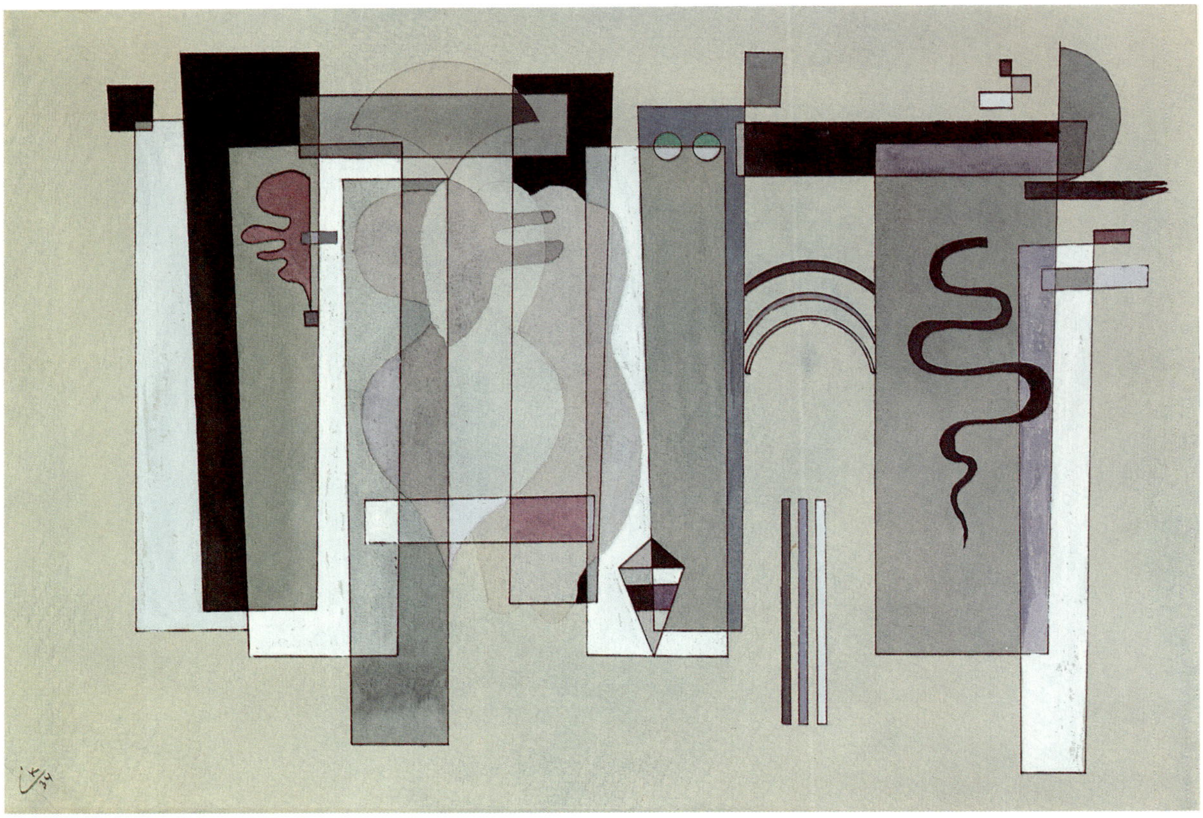

114
Wieder vereinigte Flächen 1934
Surfaces réunies

Aquarell, Tempera, lavierte Tusche auf Papier
28,2 x 42 cm
bez. K 34
Schenkung Nina Kandinsky, 1976
Inv. AM 1976-1330
D/B 591

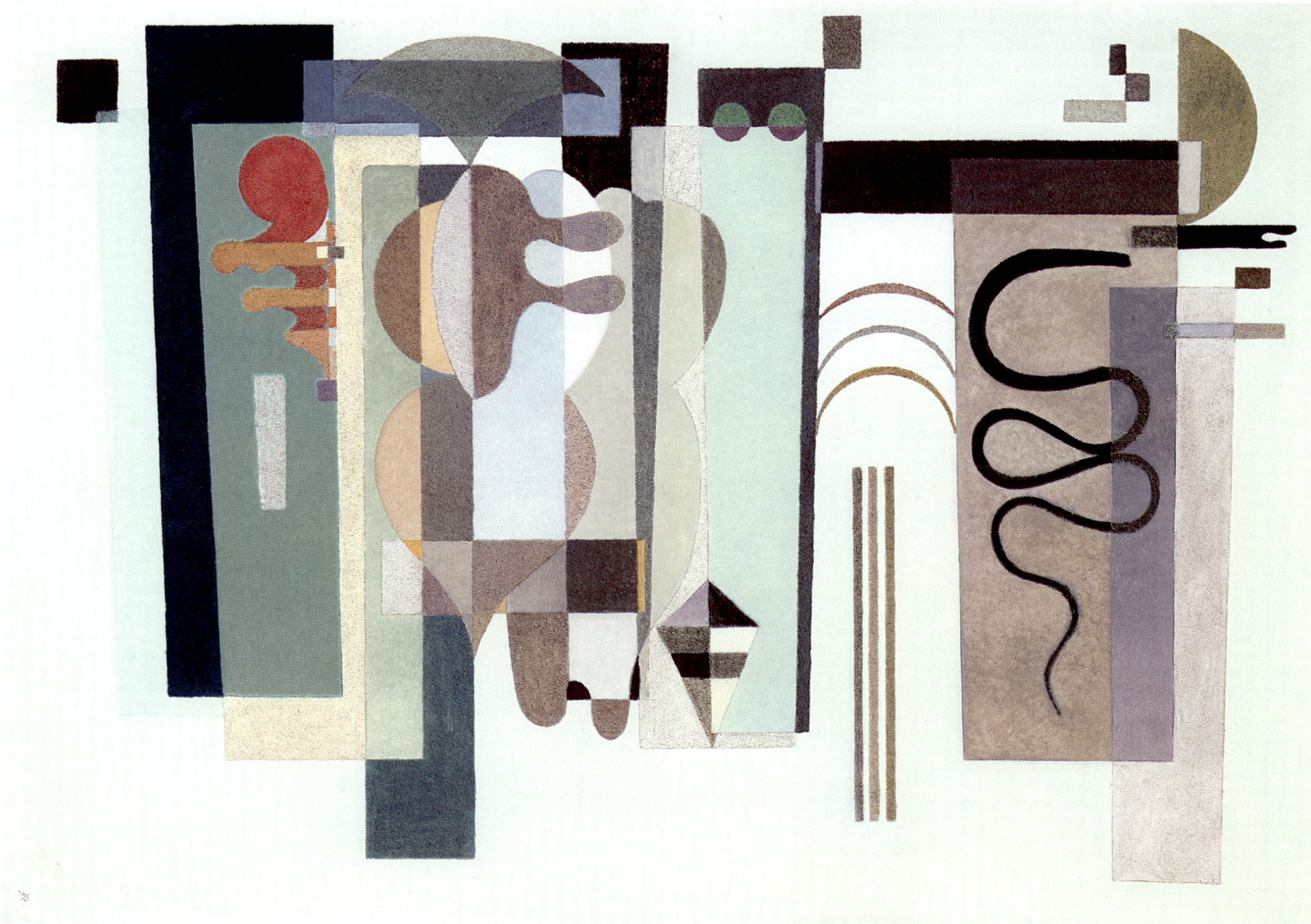

115
Zwei grüne Punkte 1935
Deux points verts

Öl und Sand auf Leinwand
114 x 162 cm
bez. K 35
Schenkung Nina Kandinsky, 1976
Inv. AM 1976-859
D/B 592

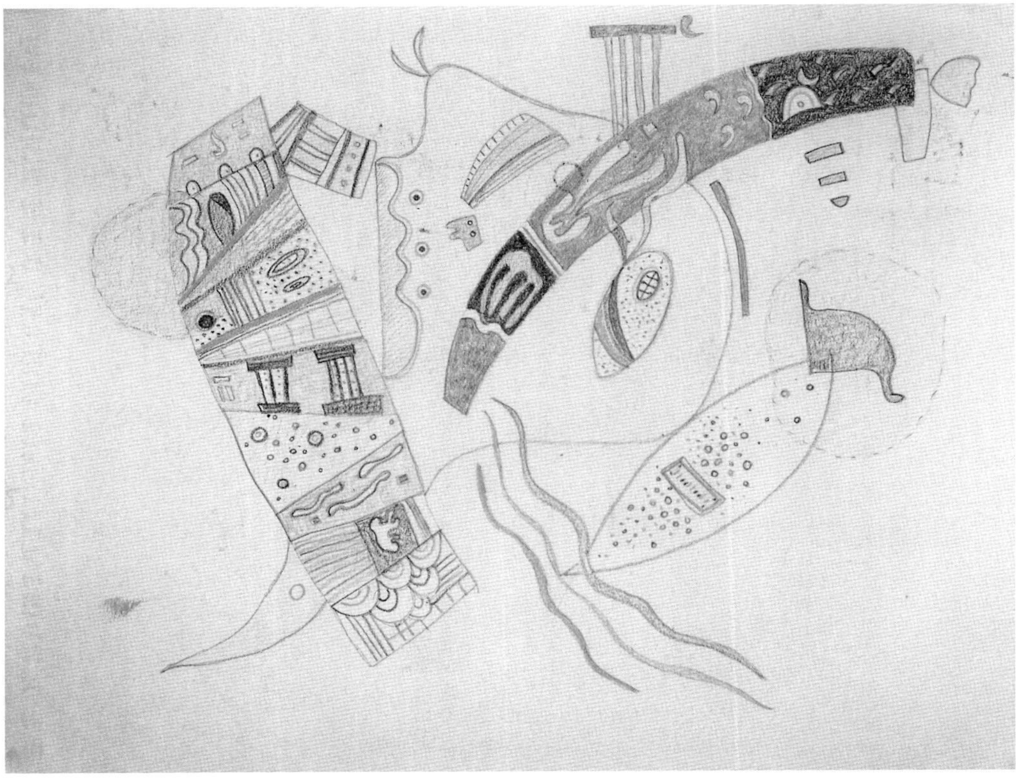

116
Ohne Titel um 1936
Sans titre

Farbstift und Bleistift auf Papier
23,8 x 31,4 cm
Vermächtnis Nina Kandinsky, 1981
Inv. AM 1981-65-533 recto-verso
D/B 621

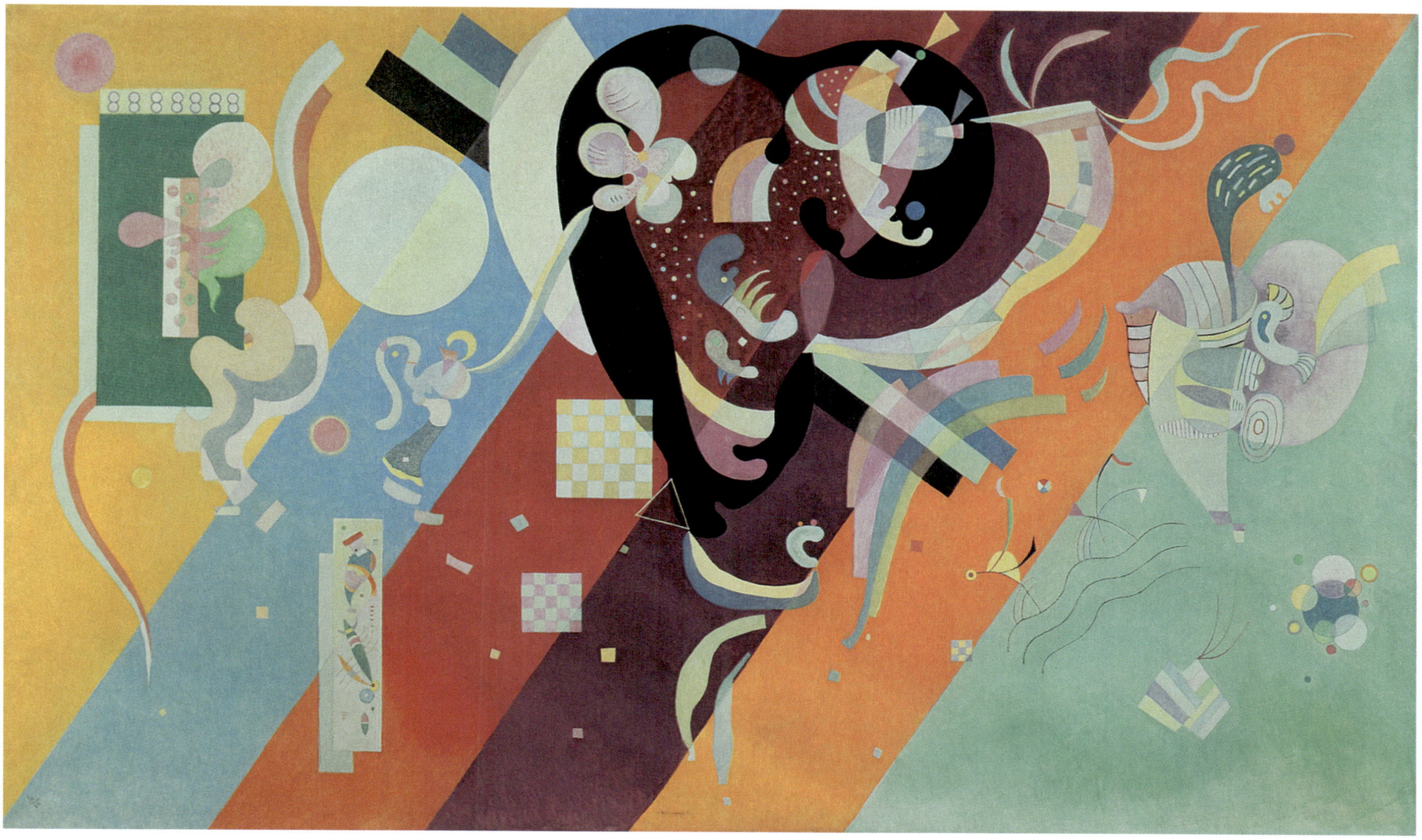

117
Komposition IX 1936
Composition IX

Öl auf Leinwand
113,5 x 195 cm
bez. K 36
Staatlicher Ankauf, 1939
Centre Georges Pompidou, Musée national d'art moderne / Centre de création contemporaine, en dépôt au Musée d'art moderne de Saint Etienne
Inv. D/B: J de P 980 bis
D/B 607

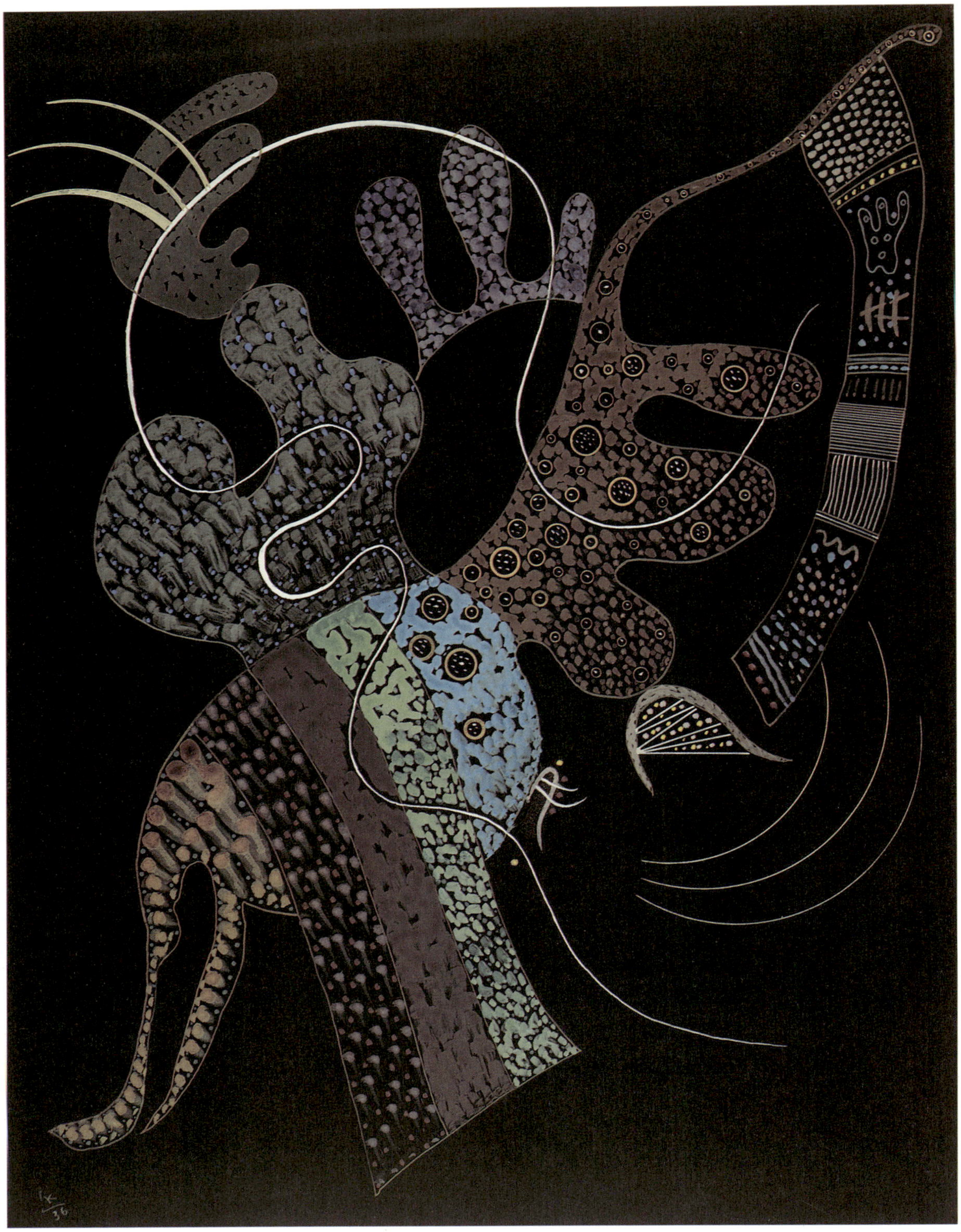

118
Die weiße Linie 1936
La Ligne blanche

Gouache und Tempera auf schwarzem Papier
49,9 x 38,7 cm
bez. K 36
Staatlicher Ankauf, 1937
Inv. D/B J de P 829 d
D/B 618

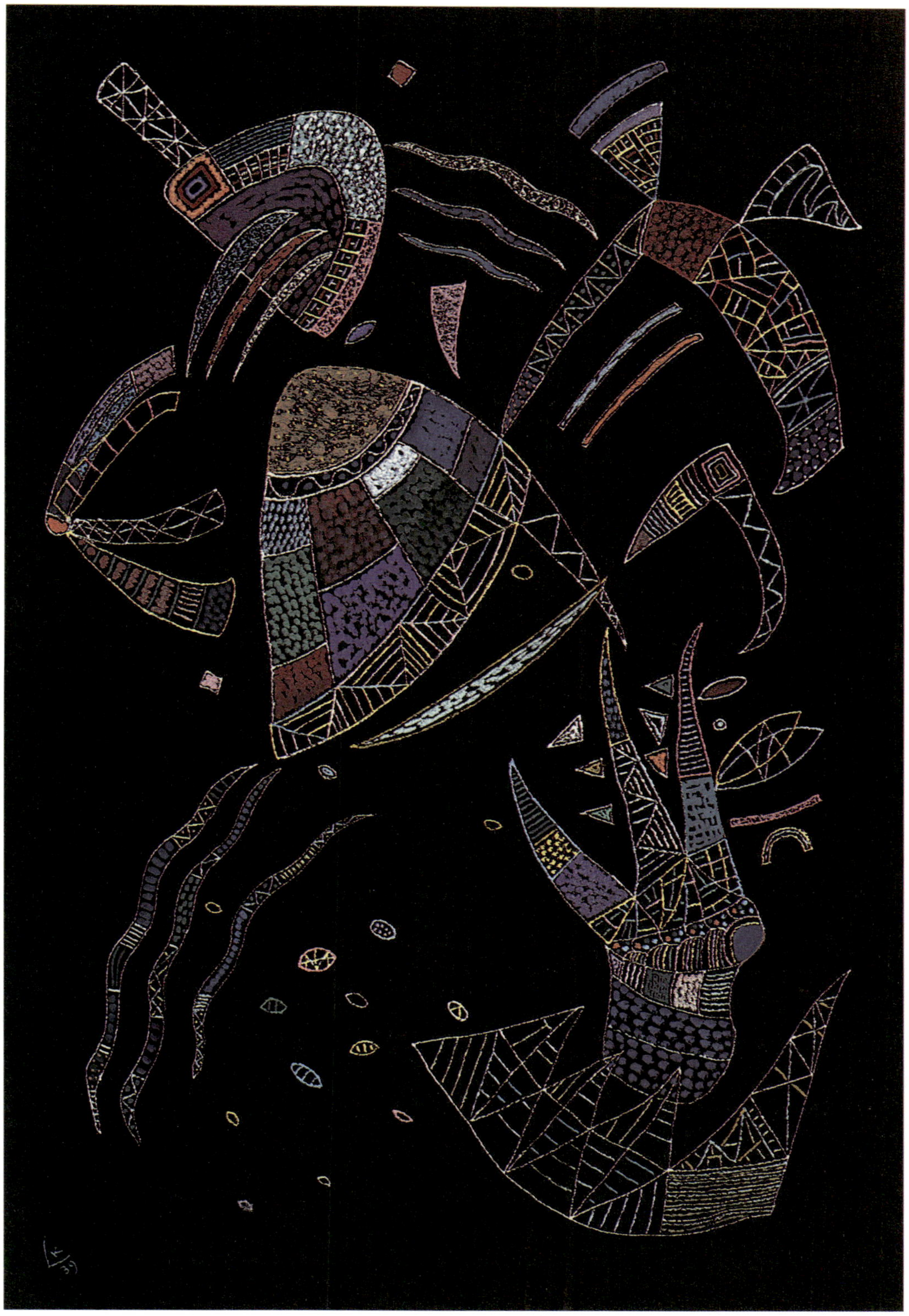

119
Punkte 1939
Pointes

Gouache und Aquarell auf schwarzem Papier
49,5 x 34,5 cm
bez. K 39
Vermächtnis Nina Kandinsky, 1981
Inv. AM 1981-65-158
D/B 674

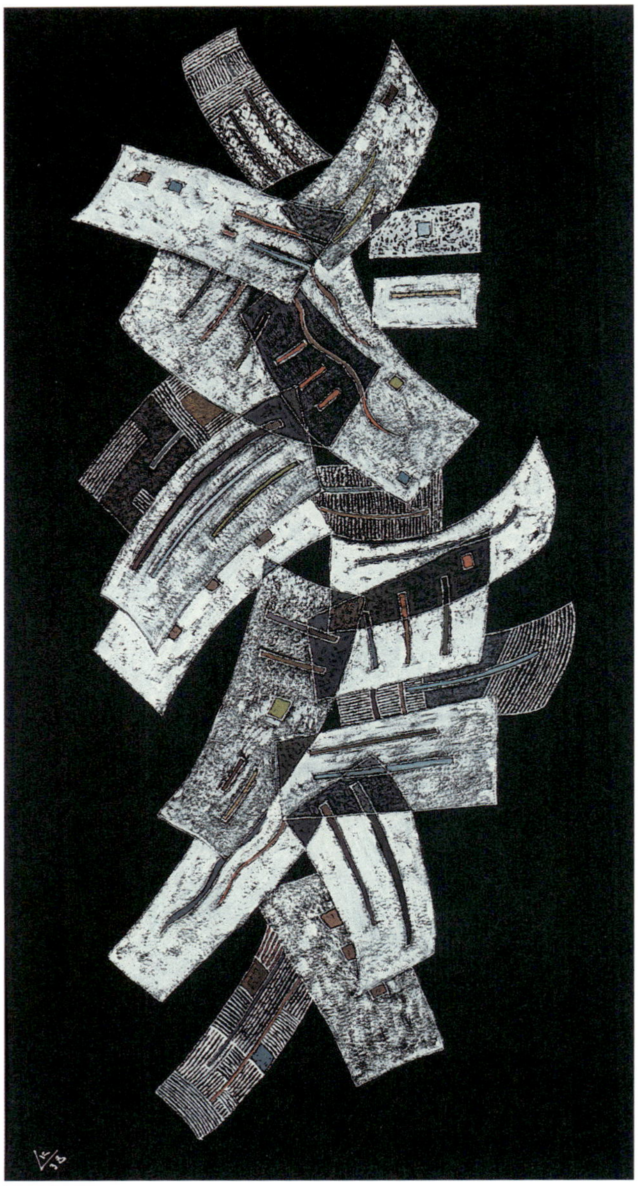

120
Aufstieg – Abstieg 1938
Montée et descente

Gouache auf schwarzem Papier
49 x 26,2 cm
bez. K 38
Schenkung Nina Kandinsky, 1976
Inv. AM 1976-1331
D/B 653

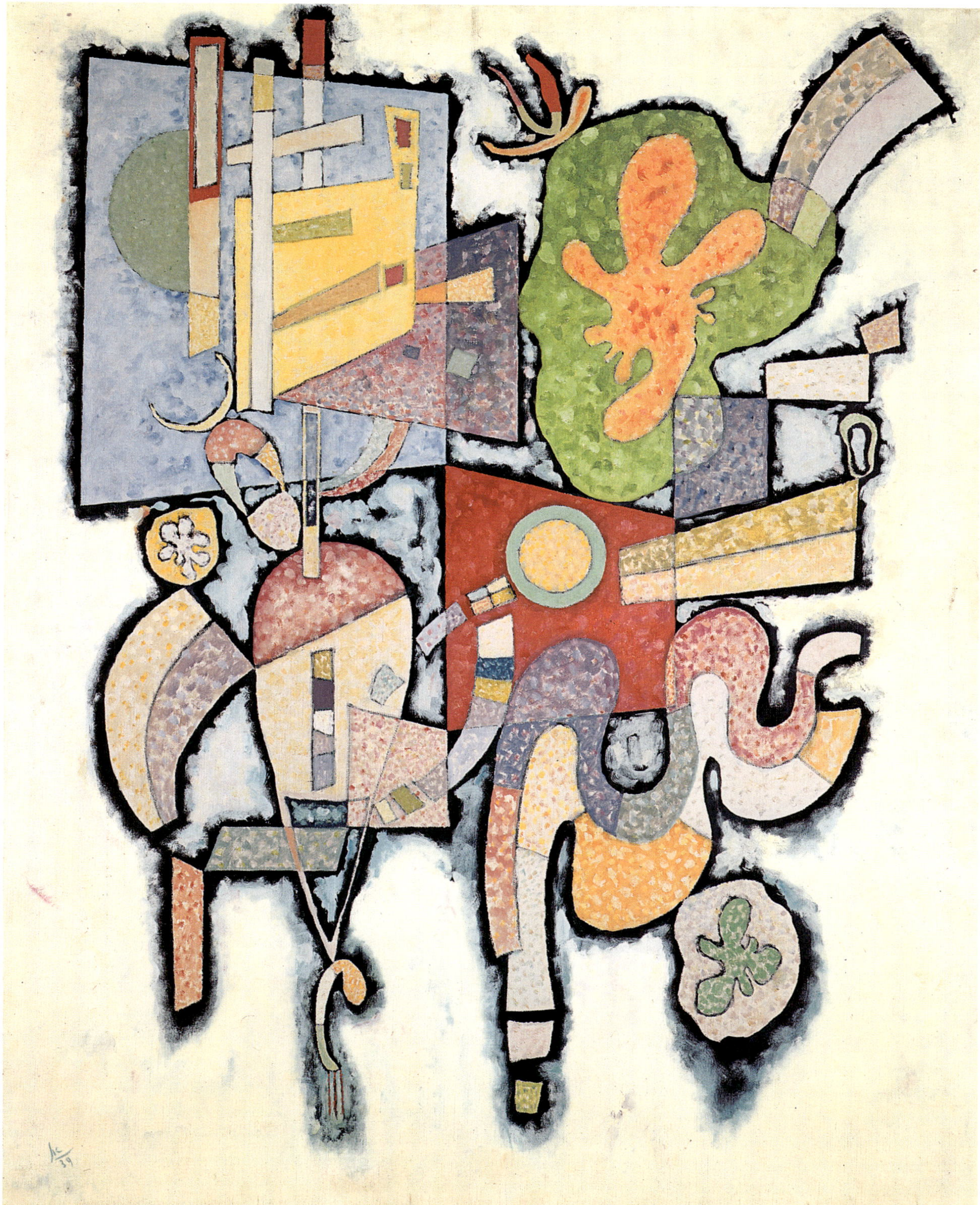

121
Kompliziert – Einfach 1939
Ambiguité – Complexité simple

Öl auf Leinwand
100 x 81 cm
bez. K 39
Schenkung der Société des Amis du Musée national d'art moderne, 1959
Centre Georges Pompidou, Musée national d'art moderne / Centre de création contemporaine, en dépôt au Musée de Grenoble
Inv. AM 3667 P
D/B 673

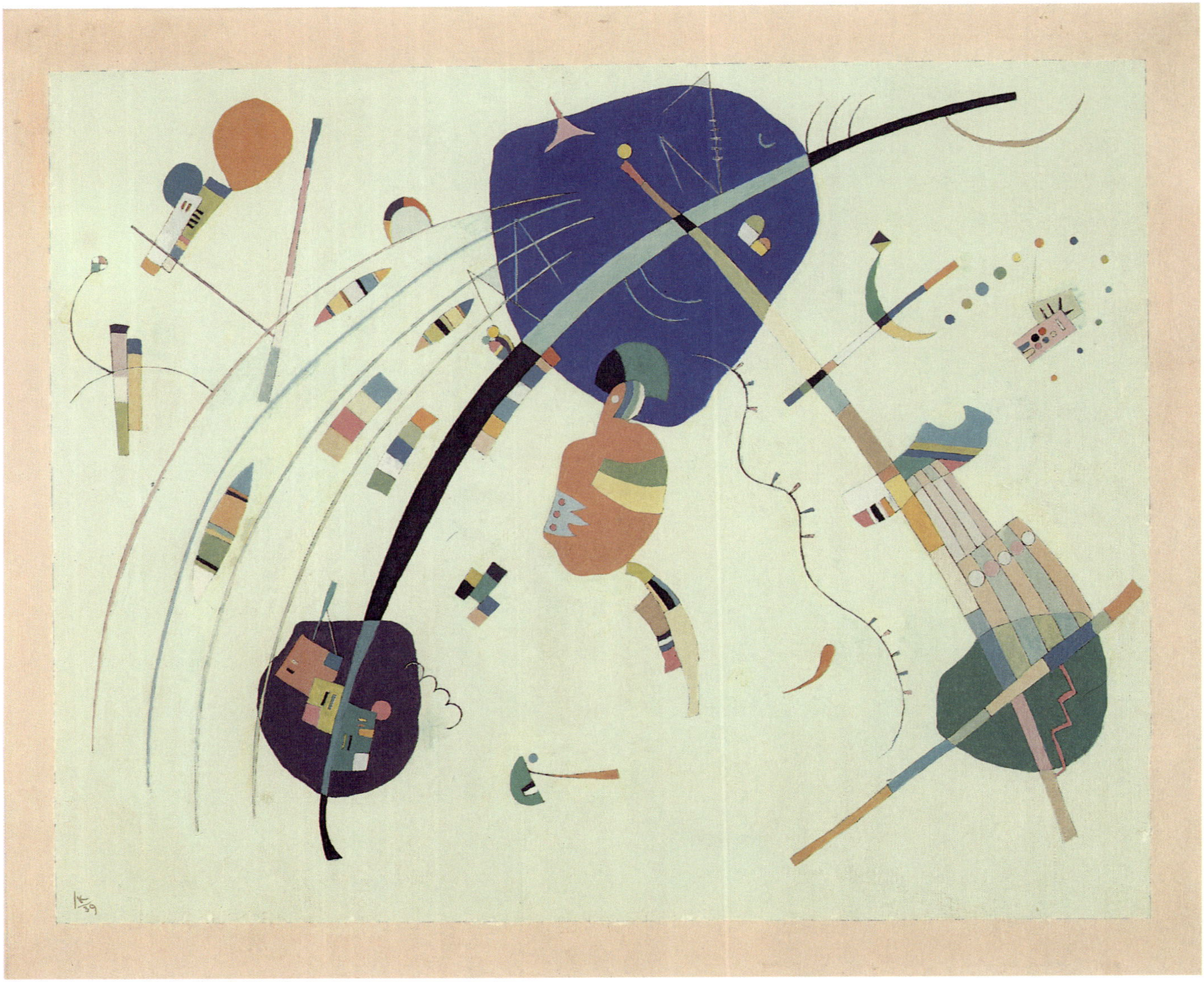

122
Zum Blau 1939
Vers le bleu

Öl und Lackfarbe auf Leinwand
65 x 81 cm
bez. K 39
Vermächtnis Nina Kandinsky, 1981
Centre Georges Pompidou, Musée national d'art moderne / Centre de création contemporaine, en dépôt au Musée d'art moderne et contemporain de Strasbourg
Inv. AM 1981-65-69
D/B 671

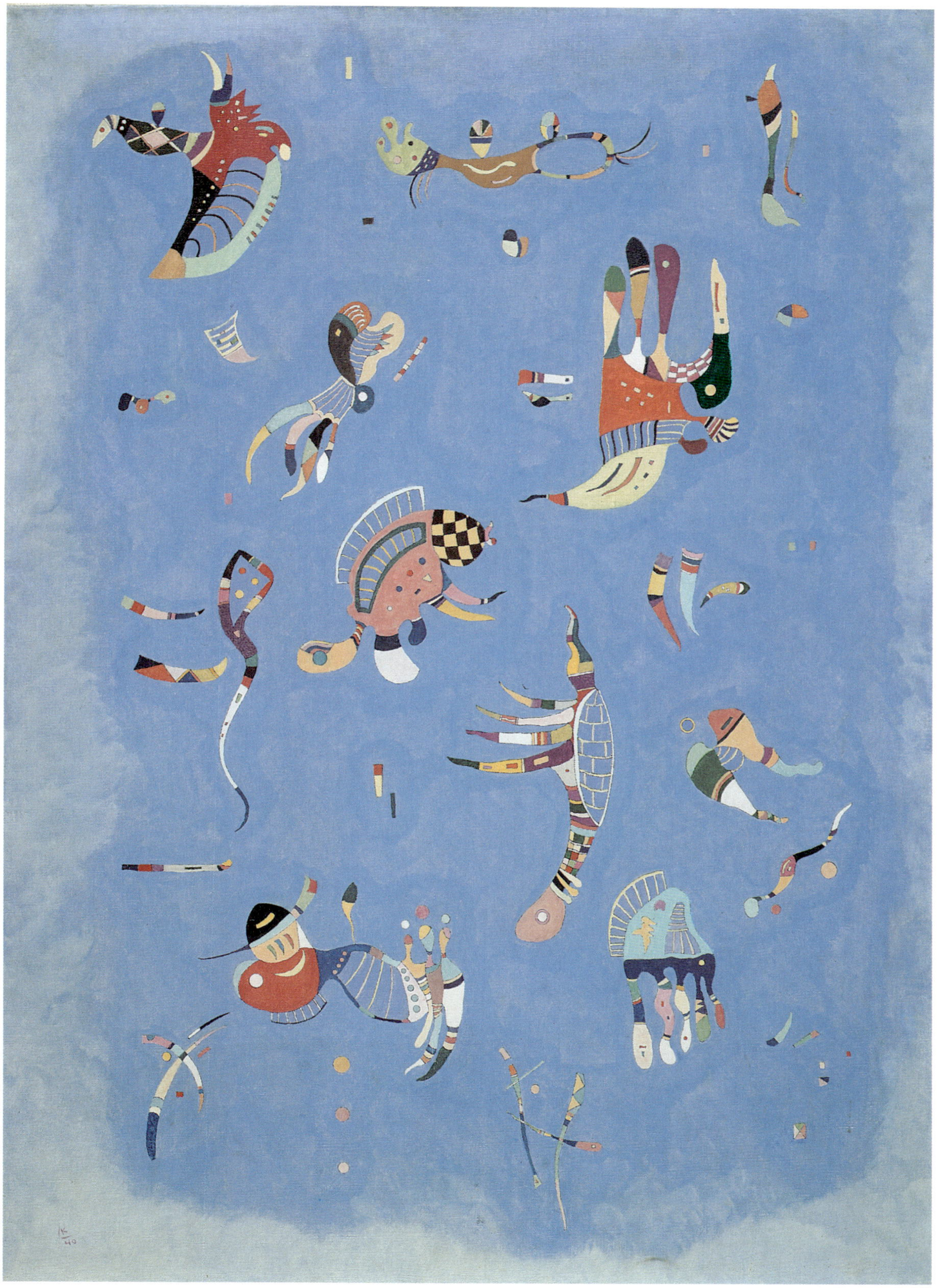

123
Himmelblau 1940
Bleu de ciel

Öl auf Leinwand
100 x 73 cm
bez. K 40
Schenkung Nina Kandinsky, 1976
Inv. AM 1976-862
D/B 684

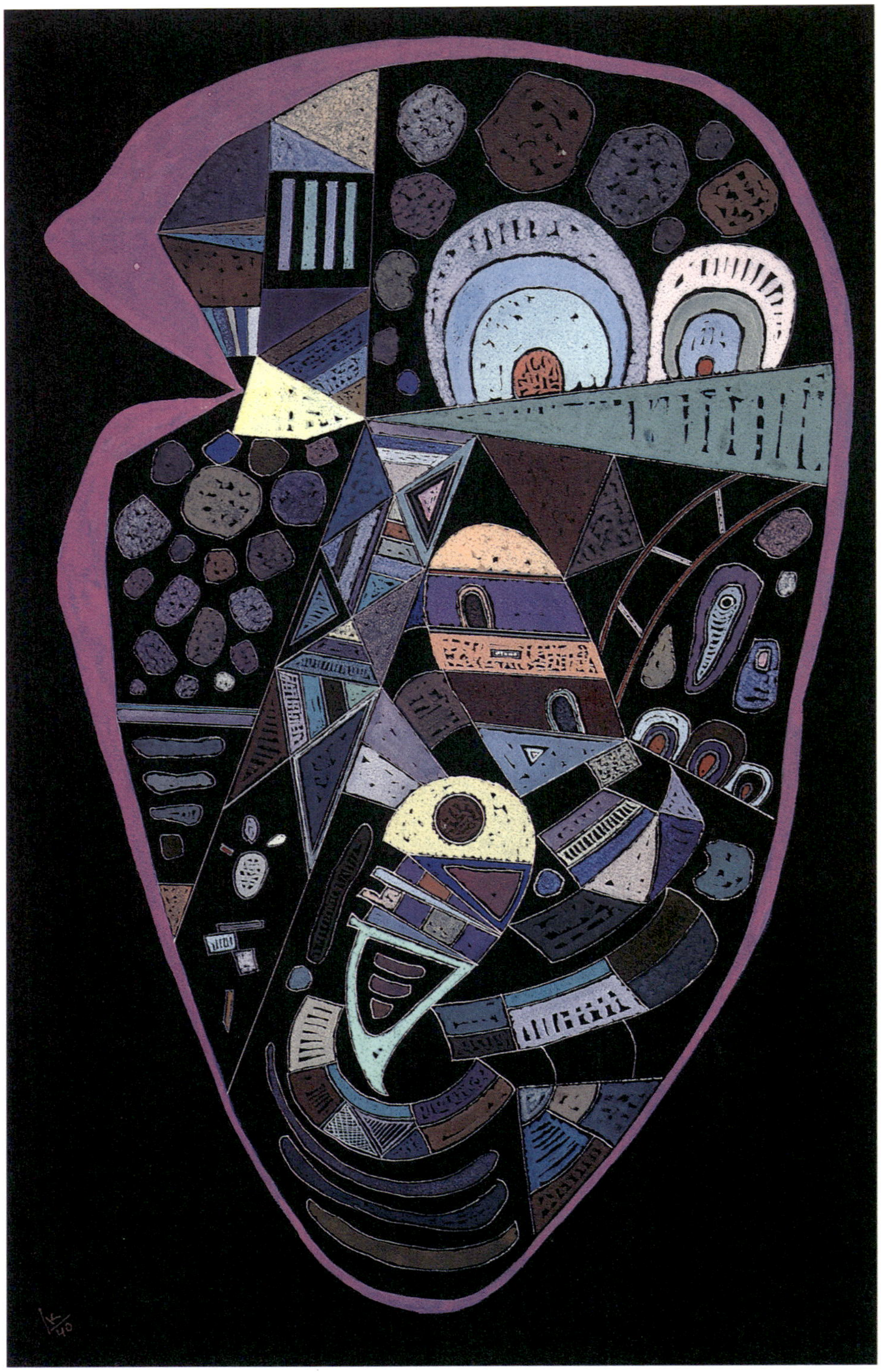

124
Ohne Titel 1940
Sans titre

Gouache auf schwarzem Papier
49,5 x 32 cm
bez. K 40
Schenkung Nina Kandinsky, 1976
Inv. AM 1976-1333
D/B 689

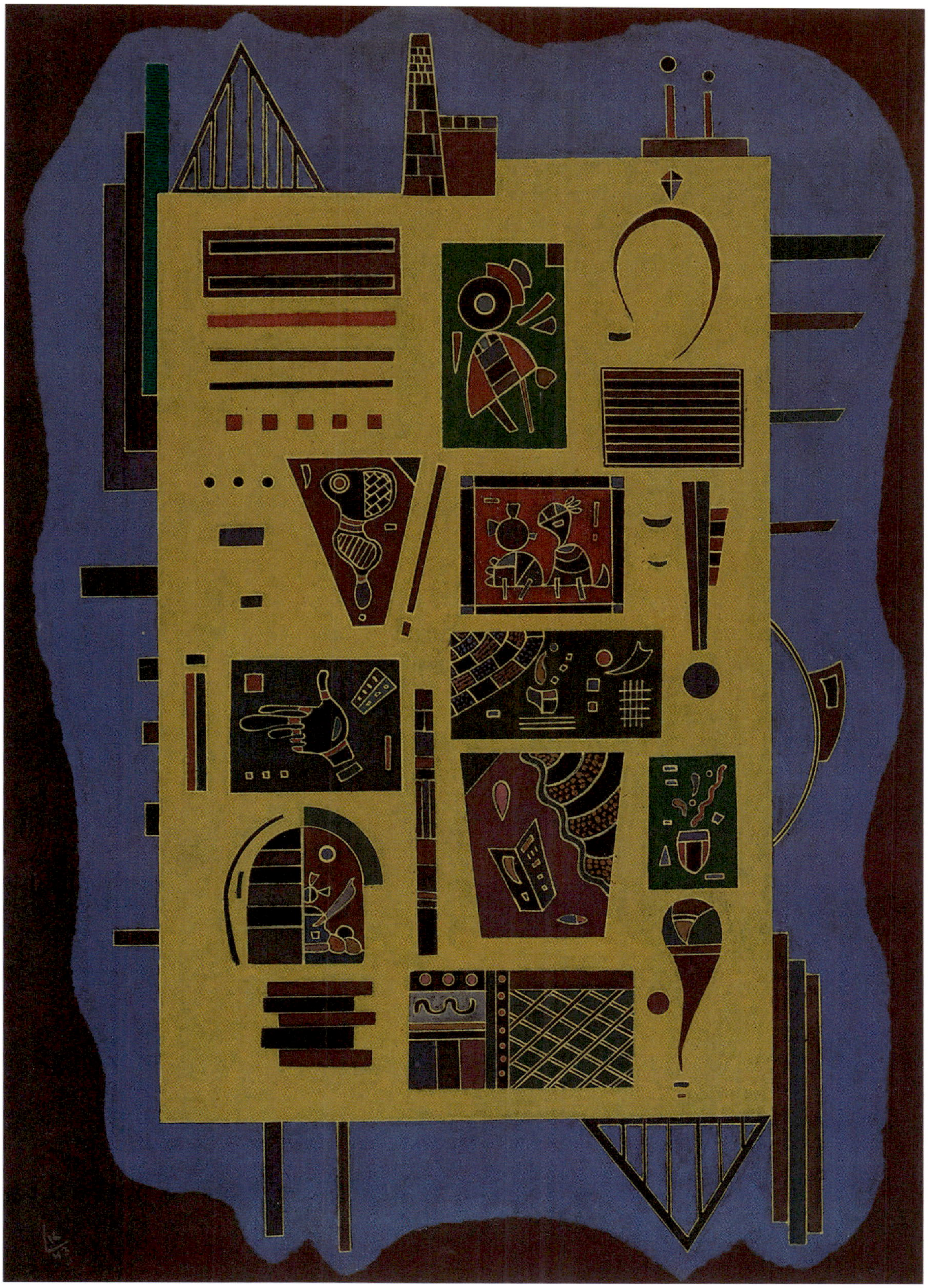

125
Ein Konglomerat 1943
Un conglomérat

Gouache und Öl auf Karton
58 x 42 cm
bez. K 43
Vermächtnis Nina Kandinsky, 1981
Inv. AM 1981-65-73
D/B 723

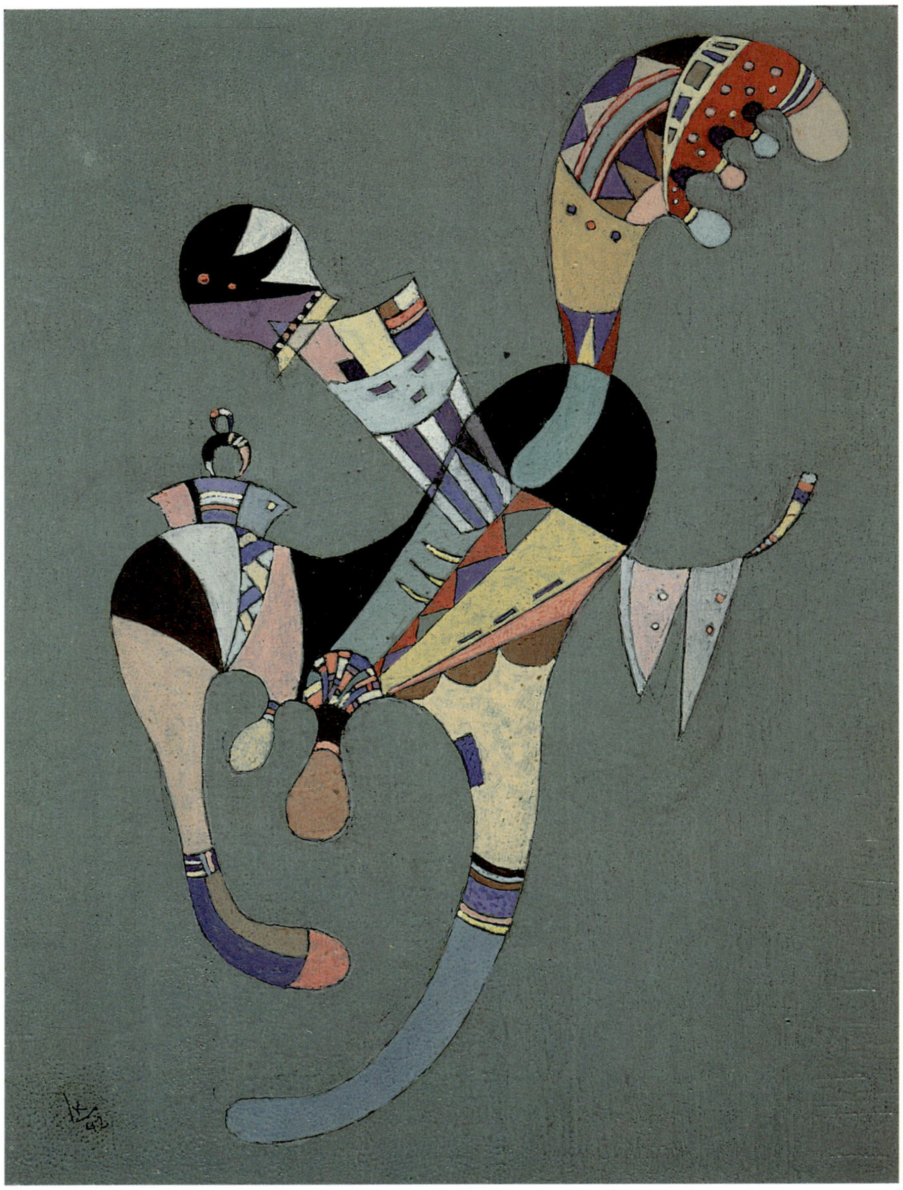

126
Eine schwebende Figur 1942
Une Figure flottante

Öl auf Holz (Mahagoni)
26 x 20 cm
bez. K 42
Vermächtnis Nina Kandinsky, 1981
Centre Georges Pompidou, Musée national d'art moderne / Centre de création contemporaine, en dépôt au Musée d'art moderne et contemporain de Strasbourg
Inv. AM 1981-65-71
D/B 720

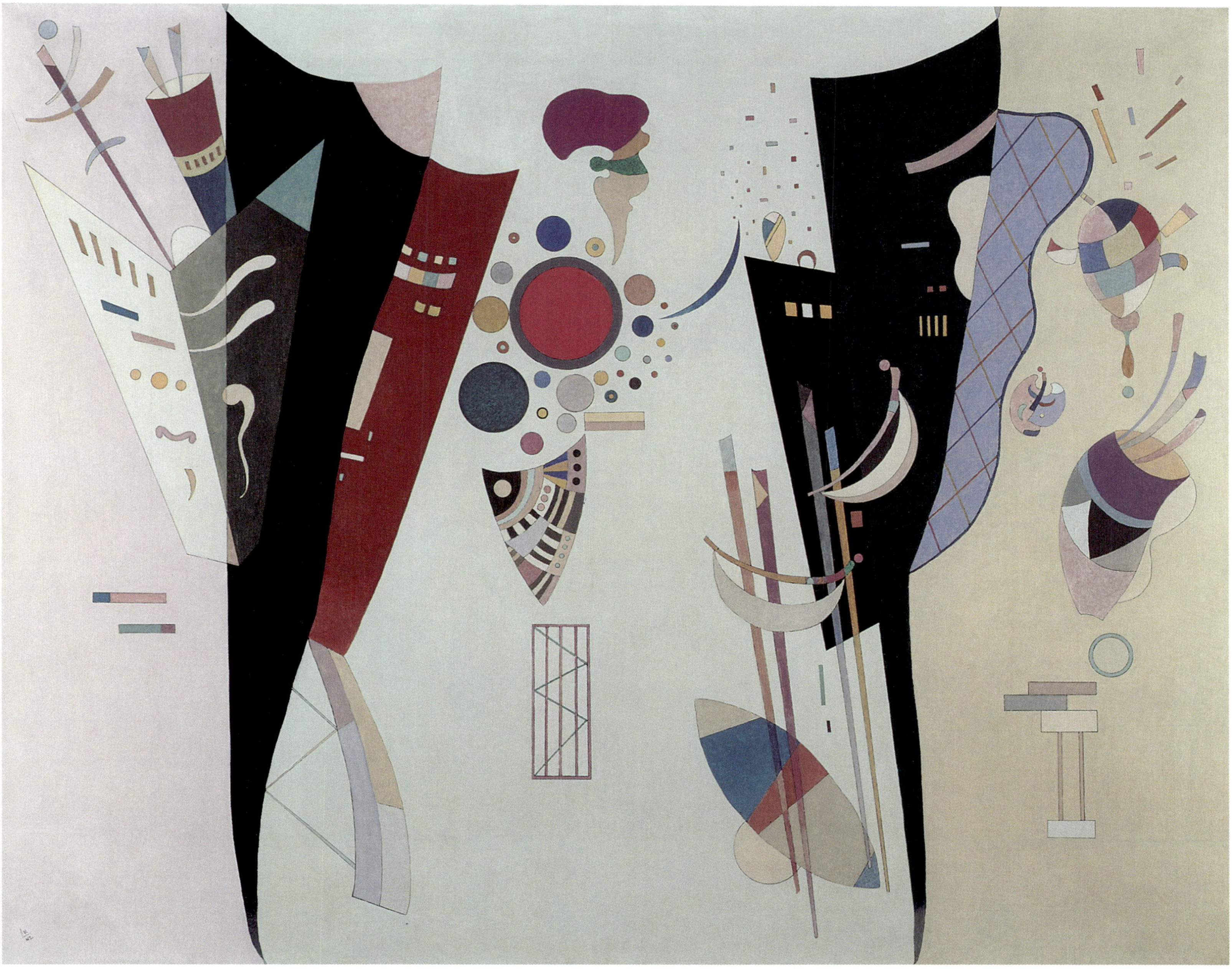

127
Wechselseitiger Gleichklang 1942
Accord réciproque

Öl und Lackfarbe auf Leinwand
114 x 146 cm
bez. K. 42
Schenkung Nina Kandinsky, 1976
Inv. AM 1976-863
D/B 710

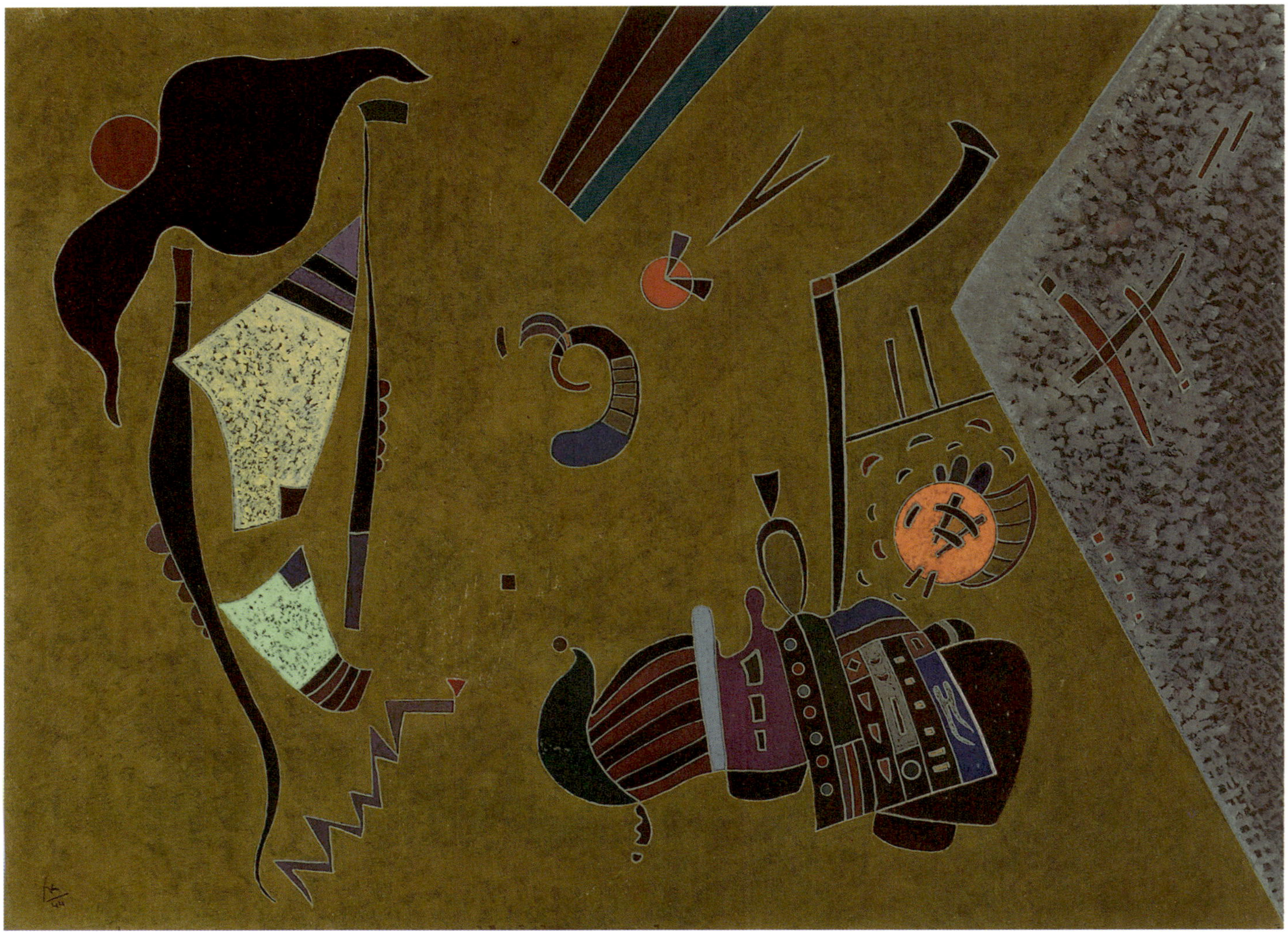

128
Der kleine rote Kreis 1944
Le Petit Rond rouge

Gouache und Öl auf Karton
42 x 58 cm
bez. K 44
Vermächtnis Nina Kandinsky, 1981
Inv. AM 1981-65-74
D/B 745

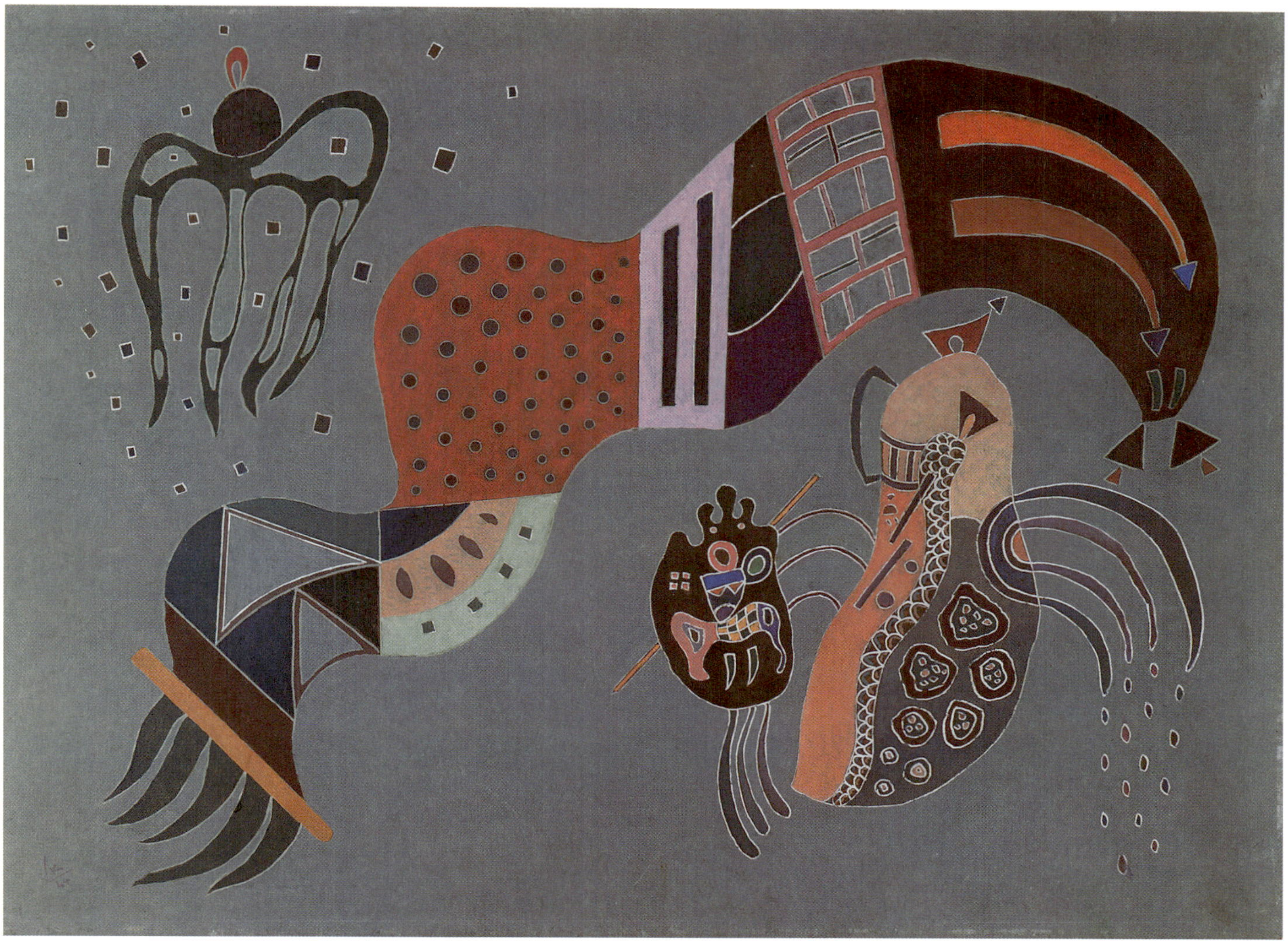

129
Gedämpfter Elan 1944
L'Élan tempéré

Öl auf Karton
42 x 58 cm
bez. K 44
Vermächtnis Nina Kandinsky, 1981
Centre Georges Pompidou, Musée national d'art moderne/Centre de création contemporaine, en dépôt au Musée d'art moderne et contemporain de Strasbourg
Inv. AM 1981-65-75
D/B 751

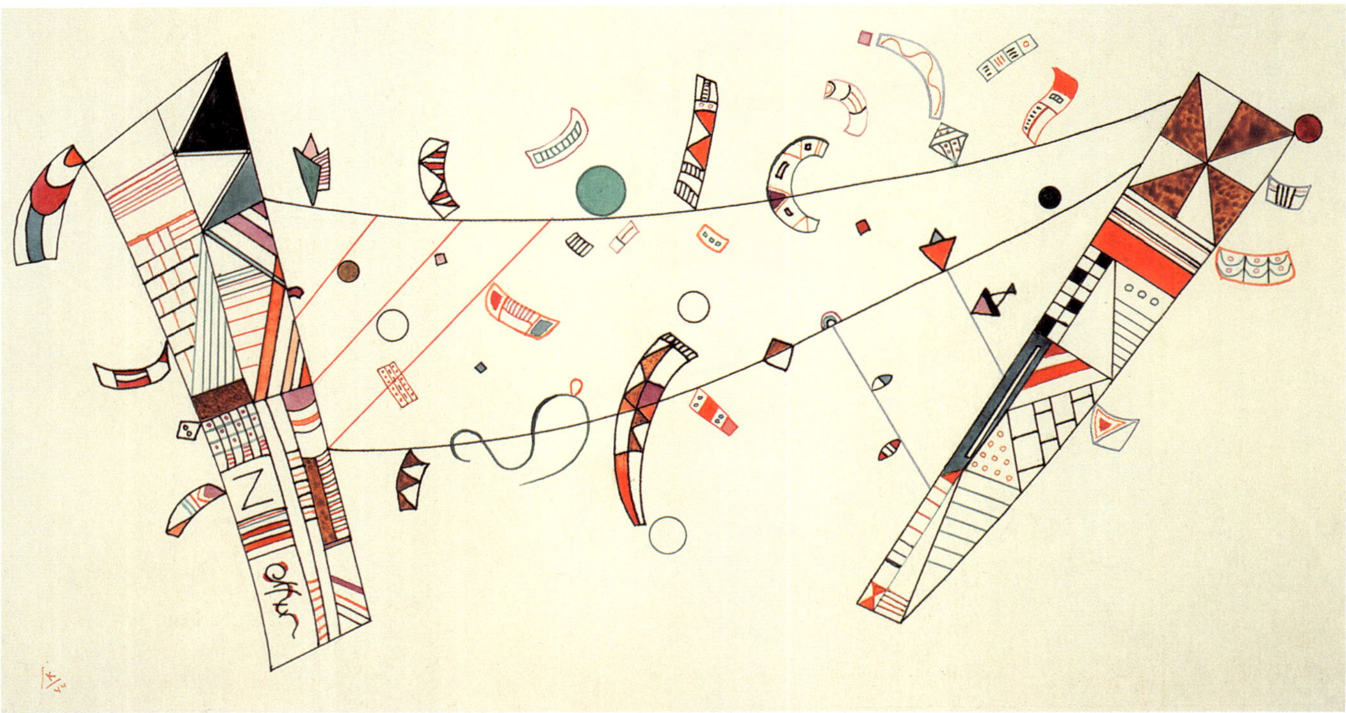

130
Ohne Titel (Vorletztes Aquarell) 1944
Sans titre (Avant-dernière aquarelle)

Aquarell und Tusche auf Papier
25,9 x 49,1 cm
bez. K 44
Vermächtnis Nina Kandinsky, 1981
Inv. AM 1981-65-165
D/B 755

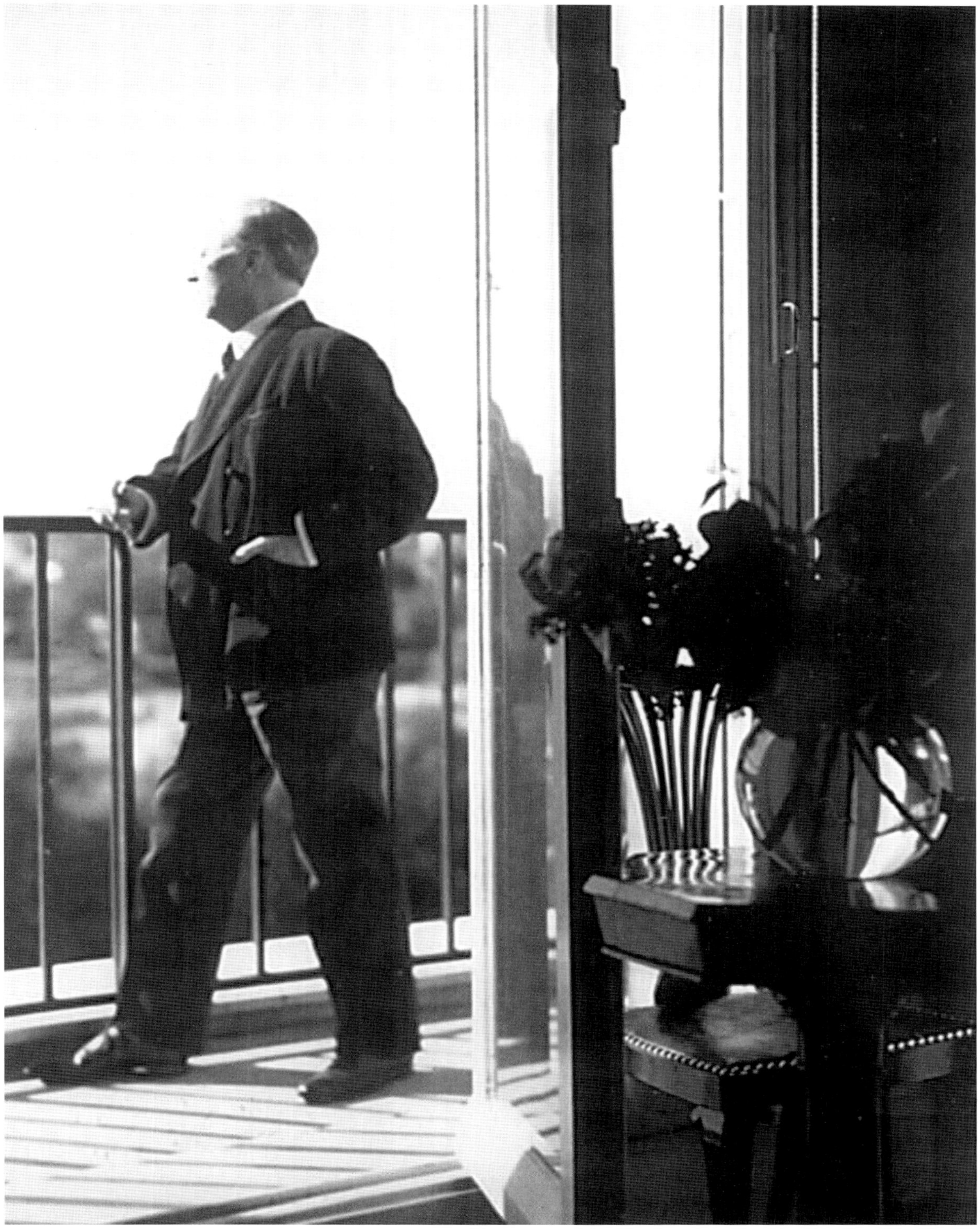

Wassily Kandinsky auf dem Balkon seiner Wohnung in Neuilly-sur-Seine, um 1935

Eine abstrakte Wirklichkeit

Bausteine zur Stellung Kandinskys in Deutschland nach seinem Tod

Fabrice Hergott

Daß die Wertschätzung eines Künstlers in der Kunst des 20. Jahrhunderts von Land zu Land unterschiedlich ausfällt, ist eine Binsenwahrheit. Eine oder zwei Größen von der Statur eines Picasso oder Matisse einmal beiseite gelassen, werden die Vorlieben schwerlich auf ein weltweit einheitliches Maß zu bringen sein. Zwar tauchen fast überall dieselben Namen auf, aber doch in unterschiedlicher Rangfolge und mit bisweilen erstaunlichen Lücken. Manche Künstler sind in Italien hoch geschätzt und in Deutschland unbekannt; andere werden in England bewundert, während man in Spanien kaum von ihnen gehört hat. Das Land, in dem diese Stufenleiter am wenigsten einschätzbar ist und wo der Konsens, der sich in den meisten europäischen oder asiatischen Ländern und in den USA erkennen läßt, fast immer modifiziert vorliegt, dieses Land ist kein anderes als Frankreich. Es handelt sich um ein paradoxes Land, in dessen traditionell kosmopolitischer, aber gegenüber ausländischen Künstlern mißtrauischer Hauptstadt Ungastlichkeit zu den Verhaltensregeln gehört. Als große Künstler gelten dort in erster Linie Franzosen, dann Amerikaner, in weit minderem Maße Deutsche und Russen, es sei denn, sie hätten lange Zeit in Frankreich gelebt und vertrauten Umgang im Kunstmilieu gefunden. Das war weder bei Mondrian noch bei Kandinsky der Fall, die sich lange Jahre in Paris aufhielten und dort zu Lebzeiten nur gleichgültige oder verhaltene Aufnahme fanden. Nach dem Krieg allerdings erfuhr Kandinsky weit früher echte Anerkennung als Mondrian. Man richtete ihm Ausstellungen in Galerien aus, in denen seine Werke zu zeigen er sich erträumt hätte; doch das Publikum brauchte sehr lange, um die Bedeutung seines Schaffens für die Entwicklung der modernen Kunst zu erkennen. In Deutschland bot sich zum selben Zeitpunkt ein ganz anderes Bild. Kandinskys Werk, das von den Nazis verfemt worden war, stieg von einem Tag auf den anderen aus der Inexistenz in den Pantheon der Kunst auf. Es bot sich als universelles, zu den Ursprüngen der modernen Kunst gehörendes Grundlagenwerk an. Zur unumstößlichen Tatsache erhärtete sich dies durch Gabriele Münters spektakuläre Schenkung an das Lenbachhaus im Februar 1957, mit der sich dieses Haus in die Kunstinstitutionen von Weltrang einreihte. Die verschiedenen Nachleben, die der Künstler in zwei benachbarten Ländern hatte, erklären sich naturgemäß aus deren unterschiedlichen Situationen. Frankreich besaß mit Paris die Hauptstadt des Kunstmarkts, die diese Stellung für die folgenden anderthalb Jahrzehnte behalten sollte. Die Künstler, die vor und während des Krieges arriviert waren, blieben dies auch danach. Es gab keinen wirklichen Bruch, keine institutionellen Umwälzungen, nicht einmal in den Museen, die sich für die moderne Kunst nur sehr begrenzt einsetzen. Nach der Befreiung fand Kandinskys Werk ohne weiteres Eingang in den Kunstmarkt. Noch war im Blick auf sein Werk nicht so sehr von Abstraktion die Rede – dazu sollte es erst Anfang der fünfziger Jahre kommen –, sondern vom Geistigen und vom Raum. Sein Fürsprecher war der Kunstkriti-

ker Charles Estienne, und der erhob Kandinsky in seinen Artikeln zu einem Muster an Stringenz. Man sah in ihm den Russen, was nach Vorstellung der Franzosen gleichbedeutend mit einem Mystiker war. Und da die Mystik als eine mysteriöse Realität erschien, wurde er ohne weiteres in den Rang der größten surrealistischen Künstler wie Miró, Masson oder Tanguy erhoben. Zu dieser Zeit galt das als Kompliment, zumal Kandinskys Werk dadurch in den Umkreis der Kommunisten gerückt wurde, denen sich die Gruppe der Surrealisten angeschlossen hatte und von denen viele während des Krieges an der Résistance beteiligt waren. Die Beiträge des Künstlers zur Theorie der modernen Kunst hingegen blieben nach wie vor recht unbekannt, und Charles Estienne war mit Kandinskys Denken wenig vertraut.
Der interessanteste Galerist für zeitgenössische Kunst im Paris der unmittelbaren Nachkriegszeit war René Drouin. Er zeigte bereits 1948 Kandinskys Werke in seiner schönen Galerie an der Place Vendôme. Die Arbeiten kamen in seinem Freundeskreis und bei der Kritik gut an, schienen sich allerdings schwer zu verkaufen. Drouin hatte ein echtes »Auge«. Er unterhielt gute Verbindungen zu dem Kunstkritiker Henri-Pierre Roché, der eng mit Marcel Duchamp und Brancusi befreundet war, sowie zu Leo Castelli, der seine Karriere in New York machen sollte. Drouin besaß eine im Pariser Milieu eher seltene Neugier. In seiner Galerie an der Place Vendôme zeigte er mit derselben Überzeugung Kandinsky wie Picabia, Fautrier oder Dubuffet, den er übrigens als erster ausstellte. Er war ein genialer Galerist und weitblickender Verleger (1946 veröffentlichte er Kandinskys ›Rückblicke‹ in einer Übersetzung von Gabrielle Buffet-Picabia). Sein Fehler war nur, daß es ihm an kaufmännischem Talent gebrach. Mehrfach wechselte er den Ort, mietete verschiedene Räumlichkeiten an, darunter den Cercle Volney, einen großen altertümlichen Saal direkt an der Oper, in dem einen etwas vom Gepränge des Zweiten Kaiserreichs anweht. Anfang der fünfziger Jahre richtete Drouin einige große Ausstellungen aus, auf deren Rekonstruktion die Museen des 21. Jahrhunderts möglicherweise einige Mühe verwenden werden. Eigentlich hat er Kandinsky in der Pariser Szene durchgesetzt, auch wenn er selbst keinerlei Gewinn daraus zog. Ende der vierziger Jahre gelang es Aimé Maeght, Nina Kandinsky davon zu überzeugen, ausschließlich mit ihm zu arbeiten. Kandinsky galt zu diesem Zeitpunkt als ein Künstler der Moderne unter anderen. Man sah in ihm einen der großen Meister des Jahrhundertanfangs (sein Pariser Schaffen blieb eher unbeachtet), dazu kam der exotische Hauch seiner russischen Herkunft, seiner zahlreichen Reisen und seiner zeitweiligen Tätigkeit im Bauhaus, dessen Auswirkungen auf die Ästhetik des 20. Jahrhunderts in Paris noch nicht recht verstanden wurde. Galt er als einer der vielen Künstler der modernen Kunst, so war seine Rolle als Wegbereiter der Abstraktion bei weitem noch nicht als wesentlich anerkannt. Das lag unter anderem an der Vorherrschaft des Kubismus, der die abstrakte Kunst als dessen bloße Konsequenz, wenn nicht gar nachrangige Nebenwirkung erscheinen ließ.

Kandinsky in Deutschland unmittelbar nach dem Krieg

In Deutschland stellte sich die Lage anders dar, auch wenn dort das Leben nach wie vor unter dem Einfluß der Pariser Geschehnisse stand. Nach dem Krieg entdeckten die Deutschen allmählich ihre eigene Geschichte der Kunst wieder. Brücken zur Zeit vor 1933 gab es kaum; die meisten Intellektuellen waren geflüchtet oder ermordet worden, die verbliebenen weitgehend demoralisiert. Institutionelle Strukturen waren 1945 keine vorhanden, doch schien sich die

Kunst seit den Jahren 1946 bis 1948 als ein wichtiger Weg zur Abgrenzung von der Vergangenheit anzubieten. Aufgrund seiner dreifachen Nationalität (berücksichtigt man, daß er am Ende seines Lebens die französische Staatsbürgerschaft hatte) war Kandinsky eine Figur des Konsenses, ein unangreifbarer Künstler, der die Vorkriegswelt erlebt und sich mit ihr auseinandergesetzt hatte.
Noch heute sagt man Kandinsky nach, er sei der russische Künstler gewesen, der im 20. Jahrhundert die höchste Wertschätzung erfahren und sich am nachhaltigsten in die moderne Kunst Westeuropas integriert habe. In seiner Wahlsprache drückte er sich schriftlich wie mündlich ohne die geringste Mühe aus (er hatte bereits als Kind Deutsch gelernt). In Deutschland lebte er in den Jahren 1904 bis 1914 und noch einmal in der Bauhaus-Zeit von 1922 bis 1933 – den zwei bedeutendsten Perioden in seinem Schaffen. Er unterhielt stetige Verbindungen zu einigen Sammlern (so etwa zu Rudolf Ibach, der im Verlauf der zwanziger Jahre eine wichtige Sammlung von Klee- und Kandinsky-Zeichnungen aufbaute).
Vor allem zur günstigen Aufnahme seines Werks beigetragen hat jedoch, daß er als Urheber der Abstraktion galt. Sein Werk wurde hauptsächlich mit Blick auf die Geschichte des Jahrhundertanfangs gesehen, auf die man sich seit den ersten Nachkriegsjahren mit gesteigerter Begeisterung zurückbesann. Kandinskys Stellung war einzigartig: Er war der Wegbereiter einer zurückliegenden, aber in Hinsicht auf das zeitgenössische Interesse für die Abstraktion äußerst aktuell gewordenen Bewegung. In Deutschland und insbesondere in München, wo er gelebt hatte, zählte Kandinsky unbestritten zu den »eigentlichen ›Vätern‹ der abstrakten Bewegung«.[1] Die Nachkriegskommentatoren versuchten zu zeigen, daß ein Teil der modernen Kunst in Deutschland entstanden war. Dafür bot Kandinsky ein sehr geeignetes Exempel. War nicht er es, der 1910 das erste abstrakte Bild schuf? Niemand ließ unerwähnt, daß dieses erste moderne Werk in München gemalt worden war. Der ›Münchener Merkur‹ vom 22. September 1948 rief der Münchner Öffentlichkeit diese Tatsache ins Gedächtnis. Der Verfasser setzte hinzu: »Wer so das von der Zeit Verlangte als erster tut, ist ein Genie.« [2] Die Einhelligkeit, die über die Erfindung der abstrakten Kunst herrschte, gestattete der deutschen Kritik den Nachweis, wie bedeutsam das Land für die Entstehung der modernen Kunst war. Auf die jüngst zurückliegenden 15 Jahre ging man damals mit keinem Wort ein. Die wirklichen Kenner von Kandinskys Werk waren an den Fingern einer Hand abzuzählen, aber sein Name war unumstritten. Er war ein Russe aus früheren Zeiten (anderen Zeiten als denen von 1945), der sich bei Stuck (dem in München legendären) zum Unterricht eingeschrieben und somit der Speerspitze des örtlichen Geisteslebens angeschlossen hatte. Man machte keinen Unterschied zwischen dem Patriotismus, auf dem Kandinskys Ansehen damals beruhte, und der Absicht seines Werks. Im Grunde, so erweist sich, besah man Kandinsky in der diffusen Umstirnung seiner Vergangenheit. Keine detaillierten Nachforschungen wurden unternommen, weder in München noch in Murnau. Was zählte, war die Aktualität seines Schaffens. Meistens bediente man sich des für am triftigsten gehaltenen Arguments, daß die junge Ecole de Paris (Soulages, Gérard Schneider, Hartung usw.) sich Kandinsky zum Lehrmeister genommen hatte. 1947 zeigte Rudolf Springer in der Berliner Galerie Rosen 20 Aquarelle von Kandinsky, die bei den jungen Künstlern lebhaften Anklang fanden. [3] Solche Anstrengungen gab es mehrere, freilich unter recht chaotischen Verhältnissen, denn es waren erhebliche wirtschaftliche Hindernisse und politische Barrieren zu überwinden: So konnten beispielsweise keine Werke Kandinskys aus Frankreich bezogen werden, ohne daß man mit den Militärbehörden der französischen Zone zusammenarbeitete.

Eine doppelte Korrespondenz

Nach dem Krieg scheint Kandinskys Schicksal in Deutschland vor allem in den Händen von zwei Personen gelegen zu haben: Will Grohmann (1887-1968) und Ludwig Grote (1893-1974). Beide waren alte Freunde Kandinskys, den sie jeweils am Bauhaus kennengelernt hatten. Grohmann hatte 1924 sogar die erste Kandinsky-Monographie veröffentlicht, der 1930 eine zweite folgte. Außerdem war er Deutschlandkorrespondent der ›Cahiers d'Art‹. Grote leitete seit 1924 die Städtische Galerie Dessau. Er ermöglichte in weitem Umfang den Umzug des Bauhauses von Weimar nach Dessau. Kandinskys persönliches Archiv enthält ein paar Fotografien von ihren Besuchen im Bauhaus. Untereinander waren die beiden offenbar nicht befreundet.
Sowohl Grohmann als auch Grote haben mit Nina Kandinsky korrespondiert. Grohmanns Briefe sind freundschaftlicher im Ton als Grotes, wenngleich dieser Nina Kandinsky mit »meine liebe und sehr verehrte Freundin« anschrieb. Das ist nicht die einzige kleine Widersprüchlichkeit, die den Korrespondenzen anhaftet. Grotes Briefe sind in der Überzahl (210 gegenüber 1995 [4], verfolgten aber fast durchweg einen ganz bestimmten Zweck, meist bezüglich der Organisation einer Ausstellung, das heißt, Grote bat um die Bewilligung von Leihgaben oder um Fürsprache bei französischen, schweizerischen oder amerikanischen Sammlern. Nach dem Krieg leitete Grote einige Jahre lang das Münchner Haus der Kunst, wo er zwei entscheidende Ausstellungen der unmittelbaren Nachkriegszeit organisierte, die erste, 1949, zum Blauen Reiter, die zweite im Jahr darauf über die Maler am Bauhaus.
Grohmanns Briefe sind allgemeiner gehalten. Als er am 23. Mai 1946 seinen ersten Brief an Nina Kandinsky schrieb, wohnte er in Dresden, wo er eine Professur an der »Staatlichen Hochschule für Werkkunst« innehatte, »die die Ideen des Bauhauses in zeitgemäßer Weise fortsetzt«. [5] Er erbot sich, Nina im Zusammenhang mit Kandinskys Nachlaß behilflich zu sein, was diese jedoch ablehnte. Seit 1948, dem Jahr also, da man sich in Deutschland nicht mehr ausschließlich ums materielle Überleben zu sorgen hatte, informierte sich Grohmann eingehend über die Geschehnisse in Paris, wohin er häufig reiste. Seine Briefe an die Witwe Kandinskys umfassen eine bis zwei überwiegend maschinenschriftliche, gelegentlich auch von Hand geschriebene Seiten. Inhaltlich sind sie meist nicht von sehr großem Interesse. Sie lassen Grohmanns Bemühen erkennen, sich als vertrauenswürdig zu erweisen und zu verdeutlichen, was er von Deutschland aus unternahm, während er durchaus Verständnis zeigte, daß Nina in Paris sehr in Anspruch genommen war. Nach ihren Antworten zu urteilen, verhielt diese sich oftmals sehr parteiisch. Sie ermutigte Grohmann bei seiner Arbeit, ließ aber offenbar nur uneingeschränkte Verehrung des Kandinskyschen Œuvres gelten. Grohmann gab Nina oft Ratschläge, denen sie jedoch scheinbar keine besondere Beachtung schenkte. Insbesondere informierte er sie über in Deutschland anstehende Ausstellungsprojekte und fragte sie nach biographischen Einzelheiten zu Kandinsky, da er die große Monographie vorbereitete, die 1958 in mehreren Sprachen erschien. Als er ihr das Buch zeigte, warf sie ihm vor, Kandinskys entscheidende Bedeutung und Originalität bei der Entdeckung der Abstraktion nicht genügend gewürdigt zu haben. Auch die Erwähnung der Rolle Gabriele Münters, Gefährtin Kandinskys während der Münchner und Murnauer Jahre, kam bei ihr schlecht an.[6] Als Kunsthistoriker hatte Grohmann gegenüber Nina Kandinsky eine heikle Position. Es bedurfte aller seiner Briefe und einiger Diplomatie, um keine Abstriche von seiner wissenschaftlichen Strenge machen zu müssen, die mit dem leidenschaftlichen Engagement seiner Korrespondentin nicht immer vereinbar war.

Perfekt organisiert, war Nina die unumgängliche Gesprächspartnerin für alles, was Kandinskys Werk betraf. Die Briefe, die sie in ihrer kleinen Wohnung in Neuilly bekam, hielten sie genau darüber auf dem laufenden, wie die Rezeption des Werks ihres Gatten sich entwickelte. Sie, die Ausstellungen und Artikelveröffentlichungen mit sehr aufmerksamem Auge verfolgte, hat es rasch verstanden, ein äußerst effizientes Nachrichtennetz aufzubauen. Ludwig Grote und Will Grohmann sowie Max Bill in der Schweiz berichteten ihr vom Fortgang verschiedener Kandinsky betreffender Projekte. Grote organisierte einige Ausstellungen, in denen Kandinskys Werke unverzichtbar waren, und dessen Witwe besaß davon das größte Konvolut und die vollständigste Dokumentation. Grohmann publizierte sehr viel über Kandinsky, setzte sich aber erst nach der Veröffentlichung seiner großen Monographie im Jahre 1958 als Verfasser des wichtigsten Standardwerks durch. Solange sein Buch nicht erschienen war, konnte er es sich nicht leisten, schlecht mit ihr zu stehen.[7] Alle schickten Nina Kandinsky Artikel und fragten sie um Rat. Es sind verbindliche Briefe, denen man oftmals die Sorge anmerkt, sie nicht zu kränken. Nina Kandinsky war unübersehbar die Schlüsselgestalt für alles, was das Werk ihres Mannes betraf, aber sie wachte auch über seine Gedankenwelt. Grohmann wehrte sich nachdrücklich gegen ihren Vorwurf, er bevorzuge Paul Klee; er räumte ein, anfänglich leichter Zugang zu Klee gefunden zu haben, aber er hege unterdessen ebenso großes Interesse an Kandinsky. Anläßlich der Kasseler documenta von 1955, auf der Kandinskys Werke ausgiebig vertreten waren, machte Grohmann Nina Kandinsky ein Kompliment: »Der Kandinsky-Saal war der eindrucksvollste und schönste, von niemand waren so viele Ölbilder da« (Brief vom 21. Juli 1955, Fonds Kandinsky, Paris). Und er fügte hinzu: »Es gibt auch keinen Maler, für den jemand so gut und so konsequent sorgt wie Sie für Kandinsky. Alle Ausstellungen waren erstklassig, und wenn ich an die Wanderausstellung in Deutschland denke und an Bern, habe ich das Gefühl, daß von keinem Maler in den letzten zehn Jahren so gute Ausstellungen waren wie von Kandinsky.« Nina wollte informiert werden, und es ist verblüffend, wie viele Verbindungen sie nach dem Tod ihres Mannes hat aufrechterhalten oder aufbauen können. Nun hatte sie allerdings auch die gesetzliche Macht, die Reproduktion von Kandinskys Werken zu bewilligen oder abzulehnen. Sie war seine Alleinerbin. Dieser Verfügungsgewalt unterlagen nicht nur alle Veröffentlichungen über Kandinsky, sondern auch sämtliche Arbeiten zum Blauen Reiter, zur Entstehung der Abstraktion, zum Bauhaus, zur russischen Kunst der Revolutionszeit – denn schließlich ist keine dieser Bewegungen ohne Kandinsky denkbar.

An Ort und Stelle

Im Vorwort zum 1948 erschienenen Katalog der Galerie Stangl sprach Ludwig Grote unumwunden aus, was auf dem Spiel stand: »Kandinsky hat in München vor vielen Jahrzehnten die ersten abstrakten Kompositionen geschaffen. Die künftige Geschichtsschreibung wird diese Stadt als den Geburtsort jener geistigen Bewegung nennen, die als abstrakte Kunst, wie sie seinerzeit zuerst bezeichnet wurde, heute den ganzen atlantischen Kulturkreis ergriffen hat und von Tag zu Tag mehr Anhänger gewinnt.« Die historische Kommentierung Kandinskys oblag zu diesem Zeitpunkt im wesentlichen einigen wenigen Personen wie Grote oder Grohmann, die Kandinsky bereits sehr gut aus der Bauhaus-Zeit kannten. Beide gehörten zu den Ausnahmegestalten, die auf internationalem Parkett Beziehungen geknüpft hatten und über

eine nationenübergreifende Vision des Kunstgeschehens in Deutschland vor 1933 verfügten.[8]
1952 wurde Grote zum Direktor des Germanischen Nationalmuseums ernannt, das sich der Aufgabe widmete, die abgebrochenen Verbindungen zwischen der deutschen Kunst und der übrigen Welt wieder aufzunehmen. Diese internationale Vision ließ sich für ihn am besten an Kandinskys Werk veranschaulichen. In diesem Zusammenhang sind sein und Grohmanns Briefwechsel mit Nina Kandinsky als ein außergewöhnliches Beispiel für die Verbindung zwischen Deutschland und Frankreich zu werten. Bestimmend für Grohmanns Beitrag zu den Berliner und Grotes Beitrag zu den Münchner Verhältnissen war beider Fähigkeit, über den provinziellen Rahmen hinaus zu denken und zu handeln.
Als Ludwig Grote 1949 im Haus der Kunst die Ausstellung zum Blauen Reiter ausrichtete, unternahm er damit einen der ersten Versuche in Deutschland, eine durch den Nazismus »gesäuberte« künstlerische Vergangenheit wiederherzustellen. Erstaunlicherweise tat er dies an eben jenem Ort, wo die Nazis sie verleugnet hatten. Die Ausstellung fand großen Anklang. Ende Oktober schrieb Grohmann an Nina Kandinsky, daß sie bereits über 20 000 Besucher gehabt habe und die 5000 Katalogexemplare ausverkauft seien. Das Kunsthaus in Basel hätte die Ausstellung gern übernommen, doch offenbar zog es Grote vor, sie nur in München zu zeigen: »Ich muß Ihnen aber gestehen, daß ich keine allzu große Meinung habe, den Blauen Reiter weiter laufen zu lassen, weil ich aus langer Erfahrung weiß, daß dabei nicht viel vom ursprünglichen Charakter übrigbleibt.«[9]
Im Jahr darauf organisierte Grote eine weitere Ausstellung, in der ›Die Maler am Bauhaus‹ versammelt waren. Für beide Ausstellungen bat er Nina Kandinsky um zahlreiche Leihgaben und Ratschläge, wobei er sie in allen Briefen angelegentlich an die zentrale Rolle erinnerte, die Kandinsky zuzeiten in München, zuzeiten in Weimar oder Dessau gespielt hatte. Sicherlich war Grote nach dem Krieg eine wichtige Informationsdrehscheibe für die jungen Münchner Galerien. Er betätigte sich als Vermittler und brachte Sammler wie Ida Bienert in die Galerie Stangl, die damals rührigste Kunstvertretung Kandinskys in Deutschland. Auch war er es, der das Ehepaar Etta und Otto Stangl mit Nina Kandinsky bekanntmachte. Diese war von den beiden so angetan, daß sie bei der Galerie Maeght für eine Ausstellung mit Werken Franz Marcs eintrat, dessen Nachlaß die Galerie Stangl verwaltete. Die Stangls leiteten nicht nur eine Wiederentdeckung der deutschen Kunst vor dem Nationalsozialismus in die Wege, sie eröffneten auch dem Münchner Publikum den Blick auf die zeitgenössische abstrakte Kunst. Auf ihren häufigen Paris-Reisen besuchten sie Nina Kandinsky ebenso fleißig wie die von ihnen ausgestellten französischen Künstler. Sie unterhielten Beziehungen zu Poliakoff, Hartung und Soulages, deren Werke sie in ihrer Münchner Galerie vorstellten. Wie vielen Deutschen nach dem Krieg galt auch ihnen die junge Ecole de Paris als zeitgemäßer Ausdruck und Bekräftigung dessen, was Kandinsky und Marc am Vorabend des Ersten Weltkriegs geleistet hatten. Durch ihre guten Kontakte zu Gabriele Münter konnten die Stangls 1954 rund 20 wichtige Werke aus den Jahren 1902 bis 1914 ausstellen. Ebensowenig wie alle anderen wußten sie allerdings von den Atelierbeständen, die Kandinsky 1914 bei seiner Abreise nach Rußland hatte zurücklassen müssen und die von Gabriele Münter geborgen worden waren. In den Nachkriegsjahren stellten die Institutionen, Kunsthistoriker und Kritiker naturgemäß eine geschichtliche Kontinuität zwischen der aktuellen Situation, in der die Abstraktion sich rasch international durchsetzte, und der Avantgardebewegung in Deutschland vor 1933 her. Hervorgehoben wurden hauptsächlich zwei Aspekte, *Blauer Reiter* und Bauhaus. Der Expressionismus der ›Brücke‹ und die ›Neue

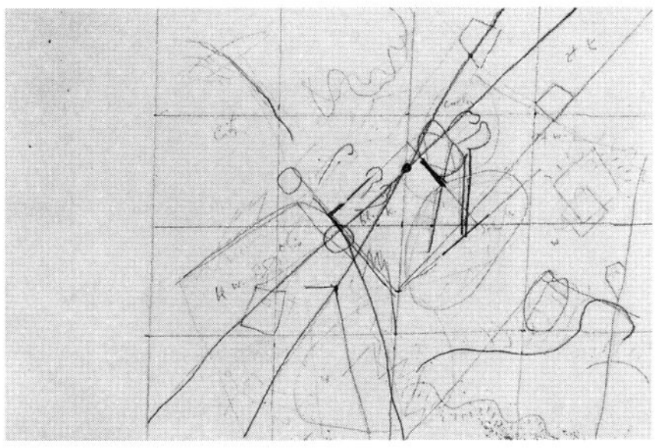

Ohne Titel, 1912.
Bleistift auf Papier, 16 x 24,2 cm.
D/B 144

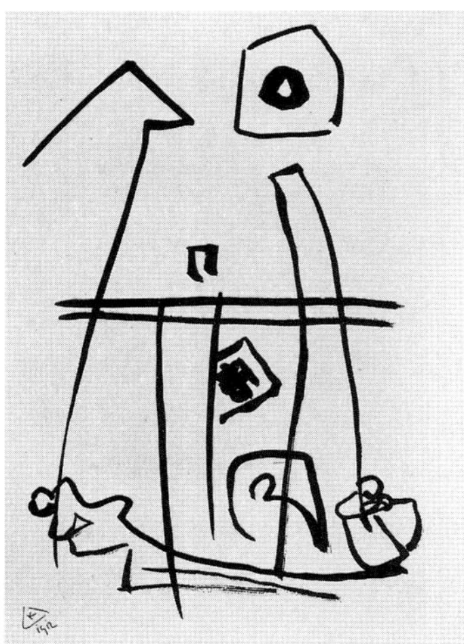

Ohne Titel, 1912.
Bleistift auf Papier, 29,4 x 21,3 cm.
D/B 136

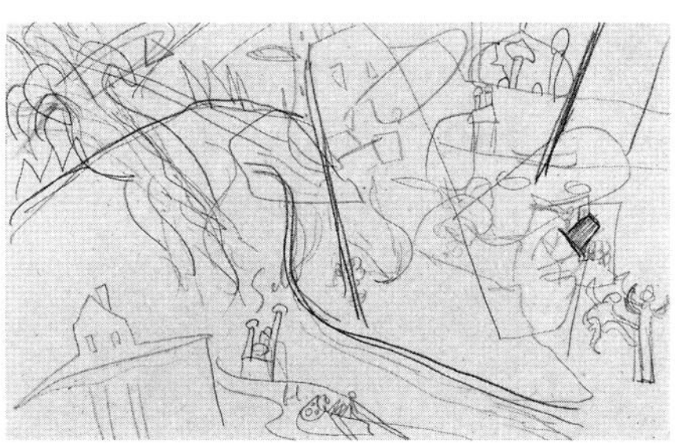

Ohne Titel (Entwurf für *Improvisation XXIV*), 1912. Bleistift auf Papier, 10,4 x 16 cm. D/B 135

Sachlichkeit‹ wurden dabei einstweilen in den Hintergrund gestellt. Deren figurative Malweise schien damals nicht recht im Einklang mit der Idee oder dem Bild, das man sich von der Moderne machte. Freilich stellte dieser Blick auf die Geschichte wie stets eine Verzerrung der Geschichte im Dienste der Aktualität dar. Mit ihrer Hilfe ließ sich die Perspektive einrichten, die Entwicklung der modernen Kunst sei von einer in Deutschland und insbesondere in München liegenden Quelle ausgegangen. In einem nach der Ausstellung zum Blauen Reiter erschienenen Aufsatz schrieb Ludwig Grote: »München wurde durch Kandinsky die Geburtsstätte der gegenstandslosen, absoluten Malerei – diese ist nicht als fremdes Gewächs zufällig nach hier verweht. Ihre Wurzeln liegen in der Münchner Kunst der Jahrhundertwende.«[10] Nie war davon die Rede, daß sie hätte woanders herkommen können. Der Fauvismus wurde selten, der Kubismus noch seltener erwähnt. Hauptsache war die Entdeckung der Abstraktion, die sich 45 Jahre nach ihrer Entstehung zu besonderer Wirkung habe entfalten sollen. Eine der seinerzeit rührigsten Kunstzeitschriften, das in Baden-Baden erscheinende ›Kunstwerk‹, ging in sämtlichen Ausgaben auf die Frage der Herkunft der abstrakten Kunst ein. Es berichtete von den in Deutschland stattfindenden Ausstellungen und ehrte in seiner fünften Nummer des Jahres 1950 das Wirken Ludwig Grotes im Münchner Haus der Kunst, der als Organisator von ›Der Blaue Reiter‹ und ›Die Maler am Bauhaus‹ mehr »zur Belebung der Kunst in Deutschland [getan hat] als irgendein anderer«.[11] Ein paar Wochen später erschien in derselben Zeitschrift ein Artikel, der unter Berufung auf Kandinsky das tragische Schicksal der Abstraktion in Rußland brandmarkte, die dort der »Bereitschaft zum ideologischen Kompromiß« anheimgefallen sei.[12] Diese Herausbildung einer Geschichte der internationalen Kunst mit Deutschland als Schwerpunkt, wenn nicht als Ursprungsland der Moderne vollzog sich spürbar aus der Absicht, das Selbstwertgefühl der deutschen Kunstszene zu stärken.[13]

Unter diesem Gesichtspunkt war Kandinskys kosmopolitischer Lebenswandel ein Glücksfall. Nicht viele deutsche Künstler hatten oder suchten vor dem Krieg die Möglichkeit zu reisen. Nur äußerst wenigen gelang es, ihr Werk auf einem derart hohen Qualitätsniveau zu halten. Künstler wie Kirchner oder Dix schufen ihr Hauptwerk vor den dreißiger Jahren. Schlemmer starb während des Krieges. Blieb nur Beckmann, doch sein Fortgang (er lebte in den USA, wo er 1950 starb), sein Einzelgängertum und vor allem seine figurative Malweise standen einem ungeschmälerten Ruhm im Wege. Über Kandinsky wußte man sich schnell einig. Er wurde für Nachkriegsdeutschland zum alltauglichen Sesam. Sein Werk eröffnete den Zugang zur Moderne oder – genauer gesagt – zu deren Geschichte und bot gleichzeitig eine Lösung für das schwierige Problem, welcher Platz dem Land in dieser Geschichte zukäme. Kandinsky genoß besondere Aufmerksamkeit, weil er der einzige Künstler war, dessen Vermächtnis prestigereich genug war, um das Zerstörungswerk des Nazismus an der Kunst zu überwinden. Er hatte die Abstraktion erfunden, und da er dies in Deutschland getan hatte, war er der Gewährsmann dafür, daß Deutschland nicht aus der Geschichte der modernen Kunst ausgeschlossen werden konnte. Diese Sorge wie auch das Gefühl, möglicherweie an den Rand gerückt zu werden, waren auch der Ausgangspunkt für ein ausgesprochen offensives Ausstellungsprogramm.

Auch wenn man verstehen kann, daß es niemand danach verlangte, auf die noch klaffenden Wunden zurückzukommen, die der Nationalsozialismus hinterlassen hatte, ist es doch interessant zu untersuchen, welche Interessen sich an Kandinsky knüpften. Dieser hätte es sich nicht träumen lassen, in Deutschland auf derartige Zustimmung zu stoßen, und wäre sehr über-

rascht gewesen, daß sein Streben nach einer »konkreten« Kunst in direkter Auseinandersetzung mit der Wirklichkeit dazu benutzt wurde, die Existenz einer unmittelbar zurückliegenden Katastrophe zu unterschlagen oder zu überspielen.

In einem Brief an Nina Kandinsky vom 21. Juni 1955 berichtete Will Grohmann von dem Fall des Klaus Brisch, der einen Verleger für seine Doktorarbeit in Philosophie suchte, die er am 6. Juli der Universität zu Bonn vorlegen sollte. Diese Arbeit, die nie veröffentlicht wurde, umfaßt über 360 maschinenschriftliche Seiten und nennt sich eine »Untersuchung zur Entstehung der gegenstandslosen Malerei an seinem [Kandinskys] Werk 1900–1921«. In den fünfziger Jahren kreisten alle künstlerischen Diskussionen in Deutschland darum, den Ursprung der Abstraktion zu verstehen. Sie stellten jene Fragen nach den Gründen für die Abstraktion, auf die es noch heute keine letztgültigen Antworten gibt, doch deren Frische damals etwas Verstörendes haben mochte. Klaus Brisch hatte einige Wochen im Atelier von Neuilly arbeiten können und war fast allen begegnet, die mit Kandinsky zu tun hatten. Seine Doktorarbeit kam zu einem Zeitpunkt, an dem das Problem der Wurzeln der Abstraktion als gelöst galt und sich selbst zu beantworten schien. Und da in ihr so scharfblickende Fragen wie die nach dem Zusammenhang zwischen der Entdeckung der Abstraktion und Kandinskys Erlebnissen zum gleichen Zeitpunkt aufgeworfen wurden, entsprach sie nicht den Erwartungen, die man mit einem Buch über Kandinsky verband. Die Abstraktion war eine »geniale Entdeckung« gewesen, und es war zu früh, sie diskutieren zu wollen.
In einem Schreiben, das er Nina Kandinsky auf französisch sandte, bekräftigte Grohmann, daß Kandinskys Werk erst 1950, auf der Biennale von Venedig, international zur Kenntnis genommen worden sei. Zu diesem Zeitpunkt endlich sei, laut Grohmann, nach den Ausstellungen in Amsterdam 1947 und in Bern 1948 die Bedeutung Kandinskys dem internationalen Publikum bewußt geworden.

Die entscheidende Wende

Während der erste Teil des Briefwechsels zwischen Nina Kandinsky, Will Grohmann und Ludwig Grote entstand, machte sich Gabriele Münter im Stillen Gedanken über eine Schenkung, die so unerwartet kam, wie sie sich als spektakulär herausstellen sollte.[14] Sie war es, die Kandinskys Werk vor dem Zugriff der Nazis gerettet hatte. Sie lebte mit dem Kunsthistoriker und Philosophen Johannes Eichner zusammen, der ein Buch über die Beziehung zwischen ihr und Kandinsky verfaßte, das 1956 erschien: ›Kandinsky und Gabriele Münter. Von den Ursprüngen moderner Kunst‹. In München begegneten die beiden Hans Konrad Roethel, damals junger Konservator der Bayerischen Staatsgemäldesammlungen. Dieser hatte in Gabriele Münters Haus nie auch nur ein Bild von Kandinsky an den Wänden gesehen, bis sie ihn einlud, in einen der kleinen Kellerräume hinabzusteigen. Ende 1956, Roethel war soeben zur Leitung des Lenbachhauses berufen worden, bat er Gabriele Münter, dem Museum einige ihrer Kandinsky-Gemälde zu leihen. Ein paar Tage vor Weihnachten lud sie ihn zu sich nach Murnau ein. Sie erklärte ihm: »Alles oder gar nichts!« und geleitete ihn in den Keller, wo er in einem vier Quadratmeter großen Raum die Wunder erblickte, die sie nie hatte enthüllen und schon gar nicht bei sich aufhängen wollen. Als er wieder hinaufstieg, war Roethel von dem Gesehenen völlig

überwältigt. Er fragt Gabriele Münter, ob es ihr mit ihrem Angebot ernst sei; sie antwortet ihm schlicht: »Ich weiß, was ich tue!«

Einige Monate später schenkte sie mehr als 90 Gemälde, 24 Hinterglasmalereien, 330 Aquarelle, Gouachen und Zeichnungen, 29 Skizzenbücher und 300 Stiche. Zusammen mit der Sammlung, die das Guggenheim Museum über die Jahre zusammengetragen hat, und derjenigen aus dem Besitz Nina Kandinskys ist dies eine der drei bedeutendsten Kandinsky-Sammlungen überhaupt. Vivian Endicott Barnett wundert sich zu Recht über die Menge und die Qualität der im Besitz des Künstlers verbliebenen Werke, der sich wohl von seinen wichtigsten Arbeiten nicht hatte trennen wollen. Mit Ausnahme einiger Meisterwerke aus den Jahren 1910 bis 1913, die in russischen oder schweizerischen Sammlungen verblieben sind, ist das Werk trotz der vielen Reisen und des schwierigen Exildaseins, das Kandinsky die längste Zeit seines Lebens führen mußte, in erstaunlich geringem Maße verstreut worden.

Nach den Ausstellungen bei Drouin und etwas später bei Aimé war Kandinsky in Paris endgültig als einer der Begründer der Moderne etabliert. Seine Bilder wurden ausgestellt, aber es wurde offenbar nur wenig an Privatsammler verkauft. Grohmann verstand wohl, daß das Werk, um vollständig ernstgenommen zu werden, einer systematischen kunsthistorischen Studie bedurfte, und begann mit den Vorbereitungen für eine Arbeit, die zu den besten Monographien der Nachkriegszeit zählt. Um Kritiken entgegenzutreten, Kandinskys künstlerische Leistung habe nach 1914 nachgelassen, hob Grohmann gerade die Kohärenz des Werks hervor, die der Künstler während all der Jahre seines Lebens bewahrt hat, und zeigte, daß zwischen Kandinskys expressionistischer Periode von 1911 und der, wie Grohmann sie nennt, »ostasiatischen« Periode seiner letzten Jahre eine Wesensgleichheit besteht. Mit dieser Monographie bewies sich Grohmann endgültig als Autorität in Sachen Kandinskys Werk, das er einer vereinheitlichenden Interpretation unterzog, worin er die Spontaneität und den »asiatischen« Charakter dieses Œuvres hervorhob und die noch vor wenigen Jahren von der deutschen Kritik hochgespielte Rolle Münchens und Murnaus, also die Bedeutung Deutschlands für die Erfindung der Abstraktion, zugunsten eines idealen und geschichtsfremden Orients herabminderte. Grohmanns Deutung ist natürlich vor dem Hintergrund der explosionsartig zunehmenden Formen des Abstrakten in den fünfziger Jahren zu betrachten, in denen viele Künstler den Weg des intuitiven Gestaltens und der Kalligraphie einschlugen. Dennoch: Wenn Grohmann Kandinsky eine einmalige Stellung als Erfinder der Abstraktion zuschrieb (worin ihn Nina Kandinsky sehr ermutigte[15]), so blieben ihm doch die ganze Werkstattarbeit, die tastenden Versuche und zahlreichen akribischen Vorstudien verborgen, die seiner Sichtweise widersprechen.

Ausblicke

Diese Lesart läßt erkennen, in welchem Maße ein Künstler und sein Werk instrumentalisierbar sind. Indem Kandinsky vor allem als Erfinder der Abstraktion wahrgenommen wurde, der diese seine Erfindung in München gemacht hatte, nahm man ihn in Deutschland nach dem Krieg zum Anlaß, die jüngste Kunstgeschichte des Landes in ein reichlich vorteilhaftes Licht zu stellen. Das Thema der Abstraktion, das sich mit dem Aufschwung der Ecole de Paris unvermeidlich aufdrängte, deckte sich damals mit der Auffassung von der Moderne schlechthin. Die

Wörter »abstrakt« und »modern« waren so synonym wie nie zuvor und nie wieder danach. Kandinsky hatte den Ausdruck »abstrakt« übrigens 1938 widerrufen. Er zog es vor, seine Arbeit als »konkret« zu bezeichnen. Doch um 1950 war die Abstraktion in Mode; der Begriff des Abstrakten barg in sich die Vorstellung eines Schnitts, einer »tabula rasa«, eines Sichtrennens von einer Vergangenheit, die man nicht ins Bild setzen wollte und wahrscheinlich auch nicht konnte. Was gab es in Deutschland anzuschauen, wo die meisten Städte sich immer noch als Trümmerfelder darboten, wenn nicht Gemälde, die nichts als Gemälde waren? Sie gewährten den unermeßlichen Vorteil eines Schutzschildes. Nicht nur verbargen sie das Sichtbare (mit dem man sich abfinden konnte und das man mit täglich neuem Erfindungsreichtum bezwang), sondern besonders auch das Unsichtbare, das Gewissen, die einzig wirklich gefürchtete und furchteinflößende Gefahr. Indem das abstrakte Werk in die Geschichte Deutschlands wiedereingefügt wurde, ohne die jüngste Vergangenheit auch nur zu erwähnen, trennte man die Geschichte der Kunst aus der Weltgeschichte heraus. Wenn die Nazis die moderne Kunst verworfen haben, hat dann nicht eben deshalb die Kunstgeschichte die Nazis verworfen? Man hat hier eine von ihrem Kontext abstrahierte Geschichte der Kunst vor sich. Sie überspringt die Zeit des Nationalsozialismus mit derselben Unbefangenheit, mit der eine schwarze Linie von Kandinsky über ein Bild verläuft. Mit unerhörter Geschwindigkeit hat die Kunstgeschichte die deutsche Kunst geradewegs von Kandinsky zu Hartung und Nay geführt, darin bestärkt durch die junge Ecole de Paris, die, so scheint es, kein anderes Vorbild als Kandinsky hatte. So wie in Kandinskys Malerei keine Beziehungen zur sichtbaren Wirklichkeit gesehen werden, steht die Geschichte der Kunst außerhalb der Geschichte. Um Oscar Wildes berühmtes Wort aufzugreifen, ist es hier nicht die Natur, die die Kunst nachahmt, sondern die Geschichte. Sie imitiert Kandinskys Malerei und wird abstrakt.

Man sieht, daß die Rezeption von Kandinskys Werk in Deutschland einer ganz anderen Situation entsprach, als sie in Frankreich bestand. Innerhalb der Pariser Kunstszene spielte der russischstämmige Maler in den Augen der aus dem Kubismus und dem Fauvismus hervorgegangenen Künstler eine relativ nachrangige Rolle. In Deutschland hatte Kandinsky ausdrücklich die Rolle des ›Vaters‹ der modernen Kunst inne. Eine um so bedeutsamere Rolle, als die Nazis jede Beziehung zur modernen Kunst gründlich zerstört hatten. So schien denn eine starke verwandtschaftliche Rückbindung geboten, um die abgebrochene Verbindung zur Vergangenheit wiederherzustellen. An dem imaginären Vater, geboren im Osten und im Westen gestorben, kristallisierten sich die Phantasien, und er wurde zum Zentrum eines großangelegten Gedenkunternehmens, konkretisiert durch die Schenkung Münter im Jahre 1957, die sich wie das Wahrwerden eines Traums, die Erhörung eines Gebets und die Dingwerdung eines Symbols ausnahm. Erstaunlicherweise ist es aber gerade der ganze Feuereifer, der auf die Gestalt Kandinskys verwendet wurde, sicherlich einschließlich der intensiven Korrespondenz eines Grohmann oder eines Grote mit Nina Kandinsky, die der Schenkung Münter an das Lenbachhaus den Boden bereitet hat. Sie kennzeichnet den Übergang vom Phantasma zur Wirklichkeit, von der Vorstellung zu den Werken selbst, die völlig unvermutet auftauchten und zu den besten gehören, die Kandinsky geschaffen hat. Kandinsky erscheint darin als ein weitaus interessanterer Künstler, als es der Begründer der Abstraktion war. Aus dieser Erkenntnis heraus hat man die Geschichte neu betrachtet und sie auf ihre Komplexität und ihre Widersprüche hin besehen. Als die deutschen Museen diese Sammlung aufnahmen, erreichten sie

nicht nur wieder das Niveau der großen Museen weltweit, sondern das Publikum von Künstlern und Kunstfreunden gewann auch wieder Selbstvertrauen. Damit trat die deutsche Kunst ins Erwachsenenalter ein, in dem der gedankliche Umgang mit der Kunst nicht mehr von der Spekulation geleitet wird, sondern von der Auseinandersetzung mit den Werken, das heißt von der Wirklichkeit und nicht von ihrer Übergehung.
Dennoch hat es damit seine Richtigkeit, daß Kandinsky den alleinigen Ursprung der modernen Kunst in Deutschland bildet, freilich aus sehr viel tieferen und vielschichtigeren Gründen, als es scheinen mag. Trügerisch wäre es zu glauben, die von Kandinsky herkommenden deutschen Künstler seien jene, die seine plastischen Prinzipien aufgegriffen, seine Werke nachgeahmt und das abstrakte Malen fortgesetzt haben. Kandinskys Nachwirkung ist mit Sicherheit eher bei den Künstlern zu suchen, deren Vision der Kunst einer der seinen vergleichbaren Ambition folgt – einer Ambition, für die er im 20. Jahrhundert als erster den Maßstab vorgegeben hat.

1 »Moderne Kunst aus Privatbesitz bei Hella Nebelung«, in: ›Westdeutsche Rundschau‹, 3. November 1948, wiederabgedruckt in: Anna Klapheck, Vom Notbehelf zur Wohlstandskunst. Kunst im Rheinland der Nachkriegszeit, Köln 1979, S. 29.

2 Wolfgang Petzet in: ›Münchener Merkur‹, 22. September 1948, zitiert nach: Clelia Segith (unveröffentlichter Text zur Geschichte der Galerie Stangl).

3 Will Grohmann an Nina Kandinsky, 4. Dezember 1947, Fonds Kandinsky, Centre Georges Pompidou, Paris.

4 Einige Male, wenn Grohmann oder Grote verreist oder wegen Arbeitsüberlastung vorübergehend indisponiert waren, wurden die Briefe auch von den Ehefrauen geschrieben.

5 Will Grohmann an Nina Kandinsky, 7. Oktober 1946, Fonds Kandinsky, Centre Georges Pompidou, Paris.

6 Ebda.

7 Ein fleißiger Korrespondent (148 Briefe) deutscher Sprache war zu dieser Zeit auch der Künstler und Architekt Max Bill, der sich von der Schweiz aus entschieden für die Prinzipien der Abstraktion einsetzte. Bereits 1951 veröffentlichte er bei Maeght eine Monographie in französischer Sprache, in der er sich, wie in seinen Briefen, fest von Kandinskys Ideen überzeugt zeigt. Er sandte Nina Kandinksy regelmäßig Fotografien von seinen Arbeiten. Seine unmittelbar nach dem Krieg gemalten Bilder ähneln stark den Gemälden Kandinskys aus der Bauhauszeit, 20 Jahre zuvor.

8 Darin unterstützt wurden sie von Gabriele Münters Lebensgefährten Johannes Eichner, der in ›Die Neue Zeit‹ einen Artikel mit dem Titel ›Erste Fanfare moderner Kunst. Münchens Internationalität vor vierzig Jahren‹ veröffentlichte.

9 Ludwig Grote an Nina Kandinsky, 27. Oktober 1949, Fonds Kandinsky, Centre Georges Pompidou, Paris.

10 Ludwig Grote, Der Blaue Reiter. Zur Ausstellung in München, in: ›Die Kunst und das schöne Heim‹, München 1950.

11 John Anthony Thwaites, Die Maler am Bauhaus, in: ›Das Kunstwerk‹ 1950, Heft 5, S. 54.

12 Fedor Stepun, Das Schicksal der abstrakten Kunst in Rußland, in: ›Das Kunstwerk‹ 1950, Heft 8/9, S. 61.

13 Zu dieser Zeit fragte Jean Cassou, der Direktor des Musée national d'art moderne in Paris, schriftlich bei Grote an, ob dieser nicht eine Ausstellung zum *Blauen Reiter* organisieren wolle. Vgl. Ludwig Grote an Nina Kandinsky, 1. Dezember 1950 und 18. Januar 1951, Fonds Kandinsky, Centre Georges Pompidou, Paris.

14 Zur Detailgeschichte der Aufnahme der Sammlung durch das Lenbachhaus vgl. Vivian Endicott Barnett, Kandinsky in den großen Sammlungen des Westens, in: Ausst.-Kat. Wassily Kandinsky. Die erste sowjetische Retrospektive, Schirn Kunsthalle, Frankfurt am Main 1989, sowie Helmut Friedel und Marion Ackermann, Das bunte Leben. Die Geschichte der Sammlung von Wassily Kandinskys Werken im Lenbachhaus, in: Ausst.-Kat. Das bunte Leben. Wassily Kandinsky im Lenbachhaus, München und Köln 1996.

15 Vgl. dazu die Briefe Grohmanns an Nina Kandinsky betreffs eines in ›Das Kunstwerk‹ erschienenen Artikels, in dem Ciurlionis als derjenige bezeichnet wird, der erstmalig in der Geschichte, noch einige Jahre vor Kandinsky, als abstrakter Maler auftrat. Will Grohmann an Nina Kandinsky, 23. November 1951 und 2. Juni 1952, Fonds Kandinsky, Centre Georges Pompidou, Paris.

16 Nina Kandinsky war sich der Bedeutung dieser Schenkung sehr rasch bewußt, denn sie trat 1957 in Korrespondenz mit Roethel, der ihr 163 Briefe schrieb – nach Grotes und Grohmanns Korrespondenz mithin das drittgrößte Konvolut.

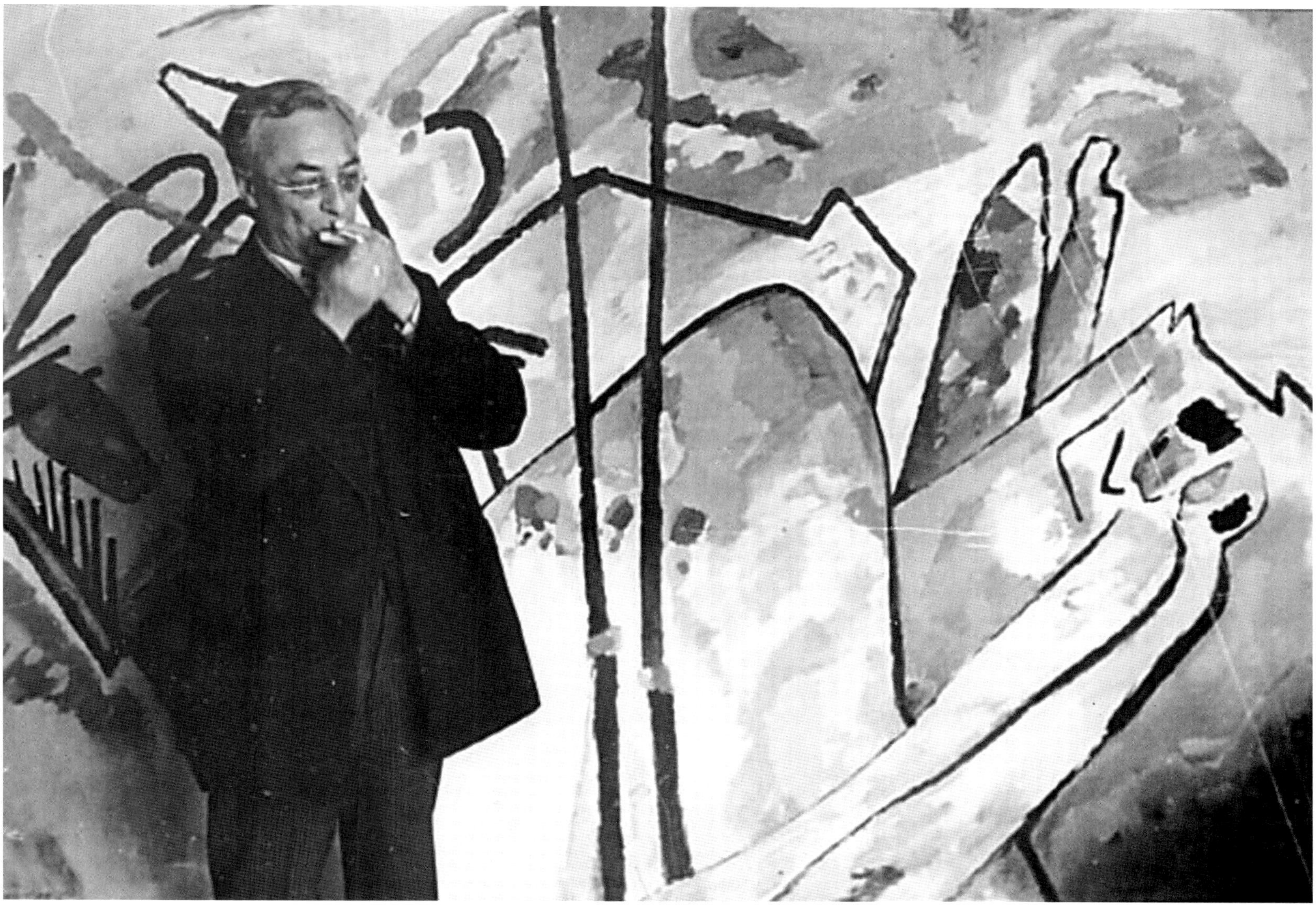

Wassily Kandinsky vor seinem Gemälde *Komposition IV* aus dem Jahr 1911, Juni 1934

Über Kandinsky
About Kandinsky

Frank Stella

Geläufige Regel aus der Praxis der abstrakten Kunst: Bei einem ungleich gewichteten Bild soll die obere Hälfte möglichst schwerer sein als die untere. In seinen späten Gemälden führt uns Kandinsky, mit diesem Axiom arbeitend, seine absolute Meisterschaft der Bildkomposition vor Augen. Beherrschend in seinem Spätwerk ist ein schwebend-kreisender Bildaufbau, ungebunden und gyroskopisch zugleich, scheinbar nicht zu fassen und doch fest und präsent genug, daß er als konstituierender Zug das Antlitz der ganzen abstrakten Kunst mitprägen konnte. Zugleich weist Kandinskys konisch-räumliche Kraft auch in die Zukunft. Will sich die heutige abstrakte Malerei weiterentwickeln, so wird sie nicht ignorieren können, was Kandinskys Spätwerk, insbesondere seine Malerei der späten dreißiger Jahre, über Bildaufbau lehrt.

Durch die Explosion der abstrakten Malerei in Amerika nach dem Zweiten Weltkrieg gerieten diese Lehren jedoch zunächst aus dem Blickfeld. Die Nachfrage nach großen Formaten, verbunden mit einem geschärften Interesse an der Bildoberfläche selbst, machte es schwer, Kandinsky zu sehen und zu würdigen. Der Abstrakte Expressionismus brachte die Kunstwelt sogar dazu, sein Frühwerk höher zu schätzen als sein Spätwerk. Es ist nun nicht meine Absicht zu behaupten, daß umgekehrt sein Spätwerk ›besser‹ als das der frühen und mittleren Periode oder diesem auch nur ebenbürtig gewesen sei. Ich hoffe etwas ganz anderes zu zeigen, nämlich daß es bei diesen Bewertungsfragen, entsprungen einem offenbar unbezähmbaren evaluativen Instinkt, um Tieferes geht; daß hinter dem Vergleich zwischen Kandinskys Spätwerk und dem Werk, das in Amerika entstand, mehr steckt als nur ein Bewertungs- und Einstufungskonflikt, nämlich ein Konflikt um das Wesen der abstrakten Malerei überhaupt, um das, was sie sein, was sie beinhalten sollte.

In seinen letzten Jahren hielt Kandinsky streng an seinen antimaterialistischen Überzeugungen fest. Zugeständnisse an

A practical, everyday pictorial axiom of abstraction holds that, if parts of a painting are to have unequal weights it is better that the top half should be heavier than the bottom half. Kandinsky used this axiom in his late paintings to underscore a sensational grasp of pictorial construction. Kandinsky's late paintings pound home a theme of levitational, rotatable pictorial structure, at once freewheeling and gyroscopic, seemingly ungraspable, yet solid and available enough to have become a necessary part of the definition of abstract art. Not unexpectedly, a further extension of Kandinsky's conical spatial energy points to the future. It is unlikely that recent abstract painting can move ahead without considering the lessons of fluid structure evinced in Kandindsky's late work, especially in his paintings of the late thirties.

As it happened, the explosion of abstract painting in America after the Second World War obscured the lesson of Kandinsky's late painting. The flowering of large scale, coupled with the growth of surface awareness made it hard to see and appreciate Kandinsky. In fact, the growth of abstract-expressionism led the art world to praise his earlier work at the expense of the late work. However, it is not my intention here to argue that the late work is better or for that matter even equal to the work of the early and middle periods; rather, I hope to show that this distortion of Kandinsky's career, the result of seemingly unsupressible evaluative instincts actually touches on something important as it raises the usual questions of judgment. Partially hidden, perhaps, in the comparison of Kandinsky's late work to the work which succeeded it in America, is a more substantial conflict that the conflict of value. It is a conflict about what abstract painting should be. It is an argument about what abstract art should include.

In his late years Kandinsky remained stubbornly true to his antimaterialistic sentiments. He was unwilling to make any spatial concessions to alternative modernist ideas of space-composition. Particularly, he took an antithetical position in the face of two strong pictorial ideas developing through the late 20's and on into

alternative modernistische Konzepte der räumlichen Komposition widerstrebten ihm. Insbesondere zu zwei neuen, ab Ende der zwanziger Jahre hervortretenden Bildkonzepten, die sich bis in die vierziger Jahre zogen, nahm er eine Gegenposition ein: Verflachung der Raumtiefe und Verselbständigung der Oberfläche. Beides finden wir im Werk Joan Mirós. In einer wunderbaren Hommage, geschrieben zu Kandinskys Tod, arbeitet Stanley William Hayter die Unterschiede zwischen Miró und Kandinsky heraus, Unterschiede, die, obschon be- und erkannt, auch heute noch gewichtige Probleme für die abstrakte Malerei aufwerfen.

Wenn wir – wie es Hayter tat – Mirós *Der Karneval des Harlekin (Le Carnaval d'Arlequin),* 1924–25, mit Kandinskys *Mitte mit Begleitung (Milieu accompagné),* 1937, sowie Mirós *Der schöne Vogel enträtselt das Unbekannte dem Liebespaar (Le bel oiseau déchriffrant l'inconnu au couple d'amoureux),* 1941, mit Kandinskys *Schwarzen Spitzen (Pointes noires),* 1937, vergleichen, dann erkennen wir bei Kandinsky keinerlei Kompromißbereitschaft in puncto Räumlichkeit. Sein Standpunkt läuft auf eine Grundsatzerklärung oder zumindest Warnung hinaus: Ein Zusammendrücken der Bildfläche(n), das kein völlig freies Schweben der Bildelemente mehr gestattet, schnürt die Möglichkeiten der Abstraktion ein.

Wie Hayter es in seiner Vergleichsstudie sieht, lehnt Kandinsky die spezifisch ›planare‹ Auffassung und Organisation der Miróschen Bildwelten ab. *Mitte mit Begleitung,* 1937, stellt sich als Gegenentwurf zum *Karneval des Harlekin* dar, ohne Verständnis für dessen neuen kastenförmigen Raumbau, ohne Interesse an der exquisiten Balance zwischen Horizontlinie und Bodenplatte, einem perspektivischen Drahtseilakt, durch den Miró die Grenze zwischen Innen- und Außenraum, dem Umhüllenden und dem Umhüllten, harlekinesk verwischt. Kandinsky dagegen beharrt in seinem Gemälde auf unabhängigen, sich selbst generierenden, frei schwebenden Flächen. In der Gouache von 1941 geht Miró in seiner Planarität noch weiter, während Kandinskys Haltung, wie sie sich bereits in den *Schwarzen Spitzen,* 1937, niederschlug, unverändert bleibt. Er glaubt nach wie vor, daß der Bildraum den realen Bildoberflächen keine Zugeständnisse machen darf. Dieser Überzeugung zum Trotz empfinden wir Mirós Bild als gelungen. Er hat in seiner Gouache von 1941 angefangen, die Oberfläche des Papiers als Planum zu behandeln, eingeebnet, wunderbar verselbständigt, ein

the early 40's. These two ideas, shallow space and literal surface, can be seen emerging in the work of Joan Miró. In a wonderful article written in appreciation of Kandinsky at his death, Stanley William Hayter points out the differences between Miró and Kandinsky, differences which even though they have been acknowledged, continue to raise serious problems for abstract painting today.

If we compare, as Hayter did, Miró's *Harlequins' Carnival,* 1924–25 with Kandinsky's *Middle Companion* 1937 as well as Miró's *Le bel oiseau dechiffraut l'inconnu au couple d'amoureux,* 1941 with Kandinsky's *Black Points,* 1937 we see that Kandinsky ignores the possibility of any spatial compromise. His stance amounts to an assertion, or at least a warning, that planarity in any form other than complete, floating freedom limits the potential of abstraction. In particular in these comparisons Kandinsky rejects the sense of flatness which the planar emphasis and organization of Miró apparently propounds. In *Middle Companion,* 1937 Kandinsky can be seen as setting himself against Miró's achievements, unappreciative of the new landscape box, and indifferent to the exquisite balance of horizon line and ground plane, an inventive relationship crisply parlayed by Miró into an interior-exterior confounding combination of background

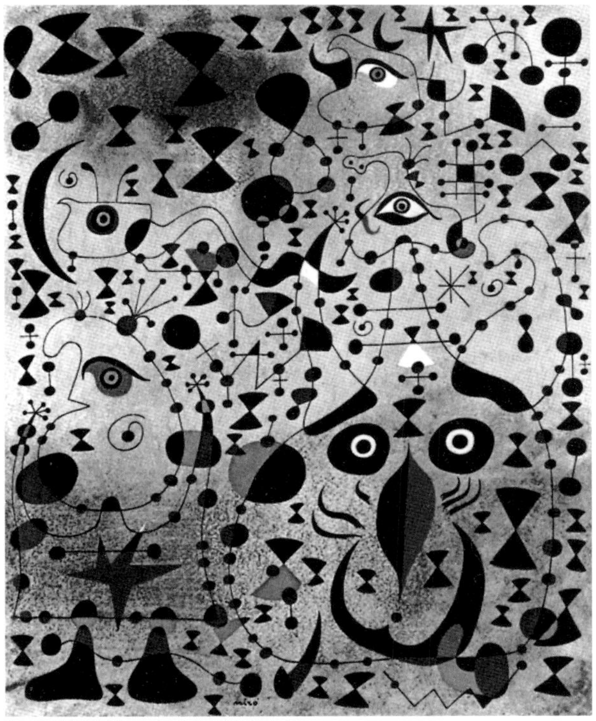

Joan Miró, Der schöne Vogel enträtselt das Unbekannte dem Liebespaar, 1941. Gouache und Terpentinfarbe auf Papier, 46 x 38 cm. The Museum of Modern Art, New York

Vorgeschmack auf die Behandlung der Bildfläche, wie sie sich wenige Jahre darauf in Amerika eruptiv ausbreitete. Nach diesem Miró hat man keine Schwierigkeiten mehr, sich ein Drip Painting von Pollock vorzustellen.
Überraschend ist daher, daß Pollock solche Sympathie für Kandinsky hegte. Kandinskys Abneigung gegen den verflachten Raum und die Verselbständigung der Oberfläche hätten Pollock befremden müssen. Doch so oberflächenbezogen und direkt Pollocks Malerei auch wurde, er hat offenbar nie die Qualitäten des Antimateriellen, der Vergeistigung aus dem Auge verloren, mit denen Kandinsky die Moderne inspiriert hat. Pollock muß gesehen und im Gedächtnis behalten haben, daß auf Kandinskys späten Gemälden der Zugang zum luftigen Bildraum über den ›leeren‹ Bildteil, von unten her, erfolgt. Dies ist eine natürliche Konsequenz der Kopflastigkeit vieler abstrakter Bilder. Darüber muß Pollock viel nachgedacht haben, als er seine Gemälde vom Fußboden aufhob und an die Wand heftete. Durch diese einfache Geste, die unvermeidliche Rückkehr zur Optik des Staffeleimalers, der den Bildaufbau noch einmal kritisch prüft, wird der mechanisch-formalistische Kern des Modernismus unterlaufen und als Illusion bloßgestellt. Als Pollock die hartgewordenen Farbschlieren erblickte, wie sie da in einem tiefenlosen Bildraum hingen, buchstäblich auf der Bildfläche verankert, sah er hinter diesen Effekten etwas anderes wirken, die überhöhende Kraft der Kunst, das Hinaustreten der abstrakten Figuration in den ihr gemäßen Bildraum, einen unbestimmten, schwebenden Raum, der sich einer Begrenzung entzieht. Darin, daß Pollock durch den einfachen Akt des Bilderaufhängens die Flexibilität des Bildraums erkannte, erfüllte sich Kandinskys Traum. Von Raumverflachung plötzlich keine Rede mehr.
Die Behauptung, Pollock habe Kandinskys Abstrahierungsziele realisiert, ist leichter zu vertreten als die Behauptung, Kandinsky habe eine Vorahnung von Pollocks künstlerischem Ringen gehabt. Kandinskys *Kompliziert–Einfach (Ambiguité – Complexité simple)* (Kat.-Nr. 121)*, 1939, kann jedoch als guter Beleg für die letztere These gelten. Wie sein Titel sagt, ist das Gemälde ambivalent, kompliziert und einfach zugleich. Es ist ambivalent, weil es von Richtung und Absicht her gegen Kandinskys Credo zu verstoßen scheint, daß die Malerei frei sein muß, daß sie den Versuch darstellt, amorphe Bilder konkret zu machen, Gesehenes zu verbildlichen, dem realen Raum den Bildraum abzuringen, ohne jedoch zurück-

and container. In his own painting Kandinsky mandated that the planes be self-evident and free floating. In the 1941 gouache Miró suggests something different but Kandinsky's response, which had already been set in *Black Points,* 1937, remains unchanged. He continued to believe pictorial space should make no concessions to real pictorial surfaces. However, in spite of Kandinsky's beliefs we recognize success. In the gouache of 1941 Miró had begun to treat the surface of the paper as though it were a page of painting, miraculously selfcontained and flat. This is a foretaste of the treatment of pictorial surface which will overwhelm painting a few years later in America. No one would have difficulty anticipating Pollock's drip paintings after having considered this Miró.
It is surprising then that Pollock should have liked Kandinsky as much as he did. Kandinsky's distaste for shallow space and literal surface should have put off Pollock. But as literal and direct as Pollock's painting became it seems clear that he never forgot the anti-materialist, elevated, soaring qualities with which Kandinsky had infused modernism. Pollock must have seen and remembered that access to the unencumbered pictorial space in Kandinsky's late paintings was gained from the empty quarter or bottom of the picture. This is an obvious corollary derived from the practice of top-weighting abstract painting. Pollock must have thought about it a lot when he lifted his paintings from the floor and tacked them on the wall. In this one simple gesture, an unavoidable return to the traditional easel view to check the paintings structural composure, the mechanical formalist core of modernism was subverted, rendered illusory. When Pollock saw the hardened skeins, suspended in a shallow pictorial space, literally anchored into their canvas surface, he ignored these effects to appreciate the elevation of art, the suspension of abstract figuration in its own proper pictorial space, an indeterminate, drifting space, antagonistic to boundaries. Here Pollock's recognition of the flexibility of pictorial space found in the simple act of tacking up his paintings fulfilled Kandinsky's dream. He avoided the call to flatness.
It is easier to argue that Pollock realized Kandinsky's ambitions for abstraction than it is to suggest that Kandinsky had a premonition of Pollock's struggles. However, in Kandinsky's *Ambiguité (Complexité simple)* (cat. 121)* a good case can be made to support this latter supposition. This painting is ambiguous, complex and simple just as its titles announces. It is ambiguous because in terms of direction and purpose it appears to question Kandinsky's own basic tenet that painting should be free, that painting is an effort to realize amorphous images in a concrete way, to render

zugreifen auf Illustration (gegenständlich-abbildenden Illusionismus) oder stoffliche Präsentation (Malfarbe als Skulptur). Es ist kompliziert, weil es notwendigerweise viele disparate Elemente enthält, die zu nicht geringem Teil gemalte Erinnerungen sind, Mementos der realen, körperlichen Mitarbeit und Präsenz des Künstlers. Es ist einfach, weil es auf Vereinfachung zielt – auf Überwindung aller Elemente der Erfahrung, die ins Bildermachen eingehen, so daß es sich am Schluß darstellt als Selbstpräsentation, als unabweisbarer reiner bildlicher Ausdruck seiner selbst und nichts anderem.
All dies macht *Kompliziert–Einfach* zu einem ebenso trügerisch ›normal‹ aussehenden Bild wie Pollocks *Tiefe (The Deep),* 1953. Auf Pollocks Bild wird die Ebene, auf der der Maler sich müht, eingesaugt in einen selbstgeschaffenen Schlund. Die Abstraktion krankt an Entzugserscheinungen. Was Kandinsky hatte ausschließen wollen und was Pollock wirksam neutralisiert und positiv genutzt hatte, beginnt als schwere Problematik wieder aufzutauchen. Der von den Farbschlieren bewohnte tiefenlose Raum wirkt erschöpft, ›platt‹, während das stoffliche Gewicht der Malfarbe, auf sich selbst als Oberflächendekor aufmerksam machend, den Gestus zu hemmen beginnt: Die flüssig-lineare Expressivität der vom Malstock rinnenden Farbe ist breiten Pinselstrichen gewichen.
Die Figuration in *Kompliziert–Einfach* schwebt am Rande des Pollockschen Miasmas. Bedrohlich nah schiebt sich die abschließende weiße Übermalung an die Bildelemente heran, begräbt sie (noch) nicht, doch man spürt die Intention. Es herrscht eine ähnliche bedrängende Spannung wie auf Pollocks *Tiefe*. Insofern spiegelt *Kompliziert–Einfach* Kandinskys Zweifel auf die gleiche Weise, wie die *Tiefe* Pollocks Sorgen spiegelt. Wir sind diesen Zweifeln bereits begegnet, als wir Kandinskys späte Bilder mit Miró verglichen. Hier, erneut, das Kandinskysche Credo: Verwerfung des kastenförmigen Raumbaus mit planen Wänden wie auch der flachen Bildoberfläche; Bestehen auf malerischer Freiheit und Raumweite. Interessant an diesem Gemälde ist, daß Kandinsky die Konfrontation erkennt, daß ihn die Last der Probleme fast erdrückt und daß ihm trotzdem ein Bild gelingt, das uns staunen macht. Wieder einmal führt uns Kandinsky – hier: indem er uns nachdenken läßt über den Erfolg ›unaufgelöster‹ Gemälde, Bilder, deren Grundstruktur einen realen und nicht nur dargestellten Riß aufweist – zu Pollock, etwa zu dessen Gemälde *Bildnis und ein Traum*

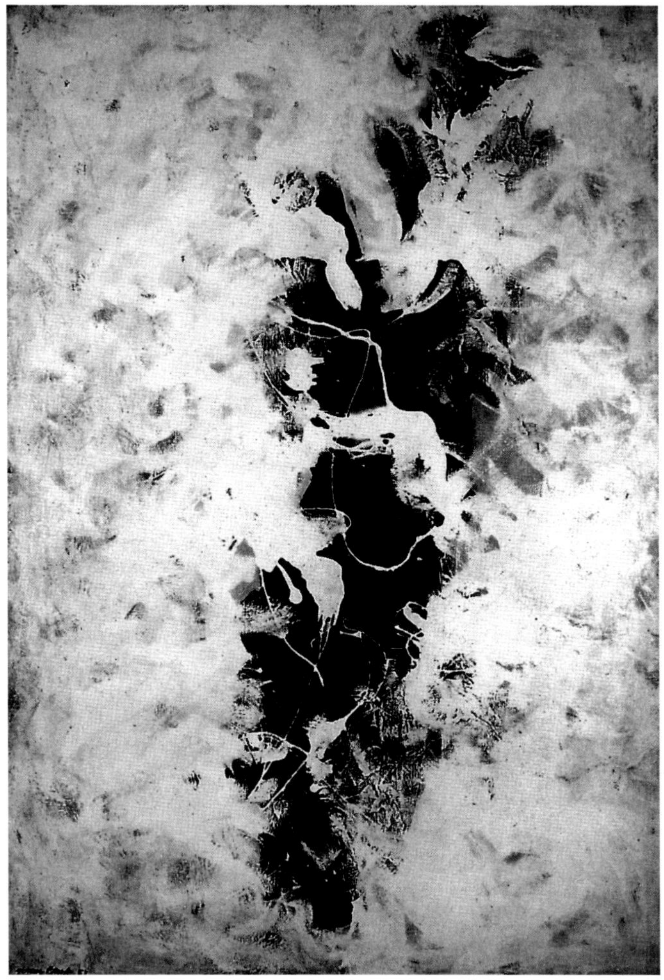

Jackson Pollock, The Deep (Tiefe), 1953.
Öl und Email auf Leinwand, 220,4 x 150,2 cm.
Musée national d'art moderne / Centre de création industrielle, Centre Georges Pompidou, Paris.
Schenkung der Menil Foundation, Houston

visualization pictorial, to wrench pictorial space form literal space without resorting to either illustration (representational illusionism) or material presentation (pigment as sculpture). It is complex because the painting inevitably contains many disparate elements, not the least of which are painted memories of the past and the actual physical participating presence of the artist himself. It is simple because its goal is simplification – to overcome all of the ingredients of experience which go into making painting, while in the process managing to project itself as a present, undeniable pictorial expression – itself and nothing else.
In all these ways *Ambiguité* makes itself a deceptively ordinary looking painting much the same as Pollock's *The Deep,* 1953. In Pollock's painting pictorial effort is being sucked into a void of its own making. Abstraction is experiencing withdrawal symptoms.

(Portrait and a Dream), 1953. Es ist möglich, daß mancher *Bildnis und ein Traum* für ein schlechtes Gemälde hält, für einen Rückschritt gegenüber den unzweifelhaft genialen Drip Paintings der früheren Jahre. Ganz ähnliche Einwände werden gegen Kandinskys Spätwerk, z. B. *Kompliziert–Einfach,* vorgebracht, das, verglichen mit früheren Perioden, häufig als schwach gilt. Doch diese Betrachtungsweise banalisiert die Arbeit des Künstlers und läßt ungehört verhallen, was Schöpfergenies wie Kandinsky und Pollock über das Malen zu sagen haben. Ich behaupte, daß in Pollocks Fall niemand, außer vielleicht Pollock selbst, hätte begreifen und nachfühlen können, welche Mühe es kostet, Abstraktion zum Leben zu erwecken, hätte nicht Pollock diesen Konflikt in *Bildnis und ein Traum* unmittelbar Gestalt werden lassen. Losgelöst von ihren Vorgängern und Nachfolgern, würden auch die besten Drip Paintings lediglich als exotische Preziosen wirken, als Abstraktionen von einem anderen Stern, und wir täuschen uns, wenn wir glauben, daß wir malerische Qualität losgelöst vom Kontext der malerischen Anstrengung beurteilen können. Durch Erkennen und Verstehen des Problemlöseprozesses, der ins Schaffen eines Bildes eingeht, gewinnen wir, soweit möglich, darüber hinaus auch grundsätzlich Einblick in das, was Malerei ist oder sein sollte. Wir brauchen nur unsere Museen zu besuchen, dann merken wir, daß Pollock der Renaissancemalerei (in diesem Fall der nördlichen) nähersteht, als er wohl geglaubt hat, und daß der Problemlöseprozeß im Lauf der Zeit prinzipiell immer wieder ganz ähnlich verlief. Nimmt man als Beispiel Jan Gossaerts *Evangelist Lukas, der die Erscheinung der Madonna malt* im Kunsthistorischen Museum Wien: Es spiegelt, im Hochformat, eine Erfahrung, der Pollock in *Bildnis und ein Traum* querformatig Ausdruck gibt: daß räumliche Inkongruenzen untrennbar mit dem Schaffensprozeß verbunden sind.

Gossaerts Bild erinnert an weitere Bilder in Wien, die eine Art ›Malereigeschichte für Maler‹ nachzeichnen, eine Insidergeschichte des Metiers. Ich denke an Dosso Dossis *Jupiter, Merkur und die Jungfrau* und Vermeers *Allegorie der Malerei*. Hoffentlich klingt es nicht allzu absurd, wenn ich behaupte, daß Kandinskys *Kompliziert–Einfach* im Licht dieser Tradition, der Malereigeschichte für Maler, gesehen werden sollte. Es erregt Aufmerksamkeit als der erste und bis heute vielleicht einzige Versuch, mit den Mitteln der abstrakten Kunst, ein Bildnis des Künstlers bei der Arbeit zu

The effects which Kandinsky had wanted to exclude, ones which Pollock had effectively neutralized and turned to good purpose, began to reassert themselves as severe problems. The shallow space inhabited by the paint skeins seemed to be exhausted, flattening itself out, while the material weight of pigment, calling attention to itself as surface decoration, began to hamper gesture as the fluid, linear expression pouring off the stick degenerated into brushed daubs of paint.

The figuration in *Ambiguité* is poised at the edge of Pollock's miasma. The final white overpainting stops short of burying Kandinsky's images, but the intent remains clear. The home for Ambiguite's figuration is similar to the home Pollock's figuration finds in *The Deep.* Here *Ambiguité* reveals Kandinsky's doubts in the same way that *The Deep* spotlights Pollock's worries. We have faced these doubts before comparing Kandinsky's later paintings with those of Miró. Now we see Kandinsky eschew the boxy, planar container and the acknowledgement of the picture plane as flat surface in favor of his own ideas of pictorial freedom and extension. What's interesting in this painting is that Kandinsky recognized the confrontation, almost succumbing to the weight of the problems encountered, yet somehow he managed to pull off a successful painting and make us wonder how he did it. Once again as soon as Kandinsky makes us think about the success of unresolved paintings, paintings whose essential make-up reveals a real rather than a posed split, he leads us ahead to Pollock, for example to Pollock's 1953 *Portrait and a Dream.* It is possible that some would say Pollock's *Portrait and a Dream* is a poor painting, essentially not good for reasons made obvious by his undeniably great drip paintings of the previous years. This argument is similar to one made against Kandinsky's late work such as *Ambiguité*, which is inevitably seen as weak in comparison to early work. But this line of argument trivializes the effort of artists and leaves unheard a good deal of what great artists like Kandinsky and Pollock have to say about painting. I dare say that in Pollock's case no one, other than Pollock himself perhaps, would be able to appreciate the efforts involved in bringing abstract painting to life, if it weren't for Pollock's own literal expression of these problems in paintings such as *Portrait and a Dream.* The best drip paintings separated from their predecessors and successors would appear as isolated, rarefied jewels, truly remote abstractions, and we kid ourselves if we believe that we can recognize pictorial quality outside the context of its effort. Furthermore, it is from understanding and recognizing the problem solving effort which goes into creating painting that we understand, as much as we can,

schaffen – es sei denn, man sieht die gesamte abstrakte Malerei als einen solchen Versuch an, als geronnenes Abbild des chaotischen Schaffensprozesses. Man könnte diese These aufstellen, aber ich halte sie für falsch – oder für richtig nur im Sinne eines sehr eingeengten vordergründigen Abstraktionsbegriffs. *Kompliziert–Einfach* kann gewiß gesehen werden als Selbstporträt des Künstlers, der ein Bild malt und sich aus seinem Atelier hinausbegeben hat in die hyperreale Welt des Bildraums. Die bekannten Fotos von Kandinsky, wie er vor seinem großen Gemälde *Dominierende Kurve (Courbe dominante),* 1936, steht (und vielleicht daran arbeitet), sind gewiß mittel- oder unmittelbar die Inspirationsquelle für *Kompliziert–Einfach* gewesen.

Welten und Jahrhunderte liegen zwischen *Jupiter, Merkur und die Jungfrau* und *Kompliziert–Einfach,* und doch empfindet man gewisse Gleichklänge. Der kuppelartig gekrümmt wirkende, vielleicht kugelig geschlossene Raum hinter Dossis Spiel mit der Planarität (eine Bildoberfläche in einer Bildoberfläche) läßt uns an Kandinsky vor der *Dominierenden Kurve* denken, bereit, sich zuversichtlich in einen neuen Bildraum zu stürzen. Einziges Problem: Das in die Tiefe weisende Muster im Mittelpunkt weckt leise Furcht in uns, Kandinsky und seine abstrakte Figuration könnten hinausgesaugt werden in eine bodenlose Leere, aus der es kein Zurück gibt.

Links auf Dossis Bild sitzt Jupiter versunken vor der Leinwand, Schmetterlinge malend. Wir spüren das Zögernde, Abgehobene, Entrückte des künstlerischen Schaffens, eine Haltung, die Dossi und Kandinsky beide kannten. Die Schmetterlinge sind von hinterhältig-flatterhaftem Charme, aufreizend dekorativ und fruchtig, ähnlich den amöben- und quallenartigen Figurationen bei Kandinsky. Aus den Elementen rechts im Bild bei Kandinsky schließlich läßt sich die Figur des Künstlers bei der Arbeit herauslesen, eine kernige, affektierte Muskularität tritt hervor, die uns auch auf Dossis Gemälde auffällt.

Plastisch-massives Menschenfleisch setzt Dossi reizvoll in Kontrast zu einer Naturdarstellung von ephemerer Zartheit im Hintergrund. Seine Gestalten erinnern uns an die hart und kräftig in den Raum gesetzten Formen Kandinskys, in denen sich eine Konfrontation zwischen dem Bild auf der Staffelei (oben links) und dem arbeitenden Künstler (unten rechts) herstellt. Die Holzschnitthaftigkeit der Figuration Kandinskys stellt eine Art Widerspruch in sich dar. Wir würden erwarten,

what painting is or, perhaps, should be about. We have only to look in our museums to see that Pollock was closer to Renaissance painting (in this case with a Northern twist) than he might have imagined and that the circumstances of problem solving allow little change over time. Take as an example Jan Gossaert's painting of *St. Luke Painting the Virgin with the Child* in the Vienna Kunsthistorisches Museum. It seems to be a fairly straight-foward, albeit vertically oriented, version of what Pollock himself re-lived in the *Portrait and a Dream:* the experience that spatial incongruity is an unshakable companion to pictorial effort.

Gossaert's painting recalls other paintings in Vienna which trace what has been called the painter's history of painting. It leads us to Dosso Dossi's *Jupiter, Mercury and the Virgin* and Vermeer's *Allegory of Painting.* At what I hope turns out to be only a remote risk of being absurd, I believe that Kandinsky's *Ambiguité* should be seen in the light of this tradition – the painter's history of painting. It arrests attention as the first, and perhaps until now, only attempt to make an abstract painting function as a portrait of the artist at work, unless, of course, all abstract paintings are seen in this way as record of messy activity. Although such an argument could be made, I think it would be incorrect, or merely accurate only as it defines the weakest cases of abstraction; that is, simply accurate as a mean-spirited version of what one can see abstract painting as being. At any event, *Ambiguité* can be seen as a self-portrait of the artist painting a picture, moving outside of his studio, travelling in an unreal world of pictorial space. The well-known photographs of Kandinsky posing in front of and perhaps working on, his great painting *Dominant Curve,* surely are the models, direct or indirect, behind *Ambiguité*.

Even though the connection is distant there are a number of things in Dosso Dossi's painting which are similar in feeling to those present in Kandinsky's *Ambiguité*. The acknowledgement of a domed, curved, perhaps spherically contained space behind Dossi's play on planarity (a picture surface within a picture surface), leads us to imagine Kandinsky in front of his *Dominant Curve* about to launch himself confidently into a new pictorial space. The only problem is that the depression of central outlining triggers our fear that Kandinsky and his abstract figuration might be sent hurtling out into deep space, a void from which they will be unable to return.

In the far left of Dossi's painting, Jupiter is over-engrossed in butterfly creation. We sense the diffident, out-of-it, distanced character of artistic creation, an attitude common to both Dossi and Kandinsky. The butterflies are coy and disingenuous, aggravat-

daß Kandinskys schwebender, beweglicher Bildraum sich mit angemessenerer Figuration bevölkert – leichter, schlanker, aerodynamischer gezeichnet –, Figuration, die zu Dossis Ikonographie passen würde; wie in der zugehörigen Zeichnung, der Panofsky den Titel gab: *Die Natur als Weltmaler, den sterblichen Künstler herausfordernd durch die Behauptung, sie könne die allgemeinen Gesetze der Bewegung voraussagen, wogegen er nur individuelle Ereignisse vorhersagen kann* – als wollte er sicherstellen, daß wir nur ja an Kandinsky denken.

Ob ›Bewegung‹ oder ›Ereignis‹ – Kandinsky schafft es in einem ungewohnt sperrigen Stil, in *Kompliziert–Einfach* etwas Besonderes über Bildkomposition zu sagen, und obwohl unbestreitbar narrative Untertöne in dem Gemälde vorhanden sind, ist es in erster Linie ein Lehrstück über abstrakte – nicht gegenständliche – Komposition. Die Fülle der Formen, ihr anscheinender Drang, sich aus der Fläche hochzuwölben zur Dreidimensionalität (der Kreis zur Kugel, das Quadrat zum Würfel), erinnert an Mondrian und, später Hans Hofmann; vielleicht ist Kandinsky darauf gekommen, als er sich mit Mondrian auseinandersetzte, und vielleicht hat Hofmann es dann von Kandinsky übernommen.

Die Fülle der Form erwächst aus einer blockartigen Rasterung der Bildfläche. Es mag ungewohnt sein, moderne Malerei so zu betrachten, aber, genau genommen, fängt der abstrakte Maler nie mit einer völlig leeren Leinwand an. Damit verbunden ist stets eine Reihe räumlicher Koordinaten, die eine erste Begegnung mit der Bildfläche organisieren. So gesehen ist Flachheit nie etwas Gegebenes, nur ein (unerreichbares) Ziel. Von daher wird die Erkenntnis leichter akzeptierbar, daß Abstraktion im Kontext ihrer Entwicklung nach Fülle der Form strebt. Wie diese hochquellende Blockigkeit, dieser Drang nach Dichte, sich in den pigmentierten Rechtecken Mondrians und Hofmanns immer stärker bemerkbar macht, ist unschwer nachzuvollziehen. Mit etwas gutem Willen können wir diese Entwicklung auch bei Kandinskys *Kompliziert–Einfach* sehen. Die tiefen Umrißlinien suggerieren hier, daß der ganze Bildkuchen mit einem Streich in all seine Stücke zerlegt worden ist. Bemerkenswert an *Kompliziert–Einfach* ist, daß die Außenränder der figurativen Elemente eine extra breite und tiefe negative Rahmung aufweisen, die es uns quasi erlaubt, mit den Fingern hineinzugreifen und die kompliziert/einfachen Stücke dieses ambivalenten Puzzles herauszuheben. Wir haben das Gefühl, daß wir Kandinskys

ingly decorative and fruity, in much the same way that the figuration in Kandinsky feels like a display of amoeboid jellyfish. Finally, in the figuration on the right of Kandinsky's painting, which could be seen as being a figure of the artist at work, we feel the emergence of a chunky, affected muscularity which we also experience in Dosso Dossi's painting.

The bulky definition in Dossi's painting makes for a nice play of weights human flesh against a transparent, ephemeral background rendition of nature, while it continues to remind us of the blunt, squarish character of the incidents in Kandinsky's painting which make up the confrontation of the picture on the easel (upper left) with the artist at work (lower right). The slightly blockish, awkward character of Kandinsky's figuration represents in itself a kind of contradiction. We would expect Kandinsky's floating, movable pictorial space to populate itself with a more appropriate figuration, figuration drawn in lighter, more slender, more aerodynamic profiles, figuration which would be consistent with Dossi's iconography; as in the related drawing to which Panofsky gave the title *Nature as Painter of the World, Challenging the Mortal Artist by the Statement that She Can Predict the General Principles of Motion whereas He Can Depict only Individualized Events,* as if to make sure we kept Kandinsky in mind.

Still, motion and events not withstanding, Kandinsky manages with an uncharacteristically chunky style to say something special about pictorial composition in this picture, and although there is an undeniable narrative underpinning to this painting, what Kandinsky has to say is clearly about abstract, not representational pictorial composition. The fullness of forms in *Ambiguité,* the sense that each planar shape wants to push itself out into a solid form (say from a circle or a square into a sphere or a cube), is much like what happens in Mondrian and later Hans Hofmann – something which Kandinsky might have gotten from worrying about Mondrian and which Hofmann probably picked up from Kandinsky.

This fullness of form comes from the blocking up of a gridded or ruled picture surface. This may seem to be a strange way of looking at modernist painting, but if we think about it for a minute, abstract painting doesn't really begin with an empty canvas. It always brings along a set of spatial co-ordinates to organize its first encounter with the picture surface. Seen in this way flatness is never a given, only an unrealizable goal. Consequently the perception that abstraction should be seeking a fullness of form within the context of its own development becomes easier to accept. It is easy to see this emergent blockiness,

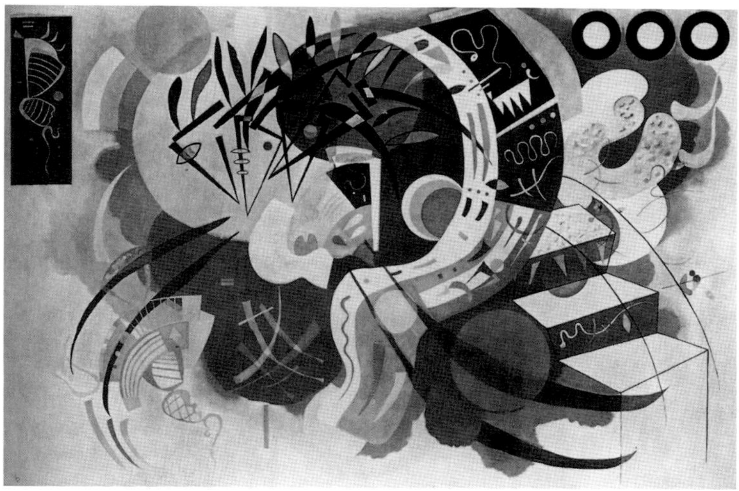

Wassily Kandinsky, Dominierende Kurve, 1936.
Öl auf Leinwand, 129,3 x 194,3 cm. The Solomon R. Guggenheim Museum, New York

Elemente heraushebeln können, daß sie mit Händen greifbar sind wie Mondrians Gitternetze und – in geringerem Maße – Hofmanns Rechtecke. Hofmanns Rechtecke freilich wirken manchmal mehr wie feuchte Abziehbildchen, die wir vom Gemälde herunterschieben können und deren 3D-Effekt uns daran erinnert, daß in der Abstraktion leider auch offensichtlich Reales als Illusion untergebracht werden kann, wodurch die Technik zur Beherrscherin des Schaffens, die Kunst zum Knecht einer prävalenten Durchschnittssehweise wird. In *Kompliziert–Einfach* erinnert uns Kandinsky behutsam daran, daß dies die Abstraktion beflecken, das bildnerische Ausdrucksspektrum schmälern kann.

this desire for density assert itself in the pigmented rectangles of Mondrian and Hans Hofmann. With a little effort we can see this same effect in Kandinsky's *Ambiguité.* The deep outlining in Kandinsky suggests that the whole pictorial cake has been divided at one stroke into all of its pieces. What's noteworthy in *Ambiguité* is that the outward edges of the figurative elements have an extra deep, wide negative enframement which allows us to reach in with our fingers and lift out the complex and simple pieces of this ambiguous cake. We have the sense that we can pry out Kandinsky's elements the way we can grasp Mondrian's spanning grids and, to a lesser extent, Hofmann's slabs, although with Hofmann the slabs are sometimes more like damp: decals which we can slip off the picture and whose 3D effect reminds us of the unfortunate possibility that, for abstraction, even what is obviously real can be accomodated as an illusion, making technique the master of effort, making art the slave of average unchallenged vision. In *Ambiguité (Complexité simple*) Kandinsky gently cautions that this twist can foul the line of abstraction, limiting the reach of pictorial expression.

Erstveröffentlichung in französischer Übersetzung erschienen in: ›Album de l'exposition Kandinsky‹, Centre Georges Pompidou, Paris 1984, S. 84ff.

*Zum französischen Titel *Ambiguité – Complexité simple* merkt Grohmann an: »Der französische Titel deutet an, worauf es Kandinsky ankommt: die Ambivalenz der Gestalten, die, äußerlich verschieden, innerlich doch zusammengehören.«

Ausgewählte Literatur

Schriften von Kandinsky

Bill, Max (Hg.), Kandinsky: Essays über Kunst und Künstler, Stuttgart 1955.

Kandinsky, Punkt und Linie zu Fläche. Beitrag zur Analyse der malerischen Elemente, mit einer Einführung von Max Bill, Bern 1955.

Wassily Kandinsky, Selbstcharakteristik, in: ›Das Kunstblatt‹, 3/6 (Juni 1919), zit. nach dem Wiederabdruck in: Kandinsky Schriften 1980, S. 60–62.

Wassily Kandinsky, Über das Geistige in der Kunst (München 1911), mit einer Einführung von Max Bill, Bern 1956.

Kandinsky, Über die Formfrage, in: Wassily Kandinsky und Franz Marc (Hg.), Der Blaue Reiter, Dokumentarische Neuausgabe von Klaus Lankheit, München/Zürich 1994, S. 132–186.

Lindsay, Kenneth C., und Vergo, Peter (Hg.), Kandinsky: Complete Writings on Art, 2 Bde., Boston 1982.

Roethel, Hans K., und Hahl-Koch, Jelena (Hg.), Kandinsky, Die Gesammelten Schriften, Bd. 1, Bern 1980 (zitiert als Kandinsky Schriften 1980).

Werkverzeichnisse

Barnett, Vivian Endicott, Kandinsky. Werkverzeichnis der Aquarelle, Bd. 1 1900–1921, Bd. 2 1922–1944, München 1992, 1994.

Roethel, Hans Konrad, Kandinsky. Das graphische Werk, Köln 1970.

Roethel, Hans K., und Benjamin, Jean K., Kandinsky. Werkverzeichnis der Ölgemälde, Bd. 1 1900–1915, Bd. 2 1916–1944. München 1982, 1984.

Monographien

Grohmann, Will, Wassily Kandinsky. Leben und Werk, Köln 1958.

Düchting, Hajo, Wassily Kandinsky 1866–1944. Revolution der Malerei, Köln 1990.

Hahl-Koch, Jelena, Kandinsky, Stuttgart 1993.

Barnett, Vivian Endicott, und Friedel, Helmut (Hg.), Das bunte Leben. Wassily Kandinsky im Lenbachhaus, München und Köln 1995.

Illetschko, Georgia, Kandinsky und Paris, München und New York 1997.

Ausstellungskataloge

Vasily Kandinsky 1866–1944. A Retrospective Exhibition, The Solomon R. Guggenheim Museum, New York. Den Haag, Basel, Paris 1963.

Kandinsky in Munich, The Solomon R. Guggenheim Museum, New York 1982.

Kandinsky: Russian and Bauhaus Years 1915–1933, The Solomon R. Guggenheim Museum New York, 1983.

Kandinsky – Russische Zeit und Bauhausjahre 1915–1933, Bauhaus-Archiv, Berlin 1984.

Kandinsky in Paris 1934–1944, The Solomon R. Guggenheim Museum, New York 1984; weitere Station: Palazzo Reale, Mailand 1985.

Kandinskij, Jivopis', grafika, prikladnoe iskusstvo, Tretjakow Galerie, Moskau 1989.

Wassily Kandinsky: Die erste sowjetische Retrospektive, Schirn Kunsthalle, Frankfurt am Main 1989.

Kandinsky and Sweden, Malmö Konsthall, 1989. Moderna Museet, Stockholm 1990.

Kandinsky Compositions, The Museum of Modern Art, New York 1995.

Über Kandinsky und Paris

Kandinsky, Galerie de France (textes de Tériade, Zervos, Finnina Halle und Maurice Raynal), 1930.

Grohmann, Will, Kandinsky, Edition Cahiers d'Art, Paris 1930.

Kandinsky Sélection, Cahier 14, Anvers, Juli 1933.

40 peintures de Kandinsky, Galerie René Drouin, Paris 1946.

Kandinsky: gouaches, aquarelles, dessins, Galerie René Drouin, Paris 1947.

Kandinsky, époque parisienne 1934–1944 (Texte von C. Estienne und H. P. Roché), Galerie René Drouin, Paris 1949.

Bill, Max, Wassily Kandinsky, Edition Maeght, Paris 1951.

Grohmann, Will, Kandinsky et Klee retrouvent l'Orient, in: ›XXième Siècle‹, Nr. 17, 1961.

XXième Siècle, Wassily Kandinsky (1866–1944), Nr. 27 (zum 100. Geburtstag des Künstlers), Paris, Dezember 1966.

Hommage de Paris à Kandinsky, Musée d'art moderne de la ville de Paris, Paris 1972.

Fineberg, Jonathan D., Kandinsky in Paris 1906–1907, Ann Arbor 1984.

Fotonachweis

Über Kandinsky und den Fonds Kandinsky

Kandinsky. Trente peintures des musées soviétiques, Musée national d'art moderne, Centre Georges Pompidou, Paris 1979.

Cahiers du Musée national d'art moderne, Numéro Spécial ›Paris-Paris, 1937–1957‹, n° 9, Paris 1982. Christian Derouet, Vassily Kandinsky. Notes et documents sur les dernières années du peintre, S. 84–91; ›Lettres de Kandinsky à Pierre Bruguière‹, S. 92–99.

Derouet, Christian, und Boissel, Jessica, Œuvres de Vassily Kandinsky (1866–1944), collections du musée national d'art moderne, Centre Georges Pompidou, Paris 1984.

Kandinsky, Album de l'exposition, Centre Georges Pompidou, Paris 1984.

Kleine Welten, Petits mondes, Musée des Beaux-Arts de Nantes, Juni 1988.

Vassily Kandinsky: Correspondances avec Zervos et Kojève, Cahiers du musée national d'art moderne, ediert und kommentiert von Christian Derouet und Nina Ivanov, Paris, Dezember 1992.

Lionel-Marie, Annik, Collections de photographies du musée national d'art moderne, Centre Georges Pompidou, Paris 1996.

Kandinsky. Opere dal Centre Georges Pompidou, Fondazione Antonio Mazzota, Mailand 1997–1998.

Kandinsky. Collections du Centre Georges Pompidou, Musée national d'art moderne, Musée des Beaux-Arts, Nantes, 1998.

Kandinksy Albers. Une Correspondance des Années trente, ediert von Jessica Boissel. Übersetzung von Jeanne Étoré, Cahiers du musée national d'art moderne Paris, September 1998.

Kandinsky: Du théâtre, Über das Theater, O teatre, ediert von Jessica Boissel unter Mithilfe von Jean-Claude Marcadé, Société Kandinsky, Paris 1998.

Zu Einzelaspekten des Werks

Hahl-Koch, Jelena (Hg.), Arnold Schönberg, Wassily Kandinsky: Briefe, Bilder und Dokumente einer außergewöhnlichen Begegnung, Salzburg und Wien 1980.

Poling, V. Clark, Kandinsky – Unterricht am Bauhaus, Bauhaus-Archiv, Berlin 1982.

Barnett, Vivian Endicott, und Helfenstein, Josef, Die Blaue Vier. Feininger, Jawlensky, Kandinsky, Klee in der Neuen Welt, Köln 1997.

Roché, Henri-Pierre, Écrits sur l'art, Marseille 1998.

Die Abbildungsvorlagen aller Exponate ebenso wie die nicht anders ausgewiesenen Dokumentarfotos und Werkabbildungen wurden vom Fonds Kandinsky, Musée national d'art moderne / Centre de création industrielle, Centre Georges Pompidou, Paris, zur Verfügung gestellt.

Die Vorlagen für die Kat.-Nrn. 33, 104 und Abb. S. 37 stammen von Jacques Faujour; für die Kat.-Nrn. 3, 125, 127, 128 von Georges Meguerditchian; für die Kat.-Nrn. 11, 19, 27, 31, 32, 36, 62, 65, 68, 73, 93, 103, 109, 115, 123, 124 von Philippe Migeat; für die Kat.-Nrn. 78, 110, 118 und Abb. S. 24 o. li. sowie Mitte li. von Jean-Claude Planchet; für die Kat.-Nr. 87 von Bertrand Prevost; für die Kat.-Nrn. 35, 66, 91 von Adam Rzepka. Diese fotografischen Aufnahmen wurden auch im Auftrag des Centre Georges Pompidou, Paris, erstellt.

Darüber hinaus wurden Abbildungen aus folgenden Publikationen entnommen:

Vivian Endicott Barnett und Helmut Friedel (Hg.), Das bunte Leben. Wassily Kandinsky im Lenbachhaus, München und Köln 1995, Abb. S. 9 o., 10 o. re., 11 u., 12 o., 13 re., 14 o., 15 o., 18 o., 19 o., 30, 32 u., 41;

Will Grohmann, Wassily Kandinsky. Leben und Werk, Köln 1958, Abb. S. 8 o.,16 u., 20 o., 21 o. li., 23 u. re., 24 u.;

Wassily Kandinsky, Über das Geistige in der Kunst (München 1911), mit einer Einführung von Max Bill, Bern 1956, Abb. S. 39;

Kandinsky. Collections du Centre Georges Pompidou, Musée national d'art moderne, Paris 1997, S. 8 u., 12 li., 15 u., 16 o., 21 u., 42, 88, 90 o.

Archiv Kunstmuseum, Bern Abb. S. 113, 114, 116, 118.

Archiv DuMont Buchverlag, Köln Abb. S. 174, 221, 223, 227.

Register

kursiv gesetzte Ziffern verweisen auf Abbildungen

Abramov, Vitali 94
Abrikosow 9, 90
Ackermann, Marion 218
Albers, Anni 26
Albers, Josef 26, *26*, 27, 28, 95, 158, 162, 167
Altman, Natan 95
Andersen, Hans Christian 45
André, Rogi 163
Apollinaire, Guillaume 44
Arp, Hans (Jean) 27, 28, 46, 169, 179
Ažbè, Anton 9

Ball, Hugo 17, 18, 46
Balla, Giacomo 95
Barnett, Vivian Endicott 95, 119, 162, 216, 218
Barr, Alfred H. Jr. 112
Baur, Rudolf 23
Bauret, Jean 168
Bec de Lièvre, Aloïs 160
Beckmann, Hannes 163
Beckmann, Max 214
Behrens, Peter 11
Benjamin, Jean K. 96, 162
Bergson, Henri 33
Besant, Annie 32
Beyersdorf, A. 32
Bienert, Ida 213
Bilibin, Iwan 95
Bill, Max 47, 169, 174, 212, 218
Blavatsky, Helena Petrovna 32, 36
Böcklin, Arnold 36
Boissel, Jessica 95, 96, 162
Bordaz, Robert 159
Bouillon, Jean-Paul 96
Brancusi, Constantin 26, 164, 209
Braque, Georges 15, 16, 117, 166, 186
Breitenbach, Joseph 28, 163, *164*
Breton, André 28, 168, *169*
Breuer, Marcel 166
Brisch, Klaus 215
Bruguière, Jean-Louis 184, 185
Bruguière, Pierre 166, 167, 169, 174 ff.
Bucher, Jeanne 27, 28, 29, 169, 183, 186, 187
Buffet-Picabia, Gabrielle 209
Burljuk, David 15, 31, 88, 94, 95
Burljuk, Nicolai 94
Burljuk, Wladimir 15

Campbell, Edwin A. 17
Cassirer, Paul 11
Cassou, Jean 159, 169, 218
Castelli, Leo 209
Cavaël, Rolf 163
Cézanne, Paul 13, 160
Chagall, Marc 20
Char, René 26
Charcot, Jean Martin 33
Chlebnikow, Welemir 94
Choura 161
Ciurlionis, Konstantinas 31, 218

Dagron, Benoît 163
Debussy, Claude 36
Delacroix, Eugène 40
Delaunay, Robert 26, 30, 112
Delaunay, Sonia 26, 112
Derain, André 15
Derouet, Christian 94, 96
Dézarrois, André 28, 159, 168, 169
Dix, Otto 214
Dobytschina, Nadeschda 18
Doesburg, Theo van 117
Domela, César 23, 27, 29, 169, 187
Dorival, Bernard 159
Dossi, Dosso 225, 226, 227
Dreier, Katherine 21, 23, *23*
Droste, Magdalena 118
Drouin, René 209, 216
Du Jarric, Faure 163
Dubuffet, Jean 209
Duchamp, Marcel *23*, 24, 26, 163, 209
Dufy, Raoul 179

Eddy, Arthur Jerome 17
Egis, Boris Issakowitsch 94
Ehrhardt, Alfred 163
Eichner, Johannes 47, 215, 218
Einstein, Albert 34
Einstein, Carl 117, 118, 119
Ensor, James 24
Erbslöh, Adolf 14
Erfurth, Hugo 163
Ernst, Max 26, 28
Estienne, Charles 209

Fardel, Gildas 159
Feininger, Lyonel 20, 21, 162
Fichte, Johann Gottlieb 33
Fiedler, Konrad 34
Fineberg, Jonathan 119
Flechtheim, Alfred 118
Flinker, Karl 160, 162
Freud, Sigmund 34
Freundlich, Otto 28, 169
Friedel, Helmut 218
Friedmann, H. 34, 43
Fry, Varian 29

Geelhaar, Christian 119
Gide, André 168
Girieud, Pierre Paul 162
Goethe, Johann Wolfgang von 34, 39, 40
Goltz, Hans 16
Gontscharowa, Natalija 15, 16, 31, 95, 162
Gossaert, Jan 225
Grabar, Igor 9
Gris, Juan 117
Grohmann,Will 21, *26*, 94, 118, 119, 158, 161, 164, 167, 168, 174, 211, 212, 213, 215, 218, 228
Gropius, Walter 19, 21, *21*, 22, 23, 158
Groshens, Jean-Claude 160
Grosz, George 24
Grote, Ludwig 211, 212, 213, 214, 215, 218
Guggenheim, Peggy 28, 168
Guggenheim, Solomon R. 24
Guro, Jelena 89, 95
Gutkind, Erich 17

Hahl-Koch, Jelena 119
Hajdu, Etienne 169
Hartlaub, Gustav F. 119
Hartmann, Thomas von 14, 45, 46
Hartung, Hans 169, 210, 213, 217
Hausenstein, Wilhelm 47
Hautecœur, Louis 169
Hayter, Stanley William 222
Heckel, Erich 17
Helfenstein, Josef 119
Hélion, Jean 25, 169, 179, 180, 183
Henry, Florence 163
Hepworth, Barbara 169
Hindemith, Paul 44
Hindenburg, Paul von 26
Hirt, Ferdinand 119
Hitler, Adolf 26, 168
Hofmann, Hans 227, 228
Hölzel, Adolf 32
Huber, Johannes 118
Hulten, Pontus 159

Ibach, Rudolf 210
Illetschko, Georgia 118, 167
Itten, Johannes 21
Izdebsky, Wladimir 11, 14, 94

Jacobi, Lotte Johanna 163
Jawlensky, Alexej von 9, 14, 20, 21, 114
Jung, Carl Gustav 34, 43

Kabakov, Ilya 172
Kahnweiler, Daniel-Henry 169
Kandinsky, Anja 8, 15, 90
Kandinsky, Nina 18, *19*, *23*, *24*, 29, 31, 47, 90, 91, 95, 96, 113, 158, 159, 160, 165, 166, 209, 211, 212, 213, 215, 216, 218
Kandinsky, Vasily S. 8
Kandinsky, Wsewolod 18, *19*
Kanoldt, Alexander 14
Kardovskij, Dimitrij 9, *9*
Kayser, Hans 44
Kersten, Wolfgang 118
Kirchner, Ernst Ludwig 214
Klapheck, Anna 218
Klee, Felix 119
Klee, Lily 118, 119
Klee, Paul 15, 16, 17, 20, 21, 23, 24, *24*, 28, 30, 36, 41, 112 ff., *113*, *114*, *115*, *116*, 159, 174, 212
Kleine, Gisela 119
Kojève, Alexandre (auch Kojew (Kojevnikow), Alexander 25, 161, 162, 167, 168, 170
Kojevnikova, Lydia 8, *8*
Kokoschka, Oskar 17

Krutschonych, Aleksej 94, 95
Kubin, Alfred 14, 16, 17, 36, 114, 119
Kulbin, Nicolas 15
Kupka, Frantiček 31

Lanne, Jean-Claude 95
Larionow, Michail 15, 16, 31, 95, 162
Léger, Fernand 26, 117, 179
Leskow, Nikolai Semjonowitsch 32
Level, André 169
Lichtwark, Alfred 47
Liebermann, Max 47
Limbour, Georges 171
Lindsay, Kenneth C. 31
Lionel-Marie, Annick 163
Lipchitz, Jacques 170
Lipnitzki, Boris (oder Bernard) 163, 165
Lissitzky, El 20, 117

Macke, August 30, 31, 159
Maeght, Aimé 159, 209, 216, 218
Maeght, Marguerite 159
Maeterlinck, Maurice 10, 33, 36
Magnelli, Alberto 26, 169
Magomedov, Chan 96
Majakowski, Wladimir 94
Makowsky, Serge 14
Malewitsch, Kasimir 16, 18, 19, 20, 31, 88, 89, 93, 95, 117, 162, 169
Mallarmé, Stephane 39
Marc, Franz 15, 16, 18, 30, 31, 33, 36, 40, 47, 113, 213
Marcadé, Jean-Claude 95
Marcks, Gerhard 21
Marcoussis, Louis 186
Marinetti, Emilio Filippo Tommaso 168
Massime, Léonide 29
Masson, André 27, 209
Masurel, Geneviève 159
Masurel, Jean 159
Matisse, Henri 13, 36, 160
Matjuschin, Michail 95
Mérodack-Jeanau, Alexis 13, 160
Messer, Thomas 159
Meyer, Hannes 25, 165
Mies van der Rohe, Ludwig 25, 26, 158
Miró, Joan 26, 28, 158, 169, 186, 209, 222, *222*, 223, 224
Mitrinovic, Dimitri 17
Moholy, Lucia 22, 163
Moholy-Nagy, Laszlo 22, 23, 117
Möller, Ferdinand 26
Mondrian, Piet 26, 32, 33, 117, 164, 169, 208, 227, 228
Monet, Claude 11
Moore, Henry 43
Morris, William 10
Muche, Georg 21
Müller-Petitpierre, Simone 118
Münter, Gabriele *10*, 11, 12, 13, 14, 16, 17, 18, 18, 36, 47, 89, 95, 112, 113, 114, *114*, 119, 158, 161, 162, 164, 208, 211, 213, 215, 216, 217, 218
Mussorgsky, Modest 24, 36, 37

Nay, Ernst Wilhelm 217
Nebelung, Hella 218
Neumann, Israel Ber 27, 118, 168
Nicholson, Ben 169
Nierendorf, Karl 29, 168
Nolde, Emil 118
Novalis 41

Obrist, Hermann 31
Okuda, Osamu 118
Osthaus, Karl Ernst 47
Ostini, Fritz von 112, 118
Oud, Jacobus Johannes Pieter *21*
Ozenfant, Amédée 117

Palucca, Gret 23
Panofsky, Erwin 227
Pauli, Gustav 47
Peterhans, Walter A. 158, 163
Petitpierre, Petra 117, 118, 119
Petzet, Wolfgang 218
Pevsner, Antoine 19, 127, 170
Picabia, Francis 209
Picasso, Pablo 15, 16, 25, 27, 36, 117, 166
Piper, Reinhard 16, 47
Poliakoff, Serge 170, 213
Poling, Clark V. 96
Pollock, Jackson 223, *223*, 224, *224*, 225
Pompidou, Mme Claude 159
Popowa, Ljubow 18, 95
Puni, Iwan 95

Ralfs, Otto 22
Ray, Man 26, 28, 163
Rebay, Hilla von 24, 168
Reichelt, Elfriede 163
Remisow, Aleksej 170
Riegl, Alois 34
Rimbaud, Arthur 37
Rivera, Diego 168
Roché, Henri-Pierre 21, 28, 29, 166, 209
Rodtschenko, Alexander 18, 20, 88, 94
Roethel, Hans-Konrad 96, 162, 167, 174, 215, 216, 218
Rohlfs, Christian 47
Rosanova, Olga 18, 95
Rosenberg, Paul 169
Rossetti, Dante Gabriel 36
Rouault, Georges 15, 183
Rousseau, Henri 40, 41, 162
Rowe, Collin 117, 119
Rudolph, Charlotte 163
Rupf, Hermann 174
Ruskin, John 10

Sacharoff, Alexander 14, 45
San Lazzaro, Galtieri de 170
Schawinsky, Xanti 163
Schelling, Friedrich von 33, 35
Scheper, Hinnerk 163
Scheyer, Emmy (genannt Galka) 21, 168
Scheyer, Lothar 21
Schlemmer, Oskar 21, 46, 214
Schneider, Gérard 210
Schönberg, Arnold 15, 21, 23, *23*, 36, *36*, 37, 44
Schrödinger, Erwin 43
Schumann, Robert 36
Schwitters, Kurt 162
Seddeler, Nicolas *9*
Segantini, Giovanni 36
Segith, Clelia 218
Seuphor, Michel 25
Siemsen, Hans 114, 119
Skrjabin, Aleksandr 36, 37
Slevogt, Max 47
Slutzky, Robert 117, 119
Sonderegger, Ernst 113, 119
Soulages, Pierre 210, 213
Springer, Rudolf 210
Staël, Nicolas de 29, 169, 187
Stangl, Etta 213
Stangl, Otto 213
Steiner, Rudolf 13, 32, 33, 36
Stella, Frank 172
Stepanowa, Warwara 18, 20
Stepun, Fedor 218
Stuck, Franz von 10, 210

Taeuber-Arp, Sophie 28, 29
Tanguy, Yves 28, 209
Tatlin, Wladimir 18, 19, 31, 95
Thwaites, John Anthony 218
Tolstoi, Leo 32
Tower, Beeke Sell 118
Tschudi, Hugo von 33

Udalzowa, Nadeschda 18
Uhde, Wilhelm 47

Valéry, Paul 34, 41
Van Dongen, Kees 15
Vauxcelles, Louis 161
Velde, Henry van de 21
Vermeer, Jan 225
Vezelay, Paul 169
Vidal, Jean 159
Vinnen, Carl 47
Vlaminck, Maurice de 16

Wagner, Richard 9, 36
Walden, Herwarth 15
Weizsäcker, Carl Friedrich von 34
Werckmeister, Otto Karl 113, 119
Werefkin, Marianne von 9, 14, 114
Wilde, Oscar 217
Wölfflin, Heinrich 34
Wols 93
Worringer, Wilhelm 34, 36, 47

Zervos, Christian 23, 25, 27, 159, 162, 163, 166, 167, 168, 170
Zervos, Yvonne 27, 159

Impressum

Das Buch erscheint zur Ausstellung:
Kandinsky, Hauptwerke aus dem Centre Georges Pompidou Paris
Kunsthalle Tübingen, 2. April bis 27. Juni 1999
Konzeption von Ausstellung und Katalog:
Götz Adriani und Fabrice Hergott

Ausstellung:
Realisation: Fabrice Hergott
unter Assistenz von
Liliane Decaen
Pascale Samuel
Laurence Bourgade
Natalie Leleu
Gilles Pezzana
Valérie Millot
Judith Delphiner

Katalog:
Redaktion: Karin Thomas
Übersetzungen aus dem Englischen: Dieter Kuhaupt
Übersetzungen aus dem Französischen:
Stefan Barmann und Christine Diefenbacher
Lektorat: Karin Thomas unter Mitarbeit von Stefanie Hoppe
Gestaltung: Birgit Haermeyer
Produktion: Peter Dreesen, Marcus Muraro

Umschlagabbildung: *Auf Weiß*, 1923 (Kat.-Nr. 74)
Abbildung S. 2/3: Kandinskys Atelier in Neuilly-sur-Seine, um 1944

Das Centre national d'art et de culture George Pompidou, Paris und die Kunsthalle Tübingen danken den Direktoren folgender Museen für ihre außergewöhnliche Bereitschaft, für die Dauer der Ausstellung Werke Kandinskys aus ihren Depots auszuleihen:

Jean Aubert
Directeur des Musées de Nantes

Jacques Beauffet
Directeur du Musée d'art moderne de Saint Etienne

Corinne Diserens
Directeur des Musées de Marseille

Serge Lemoine
Directeur du Musée de Grenoble

Suzanne Pagé
Directeur du Musée d'art moderne de la Ville de Paris

Rodolphe Rapetti
Directeur des Musées de Strasbourg

Die Deutsche Bibliothek – CIP-Einheitsaufnahme

Kandinsky : [Katalog zur Ausstellung Kandinsky, Hauptwerke aus dem Centre George Pompidou Paris, Kunsthalle Tübingen, 2. April bis 27. Juni 1999] / [Konzeption von Ausstellung und Katalog: Götz Adriani und Fabrice Hergott. Übers.: Dieter Kuhaupt ...].
- Köln : DuMont, 1999
ISBN 3-7701-4991-2 (Buchh.-Ausg.)
ISBN 3-7701-4787-1 (Katalogausg.)

©1999 Centre national d'art et de culture Georges Pompidou, Paris, DuMont Buchverlag, Köln, und die Autoren
© für die Werke von Wassily Kandinsky: Société Kandinsky und VG Bild-Kunst, Bonn 1999
© für die Werke von Paul Klee, Joan Miró, Gabriele Münter und Jackson Pollock: VG Bild-Kunst, Bonn 1999
Alle Rechte vorbehalten

Reproduktion: Media Cologne, Köln
Druck: Rasch, Bramsche
Buchbinderische Verarbeitung: Bramscher Buchbinder Betriebe

Printed in Germany
ISBN 3-7701-4991-2 (Buchhandelsausgabe)
ISBN 3-7701-4787-1 (Katalogausgabe)